国医大师传薪丛书

本书受安徽省中医药传承创新科研项目“国医大师徐经世学术思想与临床特色整理挖掘研究”（2022CCWT03）、中国中医科学院学部委员学术传承与传播专项课题“多维度传承、多元化传播的徐经世学部委员学术思想研究”（CI2022E037XB）资助。

国医大师传薪丛书

国医大师徐经世学术经验辑要

徐经世 主审

张国梁 黄辉 主编

人民卫生出版社

·北 京·

图书在版编目（CIP）数据

国医大师徐经世学术经验辑要 / 张国梁，黄辉主编.
北京 ：人民卫生出版社，2025. 12. --（国医大师传薪丛书）. -- ISBN 978-7-117-39280-8

Ⅰ. R25

中国国家版本馆 CIP 数据核字第 20254FU257 号

国医大师传薪丛书
国医大师徐经世学术经验辑要
Guoyi Dashi Chuanxin Congshu
Guoyi Dashi Xu Jingshi Xueshu Jingyan Jiyao

主　　编：张国梁　黄　辉
出版发行：人民卫生出版社（中继线 010-59780011）
地　　址：北京市朝阳区潘家园南里 19 号
邮　　编：100021
E - mail：pmph @ pmph.com
购书热线：010-59787592　010-59787584　010-65264830
印　　刷：北京汇林印务有限公司
经　　销：新华书店
开　　本：710 × 1000　1/16　　**印张**：29.5　　**插页**：8
字　　数：382 千字
版　　次：2025 年 12 月第 1 版
印　　次：2026 年 1 月第 1 次印刷
标准书号：ISBN 978-7-117-39280-8
定　　价：99.00 元
打击盗版举报电话：010-59787491　E-mail：WQ @ pmph.com
质量问题联系电话：010-59787234　E-mail：zhiliang @ pmph.com
数字融合服务电话：4001118166　E-mail：zengzhi @ pmph.com

编委会

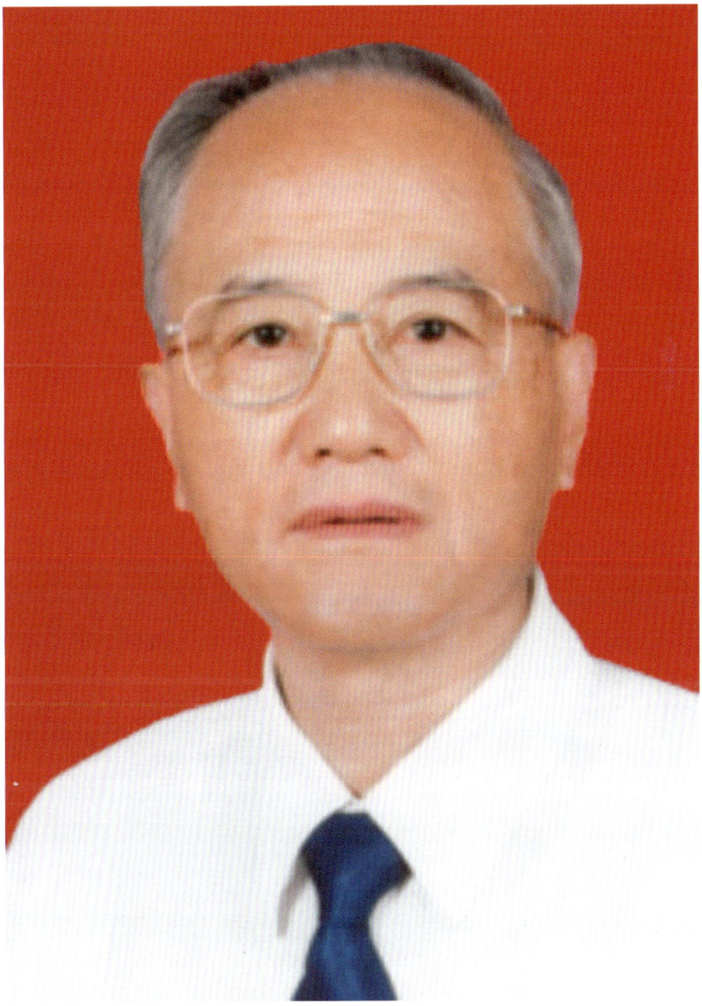

国医大师徐经世先生

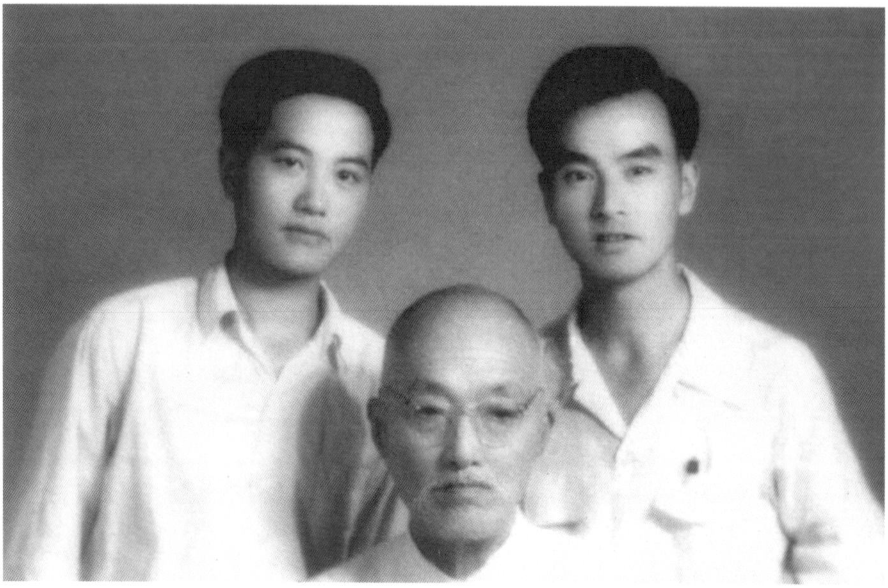

1962年徐经世（左）与祖父徐恕甫（中）、师兄郭兴福（右）师徒三人合影

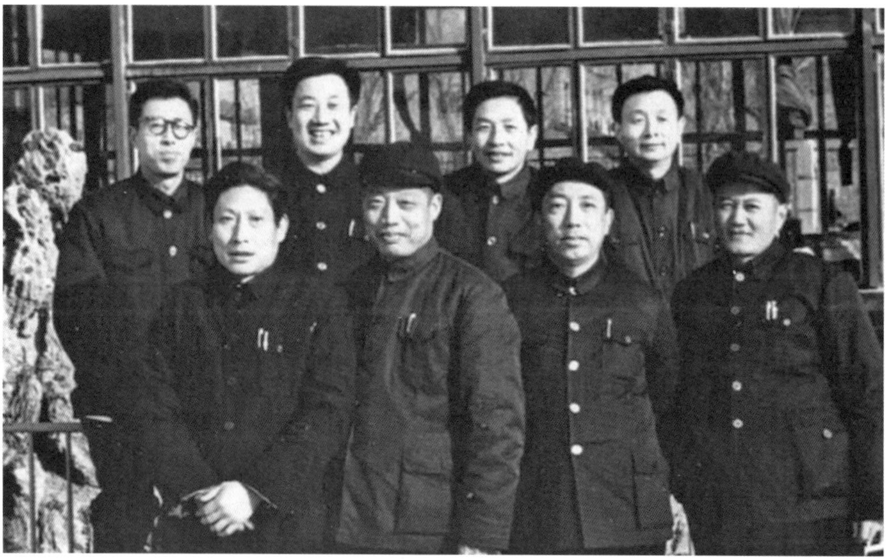

1980年春天徐经世先生与安徽中医学院附属医院同仁合影

（前排左起陈奕庆、范佩之、卓景峰、徐经世，后排左起陆再俭、张杰、马俊、韩明向）

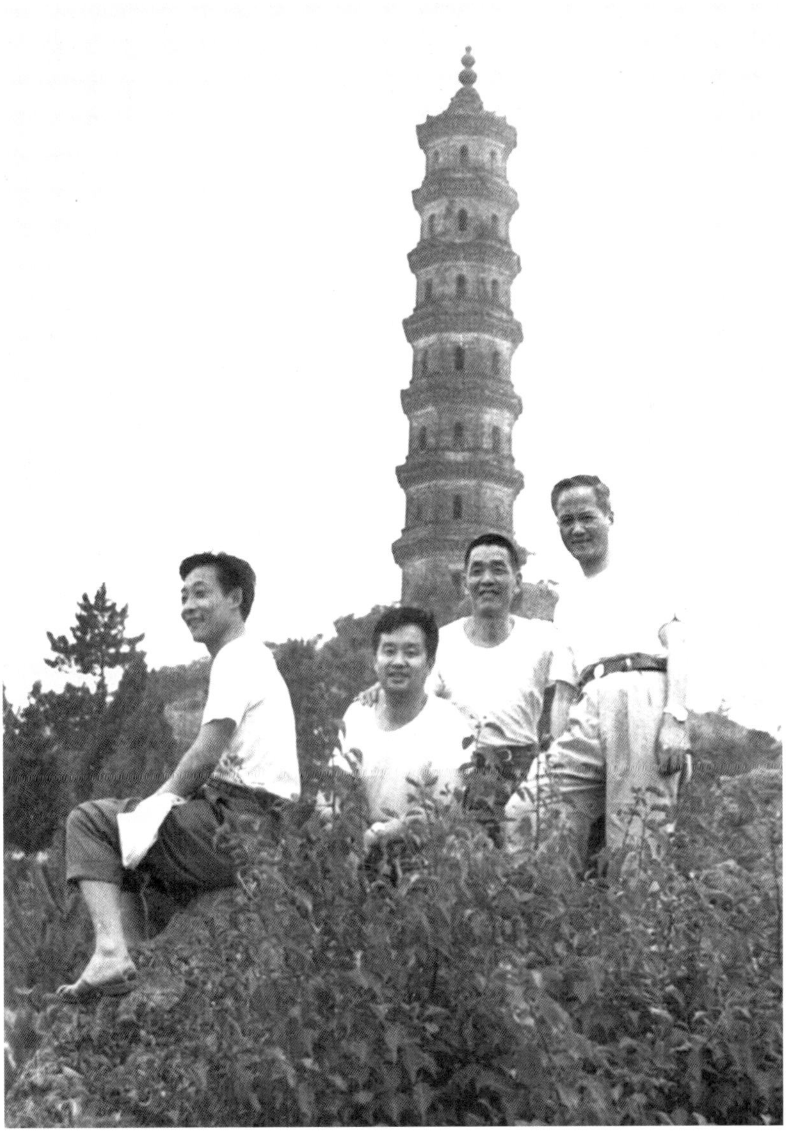

青年时期的徐经世先生(右)与同仁们在其家乡巢湖中庙姥山采集中草药

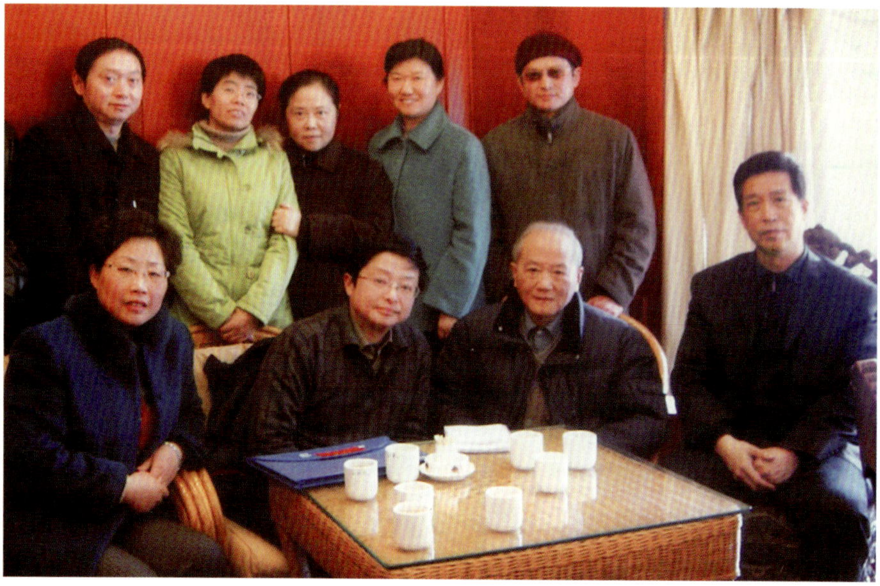

2007 年徐经世先生师徒合影

（前排左起尚莉丽、张国梁、徐经世、陶永，后排左起卓思远、李崇慧、徐松龄、韩宁林、王化猛）

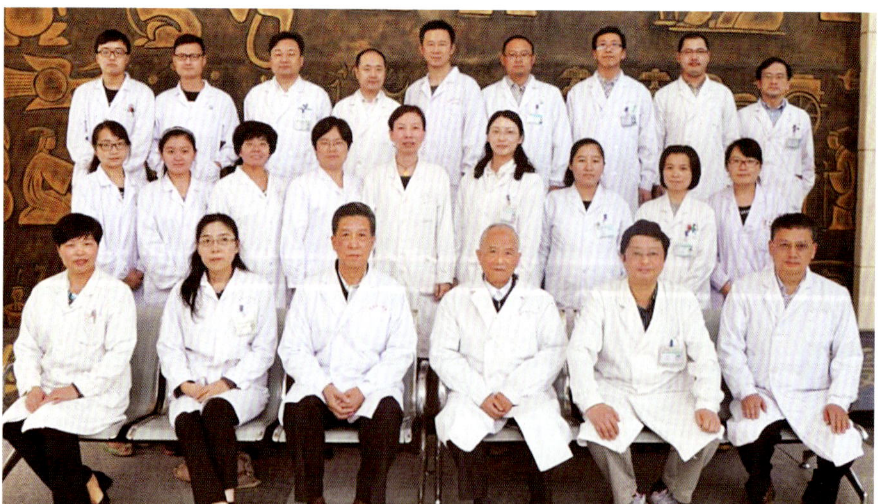

2009 年徐经世全国名老中医传承创新团队成员合影

（前排左起凡巧云、刘永华、陶永、徐经世、张国梁、王化猛）

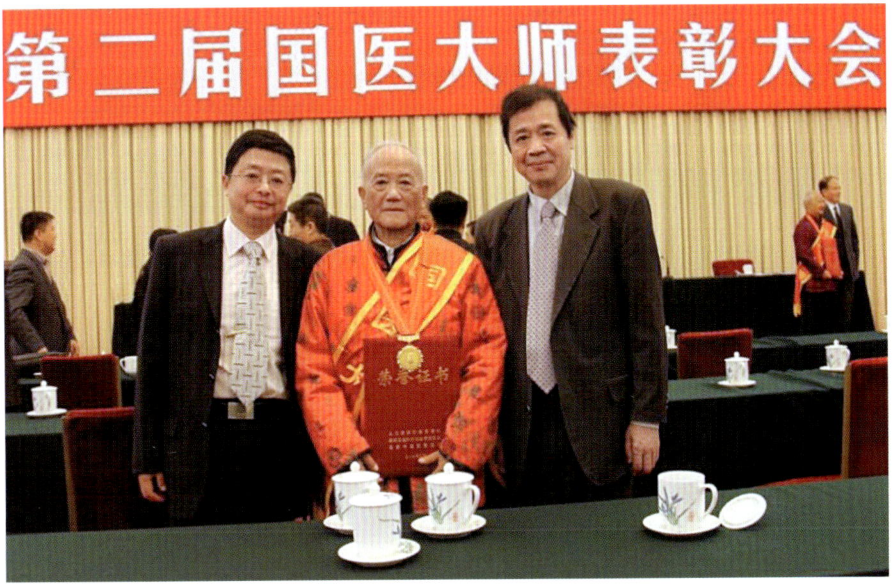

2014 年徐经世出席第二届国医大师表彰大会与时任安徽省中医院院长杨骏教授、弟子张国梁主任合影

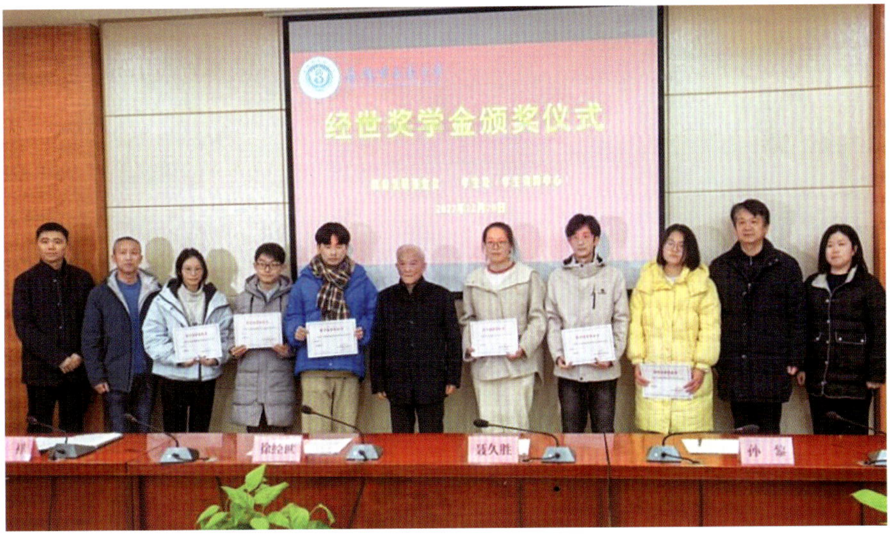

徐经世先生在母校安徽中医药大学设立经世奖学金
图为 2022—2023 学年经世奖学金颁奖仪式

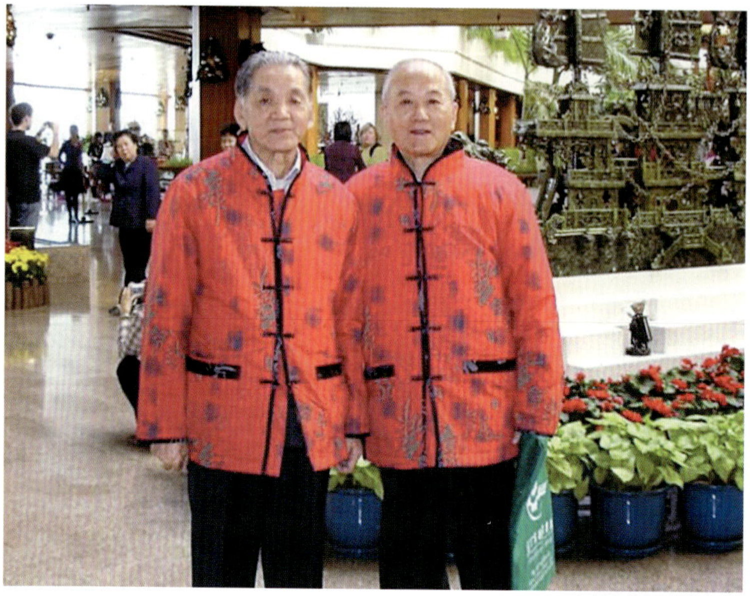

2006 年徐经世先生与路志正先生在参加学术交流会中合影

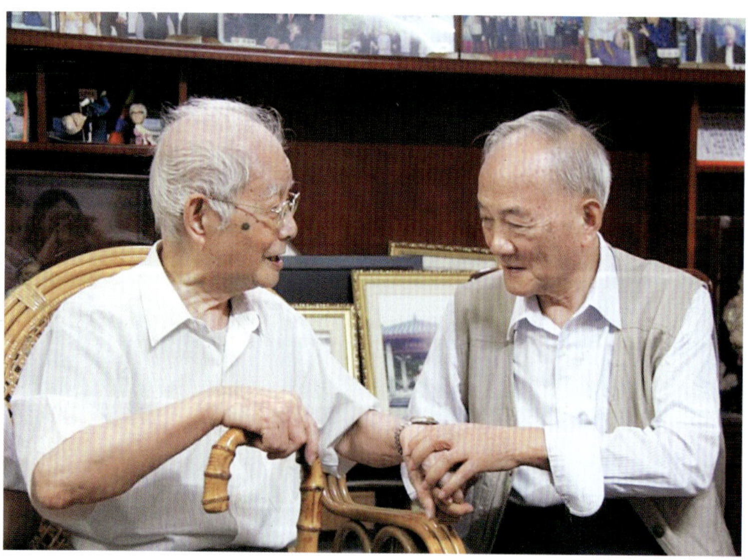

2015 年国医大师徐经世先生与国医大师邓铁涛先生亲切交谈

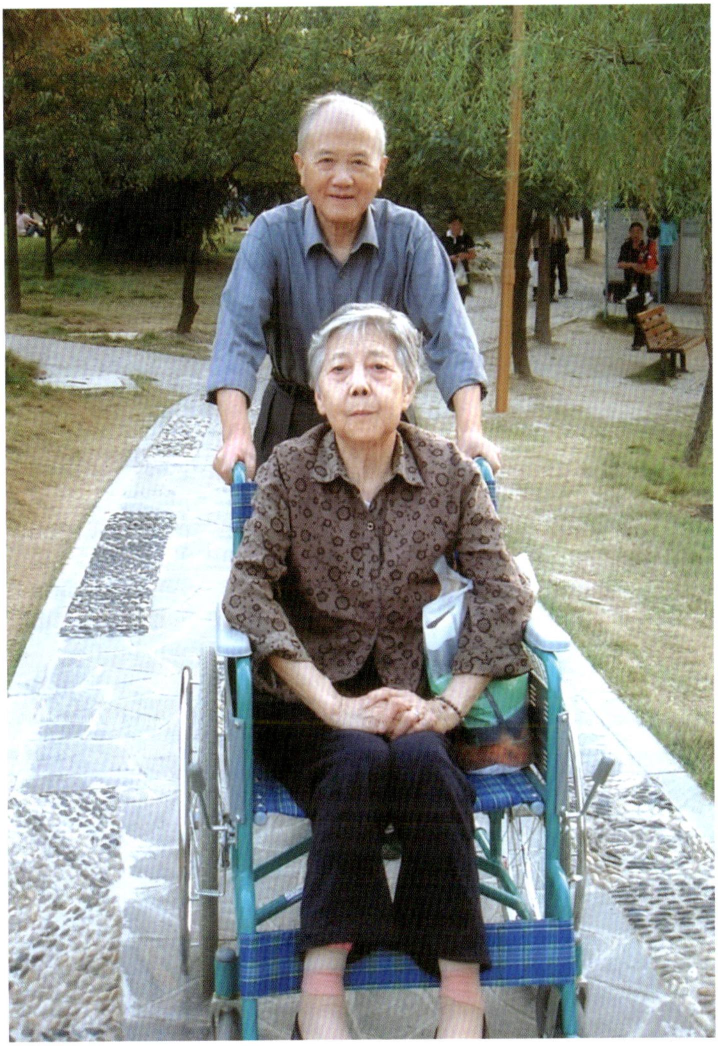

伉俪情深、幸福安康的徐经世夫妇

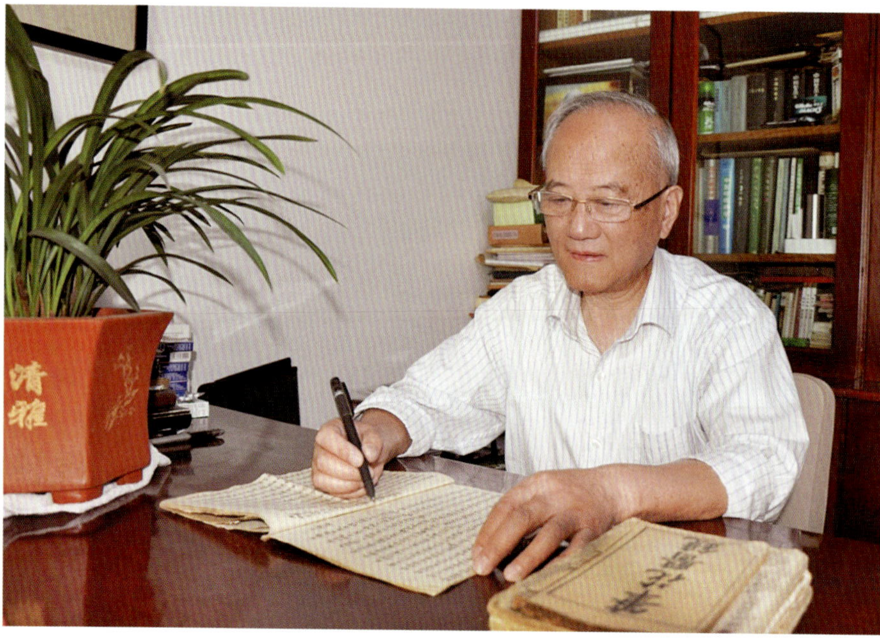

耄耋之年的徐经世先生依然潜心学术，笔耕不辍

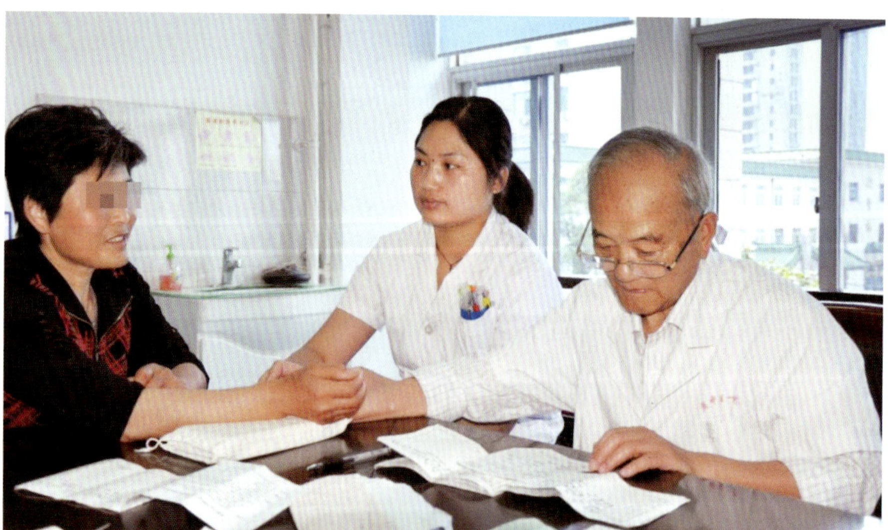

耄耋之年的徐经世先生依然坚守在临床一线为百姓排忧解难

序

立德、立言、立功“三立”人生
为人、为医、为师“三为”做人

国医大师徐经世先生，出身书香门第、中医世家。家族自清末起，便以“以仕为民、以儒育人、以医救人”为立身之道，积淀了厚重的济世情怀。经世先生幼承庭训，童年攻读“四书五经”，年近弱冠即随祖父徐恕甫先生习医，潜心研修，尽得真传。

徐恕甫先生为“中国百年百名中医临床家”之一，医德高尚，尤重济贫施药。其医者仁心深植于经世先生心中，使其自幼立志“不为良相，便为良医”。白日临证抄方，夜晚研读经典，躬行实践，格物穷理，逐步形成理论与临床融贯互证的思维方式。

20世纪50年代，新中国百废待兴，“为人民服务”的理念深入人心，也推动中医学走出家族秘传，迈入系统化教学。1956年，组织推荐经世先生赴省中医进修学校（安徽中医药大学前身）深造，由传承跟师模式转入课堂学习。结业后留校延修两年，受教于高翰府先生，并得王任之、陈粹吾等名医点拨，学识日益充实，临证更趋纯熟。

经世先生不仅家学渊源深厚，更能摒除门户之见，广纳百家，融通古今。学术上仰承新安医风，宗古不泥，创见迭出。他结合现代内科杂病日益复杂的趋势，融合脏腑、八纲、气血津液等辨证体系，提出“内科杂证致因在郁”“以肝为纲”“五脏养体致用”“制化变通”等理论思路。他认为，郁证多因情志不遂，气机郁滞，肝为受病之先导，肝主调达，又主血脉，一旦失司，则诸脏受累，气血不和，百病由生。五脏之辨治，则须从“体”与“用”出发：治肝贵在疏泄，治心重通脉养神，治肺宜宣润翕辟，治脾在健运升降，治肾则固本培元。其病机联系，应以气血生化为基础，以五行乘侮制化为纲领，贯穿整体、联系、变化之观。基于此，经世先生提出“诸病辨治五脏为本”“脏腑辨治以肝为纲”“五脏皆体阴用阳”“体用辨治三要素四组合”等学术主张，构建出系统化、精细化的辨治体系，并提出“肝胆郁热，脾胃虚寒”“尪痹非风”等病因病机理论，“胆胃同病，疏肝理脾”“内科杂病从郁论治”等治则治法，贯通理法方药，融合因机证治，形成完整严密的学术体系。

面对疑难重症，经世先生从不畏难，勇于担当，曾多次亲赴外院ICU等重症病区参与会诊，亦积极投身新型冠状病毒感染救治第一线。他强调，中西医应融合发展，宜中则中，宜西则西，反对“拼盘式”用药。临证之际，坚守中医辨证思维，察病机之虚实，辨正邪之强弱，常以轻剂取效。他指出，重症患者多脏器功能低下，不可攻伐过猛，须审证施治，缓中求效，其关键仍在“辨证准确，识机清晰”。

近年来，随着恶性肿瘤发病率日增，经世先生倡导以“治未病”为纲领，提出“顾护正气防发病，扶正祛邪防传变，怡情养性防复发”的三期调治策略。尤指出放疗或化疗后的患者多呈“正虚邪盛”之态，若强行攻伐，犹如雪上加霜。宜从“安中”入手，调理脾胃肝胆之功能，以图培元固本，扶正祛邪。他所创扶正安中汤、升白方、退黄降酶合剂等特色方剂，显著改善患者症状，提升生存质量。在其倡导与推动下，安徽省首家省级中西医结合肿瘤医院亦应运而生。

为人者，仁厚宽和；为医者，术精德馨；为师者，诲人不倦。经世先生以此“三为”，成就其“三立”人生。他为人谦和，心怀仁恕，始终秉持“知彼之苦，若己有之”；他为医严谨，笃信疗效，强调“疗效是中医药发展的基石”；他为师尽责，教学查房、病例讨论、学术讲座，皆身体力行，传承不辍。他所提出的“五脏皆体阴用阳”“体用辨治三要素四组合”等学术思想，深入浅出，极富启发，深受后学敬仰。

我与经世先生相识已久，早年即仰闻其德术双馨之誉。我于2022年曾受聘安徽中医药大学荣誉校长，往来更密，或于讲坛论道，或于诊室观摩，深为其学术之博雅、医术之精湛、人品之高洁所折服。

“立德、立言、立功”者，士之大节；“为人、为医、为师”者，医之大成。经世先生三者兼备，尤以著述等身，学术精深，成一家之言，立一代之范。多年来，学界翘首期盼其学术思想得以系统整理，薪火相传。2022年，安徽省中医药管理局设立“国医大师学术思想与临床特色整理挖掘研究”（2022CCWT03），同年又获中国中医科学院“学部委员学术传承与传播专项”（CI2022E037XB）立项，汇聚各方力量，成此鸿篇。今得付梓，既是经世先生一大欣慰，亦为中医界幸事。

欣然执笔为序，既为吾与经世先生之深交纪念，亦愿借此弘扬其“为人、为医、为师”之“三为”精神，启迪后学，传薪不绝。

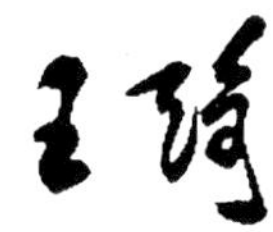

中国工程院院士、国医大师

岁在乙巳仲夏

前　言

“传承精华，守正创新”是新时代中医药发展的根本遵循，而“传承”更是中医药发展的永恒主题，老中医药专家学术经验的总结整理工作，一直以来都是当代中医传承的重要组成部分。本书即是由安徽省中医药传承创新科研项目“国医大师徐经世学术思想与临床特色整理挖掘研究”(2022CCWT03)、中国中医科学院学部委员学术传承与传播专项课题“多维度传承、多元化传播的徐经世学部委员学术思想研究”(CI2022E037XB)共同支持的成果。

徐经世大师行医近七十年，在内、妇、儿科疑难杂症的诊治上均富有成效，其创造性地提出了“诸病辨治五脏为本论”“脏腑辨治以肝为纲说”“五脏皆体阴用阳说”“五脏体用辨治三要素”“三要素交互形成四组合病机”“脏腑辨治各有其变”六大核心学说，构建起“五脏辨治为本一纲二维三要四合五化说”核心学术理论；临床上总结出“五脏系统疾病辨治规律”，提出了“杂病因郁，治以安中”等病机理论和“尪痹非风”等创新学术观点，总结出治肝十法、三十二字调肝法和调理脾胃的“三原则，四要素”，提倡用反佐及药对，寓奇效于平淡之中，研制出扶正安中汤、消化复宁汤、迪喘舒丸、复方二草合剂等多个特效专方。以上学术思想与经验在本书中均作出了详细理论阐释与临床运用指导。

徐经世大师德术双馨、学验俱丰，既往已有多部学术著作整理出版，但仍有很多宝贵的临床经验亟待挖掘整理，且其丰富的学术积累亦有待进一步理论化、系统化、体系化，本书即是在徐经世大师亲自筹划和指导下，由临床弟子们和诸位学者通力合作完成的又一部学术专著。全书从学术理论创新到临床经验总结，从遣方用药特色到中医教育传承的思考等，多个角度、多个层次和多个方面对徐经世大师的思想与学术经验做了更为丰富的解读，比较全面地阐述其“因机证治”相统一的学术思想，比较完整地构建起了其理法方药贯通的理论体系。

徐经世国医大师今已九旬高龄，他用近七十载的行医生涯，诠释着中医文化的精髓，即以中医辨证思维洞察生命规律，以整体观调和人体阴阳，以平衡论驾驭药性之妙，以无私精神传承岐黄薪火，以淡泊之心坚守医者本真。他的医道人生，既是新安医学八百年传承的缩影，更是当代中医人精神品格的典范。

编者

2025 年 3 月

目 录

医家传记

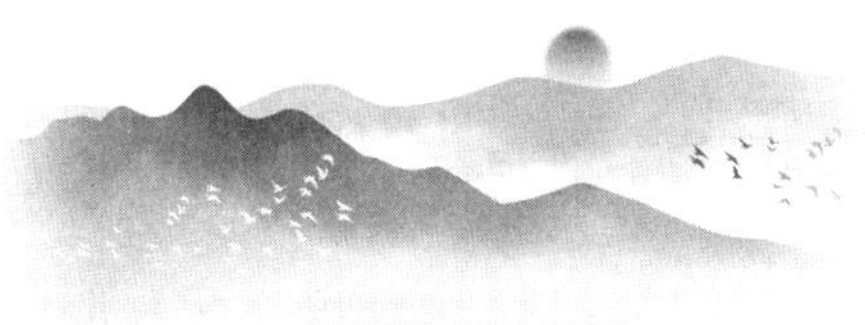

徐经世，男，1933年1月生，安徽巢湖人，中共党员，安徽中医药大学第一附属医院主任医师、教授。第二届“国医大师”，首届“安徽省国医名师”。曾任中华中医药学会中医肝胆病专业委员会常务委员，安徽省中医药学会常务理事、安徽省中医肝胆病专业委员会主任委员，安徽省委保健专家委员会资深会诊专家。首批中国中医科学院学部委员，首批全国中医药传承博士后合作导师，第二、三、四、五、六、七批全国老中医药专家学术经验继承工作指导老师，第二、三、四、五批全国优秀中医临床人才研修项目指导老师，享受国务院政府特殊津贴。曾获中华中医药学会和中国民族医药学会“终身成就奖”“中医药传承特别贡献奖”，被国家中医药管理局评为“全国老中医药专家学术经验继承工作优秀指导老师”。获首届“中国好医生，好护士”称号、安徽省五一劳动奖章、安徽省“双十佳”医护工作者称号。

一、主要成就

徐经世深耕中医内科近七十年，临证精思善悟，在肝胆病、脾胃病、风湿病、糖尿病、恶性肿瘤及妇儿科病等多种疾病的诊治上富有成效，创造性地提出“诸病辨治五脏为本论”“脏腑辨治以肝为纲说”“五脏皆体阴用阳说”“五脏体用辨治三要素”“三要素交互形成四组合病机”“脏腑辨治各有其变”六大核心学说，构建起“五脏辨治为本，一纲二维三要四合五化说”核心学术理论；总结了“五脏系统疾病辨治规律”，即肝系疾病治宜清养体阴而重理气，心系疾病治宜养阴安神而重通脉，脾系疾病治宜补气燥湿而重升降，肺系疾病治宜清润散敛而重翕辟，肾系疾病治宜保存元精而重补泻；临床运用上还提出了“杂病因郁，治以安中”“妇科诸病，从肝论治”“肝胆郁热，脾胃虚寒”病机理论和“尪痹非风”等创新学术观点，总结出治肝十法（疏肝、泻肝、清肝、平肝、养肝、补肝、温肝、柔肝、升肝、敛肝）、32字调肝法（疏肝理气，条达木郁；补益肾水，清平相火；理脾和胃，和煦肝木；活血化瘀，燮理阴阳）和调理脾胃的“三原则，四要素”（“护脾而不碍脾，补脾而不滞脾，泄脾而不耗脾”“补不峻补，温燥适度；益脾重理气，养胃用甘平”），用药尚平和，注重双向调节，提倡用反佐及药对，寓奇效于平淡之中，研制出扶正安中汤、消化复宁汤、迪喘舒丸、复方二草合剂等多个特效专方。

徐经世曾主持和指导国家级及省部级科研项目 5 项，获安徽省科技进步奖三等奖 2 项、科技成果 2 项；整理、编纂《中国百年百名中医临床家丛书·徐恕甫》《徐经世内科临证精华》《杏林拾穗：徐经世临证经验集粹》《国医大师徐经世》《安徽国医名师临证精粹》《国医大师徐经世医论医案撷菁》等 6 部临床专著。

二、学医经历

（一）私塾学堂筑根基

徐经世出身于书香门第，祖籍安徽省巢湖市黄麓镇军徐村，他 5 岁时父亲去世，11 岁时母亲去世，由祖父母抚养成人。其曾祖父徐树官乃当地饱读诗书的晚清秀才，自幼受家学读书风气熏染，6 岁入私塾，从《三字经》《千字文》《百家姓》《尺牍注解》启蒙，渐次攻读《论语》《古文观止》《唐诗三百首》《论说精华》，后又研读“四书五经”，博览诸子百家。研学之余，他还苦练书法，专攻柳体，先描红，后临帖，终至挥毫自如。十年寒窗造就了其深厚的古文字功底，为日后学中医打下了坚实的国学基础。

（二）秉承家学奠基础

徐经世祖父徐恕甫先生（1884—1964 年），民国时期江淮间名老中医，精通内、儿、妇、外等科，曾悬壶于巢湖地区，医术精湛，屡起沉疴，名噪一方，为皖中大家，是中华人民共和国成立初期安徽著名的中医“五老”之一。徐经世年近弱冠即在祖父严格要求和亲自指导下学习，历经六个寒暑，先背诵《药性赋》《汤头歌口诀》《医学三字经》《濒湖脉学》《伤寒赋》等启蒙读物，后大量阅读医学经典及历代名著，反复精读《脾胃论》《医学实在易》《临证指南医案》《医学心悟》《医宗金鉴》，尤其是《黄帝内经》《神农本草经》《千金方》《伤寒论》《金匮要略》《温病条辨》等，至今他对经典医籍中的很多段落都能熟读成诵，了然于胸。其间跟随祖父学习临床基本技能，白天随其出诊，晚上读书，着重复习白天遇到的疾病所涉及的知识，深刻领会祖父辨证思维方式和处方用药技巧。从理论到实践，再由实践上升到理论，反复不断地循环学习，青年时期的徐经世很快掌握了辨证论治、遣方用药、诊治疾病的技能，逐渐练就了厚实的基本功。

（三）院校深造增异彩

1956 年，徐恕甫先生被安徽省卫生厅调至省城的安徽省中医进修学校（安徽中医药大学前身）任研究员，从事教学临床工作，为安徽中医学院附属医院创建做出了卓越贡献。徐经世因中医基础和临证基本功扎实，亦随祖父一起调动，被推荐入校学习。在校期间他还认真攻读了《解剖学》《生理学》《药理学》《内科学》《外科学》《病理生理学》等基础理论知识，熟练地掌握了现代医学的临床应用，为其临床诊断、治疗疾病提供了不同于传统中医思维的模式与方法，丰富了运用中医药方法诊治疾病的内涵与手段。经过多年理论深造和临床实践，他对中医思想的理解、各家学说的领悟、临证诊疗的把握、理法方药的运用已初步形成自己的风格。

（四）名师指点添羽翼

1959 年，安徽中医学院创建，从全省乃至全国选拔了一批有真才实学的中医学大家，如陈粹吾、崔皎如、高翰府、陈可望等老中医，充实教学与临床岗位。徐经世抛弃门户之见，转益多师，跟从诸位中医前辈学习，进一步丰富了中医理论与临床辨治水平。

三、成才经验

（一）熟读经典，发皇古义

中医经典辞旨古奥，意蕴幽深，即使对有着深厚古文化功底的徐经世来说，也不是一件容易的事。他反复研读，仔细品味，潜心其间，去粗取精，透过文字表象，着重领会其实质，学习古代医家辨证思维方式，不拘泥于字句,力求得其真知。同时,他还非常注重在临床实践中去领会经典,时常带着问题、联系实际去找经典依据,再反过来通过实践验证经典的正确性。如读到《伤寒论·厥阴篇》“消渴,气上撞心,心中疼热”“饥而不欲食,食则吐蛔,下之利不止”时,反复琢磨,发现前者应责之于肝胆之郁热,后者则应求之于脾胃之虚寒,受此启发,提出了“肝胆郁热、脾胃虚寒”病机理论,用之以指导临床用药,为解决诸多疑难杂病提供了新思路。坚持不懈地学习,学以致用,古为今用,又加深了其对经典的理解。

（二）勤于临床,融会新知

徐经世始终扎根于临床一线,即使在担任医院主要领导职务期间,也未放弃每周的门诊。临床中,他善于总结,大胆创新,摸索经验,探索规律,逐步总结出一整套行之有效的治疗方法,形成了具有鲜明特色的学术理论。如针对脾胃调理,提出两个掌握:一是掌握脾胃生理功能与特性,遵循“理脾守东垣、和胃效天士”之意,提出调理脾胃“三原则四要素”;二是要掌握方药选择,用药既不克伐太过,伤及脾胃,又适度掌握配伍及剂量大小,针对不同病情因人因时因地而异。此外,他在临床中还研制出多种制剂,为胆胃病、肿瘤术后、顽固性咳嗽、尿路感染等病症的治疗提供了有效方药。

（三）摒弃门户,博采众长

徐经世自幼秉承家学,后接受现代中医院校教育,并跟师多位名老中医抄方,开阔视野。他信守“三人行必有我师”的古训,只要周围有比自己高明者,都会向其虚心求教,以博采众长。另外,他还博览群书,从经典刻本到民间抄本,从仲景之书到各家学说,都广泛涉猎,兼收并蓄,尊古而不泥,在总结前人经验基础上结合临床实践,逐渐总结摸索出许多临床中行之有效的思路和方法。

（四）矢志岐黄,德行为先

徐经世能有今天的成就,与他始终怀有一颗济世的仁爱之心是分不开。他认为，医者德行为先，非有志于解黎民之疾苦，愈万家之病痛者，终不能得医道之真。其书桌旁贴着这样的座右铭："矢志岐黄，不忘初心；牢记宗旨，忠诚敬业；仁德仁术，以人为本；知彼之苦，若己有之；严于律己，宽恕为怀；传承有责，寄望后学。"他不矜名，不计利，至精至一地钻研医术，心系病患，始终视患者之疾苦若己受之，千方百计搜求愈病之法，久而行之，其术自然日臻完备。

四、经世良医

（一）思想境界

1. 大医精诚，经国济民

君子立身，泽被后人。徐经世本身就是一本厚重的书，其渊深的学识、博大的胸襟、儒雅的品格、深厚的涵养、高尚的情操，犹如一竿标尺令人敬仰。从医近70年，为中医传承发展竭尽心力，把解除病患、攻克顽疾视为己任，生活中淡泊名利，朴素节俭，博爱宽容，真诚旷达，堪称"德医双馨"的杏林大师。他将业医治病视为终生的事业，誓与中医同呼吸共命运，即使已鲐背之年，仍老骥奋蹄，苦苦探索。新冠疫情发生后，年近九旬的徐经世不仅参与了预防方药的制定，指导《安徽省新型冠状病毒性肺炎中医药治疗专家共识》的制定与出台，还亲临战疫一线救治重症患者，并多次通过视频指导学生在临床一线抗击疫情，充分展现了"对党忠诚、不忘初心"的坚定信仰和传承救人的使命担当。

2. 务实求真，科学精神

徐经世出生于中医世家，在幼年耳濡目染中就感受到先辈为患者解除痛苦而带来的喜悦与欢乐，对医学产生了浓厚的兴趣，在祖父指导下阅读了家中珍藏的大量医著，理论基础扎实，能深刻理解前人的丰富经验，故临床诊治得心应手。尽管如此，他依然重视现代医学知识的学习，早在20世纪60年代于安徽省中医进修学校学习期间，就开始学习并掌握了现代医学基础理论和应用。中西医两套思路与方法的训练，培养了他客观求真、科学务实的精神，丝毫没有门户之见。新冠疫情肆虐期间，徐经世明确提出要中西医融合诊疗，发挥协同作用，取长补短，针对实际情况，或以中医药治疗、西医支持疗法，或以西药治疗、中医药辅助，宜中则中，宜西则西，堪称中西兼收并蓄的典范。

3. 医者仁心，修行修德

徐经世医德高尚，体恤民情。门诊时常有患者前来寻求中医保健，希求名贵之品，徐经世既不斥之鄙薄无知，更不会依其所言，而是平心静气、深入浅出地讲解养生原理。很多养生堂馆等民营医疗机构欲高薪聘任，均被其婉言拒绝。他说："医者以祛病疗疾为务，而非矜技恃能以邀财资，古人尝有'家无百亩田者不为医'之说，业医治病，不仅是一种职业，更是一种修行，是一辈子的事情，若不能超出物欲名利的羁绊，如何能够以平常心对待患者，更不消说至精至一地钻研医术了。倘是真有愿传我医术经验以服务大众者，我定会不遗余力地教授。"

诚如其言，凡有志于习医者求学，皆来者不拒，无私奉献，毫无保留。应国家需要，徐经世已连续六届被聘任为全国老中医药专家学术经验继承工作指导老师。凡是跟师学习的学生，无不心存感激。医院里常常有医生及研究生前去门诊"偷师"，他一视同仁，诊病之余悉心讲解指导，有时随诊抄方者达十余人。

4. 知彼之苦，如己有之

徐经世常说，医者，德行在先，知彼之苦，如己有之。非有志于解黎民之疾苦，愈万家之病痛者，终不得医道之真，此学医之最为重者。中西医虽术有不同，各有侧重，但于医德别无二致。西医所尚之"希波克拉底誓言"与药王孙思邈的《大医精诚》，皆当为行医者所共铭。为医而尚德，以患者之疾苦若己受之，始能千方百计搜求愈病之法，久而行之，其术必日臻完善，于疑难病症尤有着力而出新意。倘以医技仅为谋生计，持偶中之药或惜售之方以糊口，愈小恙而矜能，见疑难则推诿，其技必不能有所长进，不进则退而渐衰。

他如是说，亦如是做，数十年来奉行不辍，绝不因患者身份不同而有差别，无论何人、无论何病，等而视之，不推诿、不敷衍，皆尽心力而为，念念不忘"行医以祛病救人"为务。曾有一出生仅月余的"先天性肝内胆道闭锁"患儿，辗转寻至徐经世门诊，时已是危殆之候，通体暗黄，腹胀如鼓，神志萎靡。见其家人希冀之情，徐经世于心不忍，细思良久，处一小方，药仅数味，嘱其打散敷脐，以减少口服药的戕害。药后患儿周身黄疸竟逐渐消退，精神状态日渐好转，家属及门诊患者见之，皆叹其医技之神妙。

一弟子某年中秋随师回乡，在巢湖边偶遇一年届五十的妇人，一见徐经世后竟难抑激动之情，挽着徐老连称"恩人"，兴奋得如同孩子一般。原来其三十年前因产后高热多日不退而致昏迷，西医已断为不治，家人连夜叩门求诊，徐经世不避险恶、一心赴救，凭其经验处以安宫牛黄丸 2 粒，连夜喂服，次日清晨即热减神清，后经调治恢复如初。迄今三十年，病家犹不忘再生之恩。

（二）文化修养

徐经世曾说，古今精于医者，无不文理精通。文是基础医是楼，文理不通则医理难明，学好古文是学好中医的基本功之一。他本人就是这样走过来的，自幼研读"四书五经"，旁及诸子百家，从塾师学堂走进医学经典书房，从背诵《药性赋》《汤头歌》，到精读《黄帝内经》《伤寒论》《金匮要略》，再到反复研读《医学心悟》《临证指南医案》等医著，终成"儒医"。他认为，"儒医"熟识经典，博览群书，诊疗疾病深思熟虑，远拒投机取巧，可以长生矣。中医与中国古典文学是相通的，与传统易道是相融的，其整体观、天人和谐精神、济世治病的追求，无一不是来自中国传统文化。他认为，学习中医贵在"悟"。知识分为意念和记忆两类，中医属于意念性知识，这种"意念"实质就是"悟"，需要建立在熟读经典和丰富临床实践之上。

1. 医与古典相通

以徐经世读《礼记》《医方考》所悟为例。成书于先秦两汉的《礼记·月令》载:"季夏之月，……腐草为萤。"明代新安医家吴崐所著《医方考》论述化虫丸曰:"肠胃中诸虫为患,此方主之。经曰肠胃为市,故无物不包,无物不容,而所以生化诸虫者,犹腐草为萤之意,乃湿热之所生也。"受此启发,徐经世联想到胃炎幽门螺杆菌感染,认为所谓"腐草为萤",实指大暑前后恰为萤火虫卵化而出的时节,此时土润溽暑,气温上升,土壤内湿气潮润,天气湿热郁蒸难耐,可取象比类为幽门螺杆菌感染,正是脾胃湿热的表现。其后,他每每采用健脾除湿、调节制化之法,拟玉屏风合痛泻要方加减,用药为生黄芪、苍术、陈皮、防风、芍药、蒲公英、马齿苋、五谷虫、绿萼梅、薏苡仁、甘草等,改善胃肠湿热环境,以达清除幽门螺杆菌之目的,收效颇佳。

2. 医与易道相融

徐经世理解,"易"是指在观察研究和分析处理问题时,须掌握事物的发生发展和运动变化规律,中医则以之防治疾病。"易"涵盖简易、变易和不易,诊疗中以"易"之思维考虑问题,则可圆机活法,疗效在握。

(1) 简易思维

徐经世曾治疗一 8 个月大、面部反复皮疹瘙痒的小宝宝,药膏外涂效果不理想,孩子不停抓挠,皮肤溃烂流水,诊断为风火上炎,治以清热凉血、祛风止痒。但婴儿内服用药要注意轻灵,避免不良反应及胃不受纳,故拟方予桑叶 5g,连翘 3g,蝉蜕 3g,白茅根 10g,甘草 2g;外用滑石 15g,冰片 1g,研末,扑于局部,1 日 2 次。药味不多,取以简易,3 日即收效。

徐经世指出,简易思维是指治疗用药要抓住关键病机,有的放矢,做到药少力专,简易取效。他认为,病机之"机"不仅是发病机制,更有机关、机宜之意,用药有时"重拳出击",有时"点到为止",有时"润物无声",

有时“双管齐下”，均蕴含简易思维。其每用处方不过十一二味药，皆平淡无奇常用之品，配伍之后却能屡起沉疴。

(2) 变易思维

徐经世治一女患者，年过七旬，平素身体偏弱，血压居高不下，服用降压药物治疗，时感神疲体倦，乏力胸闷，头晕耳鸣。其老伴受电视广告影响，每天用黄芪 30g 煎水送服，以为大补元气，不想连服旬日后，患者陡然夜间盗汗，连绵多日，睡眠难安，头晕乏力更甚于前，诊其脉细弦数，舌红苔薄，考虑属阴虚阳浮，拟滋阴潜阳、宁心敛汗法为治。不想服药 3 日后，患者盗汗不但未止，持续时间更长，从下半夜转到上半夜，更出现口苦舌干、心烦不宁等症。细观见其舌红，苔薄黄，脉弦偏数，原是相火沸腾使然，乃于前方加龙胆草 9g 继服，盗汗即止，病情转安。

徐经世指出，运用变易思维，同一致病因素作用于不同机体当采取不同治法，临证当注重病机变化，做到圆机活法，加减变通，方可取效。以本案而言，阴虚体质无疑，原无盗汗之症，乃由误用黄芪益气升阳所致，初投潜阳和阴、安神敛汗之品，本可收效，却反呈加重之势，细考其因，为肝胆郁热、相火偏盛，证属阴损及阳、虚实夹杂之证。虚中有实，治有所改易，育阴潜阳之中佐以清泻肝火之龙胆草，应手而效，盗汗立止，诸症皆消。所谓变易思维，病千变药亦千变，实寓有旋转造化之机。

(3) 不易思维

徐经世曾治一 13 岁小儿，自幼过敏体质，时有哮喘发作，5 年前始现反复口唇破裂，甚则红肿流血，多方治疗乏效。视其唇周破裂，伴有脱屑，瘙痒不已，舌红便燥，脉来细数，系心脾积热、风毒上炎所致，为“唇风”之证，予祛风透邪、清热解毒之法。然药进 1 周，症情不减反重，大便干燥，舌红苔薄，脉来细数。考之辨证无误，虽暂未得效，仍应不易其方。与其家长沟通，嘱再服药 1 周，症状果然明显减轻，又连服 2 周，患儿口唇愈合如常，后无再发。

徐经世指出，要处理好守方与变方的关系，处方用药切不可操之过急，只要识证无误，治疗方向正确，药方切中病机，就不必轻易改弦更张，而要守方不易。守方不仅是守法更是守“机”，缓以图之，以待病愈，此所谓证不变法亦不变。效不更方，此为其常，但如疗效欠佳，甚或病情加重，患者不免有疑，甚至责难，医者当此之时应不为所扰，坚持不易思维，似浣纱浆衣，必以长流水缓除陈垢，而后收功，切不可操之过急。

五、治学有道

徐经世认为，学习中医经典首先要过“文字关”，俗语说“秀才学医，笼中捉鸡”。因中医经典系文言文，惯用春秋笔法，需了解其文辞用法，通晓古代哲学，于无字处用功。同时又要注重思考，不应有口无心，泛泛而过，应谨守“学而不思则罔，思而不学则殆”之诫。古代典籍往往粗精并存，故要沉潜其间，仔细品味，去粗存精，透过文字表象领会其精神实质，才能得其真知。此外，还要注意到经典的时代性，不能完全用现代人的思维去苛求，贵在学习古代思维方式，做到“不苛责古人，不死于句下”。

徐经世就“多读书，读以致用”，归纳了“读、看、练、记”四字诀。“读”，就是埋头学习中医基础理论，尤其是经典书籍，站在理论的高地上；“看”，是随师应诊，认真抄方，记录看病日记，学习老师的诊治经验，从实践中加深对中医理论的理解；“练”，是在老师的指导下跟诊临证历练，不断地提高医术；“记”，是在实践中多写多记，认真记录、整理中医典籍的学习心得，揣摩“大家”的临床思维特点、辨证技巧、治疗方法、用药规律、临床疗效等。“四字诀”读书法颇为实用，可资借鉴。

徐经世强调，学经典要着力于三个方面。一是着力于“恒”：所谓“读书破万卷，下笔如有神”，要本着“瘦因吟过万山归”的精神，活到老，学到老，学而不怠，方有所成。二是着力于领悟：初学要通读熟记，掌握要领后要有目的地再深研经典，如屠呦呦发现青蒿素就得益于晋代葛洪《肘后备急方》的启示。又如《伤寒杂病论》，不可将其仅看成是治伤寒的专著，正如柯琴所言“原夫仲景之六经，为百病立法，不专为伤寒一科，伤寒杂病治无二理，咸归六经之节制”，不要学而不化，关键在于领悟。三是着力于临床：学经典、做临床是中医成才的必由之路，着力临床提高疗效至关重要，而疗效的提高又当来自经典的指点，用心将经典“格言”熟记于心，临证左右逢源，处方用药皆有所本，疗效便可彰显。

六、传道授业

徐经世认为，中医药传承发展的根基是人才，只有培养更多具有坚定信念的中医后继之人，方能为中医药事业可持续发展注入源头活水。他自 1997 年起即被遴选为“全国老中医药专家学术经验继承工作指导老师”，后连续被聘为“全国优秀中医临床人才研修项目指导老师”，更是首批全国中医药传承博士后合作导师。20 多年来，他先后带教师承学员 10 余批，而在校学生、进修生、基层医生跟师者，更是不计其数。

(一) 谈心

年过九旬的徐经世大师，至今仍坚持门诊不辍。跟诊学习的学生络绎不绝，他们既有国家及省市选拔的各类优秀中医人才，亦有慕名而来的求学者，包括已工作的不同级别的医生和院校学生，徐经世从来都是一视同仁，不分先后，不分年资，不谈基础扎实或薄弱，只要学生热爱、肯学，来者不拒，尽心尽力。

徐经世和蔼可亲，不以老师自居，而是以一颗平常心与学生深入交流，以了解其求学目的——有基于临床跟诊想学诊治经验者，有想以其临床经验来更好诠释经典理论者，有想在诊疗中发现临床问题获得科研思路者。针对不同求学者，徐经世因材施教，使其实现短期内高效提升。

徐经世平素喜欢倾听、记录学生的心声，通过交谈了解学生的困惑。

针对中医诊治病种越来越少、“慢郎中”的偏见认识，及初学者尚未形成中医思维等问题，鼓励学生增强中医自信，立继承精华、守正创新之志，坚持理论与实践并重，课堂与临床相融，“辨证”思维与逻辑思维互补，在发挥中医药独特优势上下功夫。

此外，徐经世还会跟学生互换意见，询问教学方法是否合适，哪些方面需要完善，以便进一步提升带教水平，增强学生获得感。对外地求学者的生活、家庭状况给予更多关注，鼓励其既来之则安之，沉下心学习，相信现在的付出终究是有用武之地的。

（二）授业

徐经世临床带教积极负责，倾心沥血，毫不保留。

徐经世手书的医案，不论是语言文采，还是辨证施治，都有其独到的风格，充分体现他的治病特点和学识水平。他强调，书写好中医病案是临证的第一步，要求学生首要做好的是门诊病历的书写，要在繁杂的症状、体征及各种检查检验单中，翔实记录四诊资料，理清主诉，熟练掌握望、闻、问、切的基本功。

毛主席曾说过，一张白纸，没有负担，好写最新最美的文字，好画最新最美的画图。对于有一定临床经历和接受院校教育的学生，徐经世要求他们放下固有的思维定式，运用中医思维方式审视和诊疗患者，就更容易接受老师的诊疗思路与方法。带教一段时间后，他会鼓励学生基于所学的诊疗思路，来分析病因病机、确定治疗方法、拟定方药，然后加以点评指导，提出自己的治疗思路，并通过两者比较找到异同，进一步分析病情，思考最佳方法，达成共识，确定最终施用的方药。经其悉心指导，学生们对疾病多因素性的认识、对病机的把握、辨证论治水平、中医思维能力，都有大幅度的提升。

徐经世告诫学生，跟诊不单单是为学到一病一方一药，更重要的是学老师的中医临证思维，不要总盯着老师的脚底板，而是要看老师走的哪条路。中医思维的塑造，要通过温习中医经典和接受中国传统文化的熏陶，在潜移默化中形成。这种思维不是一蹴而就的，需要平时不断进行自我修炼，循序渐进，是终身学习和领悟的积累。面对就诊者是选择单一的治法还是综合方案，用中药还是采用非药物疗法、情志疗法、茶饮等，是单独内服还是内服与外用相结合等，都要结合病情作出最佳选择，充分发挥中医药简便廉验的特色。这种诊疗思维不是一成不变的，要随着疾病变化而有所变化、有所侧重。

徐经世认为，临床带教既是技术经验的传承，也是综合素质的培养。他教导学生要关心患者，视患者如亲人，视患者之疾苦为自身之疾苦，激发出自身的动力和潜能，绞尽脑汁地想办法解除患者之忧，增强同情心，培养医德医风和敬业思想。

（三）诊余

徐经世要求学生在诊余要进一步加强理论学习，结合临床，重温经典，从经典中寻找方药，引为今用，努力克服院校教育理论与临床脱节的问题。他要求学生要熟练掌握100首经典方剂和300味中药，运用时有时取方之意，有时取药之性，要能根据病情需要和药性特点灵活应用，方为得法。当然，不论是经方，还是时方、经验方，适合病情的就是好方。

学员学习结束回到岗位后，徐经世仍反复叮嘱，要求学以致用、活学活用、举一反三，应用中医思维发挥优势；临证中若遇到疑难病、急危重症者，可以通过远程会诊、电话交流等方法，获得诊疗指导意见。

徐经世还倡议举办互动交流的“国医沙龙”，已连续召开6届，主要针对中医领域热点问题，基于“传承与临床”“提高中医临床疗效的路径和方法”等主题开展讨论，活跃中医药学术氛围。这个高层次、高水平的学术平台，云集了大师们的集体智慧，专家们以讲座授课的形式各显神通，在现场交流中解答疑惑，各抒己见，在碰撞中进一步深入思考，加深理解、提升水平，使中医临床从业者学到“真功夫”，为中医药事业培养合格接班人。此外，他还不定期举办学术讲座，开展临床医案小讨论、共同研读经典与学术专著、分享学习心得等多种形式的活动，做好活态传承。

“随风潜入夜，润物细无声”，徐经世言传身教，为培养中医后继人才做出了突出贡献，一批又一批弟子在其人格魅力的影响下，逐渐成长为临床一线的栋梁。

第一章 特色学术思想

中医是一门实用科学，其主旨是以人为本，维护健康，其内涵包括了古代哲学和朴素的唯物辩证法思想，在疾病防治方面发挥着不可替代的作用，至今已传承数千年，随着社会的发展和人们对健康的需求，更显示出其独特魅力。国医大师徐经世指出，如何把现代科学有机地融入中医临床，尚存在不少潜而未述、述而不明的问题，尤其是在处治疾病中，往往单纯依赖实验报告去处方用药，而没有很好地在将现代科学技术“为我所用”上下功夫，当然疗效不高；甚至一些本来中医药可以治好的疾病，在融入西医时再也没人用中医特色方法诊治了，行之有效的特色经验也逐渐失传了，为人民服务的阵地一再丢失，中医接触的病种越来越少。发挥自身优势，保持特色，才能与时俱进，绝不能在武装了自己的同时，反而捆绑了自己。

中医作为中国文化几千年来传承不衰的主要载体之一，和中国古典文学是相通的，和中国传统易道文化是相融的。整体观的理念、天人和谐的精神、济世治病的追求等，无一不是来自中国的传统文化。徐经世强调，中医讲究整体观理念，强调天人合一、五脏一体，是真正具有中华民族特色的原创医学体系；辨证论治是中医学的主要特色，中医以辨证取胜，如何在辨证中游刃有余，得心应手，救患于痛苦，尚需苦心探索。

徐经世近 70 年的中医临床生涯，提出了众多创新的学说和特色临床辨治观点，形成了一套完整的学术理论和临床诊疗体系，其核心学术思想可以概括为“五脏辨治为本一纲二维三要四合五化说”，具体包括“诸病辨治五脏为本论”“脏腑辨治以肝为纲说”“五脏皆体阴用阳说”“五脏体用辨治三要素”“三要素交互形成四组合病机”“脏腑辨治各有其变”六大核心学说，并总结了“五脏系统疾病辨治规律”，即肝系疾病宜清养体阴而重理气、心系疾病宜养阴安神而重通脉、脾系疾病宜补气燥湿而重升降、肺系疾病宜清润散敛而重翕辟、肾系疾病宜保存元精而重补泻，临床运用“杂病因郁，治以安中”“肝胆郁热，脾胃虚寒”“治肝十法”“调理脾胃三原则四要素”等辨治观点，都是这一核心理论的具体体现。

“五脏辨治为本一纲二维三要四合五化说”，充分体现了中医的整体观念和辨证论治特点，将整体与局部、宏观与微观、分析和综合、形态与功能的研究有机地结合起来，从而形成了特色鲜明的徐氏内科学术思想体系。

第一节　诸病辨治五脏为本论

“五脏辨治为本”是以五脏为核心，对疾病进行辨证论治。“辨证论治”是中医诊治疾病的基本原则，是中医学的主要特色。国医大师徐经世认为，中医药特色是中医屹立世界之林的立足之本，失去了这个特色，就失去了生存的价值，其特色优势最根本的是“以人为本”。对内科疾病的处治，不是只盯着个体病灶的变化，而是着眼于整体的情况，也就是从病位分析其病因，按照五脏六腑的生理特性、病理变化及其相互之间的关系，去进行辨证论治。对于日益增多的疑难杂症，若能以中医辨证施治为着力点，皆可收到满意效果。

徐经世认为，中医辨证方法多种多样，最终都必须落实在五脏病变上，任何疾病都必须以五脏生理病理的分析为辨治基础，配合其他辨证方法，对因、对症治疗，临床上只有立足于五脏辨治，才能起到执简驭繁、事半功倍的效果。

一、生理基础——五脏为本

五脏是人体的根本，是生命活动的中枢，本身也是一个与自然时空相连通的生命功能单位。《素问·宝命全形论》曰：“夫人生于地，悬命于天，天地合气，命之曰人。”中医学认为，人禀天地之气而生，和自然界关系密切。人与天地自然相通，和自然界是一个统一体。《灵枢·邪客》曰：“人与天地相应者也。”《灵枢·岁露论》曰：“人与天地相参也，与日月相应也。”指出天时的变化对人体有重要的影响。《素问·四气调神大论》曰：

“四时阴阳者，万物之根本也，所以圣人春夏养阳，秋冬养阴，以从其根。”人们生活在自然环境中，天时的变化对人体有重要的影响，气候变化、昼夜更替、环境变迁等都会影响人体健康。人之身体健康，首先要与自然相应，人们的生活、起居、精神活动等都要顺应自然界阴阳消长的变化规律，从而达到天人相应的境界。

徐经世指出，《黄帝内经》从宏观角度论述了天、地、人之间的相互联系。《黄帝内经》之要，要在“以人为本”。《黄帝内经》把人体看作是天地自然整体的组成部分，并从自然社会的大环境中去认识人体的整体性，因而使中医理论体系与现今提出的“生物-心理-社会”医学模式相吻合，既把人看作自然人，又把人看作社会人，既把疾病的发生和发展看作是一种生物学状态的变化，同时更看作是心理状态和对社会适应的变化。中医所诊治的患者不是单独的、个体的人，而是与自然、社会、他人密切联系的一个整体。

《素问·金匮真言论》还提出了一个以五脏为核心，与四时五方相统一的生命体系，即东方-肝木-春季-生发，南方-心火-夏季-生长，中央-脾土-长夏-主化，西方-肺金-秋季-收敛，北方-肾水-冬季-收藏。近代医家恽铁樵明确指出：“古人《内经》之五脏非血肉之五脏，乃四时之五脏。”徐经世先生受此启发，认为五脏是人生命运动方式的分类，每一脏腑本身就是一个与天地自然相联网的活生生的生命，五脏作为生命体，能与四时“春生、夏长、秋收、冬藏”的变化规律相适应，能随着节气的转化而相应地阴阳消长、起承转合。

同时，人身是一个小天地，存在着共同的规律。机体整体统一性的形成，是以五脏为中心，配以六腑，通过经络系统，把六腑、五体、五官、九窍、四肢百骸等全身组织器官联系成有机的整体，并通过精、气、血、津液的作用，来完成机体统一的功能活动。这种五脏一体观反映出人体内部器官是相互关联而不是孤立的一个统一的整体。

中医所谓“脏腑”，本身是一个“有诸内必形诸外”的藏象系统。作为人体生命活动主宰及其外在表现的“神”，既是五脏生理功能的反映，又以五脏所藏精气为物质基础，而且神、魂、魄、意、志分藏于五脏，称为五神脏，形神合一。怒、喜、思、悲、恐五志为五脏所主，体现了生命存在的形神统一。

“五脏生命系统”就是建立在自然界及人体这些客观规律的基础上，即肝生命系统（对应肝-胆-筋-目-爪-泪-怒等，并对应春生-风气-东方-青色-酸味等天地自然属性）、心生命系统（对应是心-小肠-脉-舌-面-汗-喜等，并对应夏长-暑气-南方-赤色-苦味等天地自然属性）、脾生命系统（对应是脾-胃-肉-口-唇-涎-思等，并对应四时之化-湿气-中位-黄色-甘味等天地自然属性）、肺生命系统（对应是肺-大肠-皮-鼻-毛-涕-忧等，并对应秋收-燥气-西方-白色-辛味等天地自然属性）、肾生命系统（对应是肾-膀胱-骨髓-耳及二阴-发-唾-恐等，并对应冬藏-寒气-北方-黑色-咸味等天地自然属性）。

徐经世认为，根据天人合一的原理，人的生命由内而形成五脏-六腑-形体-五官-五志-五声等的生理功能系统，由外而形成五脏-四时-四方-六气-五化-五色-五味等的天人联网系统，由此以五脏为中心构成人体的五个相互独立又相互统一的生命系统。

徐经世所理解的五脏，是一个既有解剖脏器物质基础，又延伸到五官、五体、五神、五志等各部分各功能的概念。他指出，人是一个以五脏为核心，外与四时五方等天地自然环境相统一，内则各部分有机结合的独立生命体。阴平阳秘、形神合一、气机升降出入、五行生克乘侮等，都是作为整体功能显现出来的。“五脏生命系统”之间相互联系协调发挥作用，健康以五脏为本，衰老则以脏腑虚衰为本。所以，《黄帝内经》有言“五脏安定，血脉和利，精神乃居”。

二、外感内伤——触及五脏

中医病因学说认为，病因分为外感病因（六淫、疠气）、内伤病因（七情内伤、饮食失宜、劳逸失度）、病理产物形成的病因（痰饮、瘀血、结石）、其他病因(外伤、诸虫、药邪、医过、先天因素)四大类。徐经世认为,外感内伤诸多因素所致疾病,均伤及五脏生命系统,对此《黄帝内经》早有论述。如《素问·阴阳应象大论》有言:"天之邪气,感则害人五脏;水谷之寒热,感则害于六腑;地之湿气,感则害皮肉筋脉。"《灵枢·百病始生》有言:"喜怒不节则伤脏,风雨则伤上,清湿则伤下。"徐经世指出,宋代陈无择"三因学说",实质是三因伤及五脏之说,有宋代陈无择《三因极一病证方论》的归纳为证:"六淫,天之常气,冒之则先自经络流入,内合于脏腑,为外所因;七情,人之常性,动之则先自脏腑郁发,外形于肢体,为内所因;其如饮食饥饱,叫呼伤气,……金疮踒折,疰忤附着,畏压溺等,有背常理,为不内外因。"

病因辨证是审证求因或从因论证的方法,其中审证求因是从临床病证各种表现和病变中来倒推疾病的病因病机的方法。徐经世认为,审证求因实际已成为中医病因分析的主导,而审证就体现了以五脏为本。至于为什么中医病因分析从三因之求转为审证求因为主,他认为中医外因、内因、不内外因的三因学说受古代科技条件所限,失之笼统,难以精确,所以要审证求因以弥补之,尤其是根据藏象学说审证求因,更符合疾病变化内在本质,久而久之就逐渐取而代之,成为病因分析的主要方法。

(一)外感致五脏病变

正常状态下,风、寒、暑、湿、燥、火是自然界六种不同的气候变化,中医强调"天人相应",人类生活在六气交互更替的自然界中,生理对其产生了规律性的适应性调节,一般不会致病。如《灵枢·五癃津液别》所说的:"天暑衣厚则腠理开,故汗出……天寒则腠理闭,气湿不行,水下流于膀胱,则为溺与气。"但是人类适应自然的能力是有限的,如果自然界气候变化过于激烈,超越了人体的适应能力,或机体的调节能力失常,伤人致病的六气则成为病因,称为"六淫"。六淫致病有明显的季节性特点,春季多风病,夏季多暑、火病,长夏多湿病,秋季多燥病,冬季多寒病。

五脏与自然五时之气是相互通应的,《素问·金匮真言论》曰“五脏应四时,各有收受”,心通于夏气,肺通于秋气,肾通于冬气,肝通于春气,脾通于长夏。外感虽为外邪引发,但其根本,责之于五脏。徐经世分析说,外感风、寒、暑、湿、燥、火六淫及疠气,多由表入里侵犯人体为害,先舍皮毛,不治终将内连五脏。譬如“风者百病之长也”,风邪袭表,自皮毛肌腠乘虚而入,导致卫气失调的外感病证;若外邪未及时化解,风邪入里,向内侵犯经络、筋骨,引发痹证或中风。再如外感寒邪,有寒邪侵袭肌表导致卫阳受损的表寒证,也有寒邪直中人体内部脏腑的中寒证,还有侵入经络引起气机凝滞者,如“寒滞肝脉证”。

(二)内伤致五脏病变

从内因看,七情喜、怒、忧、思、悲、恐、惊是正常的情志活动,超越人体的适应能力则发病,导致“七情内伤”。徐经世指出,情志活动由脏腑精气应答外在环境而产生,脏腑精气是情志活动产生的内在生理基础。由于人体是以五脏为中心的有机整体,故情志活动与五脏精气的关系最为密切。情志活动由五脏精气产生,《素问·天元纪大论》曰“人有五脏化五气,以生喜怒思忧恐”,肝在志为怒,心在志为喜,脾在志为思,肺在志为忧,肾在志为恐。

徐经世认为,七情内伤直接伤及内脏,导致精气失常,气机失调。《黄帝内经》及宋代《三因极一病证方论》对此均有表述:过怒则伤肝;过喜则伤心;过悲过忧则伤肺;过恐则伤肾;过惊伤心肾;过思则伤心脾。徐经世指出,七情以内脏精气为物质基础,故情志致病首伤心神,随之影响脏腑气机,导致脏腑气机升降失常,而出现相应的临床表现。

《灵枢·邪客》曰:“心者,五脏六腑之大主也,精神之所舍也,其脏坚固,邪弗能容也。容之则心伤,心伤则神去,神去则死矣。”明代张介宾《类经·疾病类·情志九气》曰:“心为五脏六腑之大主,而总统魂魄,兼该志意。故忧动于心则肺应,思动于心则脾应,怒动于心则肝应,恐动于心则肾应,此所以五志惟心所使也。”

至于饮食失宜，首先损伤脾胃，进而导致脏腑功能失调，正气损伤；劳倦内伤脏腑，劳逸失度影响脏腑的正常功能引发疾病。

（三）继发性病因致五脏病变

痰饮、瘀血、结石之类作为继发性病因，本身是人体五脏功能病变的病理产物。痰饮的形成多与肺、脾、肾、肝及三焦的功能失常密切相关；瘀血致因繁多，但总不离血液运行失常，而血运主要与心、肺、肝、脾等脏的功能密切相关；结石多生于胃、肠、肝、胆、肾与膀胱，乃脏腑气机不利所致。譬如痛风、尪痹，徐经世就一针见血地说，病在肝、脾、肾，与脾最为密切，责之湿、痰、瘀，当从中调治，直截了当地提出“痛风非风”“尪痹非风、肝血亏损”论。

（四）其他病因致五脏病变

徐经世认为，外伤、诸虫、药邪、医过、先天因素等其他病因，同样也会内外关联，同属五脏系统创伤，不治往往最终均会累及脏腑本体。

三、病理机要——五脏系统失调

疾病病机变化的关键，本质是五脏生命系统失调。中医学上的基本病机包括邪正盛衰、阴阳失调、精气血失常、津液代谢失常、内生“五邪”。临床上，徐经世常以五脏系统来研究疾病发生、发展、变化和结局的基本规律。他指出，健康状态下，人体五脏生命系统生理活动正常，气血阴阳协调平衡，即所谓“阴平阳秘”；当人体在某种致病因素的作用下，五脏生命系统生理活动异常，气血阴阳平衡关系受到破坏，导致五脏生命系统失调，出现各种临床症状，人体即会发病。

徐经世有一个基本的认识，他认为生命内在因素是发病的基础，外因通过内因发挥作用，即使疫疠，也是在内部存在某种共性缺陷的前提下，外在病邪乘机侵入。所谓疾病，其实就是“五脏生命系统”生机活力出了问题，出现了与天地时空不相适应的状态，而且从五脏功能失常到五脏本身受伤受损，疾病自然发展最终会伤及五脏本体，无论辨治初病，还是既病防变，乃至未病先防，都必须以五脏为核心。

（一）经典病机条文体现了五脏病机思想

《素问·至真要大论》病机十九条作为中医诊断和治疗疾病的基本准则，开篇就是五脏病机："诸风掉眩，皆属于肝；诸寒收引，皆属于肾；诸气膹郁，皆属于肺；诸湿肿满，皆属于脾；……诸痛痒疮，皆属于心。"徐经世认为，《黄帝内经》以六气与五脏相应的理论，将临床常见诸多症状分别归属于心、肺、脾、肝、肾之疾病，其实就是以五脏病机为核心之意。其后上下病机二条，风、寒、湿病机三条，火病机五条，热病机四条，也要定位定性于五脏。

徐经世反复研读《伤寒论》后发现，仲景六经辨证正是五脏为核心的病机思想的体现。如《伤寒论·辨不可下病脉证并治》曰："厥阴之为病，消渴，气上撞心，心中疼热，饥而不欲食，食则吐蛔，下之利不止。"他认为此条文所描述的临床征象，皆属肝胆、脾胃范畴。其中"消渴，气上撞心，心中疼热"等症，应责之于肝胆之郁热，而"饥而不欲食，食则吐蛔，下之利不止"等应求之于脾胃之虚寒。受此启发，徐经世还明确提出了"肝胆郁热，脾胃虚寒"的病机观点，主张从肝论治，体现了以脏腑病机分析为核心的思想。

再如《伤寒论·辨少阳病脉证并治》云："少阳之为病，口苦、咽干、目眩也。"小柴胡汤证有"但往来寒热，默默不欲饮食"等主症，徐经世解读为邪及少阳、热毒内伏。结合《灵枢·经脉》所述"足厥阴……肝所生病者，胸满、呕逆"，《灵枢·四时气》所述"善呕，呕有苦，长太息，……邪在胆，逆在胃"，徐经世认为，呕吐一证系胃气不降，却与其他脏腑息息相关，其中又以肝胆为甚。

徐经世认为，不仅仅消化系统疾病如此，其他内伤杂证均是如此。如瘰疬瘿瘤，明代陈实功《外科正宗·瘿瘤论》云："夫人生瘿瘤之症，非阴阳正气结肿，乃五脏瘀血、浊气、痰滞而成。"清代新安医家程国彭在《医学心悟》中更明确地说："瘰疬者，肝病也，肝主筋，肝经血燥有火，则筋急而生瘰。"考之病症属肝胆经所辖，徐经世认为多系木郁不达，土受木侮，升降失衡，痰浊瘀结，或肝肾阴虚，相火内炽，故以养阴柔肝、补益心脾为治疗大法。

（二）内外统一的病理反映了五脏病机思想

徐经世认为，表病入里，或病邪直中入里，“极于五脏之次”。《素问·玉机真脏论》曰：“五脏相通，移皆有次。五脏有病，则各传其所胜。不治，法三月，若六月，若三日，若六日，传五脏而当死，是顺传所胜之次。”《素问·缪刺论》曰：“夫邪之客于形也，必先舍于皮毛，留而不去，入舍于孙脉，留而不去，入舍于络脉，留而不去，入舍于经脉，内连五脏，散于肠胃，阴阳俱感，五脏乃伤，此邪之从皮毛而入，极于五脏之次也。”

“风为百病之长”，以外风侵袭为例，若脏腑平调，内风不与外风相搏，外风仅入于经络之间，一经疏散，风邪外达，病即向愈；若外风引动内风，则病起而缠绵。正如《金匮要略》所言：“若五脏元真通畅，人即安和。客气邪风，中人多死。”

发热是临床最常见症状，以外淫受邪发热为例，根据体征分“横受”“直入”，横为六经，内属于脏腑；直入多由口鼻入肺，轻为上感，重为风温，也有入胃肠。徐经世认为，发热既有三阳表证，又有脏腑牵连症状。

《灵枢·脉度》有言：“五脏不和则七窍不通，六腑不和则留为痈。”五脏影响到经络、孔穴、皮肤、精神诸多问题。徐经世认为，脏腑生理功能失常，表现于外，具体可反映于相应的形体官窍。目的病变，既可能是五脏精气功能失常的反映，更可能是肝血、肝气生理功能失调的表现。同样地，内生风、寒、湿、燥、火五邪也并非天生病理因素，本身就是五脏系统内在病机变化的产物，由脏腑阴阳失调和气血津液异常所致。“内生五邪”其实就是五脏功能失常的综合性病机变化。

“天人合一”“天人相应”，疾病其实就是人与大自然不相适应的状态。徐经世指出，五脏之气在不同季节可呈现旺衰变化，如春季多见眩晕、风疹、中风等肝系疾病，夏季多见胸痹、心痛等心系疾病，长夏多见腹痛、腹泻等脾系疾病，秋季多见咳嗽、喘息等肺系疾病，冬季多见寒痹、骨痛等肾系疾病。

（三）疾病传变表达了五脏病机思想

外感热病传变，病邪传变入里，主要有三种形式：一是伤寒六经传变，太阳、阳明、少阳、太阴、少阴、厥阴，可有循经传、越经传、表里传、直中、合病、并病；二是卫气营血传变，温热病邪“卫之后方言气，营之后方言血”，顺传按照卫分→气分→营分→血分次序，逆传则有直入营血等；三是三焦传变，温热病在上、中、下三焦及其相关脏腑的传变。在徐经世看来，以上都是脏腑传变，如六经病本身就是脏腑经络病理变化的反应，无论是依序传变还是越经传变乃至直中三阴之类，其根本都是脏腑病理传变的反应；卫分证温热之邪侵及肌表、肺失宣降，气分证病机以中焦胃肠为主（也包括肺、脾、胆等脏腑），营分证邪入心营、内陷心包、扰乱心神，营血证多涉及心、肝、肾；三焦传变，多由上焦太阴肺开始，由此传入中焦脾胃，病不愈则传入下焦肝肾，逆传由肺传入心包，所谓“温邪上受，首先犯肺，逆传心包”。

中医学还根据五行生克、制化、胜复、乘侮规律，提出了五脏疾病乘侮传变学说。五脏之中的一脏失常，均可以相生或乘侮方式累及其他四脏发病。以肝为例，肝病影响到心，为母病及子；影响到肾，为子病及母；影响到脾，为“肝气乘脾”“肝木克土”，如慢性胃病因情绪变化而发作；影响到肺为“木火刑金”，如“左升太过，右降不及”之肝火犯肺证，如慢性肺病因情绪剧烈变化而加重或发作。

徐经世指出，脏腑功能联系密切，如肝气横逆犯胃，脾之湿热熏蒸导致黄疸。脏与腑之间的传变主要是表里关系，如肺与大肠相表里，肺失肃降，则导致大肠腑气不通而发生便秘；反之大肠实热，积滞不通，亦可致肺失肃降，出现胸满、喘咳。腑与腑传变，如大肠传导失常，腑气不通，可导致胃气上逆，出现嗳气、呕恶。他强调，不同病证可有同一脏腑病证的病机，同一种病证也有不同脏腑之病机，当以脏腑病机为核心辨治。

(四)疾病谱变化凸显了五脏病机思想

随着生活节奏加快,工作压力加大,饮食作息不规律等原因,疾病谱也发生了很大的变化,慢性非传染疾病已经成为主要健康问题。徐经世指出,现代社会生活水平普遍提高,膏粱厚味已成日常,每每伤及脾胃运化;长期精神压力大、生活无规律,导致情志抑郁,心气不畅,肝气郁结,损心伤肝。

五脏辨证是临床各科辨证的基础,尤其适用于内伤杂病的辨证。徐经世指出,目前中医内科所接触的病种绝大多数是内伤杂病,或因病邪峻厉,或因正气不支,如宿疾而兼新病,内伤兼外感,寒热错杂,虚实互见,不少属于疑难病症,缠绵难愈,而这进一步凸显了中医五脏辨证为核心的重要性。

四、辨治总则——以五脏为中心

中医辨证论治,从整体情况出发,着重人体内部及人体与周围环境的统一性,重视调整整体功能的偏亢和不足,反对孤立地、片面地、静止地看待和分析人体的疾病变化,防止脱离人而单纯去治病,或脱离整体去治疗局部。

五脏辨治为本,核心就是辨证诊断以五脏为本。徐经世认为,察色、按脉、验舌、望神,四诊的本质就是由外察内,这个"内"的核心就是五脏,五脏和体表是内外通应的,所谓"有诸内必形诸外"。正如《灵枢·本脏》所言:"视其外应,以知其内脏,则知所病矣。"人体是一个有机的整体,疾病变化的病理本质虽然藏之于"内",但必定有一定的症状、体征反映于"外",局部的表现常可以反映出五脏的状况,通过审察五脏反映于外的各种疾病现象,便可求得对五脏疾病本质的认识。

如五脏六腑与舌有直接或间接的联系,从生理上说,脏腑精气必荣于舌;就病理而言,脏腑气血病变亦反映于舌。因此,观察舌的病理变化,可以诊察内脏的病变,特别是通过察舌以诊察心脾病变,舌为心苗,而心脾之经络于舌本,故二脏病变的表面体征反映于舌。

（一）从肝辨治

徐经世认为，妇科、儿科往往属肝经之变。小儿易动肝风，故治当着眼于肝，儿科多动症可归于心、肝、脾、肾四脏功能失调，但四脏之病的核心位置在肝。女子以气血为本，以肝为先天，气血是经、带、胎、产、乳的物质基础，由此可知，肝失所常是导致妇科疾病产生的重要原因。妇人之病，徐经世每从肝论治，并立为图治妇科经带胎产诸多疾病的基本原则。调经当须调肝，因肝主冲任，司调经血，若失条达则致月事紊乱，先后不一；治疗不孕症主从肝胆论治，冲任失充兼以从肾论治，化源不足兼以从脾论治。

就内科杂症而言，如治疗不寐，徐经世赞同清代唐宗海《血证论》中"不寐之证有二，一是心病，二是肝病"的观点，有言不寐"虚者阴虚火旺、水火失交或心脾两虚、血不养心，实者肝郁痰热"的经验。再如治疗寒热错杂之心下痞证，方用半夏泻心汤，他指出，柯韵伯之半夏泻心汤，与其说是降泄胃气(所谓泻心)，毋宁说是降泻肝胆之气，调和肝脾。其治疗面肌痉挛时，认为多因肝气郁滞不畅，肝风上扰，肝血亏耗，阴血不足，心神失守，导致不能荣于颜面而致风生。又如临床所见高血压所引起的眩晕，《内经》病机十九条早已有言"诸风掉眩，皆属于肝"，治当以平肝潜阳为主。以上诸多杂症，虽立法取方用药有异，但均可从肝论治而收效。

徐经世认为，皮肤疾病虽表现在外，然其病机主要为内脏失调，尤其与肝关系密切，盖因肝主条达之故。如痤疮，少阳不和、肝经郁热、风火上炎者占多数；湿疹多由肝郁脾虚、肝胃不和、湿邪阻滞所致；慢性荨麻疹、过敏性荨麻疹等免疫性疾病，多因外邪引动内风，其根往往在肝，主张从肝论治。其种种治法均以内治为主，或柔肝养肝、息风透邪，或肝脾同调、运脾祛湿，或清心泻火、养阴清肺，皆不出治肝之法，其获效之秘即在于此。

（二）从心辨治

对天疱疮、口疮、唇风等体表疾病，徐经世以"诸痛痒疮，皆属于心"

为理论基础，从心论治，均收到满意效果。徐经世认为，天疱疮、唇风（慢性唇炎）、口蕈（扁平苔藓），其为病多属肝肾阴虚、心脾积热。如唇风属心脾积热客于口唇之象，由脾胃湿热上蕴上蒸口唇所致。明代陈实功《外科正宗·唇风》曰："唇风，阳明胃火上攻，其患下唇发痒作肿，破裂流水，不疼难愈。宜铜粉丸泡洗，内服六味地黄丸自愈。"《素问·五脏生成》曰："脾之合肉也，其荣唇也"。中医认为口唇之病，多从心脾着手。

（三）从脾辨治

徐经世提出"杂病治因在郁，其治在脾，调之在肝"的辨治观点，辨治痹证时认为尪痹非风，与肝、脾、肾相关，与脾最为密切，当从中调治。所谓安中，就是达到肝、胆、脾、胃四者的升降平衡，且指出李杲除温补脾胃外，还有一个治法特点就是用风药以燥湿，其根本目的在于醒脾。

徐经世明确指出，"不能孤立地以脾治脾，要把肝胆与脾胃统筹认识，要有肝、胆、脾、胃四维一体观，抛弃肝胆，只研究脾胃是行不通的"，并创造性地提出"肝胆郁热，脾胃虚寒"病机，指出此病机已逐渐成为临床诸多病证最为主要的病机之一，特别是在许多慢性内伤杂病中，临床表现多有寒有热，夹虚夹实，辨证虽如千丝万缕，毫无头绪，但以"肝胆郁热，脾胃虚寒"病机理论来指导临床用药，却多能取效。徐经世认为，"治慢性病、疑难病若懂得培土法，常可峰回路转，得心应手"，这为解决中医诸多疑难杂病开辟了新的思路。

（四）从肺辨治

徐经世提出，大叶性肺炎乃"风温在肺""伏邪在肺，肺金受损，热伏少阳"。咳嗽一证，病因不出外感内伤，外感不出六淫，咳嗽虽由肺失宣肃降，但其病因病机多端，绝非理肺一端所能概之，五脏六腑功能失调皆所见及。《素问·咳论》谓："五脏六腑皆令人咳，非独肺也。"肺痿乃肺津受损，肺叶痿惫，日久则累及脾、肾，肺与脾、肾有五行生化的内在关系，所以往往一脏受及则可影响其他二脏。

哮喘的发生及发展的过程可分为四个阶段，即肺气虚→脾阳虚→肾阳虚→阴阳两虚。徐经世强调，要抓住缓解哮喘的关键，立足于本，主以三脏同治。治疗冷哮一证，徐经世认为此皆系外寒触动伏痰，痰随气升，气因痰阻，阻塞气道，呼吸困难，喘促不已。正如清代陈念祖《医学实在易·哮证》所说“一发则肺俞之寒气与肺膜之浊痰，狼狈相依，窒塞关隘，不容呼吸，而呼吸正气转触其痰，鼾齁有声”，投以小青龙汤，切中病机，甚为合拍。

徐经世强调，水肿乃为肺、脾、肾、肝等脏产生病变所致，病变脏腑主要在肺、脾、肾。盖水为至阴，故其本在肾；水化于气，故其标在肺；水唯畏土，故其制在脾。今肺虚则气不化精而化水，脾虚则土不制水而反克，肾虚则水无所主而妄行。肺生理平衡既依于本体功能的转化，又赖于脾肾的滋养，一旦产生病理变化，不仅要从病位考虑，而且要着眼于脾、肾及肝的生化及抑制的影响，从而有针对性进行治疗。

（五）从肾辨治

徐经世提出“劳淋在肾”“脉痹注重肝肾”“治疗不孕症，除从肝论治外，又要知冲任失充论治肾，化源不足论治脾”“水病根在肾而与肺胃有直接关系”“咳血需从肺、肝、肾三脏同时考量”等一系列观点。气血津液病证如消渴，徐经世遵朱震亨法，以脏腑定位、三消分证论治，上消病在肺，中消病在胃，下消病在肾。徐经世认为，颈椎病虽有外邪引发，但根本多责之于肝肾，亦多脾肾两虚。痉挛性疾病虽由活动不慎引起，但根本同样责于肝肾，多由肝失柔养所致。

五、“五脏辨证”与其他辨证的关系

徐经世认为，脏腑辨治既是各种辨证方法的关键，又是临床各科诊治的基础。无论八纲辨证、六经辨证、脏腑经络辨证、气血津液辨证、卫气营血辨证、三焦辨证，还是伤寒温病、外感内伤、内外妇儿各科疾病，都必须以五脏生理病理的因机证治分析为基础，理法方药相贯通，然后配合其他辨证方法对因对症治疗。当然，脏腑辨治尤其适用于内伤杂病的辨证。

各种辨证方法，各具特点，又互相补充，但最终的落脚点还在五脏辨证上。他比较推崇张元素、李杲和王好古等脏腑辨证学派，认为脏腑辨证核心是五脏辨证。“五脏辨证”是在中国哲学思维下，对以外感六淫、内伤七情、饮食劳倦等为主要内容的病因发病学，以脏腑经络、气血痰湿等为主要内容的病机辨证学，以整体调治、标本缓急、正治反治和八法为基本法则的治疗学等为核心的中医学理念进行思辨整合的系统辨证方法。

徐经世认为，临床辨证的关键是要把握好疾病定位和定性，而五脏辨证为核心正是疾病定位与定性的有机结合。其一，辨疾病定位核心在辨五脏定位。根据疾病五脏归属，从临床表现部位上的特点、各脏功能与体征上的关系，与季节、气候、病因、体型体质、年龄性别等方面的影响，发病时间及治疗经过上的特点，才能作出明确的定位。其二，疾病定位决定疾病定性。要在错综复杂、变化万端的各种临床表现当中，根据其发生、发展、变化过程，确定其究竟属哪一脏生理病理改变在其中起主导作用。

一般认为，外感病以表里传变为主，伤寒多六经传变，温病多卫气营血、三焦传变，只有内伤主要是脏腑传变，徐经世不以为然。他指出，只有以五脏辨证为核心确定病在哪一脏，结合其他辨证确定病因病性、病机病理、病情程度、转化趋势等，才能做出准确的诊断，制定出完善的治则治法，拟出有效的方药。他的体会是，疾病辨治的落脚点在五脏，现《中医内科学》教材，立足脏腑分类，将外感疾病和内伤杂病分为肺系病证、心系病证、脑系病证、脾胃系病证、肝胆系病证、肾系病证、气血津液病证、肢体经络病证八大类，其实也体现了徐经世“五脏辨证是纲、其他辨证都是目”的观点，纲举而目张。

各种辨证方法都有各自的局限性，但一旦落实到五脏辨证上来，一切疑难问题往往就迎刃而解。按照五脏生理特性及其关系去进行辨证论治，即可收到事半功倍的效果。例如临床上常见的心悸、健忘、失眠、多梦、食欲不振、腹泻便溏、倦怠乏力、面色萎黄、苔白、脉细等症，从脏腑辨证来说，是由于心脾的病变，若要进一步明确其病变性质，又必须结合八纲辨证。

五脏辨证为中心，并不意味着只有脏腑辨治，完全排斥其他辨证，临床要择而从之，灵活运用，譬如外感证以“六经”定位识证还是较为切题的；也不意味着五脏辨证与其他辨证是主次关系，而是基础与灵活运用的关系，基础就是要在辨清五脏体用上可能的疾病趋势和存在的问题，才能有的放矢。

（一）五脏辨证与八纲辨证

八纲辨证，即运用表、里、寒、热、虚、实、阴、阳八纲进行分析综合，从而辨别疾病现阶段病变部位的浅深、病情性质的寒热、邪正斗争的盛衰和病证类别的阴阳，以作为辨证纲领的方法。

徐经世指出八纲辨证虽是辨证纲领，但只是分析、归纳各种证候的类别、部位、性质、正邪盛衰等关系的总纲，八纲辨证的结果是比较笼统、抽象的，且范围较大，难以具体操作，并非完整的诊断。徐经世强调，要确切地辨明疾病的部位、性质，进一步分析疾病的具体病理变化，就需要通过脏腑辨证落到实处，用五脏辨证的方法才能解决。

（二）五脏辨证与病位辨证

病位辨证包括脏腑辨证、六经辨证、卫气营血辨证、三焦辨证、经络辨证等辨证方法。在徐经世看来，六经辨证，其实是寓脏腑辨证于其中的。他认为，“张仲景明以六经，实则以脏腑主辨识”，仲圣六经辨证在当代的运用，侧重点还是在脏腑辨证上，其对经文的分析已经证明了这一点。六经病证是经络、脏腑病理变化的反映，三阳证有经证、腑证，经证一般与经络有关，但最终是联系到六腑的，而三阴病证基本是五脏病变，故内伤杂病也可以用它来归纳。另卫气营血辨证、三焦辨证、经络辨证实质上都包含了脏腑辨证的内容，而脏腑辨证核心也是五脏辨证。

（三）五脏辨证与病性辨证

病性辨证包括六淫辨证、阴阳虚损辨证、气血津液辨证。徐经世指出，气血津液由脏腑化生、输布，而脏腑又赖之以进行正常的生理活动，脏腑发生病变则可影响气血津液的化生和输布，而气血津液的病变也可影响脏腑的功能活动，所以气血津液的病变不能离开脏腑的病变而孤立存在。六淫属于外邪侵袭，最终都会导致脏腑功能失调；阴阳本身就蕴含于脏腑之中。

六、治疗原则——从五脏论治

治病求本是中医治病的主导思想，是指在治疗疾病时，必须辨析出疾病的病因病机，抓住疾病的本质，并针对疾病的本质进行治疗。《素问·阴阳应象大论》曰："治病必求于本。"在此思想指导下，治则的基本内容包括正治与反治、治标与治本、扶正与祛邪、调整阴阳、调理精气血津液、三因制宜。

徐经世认为，"五脏为人体之本，是人体的中心"，治疗一切疾病，均需从五脏论治。疾病的外在表现与内在五脏本质一定有着某种联系，但"五脏之本"有的显而易见，有的幽而难明，有的似假幻真，因而寻求疾病的本质就显得十分重要。治本的目的是解决疾病的主要矛盾，主要矛盾一解决，其表现在外的症状、体征也会随之而消解。五脏论治体现在以下几个方面。

（一）病起责之五脏

外感如小柴胡汤证，徐经世解读为热邪内伏肝胆，故以柴胡、黄芩、青蒿和解少阳，清透肝胆伏邪；杂证如炙甘草汤证，在徐经世看来，用桂枝、甘草在于振心阳、通心脉，实则有治胸痹心痛之用。外证如荨麻疹，徐经世认为多系外风引动内风，而内风责于肝，故多选肝经用药如羚羊角或鳖甲、青蒿等，以清热透邪、平肝息风；内证如瘰疬瘿瘤，徐经世责之于脾虚肝郁，当治脾调肝，故常予以黄芪、焦白术开胃健脾，煅牡蛎、夏枯草解肝胆之郁；如痤疮，徐经世认为，其多系肝经郁热、肝阴不足，故常选栀子、代赭石清泻郁火、镇肝潜阳，二至丸、白芍、生地黄养血柔肝。

徐经世分析药物的作用原理都从脏腑入手，如认为李杲用风药以燥湿为特色，其目的实在于醒脾。选用药物更从五脏角度两擅其用、充分发挥其最佳效用，正如清代唐宗海所说“业医不知脏腑，则病原莫辨，用药无方”。如竹茹，既入肝胃，又归心肺，善开胃郁，降逆胃气，清肺祛痰；调和胆胃时常加煨姜，取其暖中之功，既利胆又暖胃。

（二）缓则从五脏治本

在病情缓和，病势迁延，暂无急重病症的情况下，必须着眼于疾病的本质治疗。因标病产生于本病，本病得治，标病自然随之而去。徐经世指出，五脏为人体之本，从五脏论治则机体正气得复，抗病能力提高。如肺痨肺肾阴虚是本，咳嗽、潮热、盗汗是标，单纯止咳敛汗多不选，而采用滋肺肾之阴以治本。再如气虚自汗，气虚不能固摄津液是本，自汗是标，单用止汗难以奏效，应益气固表以治本。

（三）顾护五脏之体打基底

徐经世认为，疾病未伤及五脏均无大碍，伤及五脏本体挽救则难矣。故其辨治疾病除注重恢复五脏功能失常外，往往或预先守护住五脏本体不受侵害，或善后对症治疗选药中考虑五脏底色。因五脏属阴，体阴用阳，故其常选用北沙参、杭麦冬、石斛、杭白芍、酸枣仁之类养五脏阴体的药物，以防患未然。即使外伤之类，辨治上同样要考虑护住五脏，如果用药治好了外伤却伤了五脏，那就得不偿失、本末倒置了。

（四）培固五脏之本防传变

《素问·阴阳应象大论》曰：“故邪风之至，疾如风雨。故善治者治皮毛，其次治肌肤，其次治筋脉，其次治六腑，其次治五脏。治五脏者，半死半生也。”徐经世对这段论述有自己独到的理解，他认为治皮毛病变时，就要考虑如何固五脏，防止传变入里，这是他的预防观。

《素问·玉机真脏论》曰：“五脏相通，移皆有次，五脏有病，则各传其所胜。”清代新安医家叶天士有“务必先安未受邪之地”之论，温热病发展中，由于热邪伤阴，胃阴受损，病势进一步发展，则易耗及肾阴，叶天士主张在甘寒以养胃阴的方药中，加入咸寒滋养肾阴的药物，防止肾阴的耗损。徐经世极为遵从，在“阻断病传途径”与“先安未受邪之地”两个方面中，更重视后者，临床诊治中不但对病位进行诊治，更重要的是根据疾病发展传变规律，对尚未受邪而可能被传及之处，事先给予调养、充实以安抚，根据生克乘侮和经络相传规律，“见肝之病，知肝传脾，当先实脾”。

如肺系疾病辨治，徐经世认为，肺的生理特性喜宣通而恶壅塞，其为玲珑通彻、翕辟之机、主司呼吸的清虚之脏，其位居最高，又为五脏六腑之华盖，而其生理平衡既依于本体功能的转化，又赖于脾肾的滋养；一旦产生病理变化，不仅要从病位考虑，而且要着眼于脾肾及肝脏的生化及抑制的影响，从而有针对性地进行诊治。

（五）激发五脏生生之机

徐经世强调，治疗上把握以五脏为核心的“生生之机”，抓住脏腑气机活动的窍门，生发和激活人的生机活力，可产生“蝴蝶效应”式的放大效果。譬如用药要顺应四时，春季利于肝气疏泄，冬季利于肾精闭藏等。这是一种协调平衡人与自然关系的“卫生”思路，而不完全是生物医学模式的抑制、阻断和对抗病原病灶，杀灭或切除致病因素的“抗生”思路。如对于月经诸证，要根据月经周期的变化，调整治疗，一般在月经干净后要健脾益气、理血调冲为主，尽可能恢复患者自身调节月经的功能；经前旬日和月经期则宜健脾益气、理气活血并用，使胞宫血海藏泄功能正常运行，月经自调。

徐经世指出，对内伤杂病的治疗，则应采取“调养”“调整”的方法。所谓“调养”，即扶助正气，使正气得充而驱邪有力；所谓“调整”，即调整人体阴阳，使之归于平衡。因病久缠绵，根深蒂固，治疗方向正确，方药能切中病机及其病位，就不必轻易改弦更张，应守法守方，缓以图之。在治疗中不能单一从病位考虑，应注重于脾，以达到“调养”“调整”的目的。这是“脾为后天之本”的道理所在。

徐经世在治疗疾病时，着重恢复患者本身元气，使气血升降调畅，增强患者本身的机能，以达到从根本上治疗疾病的目的，体现了中医治疗疾病强调“治病求本”的治疗原则。

第二节　脏腑辨治“以肝为纲”说

国医大师徐经世认为，中医辨治方法多种多样，总以脏腑辨治为纲，东汉张仲景《金匮要略》奠定了脏腑辨治的基础。其中肝的属性功能有其特殊性，其生理与病理矛盾十分突出。他通过肝与其他四脏生理病理的比较，结合自己临床经验，进一步明确提出了脏腑辨治“以肝为纲”的学术观点。现据徐经世的临证心得和验案，总结其脏腑辨证以肝为纲的经验。

一、生理基础——肝为五脏动力

徐经世分析《黄帝内经》之“内”字，当理解为“内在生命之道”，内因是变化之本，而肝则是生命生生之机的内在动力。

（一）肝主生发，五脏动力

中医脏腑学说中，人体是一个以五脏为中心的五个生理系统，虽说五脏相互为用、同等重要，但心为五脏六腑之大主，肾为先天之本，脾胃为后天之本，肺主气司呼吸，如同心脏跳动一样同是生命存活的象征，唯有肝似乎其地位和重要性并不突出。

但徐经世不这么认为，他指出，肝主升发，五行属木，通于春气，春季阳气始生，生机萌发，万物欣欣向荣，草木枝叶条畅，所谓一年四季在于春，人体气血亦随“春生”之气而生生不息。肝生发阳气，育孕生升之机，有启迪诸脏生长发育的作用，如同春天万物生发一样，是生命生长的内在动力所在，所谓“五脏之气生发于肝”，金元医家朱震亨《局方发挥》所谓“上升之气，自肝而出”，清代新安医家叶天士在《临证指南医案·肝风》有“人身气机合乎天地自然，肺气从右而降，肝气由左而升”之说，升降相宜，则气机舒展，故肝在五脏中的地位特殊。清代新安医家周学海《读医随笔》言："凡脏腑十二经之气化，皆必藉肝胆之气化以鼓舞之，始能调畅而不病。"清代沈金鳌《杂病源流犀烛·肝病源流》曰："肝和则生气，发育万物，为诸脏之生化。"故肝在五脏中的地位特殊。

基于此，徐经世明确提出，五脏之气生发于肝，肝是五脏的动力，是生命生发之机，具有协调各脏腑功能的作用。

（二）肝性刚勇，体阴用阳

肝主藏血，以血为体；又主疏泄，以气为用；肝体阴柔，其用阳刚，"体阴而用阳"，阴阳调和，刚柔相济，再次体现了肝在五脏中的特殊地位。"肝体阴而用阳"之说是清代新安医家叶天士在其《临证指南医案》中提出来的，徐经世对此有自己独到的理解和认识。

其一，肝"体阴"之意义，并非仅仅在于肝属阴脏、肝藏阴血，所谓"肝为罢极之本"，能耐受疲劳，抵御外邪；更重要的在于，肝脏本体为五脏体质中阴柔之性最软弱者，为阴中至柔之阴，"人卧血归于肝"，正如叶天士所言"肝为至阴之脏"。

其二，肝"用阳"之意义也并非仅仅在于肝主疏泄、性喜条达，内寄相火、主动主升属于阳；更重要在于，肝脏作用在五脏功能中阳刚之性最为猛烈，为阳中至刚之阳。所谓肝为将军之官，非单指"肝主谋虑"，同时更指肝为刚脏，主升主动，意气用事，其性刚勇，刚强暴急，具有刚强、躁急的生理特性。

"肝体"气血充足，"肝用"旺盛，生理功能正常，则气机条达，经络畅通，气血和调，五脏六腑的功能才能保持正常。

（三）肝性条达，调节气机

徐经世认为，肝为刚脏，生发阳气，其用刚强，主升散疏泄，枢机运转，气机升降，对全身气机的调节起关键作用。明代新安医家吴崑在《医方考》中说："肝木也，有垂枝布叶之象，喜条达而恶抑郁。"比类春天树木生长，枝叶伸展条畅。清代新安医家周学海《读医随笔》又称："肝者，贯阴阳，统血气，居贞元之间，握升降之枢者也。”肝是人体气机变化调节的关键，肝气疏通畅达，对全身脏腑、经络、形体的功能活动等具有重要的调节作用。

在情志与精神活动方面，肝的疏泄功能正常，气机调畅，血运畅通，心血能化神养神，则情志正常、心情舒畅。在水液代谢方面，三焦为水液代谢的通道，明代张介宾《类经》曰：“三焦气治，则脉络通而水道利。”肝主疏泄，能通畅三焦的气机，促进肺、脾、肾三脏功能，协助调节水液代谢。

在冲任方面，《临证指南医案》曰“女子以肝为先天”。肝主疏泄，调节气机，又为藏血之脏，助任脉通、太冲脉盛，故能使月事以时下，带下分泌正常，妊娠孕育分娩顺利。

二、病理机制——肝为五脏之贼

肝为生命的动力，生理上其利为大，病理上其害也为重，这是肝脏区别于其他四脏的一个显著特征。肝的功能失常，则五脏六腑必受其贼害，中医界早有“肝为五脏之贼”之说。现代著名医家岳美中认为：“中医之肝，病理纷繁，临床所见杂病因肝致病者十居六七。”究其原因，徐经世从五个方面作了分析。

（一）肝阳易折，首当其冲

肝则刚也，刚则易折。一旦发生病变，肝脏首当其冲，极易受到伤害，是五脏中最需要保护的关键环节。清末李冠仙《知医必辨·论肝气》曰：“人之五脏，惟肝易动难静。其他脏有病，不过自病……惟肝一病，即延及他脏。”沈金鳌《杂病源流犀烛·肝病源流》曰：“一阳发生之气，起于厥阴，而一身上下，其气无所不乘。肝和则生气，发育万物，为诸脏之生化；若衰与亢，则能为诸脏之残贼。”肝之用在生理上为至刚之阳，病理上往往表现出轻狂、莽撞、浮躁、暴烈之裂变，极易受折。外邪侵袭，伤及五脏，往往肝脏冲锋在前，奋起护卫，而肝体易虚，外邪又往往乘虚而入，扰动作乱，体用两端共同为患，症情尤为暴烈。

"风为百病之长",在肝而言,或外风侵袭,引动内风;或内风日久,招引外风。肝阴不足,本有虚风内动之征兆;阴虚火旺、肝胆热盛,本有热极生风之可能。此时往往一触即发,眩晕动摇、惊厥抽搐、中风仆倒诸多病症蜂起。《黄帝内经》"病机十九条"所谓"诸暴强直,皆属于风""诸风掉眩,皆属于肝"是也。

(二)肝恶抑郁,郁则气逆

清代新安医家程文囿在《杏轩医案》中分析说:"轩岐论五郁,首究乎肝。肝主春生之气,春气不生,则长养收藏之令息矣,而欲其无灾害者几希。夫病端虽始于肝,久则滋蔓他脏。"清代黄元御《四圣心源·六气解·厥阴风木》有曰:"风木者,五脏之贼,百病之长。凡病之起,无不因于木气之郁。"

徐经世认为,肝其性喜条达舒畅而恶抑郁,一旦情志所伤,疏泄功能失常,舒展受限,枢机不利,升降失司,气机失调,不仅表现为肝气窜痛、肝气郁结、肝郁化火、肝火上炎、肝阳上亢、肝风内动、肝阳化风之类本脏证候,而见胁痛、胸闷、头痛、眩晕、肢麻、抽搐、震颤、惊厥等病症;往往会影响五脏发生病变,出现诸如肝郁脾虚、肝胃不和、肝气乘脾,木火刑金、肺失肃降以及肝阳消耗心气、肝火引动心火、肝风扰动心神等证候,导致三焦不畅,气血水代谢紊乱,而见咳嗽、咳血、水肿、胁痛、嗳气吞酸、胃气上逆、梅核气、瘿瘤、臌胀、瘰疬、黄疸等疾患。

所以清代林珮琴《类证治裁》指出:"肝木性升散,不受遏郁,郁则经气逆,为嗳,为胀,为呕吐,为暴怒胁痛,为胸满不食,为飧泄,为疝,皆肝气横决也。"

(三)僭越篡位,犯逆作乱

原本五脏在心的主导下各司其职,共同维护生命的正常职能,所谓君火以明,相火以位。徐经世认为,由于肝为生命动力,将军之官,刚强躁急,争强好胜,最容易超越自己的本分,僭越行事,喧宾夺主,犯上作乱,表现在病理上就尤为突出。

除外因内因作用外，心、肺、脾、肾正常情况下履职是不会发生病变的，而肝则不同，作为生命动力的作用比较微妙，其升发功能并非越强大越好，其程度不好把握，容易僭越，稍一不慎就违规越线，一旦其气血运行出现变化，就可能超越自己的本分，侵害到其他四脏，正常生理作用的超常发挥，往往出现的是病理的变化。常见的如肝气上升太过，易于上亢逆乱，临床多见阳亢、火旺、热极、阴虚而致肝气升动太过的病理变化，如肝气上逆、肝火上炎、肝阳上亢和肝风内动等，从而出现眩晕、面赤、烦躁易怒、筋脉拘挛，甚则抽搐、角弓反张等症状。

肝的刚强之性，表现在五脏生克乘侮关系上，无论生克乘侮，往往肝均居主导地位。肾与肝、肝与心都是相生关系，但病理上无论是作为肾之子、还是作为心之母，多为肝虚影响肾而为肝肾阴虚，肝阳影响心而为虚烦不眠；肺与肝、肝与脾都是相克关系，但肝病理上无论作为被克方还是克方，往往是肝火犯肺（木火刑金）、肝脾不和（木乘土位）。

（四）肝阴易亏，虚风内动

肝之体在生理上为至柔之阴，病理上往往表现为阴损、郁结、晦暗、惨淡之剧变，软弱易虚。肝主藏血，肝体阴质最盛，阴体易亏，阴病多虚，易损而难生。临床常见肝阴肝血等有形之质的虚损，如疏肝之中，疏散之品过用、久用，则易耗劫肝阴，或热邪炽盛，燔灼津液，热病后期阴血大伤，劫伤肝阴，一旦肝阴不足，阳亢无制，亢则生风，或阴液枯竭，筋脉失养，虚风内动，或肝阴血不足，筋脉失养，虚风乃生，表现为眩晕、失眠、耳鸣、目涩、头痛、胁痛、肢麻、五心烦热、潮热盗汗、口燥咽干、手足蠕动等症状，多见于慢性肝炎、高血压病、神经症、颈椎病（椎基底动脉供血不足）、眼部慢性疾病、妇女经闭经少等疾患。此外，还会引起肝肾阴虚等五脏病变。

（五）体用失调，阴虚阳亢

肝之体病及用，用病累体，体用失调，阴阳不和，气血失度，相互为患，也较复杂。如在本脏，情志不遂易伤肝阴，肝阴不足可引起阴虚火旺、肝阳上亢，肝风上扰与血虚风动可互为因果；加之影响他脏之情，如年老肝肾阴亏，或操劳过度耗伤肝肾之阴，阴不制阳，导致阴虚阳亢，而见眩晕、肢麻、震颤，甚或口眼㖞斜、半身不遂，种种病变，不一而足。

肝气肝阳常有余，肝阴肝血常不足，其病变主要有气和血两方面，气有气郁、气逆，血有血虚、血瘀，治疗肝病调气、补血、和血，结合病因予以清肝、滋肝、平肝。徐经世非常赞同“肝为五脏之贼”的观点，认为肝体为至柔之阴，“肝用”为至刚之阳，阴体易亏、阳用易亢，本为阴阳脆弱的两端，一旦发生病变而奋起护卫，至阴至阳尤为强烈，如洪水猛兽一般，表现出极为生猛的一面。

徐经世结合自己的临床实践强调，肝木为病其影响往往是全局性的，不仅表现为本脏病变，而且会导致其他脏腑诸多病变，常常是肝木症状还不明显，其他脏腑已经出现了问题。由此，他得出“内科杂病致因在肝”的结论，明确提出“在五脏疾病的变化中，肝为纲，其余都是目”“辨证论治当以肝为纲”。

三、五脏杂证——从肝辨治

徐经世从肝论治五脏疾病，从何入手之“脏”与治疗对象之“脏”两者之间，其内涵所指是不同的，前者是指中医生命体系之“脏”，后者更多的是指实体之“脏”。也就是说，从体内外广泛联系的生命体系的中医之肝的概念内涵入手，主要辨治实体性五脏各脏疾病，也包括辨治相对比较明确的中医五脏各脏疾病，否则靶点不集中，流散无穷也难以把握。

（一）从肝辨治本系病证

徐经世认为，肝系之病单纯表现为本脏之证的不多，最主要的病机还是阴虚阳亢、肝风内动。肝阴已伤，则宜调肝，调养肝阴，用药宜于滋养肝阴之中寓有开郁疏滞之味，魏之琇一贯煎最合法度。如眩晕，虽非肝体本脏疾病，多因津液有亏，肝阴不足，水不涵木，风阳上升，头目不清，眩晕跌仆，治宜柔养下元、平肝息风，方用一贯煎加减。

慢性肝病，迁延日久，加之患病之初往往过用苦寒清热、淡渗利湿之品，故肝病中后期伤阴者最为多见。症见烘热体倦，口干喜饮，胁肋隐痛，心烦易怒，大便干结，舌红少苔，脉弦细数。法以柔养肝阴为主，清解余毒佐之，徐经世常以滋水清肝饮以调之。选用北沙参、杭白芍、石斛、麦冬、熟女贞子滋养肝肾之阴，以治其本；川黄连、竹茹以清泻肝火；延胡索、丹参活络止痛而不伤阴；再佐以垂盆草、白花蛇舌草、五味子以清解余毒，保护肝功。

肝病日久不愈，气血流行不畅，气滞血凝，加之体内津液输布受阻，与凝血裹结胶固，蓄积留着，终致瘀积。症见胁肋刺痛，肝脾肿大，面色晦暗，肌肤甲错，或伴有肝掌、蜘蛛痣，舌暗或边有瘀斑。急当活血化瘀、燮理阴阳。徐经世常以丹参、檀香、炮穿山甲（可考虑以䗪虫替代）、延胡索、制鳖甲、郁金活血、理气、软坚，太子参、生黄芪益气扶正，熟女贞子、白芍、枸杞以柔养肝阴，合欢皮、酸枣仁悦心开郁。若邪毒壅盛，肝功能异常明显者，加以半枝莲、白花蛇舌草、板蓝根、山慈菇以清热解毒、消肿散结。另外，徐经世强调，若瘀积较甚，正气未衰者，仲圣之鳖甲煎丸最宜参用。

（二）从肝辨治脾胃病证

脾胃病成因往往不在脾胃本身，徐经世指出，“不能以脾治脾，要把肝胆与脾胃统筹起来认识，抛弃肝胆只研究脾胃是行不通的”，明确提出“肝胆脾胃四维一体观”。肝的疏泄功能失常时，不仅肝脏本身出现病变，而且常影响到脾的运化功能，出现脘腹胀满、不思饮食等。肝协调脾升胃降，若肝疏泄功能失常，既可影响脾气升清，致脾失健运、清气下陷，见脘腹胀满、腹胀腹泻、不思饮食等，称肝脾不和或肝气犯脾；又可影响胃气降浊，致胃失通降、胃气上逆，见纳呆、脘胀、嗳气、呕吐、便秘，称肝胃不和、肝气犯胃。肝病及脾，临床治疗上疏肝助脾和疏肝和胃同用，但重点在疏肝。

如反流性食管炎所致胃脘痛患者，肝胃不和、气机逆乱是发病和复发的原因，治宜扶土抑木、和胃调中，方用温胆汤合丹参饮加减。徐经世治疗肝、胆、脾、胃疾患，用药以理气调中之药较多，如黄连温胆汤加厚朴、绿萼梅、沉香、檀香、香附等；肝胃不和、气机逆乱居多者，治当辛开苦降、疏肝和胃，而选用黄连温胆汤者则更为贴切。此外，徐经世临证时十分注重胆胃关系，其调理升降的观点源于祖传心得。胆属少阳，枢机开阖，胃属阳明，受纳腐熟水谷，均以通降为顺，胆和则胃降。故徐经世自创消化复宁汤，功擅宽中理气、疏肝利胆、健脾和胃、平衡升降。

如胃阴不足，土不养木，肝失所养而伤肝阴；肝阴受损，肝气横逆犯胃，损及胃阴，均造成肝胃阴亏。肝胃相因，以酸甘两济其阴。叶天士提倡“肝为刚脏，宜柔宜和；胃为阳土，宜凉宜润”，“用药忌刚用柔”，如酸甘化阴、益胃生津，或凉肝安胃，或安胃和肝，或理阳明以制厥阴，以人参、麦冬、石斛等甘味与木瓜、乌梅、白芍等酸味柔肝缓急合用，取甘能令津还，酸能制肝、敛阴生津之用。此外，根据偏肝与偏胃之不同，分别采用养胃阴以制肝、滋肝阴以充胃津之法。

（三）从肝辨治肺系病证

肺乃清虚之府，为脏腑之华盖。呼之则虚，吸之则满，只受得本然之正气，受不得外来之客气，客气袭之则咳。肝与肺以经络相连，肝经支别贯膈上注肺，肝经与肺经皆循咽喉，咽喉为肺之门户，邪入肺经或肝经，肝火皆可循经传变。肝为刚脏，其气主升，旺于春，为气化的始点；肺为娇脏，其气主降，旺于秋，为气化的终点。两者一升一降，一始一终，互为其枢，协调运转，则五脏六腑气机正常，血脉调和。清代《柳州医话》中曰：“肺主一身之表，肝主一身之里，五气之感，皆从肺入，七情之病，必由肝起。”风邪上受，首先犯肺，患者素有七情内伤、肝气郁结之体，复受风邪，肺系受扰，肺气壅遏，宣肃失司使然。

若性情沉郁，肝郁气机失于条达，则阻碍肺气宣肃为咳，久则津液不布，聚而为痰，治宜疏肝解郁、理气化痰，常用紫苏叶、陈皮、姜半夏等，使肝气疏利，气顺则津液随之而顺，痰浊随之而降。若肝郁化火，木火刑金，痰热壅遏，肃降失司，出现咳嗽胸痛，甚则咯血等肝火犯肺之证，病位在肺，病因在肝，治以镇降肝气、清泻肺热，以顿挫气火的逆乱，药以轻重并举，非重不已，常用代赭石镇逆清肝，有助麻杏石甘之力以平息咳喘，贝母、黄芩以清热润肺、止咳化痰。

若素体阴血亏虚或病久耗伤阴血，肝失濡养，阴虚日久生内热，上灼肺津，治以养阴柔肝、滋阴润肺止咳，临床常配伍沙参、麦冬、生地黄、天花粉、百合等养阴润肺生津药。肺气阴不足，失于清肃，金虚木侮，可见咳嗽气短、胸胁引痛等，徐经世认为当用“补左制右”镇肝逆之法以图之治，药用杭白芍、麦冬、五味子、干生地、石斛、川黄连、代赭石等滋阴润燥、清镇肝火之品。

（四）从肝辨治心系病证

五脏之中肝属木，心属火，木可生火，明代薛己《薛氏医案·求脏病》言“肝气通则心气和”，肝的条达需要心火的温煦，心火的旺盛又有赖于肝的疏泄。肝心二脏同主血脉，心生血功能的发挥是肝有所藏的前提，肝的疏泄职能即能调节血液在人体各处的分布，使全身血脉充盈。

《灵枢·本神》云：“肝藏血，血舍魂，……心藏脉，脉舍神。”神动则魂应，魂动则神知，心肝生理功能的正常发挥，使神魂得以温养，共同调节人的精神情志活动。厥阴肝经和少阳胆经相互络属，循行中与少阴心经和厥阴心包经穿插交错，使得心脏和肝脏的关系变得更为紧密。

徐经世指出，平素性情急躁，多动易怒，乏力易疲劳，不时腹痛，经常绕脐而作，且食多不消化，多由肝强脾弱、化源不足、心失所养而致心悸，病之标虽在心，而病之本却在肝脾，其治应重在抑肝补脾、养心安神，常用归脾汤加减治疗。

若平素性情急躁，因突发变故，悲伤过度，情志不舒，郁滞日久，血运不畅，则血滞凝瘀，络脉瘀痹，心神失养而致不寐，治以疏肝、活血、养心、镇心四法，药用柴胡、芍药、合欢皮、郁金以疏肝理气，丹参、琥珀、川芎、郁金以活血通络，小麦、酸枣仁以养心，龙齿、琥珀以镇心。

若平素性情急躁，久则耗伤阴血，阴血不足，心失所养而出现不寐，患者既有阴血耗损，又有气失调达，虚实夹杂，常用淮小麦、麦冬、石斛、白芍、酸枣仁补阴血而柔肝养心，龙齿、琥珀安神定志，合欢皮疏肝解郁。

若肝肾阴虚，虚火内动，可见心慌动悸、烘热汗出、口干咽燥，常用桂枝龙骨牡蛎汤加减，方中桂枝、白芍、龙骨、牡蛎相伍为用，非但不会助汗伤阴，反而起到调和营卫、收敛止汗之功，正中病机。

若肝阴不足而夹有气滞者，应重在调肝而非疏肝。疏肝者，疏其郁结之滞气，其用药多辛香燥烈，多用久用则易耗劫肝阴；调肝者，乃调养肝阴、调达肝郁，用药之法宜于滋养肝阴之中寓有开郁疏滞之味，魏之琇之一贯煎最合法度。

还有因肝气横逆，胃失和降，心神不安，常见不寐、脘腹胀满、嗳气、反酸、大便不调，徐经世常用半夏秫米汤、黄连温胆汤、旋覆代赭汤诸方加减，以镇肝逆、和胃腑、化痰湿，或佐以绿萼梅、合欢皮疏肝解郁，每获良效。

（五）从肝辨治肾系病证

肝、肾二脏藏泄互用，二者之间存在着相互制约、相互为用的关系，肝气疏泄可促使肾气开阖有度，肾气闭藏可防肝气疏泄太过。肾主水、主泄浊，三焦的气化功能离不开肾间动气，而肝脏的升发之性是肾间动气的始发因素。肾开窍于二阴，二阴的开阖启闭关乎于肾，而肝之经脉绕阴器，其经气之盛衰、通滞与前后二阴开阖的调控亦密切相关。足厥阴肝经与足少阴肾经均循行于身体内侧，并在经脉循行上直接联系，且冲、任、督三脉均起胞中，而胞胎为肝肾所主，故有“八脉隶于肝肾”之说。

肾藏精，肝藏血，精血互化，肝肾之病，同病相连，藏泄互用，二者失调，女子可见月经失调、月经量多或闭经，排卵障碍；男子可见阳痿、遗精、滑精或阳强不泄等症。阴阳互滋互制，肾阴不足可累及肝阴，肝肾阴虚，阴不制阳，水不涵木，又易致肝阳上亢，可见眩晕、中风；肾阳虚衰可累及肝阳，导致肝脉寒滞，可见少腹冷痛、阳痿精冷、宫寒不孕等症。

若肝肾阴虚，水亏火旺，阴虚阳亢，临床常见头晕目眩、耳鸣耳聋、腰膝酸软、潮热盗汗、舌红少苔、脉细数等症，治疗上以滋养肝肾、壮水制火为主，方用杞菊地黄丸加减。

若肝肾阴虚，阳亢血瘀，虚实夹杂，上实下虚，临床常用眩晕耳鸣，心悸胸闷，腰膝酸痛，手麻或颤抖，治以滋养肝肾、潜阳通络、调节虚实，方用三甲加味剂，药用枸杞子、覆盆子、菟丝子、桑葚子、女贞子、山药滋补肝肾，龟板、鳖甲、牡蛎、龙骨、珍珠母、石决明潜阳息风，丹参、山楂、怀牛膝散瘀通络。

若血压不稳，下肢水肿，朝轻暮重，证属阴水，可由肝阳上浮，不能正常疏泄脾土、运化水湿所致，治以潜阳和阴、健脾利湿，药用煅龙骨、煅牡蛎、桑寄生、杭白芍、杜仲滋阴潜阳、补肾利水，宣木瓜、薏苡仁、丝瓜络、益母草、泽泻健脾利湿。

徐经世认为，肝之为害常见有肝郁、肝气、肝风、肝火、肝寒、肝虚、肝痹瘀血、湿热黄疸等病证，病因首见气郁，次有郁热、肝着、肝风内动、风痰上扰、肝不藏血、寒凝气滞等，治疗上必须有针对性地采用疏肝、清肝、泻肝、升肝、镇肝、养肝、补肝、柔肝、敛肝、温肝等十法。他指出，肝之一病延及他脏，单纯肝脏体用合病有之，肝影响他脏的二脏体用合病也有之，乃至三脏、四脏结合的体用合病亦多有之。

他分析说，从逻辑上说从肝论治五脏疾病当分16类，即肝本证、肝→脾、肝→肾、肝→脾肾、肝→肺、肝→脾肺、肝→肾肺、肝→脾肾肺、肝→心、肝→脾心、肝→肾心、肝→肺心、肝→脾肾心、肝→脾肺心、肝→肺肾心、肝→脾肾肺心。故上述从肝辨治防治五脏疾病的五大类型当为“活套”(一种既具一定规范又要求灵活运用的临床病证论治套路和体例)，宜根据临床实际灵活加减配合而施之。

四、内科杂证——治肝十法

从肝治疗内科杂证，徐经世强调的是，肝为刚脏，非柔润不和，临床治疗遵从清代林珮琴《类证治裁》“用药不宜刚而宜柔，不宜伐而宜和”的观点。

其一疏肝。肝主疏泄，喜条达而恶抑郁，若肝失疏泄，则气机升降失衡，临床可见胸胁窜痛、脘腹胀满、舌淡苔白、脉弦等症。因此疏肝为治疗肝病的最常用的方法，代表方如柴胡疏肝散。然疏肝用药多辛香燥烈，多用久用易耗劫肝阴，宜用于肝气郁结之初期实证。

其二泻肝。肝体阴而用阳，具有"藏精气而不泻"的功能，但肝气易升易郁，"满而不能实"，肝阳上亢过极或肝气郁结日久，均易化火，临床可见口苦、咽痛、目赤，或目黄身黄、小便黄赤，大便干结等，代表方如龙胆泻肝汤。方中龙胆草为君，有清肝火、除湿热之功；黄芩、栀子泻火解毒，有护肝、利胆之效；木通、泽泻、车前子均为利水渗湿药，能清热通淋、泻热除烦。

其三清肝。热邪入里，客于肝经，或肝气郁而化热，则为肝经有热证，临床可见胸胁热痛、口苦咽干、目赤、小便黄赤、舌红苔薄、脉弦或数。此为"肝火"之轻者，可予以清肝之法，代表方如清肝汤。清肝、泻肝均用于治疗肝火旺盛之证，两者所治证候的病因病机基本相同，但程度不同，泻肝是清肝的进一步措施，用于肝火过旺，所用药物药性更猛、用量更大、组方配伍更烈。

其四养肝。《素问·五脏生成》曰："肝受血而能视，足受血而能步，掌受血而能握，指受血而能摄。"若肝血不足，可见两目干涩、昏花，或夜盲，唇爪色淡，面色淡白，月经量少，甚或闭经、筋脉拘急、肢体麻木痿软等。治以补血养肝，代表方如四物汤。

其五补肝。清代新安医家叶天士在《临证指南医案》指出："下虚者，必从肝治，补肾滋肝，育阴潜阳，镇摄之治是也。"若肝阴不足，则见头晕目眩、口燥咽干、胸胁隐痛、舌红少津、脉细弱或细弦等症。治以养阴补肝，代表方如一贯煎。针对肝阴不足证，采取滋水涵木、佐金制木、培土益木三法调补肝阴。大队养阴药"滋水以育肝用"，配少量行气药，既体用并调，又补而不滞。又用川楝子既能够清肝，清肝郁所化之火，又能够行气，还能止痛，防止滋腻碍胃，所以既是佐助药，又是佐制药，可谓点睛之笔。

其六温肝。阳气升发，为肝之用。若肝阳不足，则气的升发就显不足，出现干呕，吐涎沫，少腹冷痛，舌淡苔白，脉细弦缓。当以温肝、暖肝之法。代表方如吴茱萸汤、暖肝煎。暖肝煎方中当归、枸杞子补血以养肝，使肝之经脉柔和，小茴香、肉桂助阳散寒以暖肝，乌药、沉香顺气降逆以疏肝，又用茯苓甘淡通阳，少佐辛热之附子、生姜温阳散寒兼以顾护功能阳气，花椒以散寒行气、温通肝脉。

其七柔肝。肝虽为脏为阴，但肝为刚脏，主升主动。若肝气升发太过，木气过盛，则木旺乘土，或木盛侮金，所以临床上治疗肝病常佐用柔肝方法，代表方如芍药甘草汤。方中芍药酸寒，养血敛阴，柔肝止痛；甘草甘温，健脾益气，缓急止痛。二药相伍，酸甘化阴，调和肝脾，有柔肝止痛之效。

其八敛肝。清末刘鸿恩《医门八法·肿蛊》云："敛肝者，肝喜酸，予以酸，酸能敛，肝得酸而自敛也。"敛肝之药以乌梅为君，用于阴分药中功效甚大。敛肝之方以独梅汤为善，乌梅一味煎汤，白糖冲服，乌梅酸而敛，白糖甘而清，服之则肝脾各复其常。

其九镇肝。若肝之升发太过，则肝气上逆，肝阳上亢，出现头晕目眩、头目胀痛、面红目赤、易怒等，或血随气逆，而致吐血、咯血等血从上溢的病理变化，甚则猝然昏仆。临床常依病情轻重选用平肝、镇肝之法，平肝者如天麻钩藤饮，镇肝者如镇肝息风汤。

其十升肝。肝属木，具有生长、升发之性。若肝之升发不足，则气机疏通畅达受碍，从而形成气机不畅、气机有结的病理变化。清代唐宗海《血证论》曰："木之性主于疏泄，食气入胃，全赖肝木之气以疏泄之……肝之清阳不升，则不能疏泄水谷，渗泻中满之证在所不免。"临床可见胸胁、两乳或少腹等胀痛不适，或腹胀、纳差、腹泻等症，代表方如张锡纯的理郁升陷汤。方中黄芪振作功能阳气，桂枝疏通营卫气血，气血之郁者得舒，再用柴胡升提之力，而下陷者得举矣。

五、五脏为本——以肝为纲

徐经世认为，肝其利为大，其害亦为重，生理上五脏之气生发于肝，肝是五脏的动力，是生命生发之机，具有协调各脏腑功能的作用；病理上“肝为五脏之贼”，肝脏为病，不但表现为本脏的病变，而且还会影响其他脏腑，辨治上从肝论治五脏疾病，肝实者泻之，肝虚者补之，肝热者寒之，肝寒者温之。他常用疏肝、泻肝、清肝、养肝、补肝、升肝、温肝、柔肝、敛肝、镇肝十法，不但惯用于五脏疾病的辨治，还可运用于外感病证、气血津液病证、经络肢体病证、妇科病证的治疗。

尤其是妇科病证，徐经世指出，肝藏血，月事、胎孕无不关系血的盈亏，肝喜条达而恶郁滞，血脉瘀滞而痛经、经闭、月事紊乱皆起。清代新安医家叶天士《临证指南医案》素有“女子以肝为先天”之说，徐经世深以为然，常用疏肝解郁、理气调冲，疏肝健脾、化湿止带，清肝泻火、调和气血等诸法，临床获效颇多。

一言以蔽之，曰“五脏为本，以肝为纲”。

第三节　“五脏皆体阴用阳”说

中医脏腑是有实体所指的，虽然这种实体性并不与西医脏器概念完全对等，疾病变化总归会伤及实体脏腑，一味强调五脏作为动态生命体的整体性、系统性，从而否定其实体性、器质性，是无法把握疾病生成和变化规律的，毕竟中医学也是建立在一定的人体解剖基础之上的。当然，以西医化的思维来理解中医，机械单纯地将五脏六腑视作解剖脏器，只见树木不见森林，只见空间结构上的“行尸走肉”，不见活生生的时空结合态的生命，就失去了中医“护卫生命”的思维优势。

徐经世指出，这两个极端观点都是片面的和错误的。他认为，五脏皆以阴为体、以阳为用，这也反映了中医学对五脏生理特点和病理变化的精确诠释。

一、基本概念内涵

（一）“体”与“用”

“体用”二字，南宋集理学之大成者朱熹在《朱子语类·性理》中解释说：“见在底便是体，后来生底便是用。此身是体，动作处便是用。”《朱子语类·理气》又云：“耳便是体，听便是用；目是体，见是用。”唐代经学家崔憬有云：“凡天地万物，皆有形质。就形质之中，有体有用。体者即形质也。用者即形质上之妙用也。”即“体”与“用”分别为实际的形质和形质所拥有的作用。

徐经世指出，世上没有无物质的功能，亦没有无功能的物质。物质实体有所损坏，则功能无法正常发挥；功能发挥不利，则物质实体无法保持完整。“体”“用”二者互相依存，互相影响。

（二）“阴”与“阳”

中医运用阴阳学说阐述生命本质与起源、人体生理病理功能变化、辨证论治等方方面面，徐经世强调两点，一是阴阳有着相对性，在不同条件下是可以相互转化的，当事物的总体属性有了变化，或者与之比较的另一事物发生了变化，或者比较的层次改变了，则该事物的阴阳属性亦有所变化。譬如人体之“气”，作为人体组成部分时为阴，作为功能表现和气机变化时为阳；气血一体，这一层时为阴，气血划分的下一层时又为阳。二是理论上阴阳无限可分，一阳中又可再分阴阳，一阴之中也可再分阴阳，即所谓“阴中有阳，阳中有阴”。譬如脏腑与体表比较而言，脏腑为阴，体表为阳；五脏与六腑比较而言，脏为阴，腑为阳；五脏比较而言，心肺为阳，肝脾肾为阴；心肺比较而言，心为阳，肺为阴等。

同时，中医阴阳学说有不同于哲学上阴阳学说的独特性。作为一门具有实用价值的学科，中医之阴阳又不是无限地划分下去的。譬如脏腑分阴阳，进而五脏各脏分阴阳，有肝阴肝阳、心阴心阳、脾阴脾阳、肺阴肺阳、肾阴肾阳，但不会继续在脏阴之中再分阴阳，脏阳之中再分阴阳；六腑中有胃阴胃阳，但胆、小肠、大肠、膀胱、三焦一般不再去分阴阳。如果无穷无尽地划分下去，一个学科体系就无法建立起来。任何一门学科体系总有其基本的概念术语和功能单位，理念上阴阳可无限划分，但实际上既不可能也没必要无限划分下去，这是中医学的学科属性所决定的。

（三）“体用”“阴阳”对应关系

“体”即物质实体，是静态的、稳定的、凝集的，和阴的性质相符，故言“体阴”；“用”即功能作用，是动态的、运动的、弥散的，和阳的性质相符，故言“用阳”。《道德经·第四十二章》有云“万物负阴而抱阳”，故万物皆体阴而用阳。《黄帝内经》认为“阴成形，阳化气”，阴为阳体，阳为阴用；“阴在内，阳之守也，阳在外，阴之使也”；孤“体”不生，独“用”不长。国医大师任继学提出“体为用之基，用为体之象，二者不相离”，徐经世大师深以为然。体用相生，阴阳转化，体为用之基，用为体之象。人体阴体阳用相互合作、相互协调，动态平衡，生命得以正常运行。一旦平衡被破坏，阴阳异位则体用失常，体用失调则阴阳不和，而易患病，即《黄帝内经》所谓的“阴平阳秘，精神乃治；阴阳离决，精气乃绝”。

二、生命生存法则

（一）人体本“属阴而用阳”

“体用”及“阴阳”的运用具有普遍性。就人体而言，构成人体物质可归属于“阴质”，人体本为阴，其用为阳。

1. 人体属阴

中医学脏象学说的形成以古代解剖认知为形态学基础，所谓五脏六腑均有具体的物质结构基础。《灵枢·经水》曰：“若夫八尺之士，皮肉在此，外可度量切循而得之，其死可解剖而视之，其脏之坚脆，腑之大小，谷之多少，脉之长短，血之清浊，气之多少，十二经脉之多血少气，与其少血多气，与其皆多血气，与其皆少血气，皆有大数。”《难经》详细论述了脏腑的部位、形态、重量、容量、长度等，如“肠胃凡长五丈八尺四寸”“肾有两枚”“胆在肝之短叶间，重三两三株，盛精汁三合”。

中医学认为，精、气、血、津液是构成人体和维持人体生命活动的基本物质，是脏腑等组织器官进行生理活动的物质基础。精血津液均有形可见，归属体阴没有疑问。而气无形，归属体阴一些人尚难理解。徐经世解释说，作为中医学特有概念的“气”，其阴阳属性是相对而言的，而且生命本原之气，即《黄帝内经》所谓“真气”、《难经》所谓“元气”，是不分阴阳的。因为在人的生命生成过程中，脏腑阴阳是由元气化生出来的，先有元气再有阴阳。而人体生成之后，气是客观存在于人体中的，除先天之精化生出的元气外，人体之气还可由后天之精化生，包括脾运化生成水谷精微之气和肺吸入自然界之清气相融合而生成的宗气，以及脏腑经气等，后天之气的生成是脏腑综合协调作用的结果。无论先天后天，“气”的生成均来源于人体之阴。

《灵枢·营卫生会》有言：“血之与气，异名同类焉。”当人体“气血”并称时，“气”属体阴，“气”具有化生血液的功能；当“气”相对于“血”而言时则为阳。所以人体之“气”更突出地体现了体阴用阳的属性。精血津液作为“体阴”，其“用阳”作用需要通过“气”的作用体现出来，需要在“气”的作用下转化为“气”而发挥“用阳”作用。这样，就造成了精血津液“体阴”而气“用阳”的假象，实则气、血、精、津均“体阴用阳”，只不过气“用阳”作用直接而明显，精血津液“用阳”作用间接而隐藏罢了。

2. 人体用阳

人体发挥功能，主要通过“气的运动”。气是人体内活力很强、运行不息的精微物质，是构成人体和维持人体生命活动的基本物质，属于人体之阴。但气有运动的特性，动则为人体之功用属阳，人体用阳即通过气的运动及变化“气机及气化”来实现，故气的功能活动又称“阳气”，实则阴中之阳，体阴用阳。精、气、血、津液总体而言均属“体阴”，但精血津液属“阴中之阴”，而气属“阴体中之阳”，故中医学有“阴气”（“体阳”）之说。五脏“阴气”“阳气”是相对而言的，相当于五脏阴体而言为“阳气”（功能），相对于五脏功能而言为“阴气”（阴体），“体阳”“阴气”“阳气”

实则异名同类矣。

中医学以气的运动变化来阐释人体生命活动。气以其运行不息而激发和调控机体的新陈代谢，推动人体的生命进程。《灵枢·脉度》曰："气之不得无行也，如水之流，如日月之行不休……其流溢之气，内溉脏腑，外濡腠理。"气运行不息，推动和调控着人体内的新陈代谢，维持着人体的生命进程。气的运行停止，则意味着生命的终止。升、降、出、入是气运动的基本形式，称气机。只有人体之气正常运动，各脏腑才能发挥正常的生理功能。

徐经世指出，《素问·六微旨大论》中"六微"是指风、寒、暑、湿、燥、火六气，其要意则六气精微。原文问之："其升降何如？"而答之："气之升降，天地之更用也。""更"乃轮流交替，"更用"意则交替以发挥作用。古人认为，天气下降，地气上升，天地交互作用是自然界生长收藏的根本原因，万物从生到死始终处于不断运动之中，其运动的基本形式就是升降出入。将这种观点引用到医学，把人体生命活动的基本形式归结为精气等物质的升降出入，诸如内脏的活动，气血的生成和运行等。

同样地，疾病的病理机制也可以用升降出入失常来解释。徐经世认为，这种物质运动变化的观点无疑是正确的，是符合哲理的，更有从临床领悟升降之道者。如温热病取用升降散，此方源于明代龚廷贤所著《万病回春》，药虽只有僵蚕、姜黄、蝉蜕、大黄四味，但按急性热病的情况随机加味，是可以起到应手之效的，其取效在于清透和导热下利的平衡。可见，升降对人体的生理、病理产生的影响是值得深入领悟的。

徐经世强调，气化是生命活动的基本特征，通过气的运动而产生的各种变化，具有促进气、血、津液各自的新陈代谢及其相互转化的作用。气的升降出入运动，是气化过程发生和赖以进行的前提与条件。气是运行不息的，气化过程也自然是始终存在的。气的升降出入运动正是从气化过程中而得以体现出来的。气的运动及其气化过程的停止就意味着生命活动的终结（图 1-1）。

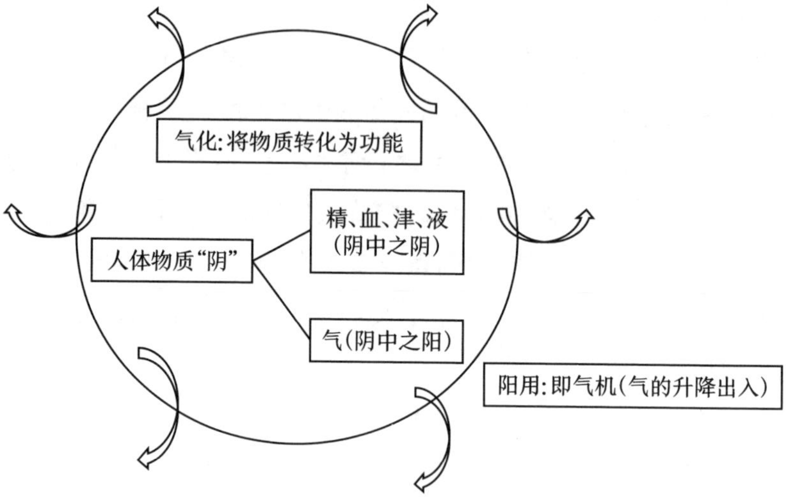

图 1-1　徐氏人体“体阴用阳”图

（二）五脏皆“体阴用阳”

“肝体阴用阳”是清代新安医家叶天士提出的观点。《临证指南医案·肝风》曰:“肝为风木之脏,因有相火内寄,体阴用阳,其性刚,主动主升。”今有学者推而广之,提出“五脏皆体阴用阳”;万物负阴而抱阳,引申至人体的五脏,则五脏亦负阴而抱阳。《灵枢·寿夭刚柔》云:“在内者,五脏为阴。”清初喻昌《医门法律》也有云:“心肺……阴体而阳用也。”五脏中各脏物质结构和功能各不相同,各有各的特点,体用各不相同,但本质上又是相类似的,即五脏之体均为物质实在,为阴;五脏之用均为功能作用,为阳。

徐经世对此深表赞同,认为“五脏皆体阴用阳”揭示了五脏脏器结构与功能活动之间的关系,也是对五脏生理特点和病理变化的高度概括。五脏之本体有形可征,以藏蓄为性,是静态的、凝集的,和阴的性质相符;五脏之功能是形质所拥有的作用,无形抽象,是变化的、运动的,与阳的性质相符。五脏体用阴阳是人体整体层面,而五脏各脏分阴阳是落实在具体五脏上,属阴中有阴阳。体内划分阴阳,五脏为阴,六腑为阳,五脏“藏而不泻,满而不实”,以阳为用,以阴为主;六腑“泻而不藏,实而不满”,“以通为用,以降为顺”;而五脏与六腑的“藏”与“满”,“泻”与“实”功能的实现,都要阴阳平和,交感呼应。

1. 五脏皆体阴

五脏皆藏精气,是功能体现的物质基础。在脏象学说中“体”有三种含义,一是指脏腑相关的体表组织。如《素问·五运行大论》认为,肝在体为筋,心在体为脉,脾在体为肉,肺在体为皮毛,肾在体为骨。故在五行归属中,筋、脉、肉、皮毛、骨,合而有“五体”之称。二是指脏腑所藏之物质,即精、气、血、津液。三是指脏腑之本身,肺如蜂窝,脾似马蹄,心如未开莲花,均有其形体可见、形质可察。

徐经世指出,不论体所指之对象,抑系脏腑本身或其所藏,或其所络属之组织,均为有形之物,皆属于阴之范畴。五脏共同的生理功能是化生和贮藏精气,特点为“藏精气而不泻,主内守而归阴”。五脏之体以藏蓄为性,为精气布藏之处,主内守而归阴;五脏皆属阴,藏精气而不泻。《灵枢·寿夭刚柔》云:“在内者,五脏为阴。”《临证指南医案》中有“五脏皆阴,藏蓄为体”“心藏脉”“肺藏气”“脾藏营”“肝藏血”“肾藏精”等论述。

2. 五脏皆用阳

五脏皆用气,是功能表现的存在形式。用,即“体”的功能作用,五脏表现于外的功能是敷布传输精气至四肢九窍百骸,以供养人体生命活动,是动态的、变化的,主外护,其用属阳。正如明末清初思想家王夫之《周易外传》所言:“天下之用,皆其有者也,吾从其用而知其体之有。”与体相对,故成“体阴用阳”之格局。

在脏象学说中,“用”是泛指五脏之各种机能,正如《素问·五运行大论》所言,“肝,……其用为动。……心,……其用为躁。……脾,……其用为化。……肺,……其用为固。……肾,……其用为藏。”《素问·五常政大论》所言:“其用曲直,……其类草木。……其用燔灼,……其类火。……其用高下,……其类土。……其用散落,其类金。……其用沃衍,其类水。”

3. 五脏“体阴”“用阳”的关系

五脏之功能表现为向上、温暖、活跃的状态，而维持这种功能需要向下、清凉、宁静为主的物质基础。《素问·生气通天论》曰：“阴者，藏精而起亟也；阳者，卫外而为固也。”万物负阴而抱阳，五脏亦不例外，阴为其体，阳为其用，体用互存，不得相离，刚柔相济，动静结合，互制互滋。从明代张介宾《景岳全书》心肺“阴体而阳用也”，到清代叶天士“肝体阴而用阳”、吴瑭“心体阴而用阳”的提出，再到如今“脾体阴而用阳”“肾体阴而用阳”的提出，可以说“五脏皆体阴用阳”，这对于阐释五脏物质与功能关系，把握五脏阴阳平衡，指导临床诊疗具有重要意义。

三、生理病理机制

人体“体阴”即以精气血津液为物质基础，“用阳”即指以气的运动变化发挥功能作用。人体以五脏为中心，落实到具体肝、心、脾、肺、肾，各有其生理特点，但均具有体阴用阳的特性。

（一）肝体阴血用疏泄

1. 肝体阴血

肝为藏血之脏，以血为体，血属阴，故体阴。肝贮藏血液，血化生于脾而藏于肝。肝中血液，一能濡养肝体，涵养肝气，肝血充足，肝体得养；二为经血之源，肝血充足是女子月经来潮的重要保证；三则肝藏血舍魂，与人的睡眠有关，魂属神，以血为养，肝血充足，魂有所养，则夜寐安宁。病理上，若肝血不足，濡养功能减退，则两目干涩、肢体麻木或头晕头胀、心烦易急；或月经量少，甚则闭经；或血不养魂，而见失眠多梦，卧寐不安。

2. 肝用疏泄

肝主疏泄，调畅气机，以气为用；肝为风木，其性主动、主升，故其用阳。肝主疏泄是指肝具有疏通畅达全身气血津液的作用。元代朱震亨《格致余论·阳有余阴不足论》曰：“司疏泄者，肝也。”机体脏腑、经络、形体、官窍的功能活动，全赖气的升降出入运动。肝调畅全身气机，其疏泄对各脏腑经络之气升降出入运动的协调平衡、血的运行、津液的输布、脾升胃降、情志活动，均起着重要的调节作用，疏泄功能正常则气机调畅，气血和调，经络通利，脏腑组织、情志活动的功能正常。

（二）心体血脉用心阳

1. 心体血脉

心主血脉，此血为一身之血，脉为血之府。心者君主之官，血者阴液也，故全身之血和全身的其他阴液均受心的管辖，《素问·五脏生成》所谓"诸血者，皆属于心"是也。明代新安医家程充校订的《丹溪心法》，其中"惊悸怔忡"篇言"人之所主者心，心之所养者血"。清中期吴瑭《医医病书·五脏六腑体用治法论》提出"心体阴用阳"说，"心为手少阴，心之体主静，本阴也，其用主动，则阳也"。清末周岩《本草思辨录》亦云："盖脉生于营，营属心，心体阴而用阳"。徐经世均予以赞许，认为五脏、六腑、九窍、四肢、百骸、皮毛肌腠皆有赖于心血的濡养，其所主血液性质属阴，故心体属阴。心阴充沛，则"心用"之推动温煦功能正常，全身脏腑精气运转流利。

2. 心用心阳

心以气为用，阴气、阳气异名同类，心阳有温通血脉和兴奋精神作用。心居上焦，五行属火，心为阳脏，心主一身之阳气，有温煦、兴奋、温养全身脏腑器官的作用，心火能行阳气而制阴于下；心为"君主之官"，"生之本"，五脏六腑之大主，通神明，人体功能均受心的调节和制约。

徐经世指出，心性通明，心脉以通畅为本，心神以清明为要。心脉畅通需要心阳的温煦和推动作用。心主神，志藏神，神志活动以血为基础，依赖于心阳发挥作用。若心阳充足，心脏搏动有力，节律均匀，血运通畅，则人精神振奋，思维敏捷。清代唐宗海在《血证论》中言："心为火脏，烛照事物。"若心阳不足，失于温煦鼓动，常致使血行迟缓、瘀滞不畅，可见精神委顿、神志恍惚。

再者,《素问·六节藏象论》云:“心者,生之本,神之处也……为阳中之太阳。”故脾胃腐熟运化、肾阳温煦蒸腾、全身水液代谢、汗液调节皆依赖心阳发挥作用。心主神及其对心阳的运作,是心之用阳的两大表现。“心用”正常则全身生理活动运行流利,脾胃运化正常,肾阴封藏有度,心体无损。

（三）脾体精微用运化

1. 脾体精微

脾体属阴,脾阴多为脾中水谷精微所化生的营血、津液、脂膏等精微物质。《素问·六节藏象论》云:“脾……,仓廪之本,营之居也,名曰器,能化糟粕,转味而入出者也,……此至阴之类,通于土气。”《灵枢·本神》言:“脾藏营。”营归阴,其体阴柔。徐经世指出,人体生命活动的维持,依赖脾胃所化生的水谷精微的充养;心、肺、肝、肾的生理功能,皆赖脾化生的精微物质的支撑。临床上,脾阴亏虚者,脾气散精无源,不能濡养全身,病者多见肌肉消瘦、体倦乏力,甚则虚火上炎,耗气伤精。

2. 脾用运化

脾主运化,将饮食物化生为水谷精微并传输至全身。脾为太阴之脏,主统血。运化和统血皆为气之用。清代新安医家叶天士《临证指南医案》云:“太阴湿土,得阳始运。”徐经世指出,脾气充盛,运化水谷功能旺盛,则能化生气、血、精、津液,提供充足养分,濡养全身各脏腑组织。脾喜燥而恶湿,脾气健运,水谷精微得以正常运转而不潴留,则不易致湿邪困脾。气失其用,则血不能循经,故见出血;水谷精微不能布施于四肢百骸、头面诸窍,则见肌肉无力,面无华色白。

清代黄元御《四圣心源·精华滋生》云:“脾以纯阴而含阳气,有阳则升。”脾体本阴,依赖阳升则健;脾的阳用,又依赖于阴体。脾阴和脾阳通过消长运动,对脾之生理功能进行调节。脾阴与脾阳的相对平衡,才能达到气血运行通畅,精微物质输布有常。脾气健运,则四脏得养,功能正常发挥,人体健康;反之,脾失健运,气血不足,则四脏失养,变生百病。

（四）肺体清阴用宣肃

1. 肺体清阴

肺为“华盖”，百脉朝会。肺主气，主持呼吸和主司一身之气。《素问·六节藏象论》中说：“肺者，气之本。”气相较于精血津液而言，为阴体中之阳，阳气（体阳）具清轻之性。徐经世指出，肺为清虚之脏，喜清润恶干燥，故肺体为清阴。肺功能之正常发挥，是以肺清阴之体为基础，因肺阴滋润肺脏，肺阴充足则肺阳不亢，人身之精气纳入与废气排出维持平衡状态。

2. 肺用宣肃

肺司呼吸，主行水，主治节，主宣发肃降。《素问·经脉别论》中称“肺通调水道”，全身水液的输布和排泄，处处体现气的协调功能。清代吴瑭《医医病书·五脏六腑体用治疗》云：“肺为手太阴，主降，本阴也；其用主气，则阳也。”徐经世指出，肺为气之主，呼出浊气、吸入清气；肺气主升主散，宣发卫气于体表，司腠理肌肤之开阖，阳者卫外固；肺气推动和调节全身水液的输布和排泄，为“水之上源”，肺气治理调节血脉的营运，助心行血。肺通过调节全身气机升降出入及一身之气的生成，通过宣发肃降肺气，以推动调节全身气血津液的排泄输布，以维持人休脏腑的正常生理活动。

（五）肾体精气用封藏

1. 肾体精气

肾五行属水，为阴中之阴脏，以肾精、肾气为物质基础。精，观之有物，言之有形，属阴类，是构成人体和维持人体生命活动的基本物质，是生命之源，是脏腑形体官窍功能活动的物质基础。肾藏精，精化气，肾中精气的盛衰，决定着人“生、长、壮、老、已”的生命过程及生殖功能的成熟与衰退。清代新安医家罗美《内经博议》有言：“肾在人身为阴中之少阴……其性流行，又体阴而用阳。”清代姚止庵《素问经注节解》云：“命门居两肾之中，体阴而用阳，与右肾同功用。”《素问·水热穴论》言：“肾者，至阴也；至阴者，盛水也。”

肾主蛰守位，徐经世解释说，守位是指相火涵于肾中，潜藏不露，以发挥其温煦、推动作用。肾主藏精，以肾藏精、主纳气、主生殖、司二便为具体体现。肾气封藏则精气盈满，生机旺盛；若封藏失职，则见滑精、呼多吸少、动则喘甚、滑胎、遗尿，甚则小便失禁、大便滑脱，及女子带下、崩漏。

2. 肾用封藏

肾藏精，化生肾气，肾气主生长发育和生殖，为脏腑之本，主津液及主纳气等功能都与藏精功能密切相关。“肾为水火之宅”，肾阴、肾阳对各脏腑气化起着重要的推动和调控作用，是各脏腑阴阳的根本。

徐经世指出，肾阳为一身阳气（体阳）之根本，推动激发脏腑经络功能，温煦脏腑官窍，促进精血津液的化生和输布运动。肾阳充盛，脏腑形体官窍得以温煦；若肾阳虚衰，温煦、推动力弱，则脏腑功能减退，出现精神不振、腰膝酸软、畏寒蜷缩、尿清便溏、男子阳痿早泄、女子宫寒不孕等虚寒性病证。肾阴为一身阴气之本，能滋润、濡养脏腑组织，调节脏腑的气化功能及精血津液的化生。肾阴充足，脏腑形体官窍得以濡润；若肾阴不足，滋润、濡养及宁静等功能减退，出现口干形瘦、潮热盗汗、五心烦热等虚热性病证。

肾为水脏，主津液，主司全身水液代谢，调节尿液的生成和排泄。肾阴肾阳调控协调平衡，肾气蒸腾气化正常，膀胱开阖有度，尿液才能正常生成和排泄。若肾阳虚衰，气化不利，则见少尿、小便不利，甚至水肿等病证。肾主纳气，肺之肃降下达于肾，经肾气摄纳潜藏，使其维持一定的深度，实际上是肾气封藏作用在呼吸运动中的具体体现。

四、失常治则治法

体质阴阳失衡的根本在于五脏，五脏体阴用阳是辨“体阴用阳”根本的核心和具体体现。坚持同一体用标准，即“体为物质基础，用为功能作用”，治疗上就能有的放矢。人体分出“体病”“用病”，治疗就能分出保体与恢复功能活动两个方面。五脏辨治以肝为纲，皆因五脏体阴用阳以肝最为突出和明显，柔肝以养五脏体，凡肝郁都要顾及补阴。

五脏辨治重体用，如何恢复五脏的正常体用之机，临床辨治上宜分清体病与用病。如何处理五脏实体与生命活动功能的关系，徐经世认为，关键是要处理好五脏的体用关系，恢复正常的生理状态。治疗上，明代李时珍提出宜以“气味、主治、附方，著其体用也”。功能活动是动态的、变化的，敷布传输精气至四肢九窍百骸以供养人体生命活动，在人体中起主导作用；表现在临床上，就有五脏阴体与阳性功能上的病理变化，辨明疾病的体用所在，有的放矢地加以治疗，恢复体阴用阳的正常功能，就显得尤为重要。

（一）注意体用调理

临床治疗疾病时需注意五脏体用之别，徐经世更侧重的是体阴用阳之阴阳。体用两者相互依赖，存亡与共。生理情况下保持相对平衡，否则非病即死。治疗亦是在这个基础上进行平调阴阳，使之“阴平阳秘”。体的治疗关键在于养，而用的问题在于功能失常。体阴的调护，实质是滋阴补血以养其体；补气补阳，则重在畅其用。

肝体阴用阳体现得最为突出，所谓肝体阴用阳，即肝藏血，以血为体，血属阴；肝主疏泄，以气为用，气属阳。肝体阴柔，其用阳刚，阴阳和调，刚柔相济。徐经世认为，临床治疗肝病，关键就在于注意体用之别，针对肝体不及者，宜滋之、柔之、养之、补之、益之、润之，合肝体之性，常用一贯煎、芍药甘草汤、甘麦大枣汤、滋血汤、四物汤、补肝汤、二至丸、杞菊地黄丸、暖肝煎等。正如近代名医丁甘仁云“肝为刚脏，非柔养不克”，若肝之用阳过盛，则会出现肝阳上亢、肝风内动等病理，若肝体不足，则会出现阴血亏损、虚热上扰等病理，即所谓的体用互病。肝体不足则阴不抑阳而致阳亢更盛，肝用阳过盛则阳不制阴而致阴损更多，肝体与“肝用”互为因果，肝病后期甚则出现体用同病的情况。

临床上治疗肝病，徐经世多以养肝疏肝、泄肝火、平肝阳等法为主，常用酸味药配伍甘味药以滋阴养血、调肝和脾，柔肝体，止胀痛，或用辛香发散之药以疏理肝气，调复气机，通肝经，平“肝用”，调和脏腑阴阳气血。如肝气肝阳常有余，肝阴肝血常不足，其病变主要有气和血两个方面，气有气郁、气逆，血有血虚、血瘀，治疗肝病调气、补血、和血，结合病因予以清肝、滋肝、平肝。

（二）治病求本，治体为重

治病求本，治体为重，是徐经世临床五脏辨治的一个特色，他强调即使是功能问题，也要提前护体。归纳起来就是“养其体以复其用”“复其体以健其用”，抓住了这一点就抓住了根本。五脏的生理功能决定了其病理变化以“脏病多虚”为特点，又有阴阳之别。明代张介宾云：“五脏皆有气血。”五脏体阴包括五脏形体及其所贮藏的精气，是指五脏形质。五脏体阴往往为医家所忽视，但徐经世同清代新安医家叶天士一样，很重视五脏之体，认为五脏皆属阴，“脏病多虚”，五脏宜补，五脏阴体受伤，当重养阴，徐经世喜用北沙参养五脏之阴。

如津液不足宜滋补，津液来源于饮食水谷，依赖于脾胃运化及有关脏腑生理功能共同生成。若脾气的运化及胃肠的吸收功能亏虚或失调，均影响津液的生成，导致津液不足的病变。治疗时一方面从健运脾胃入手，采用滋阴生津、滋补阴液、敛液救阴等，同时针对造成津液亏虚的原因采取相应的治法，如清热止呕、固表止泻等。

如血虚宜补，血液主要由营气和津液组成，水谷精微和肾精是血液化生的基础，它们在脾胃、心、肺、肾等脏腑的共同作用下，经过一系列气化作用而生成血液。因此，临床治疗血虚时，首先要调理脾胃，助其运化功能，还要注意调补心肺功能，有时需采用补肾益精方法，增强肾精及肾气的作用，促进脾胃的功能及精血之间的互生互化。津血同病而见津血亏少或津枯血燥，治疗应采取补血养津或养血润燥的方法。

（三）治体更重阴，治用兼合体阳

体用并调两端，徐经世注重两者兼顾，把握“治病求本”思想，采取有效的方法和原则，以使体用同调，阴阳平和，以恢复正常的人体机能。在临床中，要正确辨别病在“体”还是在“用”，综合考虑“体阴用阳”功能，避免体用分割考虑。分清疾病是体质问题还是功能问题，体质疾病较重，功能病情较轻，分轻重缓急以区别对待。有类西医辨清器质性病变与非器质性病变，治疗重心在防治和改善器质性病变，但又不完全相同，不能完全对应。

论述体阴用阳问题，既有生理之辨，又有病理之辨，含有未病先防的含义，是针对疾病而言的。徐经世认为，形质与人体机能一体。形体的病变，如躯体、脏腑、经络、官窍及生命物质精气血津液的病变，皆可引起人体功能活动的失常；而人体功能活动的失常也能导致人体体质的病变，譬如伤残卧床引起肢体废用，肺气肿久而久之引起心肺实体的病变，精神情绪的异常引起身心疾病。

《黄帝内经》所谓“察色按脉，先别阴阳”，徐经世的理解，其辨别的就是人体的体阴、用阳情况，是体质问题还是功能问题，抑或者体用阴阳相互影响。治病求本，关键在于调整阴阳。《黄帝内经》所谓“谨察阴阳所在而调之，以平为期”，就是调整体阴用阳问题之本，恢复其正常平和的功能，以臻“中正平和”的生理状态。脏腑失去阴阳平和就是病态，治疗在于平治于权衡。《黄帝内经》之“阴平阳秘，精神乃治，阴阳离决，精神乃绝”，《伤寒论》之“阴阳自和，必自愈”，皆是言此。

第四节　五脏体用辨治三要素

五脏体用二维，体阴而用阳，然体质(阴)可再分阴质、阴气，故体用关系又可以一分为三，分为阴质、阴气(体阳、阳气)和功用三个方面，老子所谓“一生二，二生三，三生万物”是也。三者之间的关系，大致可以类比为物质、能量和作用的关系，虽然这种比喻还有不恰当的地方。三者之中，人体生命又以阴为体、以阳为用，以血为体、以气为用，“用阳”与

"阳用"密不可分。在体用二维中"阴质""阴气(体阳、阳气)"合二为一了，但实际临床中"阳气(体阳、阴气)"与"功用"反而合二为一了。

中医以阴阳平衡为人体健康的标志，但必须建立在人体"阴质"充足基础上，不以阴精充足为前提条件的"平衡"都属于具有病理趋势的状态，这也是朱震亨反复强调"阳常有余，阴常不足"的重要原因。徐经世认为，"阴质"病变只有虚损一端，至于水停、痰湿、血瘀之类病理变化及其产物，并非脏体本身之所在。但"用阳"或者说"阳用"的病变，可以概括为不足和失调两个方面，既有阳用过度致阴气阳气(体阳)虚耗、功能不足的一面，又有用阳不当致阴气阳气(体阳)亢盛、功能失调的表现。也就是说，病理上阴气阳气(体阳)虚损与功能不足密不可分，阳气失用与功能失调是同时存在的。

人体以气血津液为物质基础，以气机、气化为功用。同时，体阴中气相对于精血津液为阴中之阳，故人体生病总属体阴中之阴(体阴)、体阴中之阳(阴气阳气)、用阳三个方面原因。体阴虚是指脏腑形体的损伤，用阳问题是生理功能的不足或失常，或障碍，治疗需修复损伤和调节失常、排除障碍。从体质这一维来说，气血阴阳、阴精阳气中，阴质一面常不足(包括阴气阳气不足)，阳气一面有虚有实，虚者功能不足可以归入阴气阳气不足，实者阴气阳气失用可与功用失调并论。所以，徐经世从临床实际出发，提出了五脏阴质虚损、阴气阳气亏虚功能不足、阳气失用功能失调(气机气化失常)辨治三大要素，用以反映和掌握五脏体用辨治的规律。

一、阴质虚损——滋之以养其体

徐经世遵从朱震亨"阳常有余，阴常不足"的观点，但他理解的阴阳是体阴用阳，与气血阴阳有差异。徐经世所说的体质与体质学说所说的体质还有所不同，指的是人体的实体之阴。《素问·调经论》曰："阴阳匀平，以充其形。九候若一，命曰平人。"外感内伤各种邪气对肌体的损害，一是导致生理功能失常，二是造成脏腑形质损害，三是改变体质类型(阴邪致病，损伤功能阳气，久之使体质由原型转变为阳虚体质，从而易感阴寒之邪;阳邪致病,易伤体质阴气,可使体质转化为阴虚体质,从而易感阳热之邪)。

(一) 五脏阴质虚损

体阴再分阴阳,但体阴总以阴为本,阴常不足。精血津液属体阴中之阴,体阴不足即精血津液亏虚。

1. 精血阴津亏虚

精血阴津不足,体虚无力,血虚发燥,面色苍白,舌质淡白,脉细无力,甚者手脚冰凉。精血阴津亏虚分先天禀赋不足,后天失养成疾。后天失养原因有三:一是生成不足;二是消耗过多、劳伤过度、久病致虚;三为失血过多,甚至血虚亡阳。心主血脉,肝藏血、主疏泄,脾为气血生化之源,肾藏精、精血同源,精血与五脏均有密切关系。

徐经世指出,肺之阴虚,常会出现干咳无痰、咳声短促、痰少而黏、潮热盗汗、口渴多饮、肺痿等症状;心血不足,可见心慌、心悸、心前区疼痛、怔忡、失眠多梦、头晕、疲乏等症状;肝血亏虚,可见头晕目眩、两目干涩、视物昏花、爪甲不荣、手足麻木、关节屈伸不利,女性月经量少色淡等;脾血不足,则全身疲劳、面色不华、头晕眼花、唇爪色淡,女性月经量少色淡;肾精血不足,常出现失眠多梦、五心烦热、记忆力下降、耳鸣耳聋、腰膝酸软、性功能减退、舌红脉细等。

2. 精血不足

徐经世认为,肝肾同源,精血互生,伤及肝肾或肝肾疾病相互影响,可见面色无华、眩晕耳鸣、神疲健忘、毛发脱落稀疏,腰膝酸软,小儿生长发育不良,男子少精不育,女子月经失调、经少、不孕,成人体弱多病,未老先衰。

3. 津液不足

徐经世指出,津液不足主要导致人体内外干燥枯涩。一是热邪、燥邪伤津,如外感暑热、秋燥、温热之邪,或火热内生,如阳亢生热、五志化火等,耗伤津液;二是丢失过多,如吐泻、大汗、多尿及大面积烧伤等;三是生成不足，如体虚久病，慢性疾病，脏腑功能减退。伤津以一系列干燥失润为主，常见吐泻之后，如夏秋饮食伤中而呕吐、泄泻或吐泻交作，如不及时补液，可出现目陷、螺瘪、尿少、口干舌燥、皮肤干涩失去弹性。脱液是水分和精微物质共同丢失，除阴液枯涸外，还表现虚风内动、虚热内生之象。如热性病后期，或久病伤阴，症见形瘦肉脱，肌肉瞤动，手足震颤，舌光红无苔。伤津未必脱液，脱液必兼伤津。

津血同源，两者都来源于脾胃化生的水谷精微，津液还可化为汗液排出体外，故还有“血汗同源”之说。“津血互生”，津可入血、血可化津，生理上同盛同衰，病理上津血同病。徐经世分析说，若脾胃功能虚弱，或汗吐下太过，或严重烧烫伤时，脉外津液不足，不能进入脉内以化生为血，脉内津液成分反而渗出脉外以补充津液的亏耗，导致血的亏少，血相对变稠而流行不畅，最终形成“津枯血燥”或“津亏血瘀”等病理变化，故《灵枢·营卫生会》指出“夺血者无汗，夺汗者无血”；张仲景《伤寒论》亦有“衄家不可发汗”“亡血家不可发汗”。

（二）滋补以养其体

徐经世认为，五脏阴体其实包括阴津阳气（体阳、阴气）、气血阴阳两个方面，脏体虚损虽然包括阴血亏虚、阳气（体阳、阴气）受伤两个方面，治当益气养阴。不过当病因病机的侧重点是阴血阴津的亏虚时，治疗的侧重点则是滋阴补血以养其体。

人体正常体质构成中，70% 左右是水分（液体），人是否生病关键看这 70% 的液体环境是否正常，今天人们到医院就诊往往要检验血液中的各项指标，也是这个道理，这是现代科技进步所带来的优势。中医治病练出了一双慧眼和一身功夫，能够通过望、闻、问、切掌握人体宏观整体的体质状况，这是拘泥于各项微观指标诊疗所不能及的。

徐经世认为，人健康与否是由体质也就是五脏体阴的强弱决定的，而体阴强弱又主要是由气血盛衰决定的，体质阴阳中阴占据了主导地位，而这个主导地位的气血往往不足、不能达标。人的一生“阳常有余，阴常不足”，说的就是这个道理。中医治病，侧重点就是调理体质，调理体质就是调理气血，清洁内环境，恢复人体健康状态。

徐经世私淑朱震亨，十分重视脏体阴虚的辨治，但又受到新安医学固本培元观点的熏陶，用药不喜用黄柏、知母苦寒坚阴之类，以免戕伤元气；也不喜用熟地黄、黄精、山茱萸、动物胶类等厚味滋补之品，以免滋腻碍胃、阻滞气机；而是更多地接纳和化用了清代新安医家叶天士清养轻灵的用药风格，喜用南北沙参、石斛、杭麦冬、干地黄、小麦、酸枣仁、五味子、白芍、川贝母、芦根、女贞子、旱莲草、杜仲等益气养阴之品。而其中竹茹、白芍、酸枣仁是调治脏用失常中兼补阴的选择，常用方剂为一贯煎、麦门冬汤、酸枣仁汤、玉女煎、大补阴丸、二至丸、六味地黄丸系列等以益气养阴，滋补五脏之阴。

风邪伤阴、燥邪伤阴、火邪伤阴、温病伤阴、久病伤阴、郁久伤阴，而在疾病治疗中祛风药、燥湿药、清热药、解郁药等均可能伤阴，临床上单纯五脏阴虚之证少见，往往病情错综复杂，各种因素交织。徐经世强调，对症治疗必须寓养阴于其中，时时刻刻顾及其气血之阴，包括对症治疗配用益气养阴之药、选方用药不用伤阴之品。如解肌透痹不用桂枝，用煨葛根；消渴以鲜荷叶为引，既鼓舞胃气上行，又输布津液止渴而不伤阴。还有尚未阴伤，未雨绸缪提前养阴预防；辨证治疗善后养阴调理。种种考虑，不一而足，潜移默化，润物细无声。

以温病伤阴为例，温病最易伤津耗气，发热经久不愈，邪气内陷，深入阴分，阴虚之象为甚，当滋阴以退虚热；伏邪温病，邪已化热，邪热燎原，最易灼伤阴液，阴液一伤，变证蜂起，清代柳宝诒说“治伏温病，当步步顾其阴液”，而且清热药使用失当，伤阴又添加一重，故顾护阴津阳气（体阳、阴气）以扶正祛邪，是徐经世治疗伏邪的原则。

内伤杂证而言，脏阴亏虚以脏躁最为典型。“脏躁者，脏阴不足也”，精血内亏，五脏失于濡养，五志之火内动，上扰心神，以致脏躁。凡妇女精神忧郁、烦躁不宁、悲伤呵欠、大便秘结，都要照顾到脏阴，方用甘麦大枣汤，方中小麦养心阴、除烦热为君药。温热伤阴对五脏影响的程度，徐经世排序为肝、肺、脾、心、肾，亦体现了五脏辨治以肝为纲的特点。

二、阴气亏虚——补之以复其用

（一）五脏阴气亏虚

人体"阴中之阳"（体阳）不足即气虚，故可称阳气不足，气为人体阴中之阳(体阳)，本属体阴范畴，阴易不足，故称阴气亏虚。这里所谓"体阳""阴气""阳气"异名同类，只是看事物的角度不同而已。徐经世认为，气虚形成的原因有先天禀赋不足，后天失养，或肺脾肾功能失调，导致气的生成不足，或因劳伤过度、久病而致气的耗散太过，或因年老体弱所致气的生理功能减退等。气虚多见于慢性疾病、老年患者、营养缺乏症、疾病恢复期及体质衰弱等患者。临床表现以少气懒言、神疲、乏力、眩晕、自汗、易外感、脉细弱无力等症为特点。

徐经世指出，五脏气虚表现出不同的特点，多与其生理功能有关。如肺气虚的特点是"主气、司呼吸""朝百脉"不足；心气虚的特点是"主血脉""藏神"不足；脾胃气虚特点是"运化精微""腐熟水谷"不足；肾气虚特点是"藏精""化气""纳气"不足。肺主一身之气，脾为后天之本、气血生化之源，元气虽由肾精所化，但需赖后天肺脾之气的培育，故脾肺气虚直接影响元气的生成。因此气虚证，临床以脾气虚、肺气虚、脾肺气虚最为常见。

（二）补之以复其用

气虚宜补，是指以具有补气作用的方药治疗气虚证。由于肾为气之根，肾所藏先天之精化生先天之气；肺为气之主，肺吸入自然界的清气；脾胃为生气之源，脾运化的水谷之精为气生成的来源。因此，补气多应补肺、脾、肾三脏之气，使其生理功能正常，保证气的生成充足。由于"脾胃为气血生化之源"，故调补脾胃尤为补气之关键。补功能不足，徐经世大师的排序为脾、肺及肝、肾。

五脏体虚，气虚宜补气，以健其体复其用。古人云："高明之家，审阴阳，详虚实，培元气于未衰，起沉疴于将毙。”徐经世深识此意。气血阴阳，阳主动，阴主静，功能活动通过阴气阳气来实现。脏腑之气的运动即气机气化，在体内各显其用，皆以阴气阳气为主导作用。五脏阴气阳气与功用有直接的联系，五脏皆藏精气，是功能体现的物质基础；五脏皆用气，是功能表现的存在形式，五脏功能不足的根本原因在于气虚，故将功能不足纳入五脏气虚中合而论之。

五脏是人体的根本，是生命活动的核心，只要一息尚存都要保证功能活动的运转。五脏体虚，气血阴阳之中气虚功能不足始终居于次要地位。譬如肝为刚脏，肝气功能强劲，少有虚损之象；肺以气为用，脾、肾为先后天之本，此三脏相对而言气虚与功能不足则表现较为多见；唯心主血脉，为五脏六腑之大主，心功能就如同太阳一样，自始至终是要保持阳气充足的，以确保全身脏腑骨肉营养的供给，心气功能一旦亏虚往往较为严重。

徐经世受到新安固本培元思想的影响，重视五脏气血阴阳双补，尤其反对滥用滋阴降火之法戕伤元气。因此，治疗中，时刻注重固护阴气阳气。譬如徐经世常用炙甘草、谷芽鼓舞中气、醒脾安中，其中谷芽是消食之中兼补阳的选择；当用半夏燥湿化痰、降逆止呕时，多选姜半夏，温胃又不伤阴气阳气。再如辨治肝肾阴亏血虚，当滋阴补血时，尽量避开熟地黄、当归养血滋腻碍胃之性。又如先后天不足，肾阴虚火旺，治当滋阴清热时，绝少用知母、黄柏、栀子坚阴降火，以免戕伤元气。又如肿瘤术后元气耗损，特别是老年人放化疗后，选方用药特别讲究，清化痰浊时需要用到川黄连、桑叶，要求炒用，且用量少，也是避免伤害阴气阳气。

三、用阳失常——调之以复气机

（一）用阳失常分类

用阳之中分功能不足和功能失常，因功能不足都源自体质阴虚、气虚，且两者密不可分，已在体阴之阴气亏虚中作了阐述，这里用阳问题只集中谈其失常。“用阳”失调即气机失调，气的升降出入失常而引起气滞、气陷、气逆、气闭、气脱等病机变化。徐经世强调,“用阳”失常或障碍,重点表现在人体气机升降出入、聚散阖辟的运动失常或障碍上。

1. 气滞

气滞即气机郁滞的病机状态。徐经世认为,其形成主要由于情志抑郁、痰饮内停、食积不化、瘀血阻滞,或外伤侵袭、跌扑闪挫等因素,导致气机阻滞不畅,进而引发某些脏腑、经络功能失调或障碍,临床以闷、胀、痛为主要表现。由于气机升降多与肝主疏泄、肺主宣降、脾主升清、胃主降浊等功能有关,故气滞多与肝、肺、脾、胃功能失调关系密切。临床常见肺气壅滞、肝郁气滞或脾胃气滞等证。肺气壅塞,见胸闷、咳喘;肝郁气滞,见情志不畅,胁肋或少腹胀痛;脾胃气滞,见脘腹胀痛,休作有时,大便秘结。气滞可引起血瘀、津停(水湿痰饮),日久可郁而化热化火。

2. 气逆

气逆指气机上逆,是气机升降失常、脏腑之气逆乱的一种病机变化。徐经世认为,其多由情志所伤、饮食不节,或痰浊壅阻等所致。气逆最常见于肺、胃和肝等脏腑。肺以清肃下降为顺,若肺气上逆,则肺气失于肃降,发为咳逆上气;胃失和降,胃气上逆,则可有嗳气、呃逆、恶心、呕吐等症状;肝主升发,若肝气上逆,则升发太过,多表现为头胀痛、面红目赤或易怒。肝为刚脏,主动、主升,且又为藏血之脏,因此,肝气上逆严重时,可导致血随气逆,表现为咳血、呕血、吐血,或壅遏清窍而致昏厥。

3. 气陷

气陷是指气的升举无力,或以应升反降为特征的一种病机变化。徐经世认为,气陷多由气虚发展而来,尤与脾气相关。脾以升为健,脾气虚升举无力,易导致气陷,形成胃下垂、肾下垂、子宫脱垂、脱肛,常称“中气下陷”,还可伴随腰腹胀满重坠、便意频频,以及短气乏力、语声低微、脉弱无力等症。脾虚气陷,升清不足,头目失养,可见头晕、目眩、耳鸣等症。

4. 气闭

气闭指气机闭塞不通的一种病机变化。徐经世认为，此系情志刺激、外邪、痰浊等闭塞清窍所致，有闭厥、气厥、痛厥、痰厥之分，常发为跌扑、昏厥不醒等症。

5. 气脱

气脱指气虚之极，不能内守，导致大量脱失的病机变化。徐经世认为，由于体内气血津液严重损耗，以致脏腑生理功能极度衰退，真气外泄而陷于脱绝危亡之境。气脱与亡阳、亡阴都属于气的大量脱失，常互为因果。不同之处在于，亡阳是阴气阳气突然大量脱失，可见患者出现冷汗淋漓、四肢厥冷的寒象；亡阴是阴血耗损突然大量脱失，患者可出现汗多而温、脉数等热象；气脱则没有明显的寒象或热象。

（二）调之以复气机

五脏功能不畅受阻，治疗在于调理气机，徐经世的排序为肝胆、脾胃、肺，心肾本身没有气机调畅问题，心功能的不畅主要体现在血脉瘀阻上，肾功能的不畅主要体现在膀胱气化功能上。

五脏功能病变包括功能不足与功能失调两个方面，功能不足与脏气虚已合并论述于前，故这里所述五脏功能失常多指实证，也包括虚实相兼之证，治疗时要兼顾祛邪。徐经世认为，“腑病多实”，“脏实者泻其腑”，六腑宜泻，还要联系六腑而论。脏腑功能失常主要表现为气机（气的运动）、气化（气的变化）的失常，气机气化是生命活动的基本形式，无处不有。阴虚阳亢、气为阳用，用阳多端，用阳重调气机升降开阖，即使虚中夹实，亦当寓通于补。

五脏功能不畅受阻，治疗在于调理气机。所谓调理气机，是指用具有舒畅气机、调理脏腑作用的方药治疗气机阻滞或逆乱病证。徐经世治疗功用失常，喜用半夏、竹茹、白芍、酸枣仁、黄连、陈皮（橘红、橘络）、枳壳、梅花、合欢皮、远志、谷芽、天麻等。红参有伤阴之弊，熟地黄、黄精、当归之类有滋腻之患，徐经世在治疗脏腑功用失常中均比较少用，以免闭门留寇。

四、五脏体用——调治权重规律

就五脏本身阴阳病变，其实就是一个体质阴阳两端的排序、从量变到质变的问题。从临床疾病诊疗的权重角度，徐经世对脏体阴血虚损病变的排序为肝、肺、脾（胃）、心、肾；对阳气虚损病变的排序为脾、肺、肝、肾、心；对五脏功能不畅、功能失调的排序为肝胆、脾胃、肺、心、肾。为此，徐经世将五脏病变权重分出五级，其五脏体用病理变化量化标准及其计量见表 1-1。

表 1-1　五脏体用表现计分计量表

指标	肝（胆）	心	脾	肺	肾
五脏体阴虚	●●●●●	●●	●●●	●●●●	●
气阴虚体阳虚	○○○	○	○○○○○	○○○○	○○
功能失调	☯☯☯☯☯	☯☯	☯☯☯☯	☯☯☯	☯

第五节　三要素交互形成四组合病机

人体阴质（精血津液）之间关系密切，且与人体阴中之阳（气）相互依存，相互为用，故临床上病机三要素常相互影响而形成更复杂的组合病机。首先气和血的关系极为密切，元代滑寿《难经本义》将气与血的关系归纳为“气中有血，血中有气，气与血不可须臾相离，乃阴阳互根，自然之理也”。徐经世指出，气与血生理上相互依存，相互为用，病理上相互影响，血气不和，百病丛生。“气为血之帅”，气对于血，具有推动、温煦、化生、统摄的作用，故气的虚衰和升降出入异常，必然影响及血。“血为气之母”，血对于气，能够养气、载气，故血液亏虚、血行异常，也会导致气的不足、气的运行异常。“肝肾同源，精血互生”，“津血同源”，气与精及津液的关系，同于气与血的关系。

一、气阴两虚——阴阳双补

“体阴虚”合“体阳虚”即体阴(精血津液)不足,同时气不足,即气阴两虚。气阴两虚治应补其不足,调补阴阳,阴阳双补,回阳救阴。

(一)气阴两虚分型

1. 气血两虚

气血两虚,指气虚和血虚并存的病理状态。徐经世指出,其多因久病消耗,气血两虚;或先有失血,气随血耗;或先因气虚,致使血之生成障碍,生化乏源而血少;或出血等导致。临床表现为面色淡白或萎黄、气短乏力、形体瘦弱、心悸失眠、肌肤干燥、肢体麻木等气血不足的症状。气血是人的脏腑、经络等进行生理活动的物质基础,气血的生成与运行有赖于脏腑生理功能的正常。脏腑发病会影响到全身的气血,而气血的病变也必然影响到脏腑。

2. 气随血脱

气随血脱是指大量出血的同时,气也随着血液的流失而散脱,形成气血两虚的病理状态。徐经世认为,常由外伤失血、妇女崩漏、产后大出血等因素所致。血为气之母,血脱则气失去依附,气亦随之散脱而亡失,可见患者出现精神萎靡、面色苍白、冷汗淋漓,甚至晕厥等,转安则为气血两虚,恶化则为亡阴亡阳。

3. 气随津脱

气随津脱是津液大量丢失,气失其依附而随津外泄,从而导致阳气暴脱亡失的病理状态。徐经世认为,气随津脱多由高热、大汗或严重吐泻,耗伤津液所致。其临床表现,常见于剧烈的汗、吐、下之后,患者出现面色苍白或晦暗、气短、乏力、喘促等症,多由于高热伤津,或大汗出,或严重吐泻,多尿,耗伤津液,“吐下之余,定无完气”。津能载气,凡汗、吐、泻大量伤津时,必然气随津脱,轻者津气两虚,重者津气两脱,出现面白肢冷、呼吸气微、脉微的危重证候。

4. 精气两虚

徐经世指出，精气两虚以生长发育迟缓、生殖功能障碍及身体虚弱、少气乏力、气喘，甚至早衰为特征。

（二）治宜阴阳双补

气阴两虚治应补其不足，调补阴阳，阴阳双补，回阳救阴。徐经世常用补中益气汤配合参麦散、甘麦大枣汤，气阴双补。如一七旬老人咳喘，徐经世诊断为气阴两虚，化源失济，肺不主气，肾失摄纳，累及于心，治以益气养阴、纳气平喘，佐以通利（有面浮肢肿之实形，本虚标实）。另如一车祸颅骨骨折患者，出院后头晕，徐经世诊断为气血两虚，瘀血阻窍，颅脑失养，大气不转，治用人参养荣汤大补气血、活血清脑。对一双下肢浮肿十年，伴高血脂、高血压、脂肪肝的患者，徐经世分析认为，其乃水肿日久伤阴，气阴两伤，内环境失调，治用养益气阴、平衡内环境法，选丝瓜络利水，因其轻可去实，免过利过通伤阴。

徐经世治疗胃脘胀满，伴十二指肠球部溃疡、慢性胃炎病史，证属胃阴不足，运化不力，气机失调，治用养阴益胃、调节气机。他认为，不可固守辛通苦降法，恐徒伤胃液致九窍壅塞，痞满益甚，当遵清代新安医家叶天士《临证指南医案》之旨，“脾喜刚燥，胃喜柔润也，……凡遇禀质木火之体，患燥热之症，或病后热伤肺胃津液，以致虚痞不食，舌绛咽干……非用辛开苦降，亦非苦寒下夺，以损胃气，不过甘平，或甘凉濡润，以养胃阴，则津液来复，使之通降而已矣”。然徐经世强调，痞满其治，不论辛开苦降，还是甘凉濡润，行气消痞必寓其中，故仍需佐以绿萼梅、川朴花芳香行气。

二、体阴虚合用阳失调——补阴兼调用

（一）体阴虚合用阳失调

“体阴中之阴虚”合“用阳失调”即体阴中之阴（精血津液）不足，同时气机失调。因全身阳气之功能，需要借助体阴（包括阴气阳气）发挥作用，体阴虚（包括阴气阳气不足）则用阳不足，必定导致用阳的紊乱。阴损及阳，阴消阳无以生，阳随阴消长，体阴虚日久会累及用阳功能的阳虚，故不单独论述。

（二）治宜补阴兼调用

对体阴虚合用阳失调者，徐经世治以补阴兼调用。如治疗内伤厥阴头痛，辨证为肝阴不足、肝阳偏亢、肝风内动者，徐经世治以育阴潜阳、平肝息风。对于冲任失调，肝气上逆，阴虚火动，血热妄行引起的咯血，徐经世则治以滋水涵木合调摄冲任，加代赭石镇肝。清末张锡纯《医学衷中参西录》有言："赭石为铁氧化石，性同铁锈。"又言："生赭石压力最胜，能镇胃气、冲气上逆，开胸膈、坠痰涎、止呕吐、通燥结，用之得当，诚有捷效。"

如某慢性胆囊炎、胆结石患者，胁痛日久，徐经世分析认为，其性情急躁，肝阴不足，肝胆失利，治宜养阴柔肝、利胆止痛。他认为，清养则肝调络达，疏利则伤阴助火，方用一贯煎合芍药甘草汤。他强调，柴胡疏肝利胆、理气解郁，确为治疗肝胆疾病要药，然其性升散，有劫阴耗液之嫌，肝经郁滞初始未延及阴伤者用之，若阴虚肝火偏盛之质用之恐失经旨。他常引用清代邹澍《本经疏证·柴胡》中之言说："柴胡为用，必阴气不纾，致阳气不达者，乃为恰对。若阴气已虚者，阳方无依而欲越，更用升阳，是速其毙耳。"故徐经世常以郁金、绿萼梅芳香性平之品易柴胡。

三、体阳虚合用阳失调——补气兼调用

（一）体阳虚合用阳失调

"体阴中之阳虚"合"用阳失调"即体阴中之阳（气）不足，同时气机逆乱。因体阴中之阳（气）以体阴中之阴（精血阴津）为物质基础，全身气机的调畅以气的运行为根本，故体阴中之阳虚（气）多由体阴中之阴虚（血虚）日久而成。气为血之帅，血为气之母，《灵枢·营卫生会》曰："血之与气，异名同类焉。"故不单独论述。

（二）治宜补气兼调用

体阳虚合用阳失调者，徐经世治以补气兼调用。如临床治疗颈椎病见头目眩晕，证属肝郁脾虚、浊邪上干者，方仿半夏白术天麻汤，以疏肝健脾、息风除痰。他用到了葛根，因清代张璐《本经逢原》曰“葛根轻浮，生用则升阳生津，熟用则鼓舞胃气”。

如治疗一七旬老人呕吐，证属脾胃虚寒、肝气横犯，徐经世言当健脾温中、降逆和胃，治以六君合代赭石。清代《傅青主女科》云：“肝急则火动而逆也，肝气既逆，是以呕吐恶心之症生焉。”清末张锡纯《医学衷中参西录》云：“降胃之药，实以赭石为最效。”徐经世强调，生姜素有“止呕圣药”之称，取其煨者避其辛散助热之性，守而不走，专入中焦，以温胃止呕。

另有患者食管癌术后呕吐、幽门梗阻者，徐经世指出，乃术后脾胃功能受损，腑气不通，胃失和降，腑以通为用，急需通腑开闭、降逆和胃，当不用承气诸汤，因术后元气耗损，应巧取麝香、芒硝敷脐，通腑不伤正。

四、气阴两虚合用阳失调——阴阳同补调气机

（一）体阴阳两虚合用阳失调分类

“体阴之阴虚”合“体阴之阳虚”兼“用阳失调”，即气阴两虚、体阴之阴（精血津液）合体阴之阳（气）不足，同时气机失调。徐经世指出，阴损及阳，阴消阳无以生，阳随阴消长，体阴虚日久，会累及用阳功能的阳虚。阳损及阴，阳消阴无以化，用阳问题可转为体质阴虚。《素问·阴阳应象大论》曰：“阴胜则阳病，阳胜则阴病。”用阳实证可转为体阳虚（气虚）乃至体阴虚（血虚），且体阴虚气血津液不足，均会伴随用阳功能的失调。

1. 气滞血瘀

气滞血瘀可由气运行不畅引起血行障碍，也可因外伤等因素导致。徐经世指出，多与肝的生理功能密切相关，肝主疏泄而藏血，肝的疏泄功能在气机调畅中起着关键性的作用。此外，心主血脉而行血，故心的生理功能失常，多见血瘀进而导致气滞。气滞血瘀，在临床上常见胀满疼痛、瘀斑及癥瘕积聚等症。

2. 气虚血瘀

气虚血瘀是指气虚运动无力而致血行不畅，甚至瘀滞，气虚与血瘀

并存。徐经世指出，其轻者血行迟缓，运行无力，重者气虚无力行血，经脉失充且瘀阻，致使肢体失于气血之养，可见瘫软不用，甚至萎缩，或肌肤干燥、瘙痒、欠温，或肌肤甲错等气血不荣经脉的表现。

3. 气不摄血

徐经世指出，气不摄血是指气虚统摄血液功能减弱，血不循经，溢于脉外，包括中气不足、气虚下陷导致血从下溢，如咳血、吐血、衄血、发斑、便血、尿血、崩漏等。

4. 水停气阻

水停气阻是指水液停滞导致气机阻滞。津液的生成、输布和排泄，依赖于脏腑之气机的升降出入运动，故亦可称之为气率津行。津液气化失常，水液停贮为患，亦将使脏腑功能发生障碍，气的升降出入运动阻滞，形成水停气阻病变。徐经世认为，多由肺、脾、肾功能失常，引起津液代谢障碍，或气机的升降出入失调，或水停而加重气机阻滞。水饮阻肺，肺气壅滞，宣降不利，可见胸满咳嗽、喘促不能平卧、痰多；水饮凌心，阻遏心气，可见心悸、心痛；水饮停滞中焦，肝脾气机阻滞，可见脘腹胀满、腹大如鼓；水饮集于四肢，则可使经脉气血阻滞，可见四肢浮肿、沉重肿胀。

5. 血瘀津停

血行瘀滞致津液停聚，形成血水停滞或痰瘀互结。津液大量分布脉道之中，滑利血脉，促进血行；血中津液可渗出于脉外，津液与血液同属液态，且能相互转化，即津血同源。徐经世分析，某些原因使血液瘀滞，必然影响津液之运行；或先病津液停聚，聚为痰饮，或为水肿，阻滞血液运行，最终形成血水停滞或痰瘀互结。其临床表现常见水肿、膨胀、舌暗、脉涩等，痰瘀互结又可见癥瘕、积聚、噎膈、痛经、闭经、不孕、瘿病、脱疽等。

6. 津枯血燥

津枯血燥是指津液亏乏、枯竭，导致血燥虚热内生，或血燥生风。徐经世指出，津液是血液的重要组成部分，津血又同源于水谷精微，若因高热伤津，或烧伤而使津液大亏，或大量失血耗津脱液，或阴虚痨热，津液暗耗，均会导致津枯血燥。其临床表现常见心烦、鼻咽干燥、肌肉消瘦，或五心烦热、皮肤干燥，甚或皮肤瘙痒、脱屑、舌红少津、脉细数等症。

7. 津亏血瘀

津亏血瘀即津液亏损，血液运行不畅。津液充足是保持血脉充盈，血液运行通畅的重要条件。徐经世指出，若因高热、烧伤，或吐泻、大汗出，或因久病耗津伤液等因素，导致津液大量消耗，则津液亏少而血亦亏虚，使血液循行滞涩不畅，即可发生血瘀之病变。清代新安医家周学海《读医随笔》说："津液为火灼竭，则血行愈滞，……夫血犹舟也，津液水也。"即说明了津亏可导致血瘀的机制。其临床表现常在原有津液亏损不足的基础上，出现舌质紫绛，或见瘀点、瘀斑，或肌肤干涩，甚则甲错，并有脱屑，或斑疹显露等症状。

（二）治宜阴阳同补加调用气机

当出现体阴阳两虚合用阳失调时，徐经世常以阴阳同补加调用气机治之。如其曾治疗一患者，术后咳嗽，证属气阴两伤，肝气横逆，肺失肃降，徐经世治以养阴清肃、镇肝。另一花甲老人患胸痹，证属气阴两伤，脉络瘀滞，徐经世治以益气养阴、活血通脉，以益气敛阴为主，方选炙甘草汤通血脉、荣心血。徐经世指出，不寐病因，虚则为阴虚火旺、水火失交和心脾两虚、血不养心，不寐实者则由肝郁、痰热或郁久阴伤、阴虚燥热。

以上均体现了徐经世寓调用气机于阴阳同补之中的治疗原则。

第六节　脏腑辨治有常有变

徐经世论治内科杂病以"脏腑辨治"为要，指出五脏疾病各有其传变，强调临床应做到有"常"有"变"。所谓"常"，就是论治本脏系统的疾病之方法，而“变”就是在论治他脏系统引起本脏系统疾病所要运用的思维和方法。人体各脏不能绝对孤立对待，要考虑其所影响的脏及本身可能受到的影响，从而以全局观点来判断转归。在“变”的认知上，他认为应该以气血生化为生理基础，以五行生克制化乘侮为理论框架，并参考气候、地域、病邪性质等诸多致病因素的特点，有针对性地辨析病机，从而找出最佳切入点，得出最优诊疗思路和方药。

《素问·五运行大论》有言：“气有余，则制己所胜而侮所不胜；其不足，则己所不胜侮而乘之，己所胜轻而侮之。”《玉机真脏论》谓：“五脏受气于其所生，传之于其所胜，气舍于其所生，死于其所不胜。”《黄帝内经》所论天之五气、地之五行，布五方之政令，化生五脏五体（筋、脉、肉、皮、骨），皆五者之运行。在徐经世看来，具体就是“五行”在人体的运行，以生克侮乘等理论论述五脏之间的相互依存、相互制约的关系。他强调，中医学要求医者在诊察疾病时，必须以系统观、整体观、联系观、变化观去看待，不可“只见病不见人”，要了解和掌握脏腑、表里、相生相克之关系，知悉疾病转归之规律，如“见肝之病，知肝传脾”等。在临床实际诊疗当中，他常以肝为“变”之核心，立法遣方多从“调肝”为先。

一、五脏生理病理相互关系

徐经世指出，中医在“整体观”理论指导下，从气血生成、水液代谢、水谷运化的生理功能，到脏腑功能失调所导致的病理状态，始终把五脏系统紧密地联系在一起看待。

1. 心与肺

心主血，肺主气。人体脏器组织机能活动的维持，有赖于气血循环来输送养料。血的正常运行虽然是心所主，但须借助于肺气的推动；而积存于肺内的宗气，要灌注到心脉，才能畅达全身。

2. 心与肝

心为血液循环的动力，肝是贮藏血液之脏。徐经世强调，心血旺盛，肝血才能充盈，既可营养筋脉，又能供给人体正常活动。如心血亏虚，引起肝血不足，则可导致血不养筋，出现筋骨冷痛、手足拘挛、抽搐等症；反之，肝郁化火，可以扰及于心，又可出现心烦、失眠等症。

3. 心与脾

脾所运化的水谷精微，需借助血液的运行，才能输布全身；而心血又依赖于脾所吸收和转输的水谷精微所生成。再者，心主血，脾统血，脾的功能正常，才能统摄血液。

4. 心与肾

心肾两脏互相作用，互相制约，以维持生理功能的相对平衡。正常状态下“心肾相交”，心火下降，肾水上升，上下相交，阴阳相济；病理情况下“心肾不交”，肾水不足，不能上济于心，则心火偏亢，两者失调。

5. 肝与脾

肝主藏血，脾主运化水谷精微而生血。脾虚影响血的生成，可导致肝血不足，出现头晕、目眩、视物不清等；肝喜条达而恶抑郁，若肝气郁结，横逆犯脾，可出现腹痛、腹泻等。如术后头痛头晕，徐经世判定为肝郁脾虚，治用补中益气汤合半夏白术天麻汤调和肝脾。

6. 肝与肺

肝气升发，肺气肃降，关系到人体气机的升降运行。徐经世指出，若肝气上逆，肺失肃降，可见胸闷喘促；肝火犯肺，又可见胸胁痛、干咳或痰中带血等症。

7. 肝与肾

肾藏精，肝藏血，肝血需要依赖肾精的滋养，肾精又需肝血不断地补充，两者相互资生。肾精不足，可导致肝血亏虚；肝血亏虚，又可影响肾精的生成。徐经世特别指出，若肾阴不足，肝失滋养，可引起肝阴不足，导致肝阳偏亢或肝风内动等证候，如眩晕、耳鸣、震颤、麻木、抽搐等。

8. 肺与脾

脾将所化水谷精气上输于肺，与吸入清气相结合而成宗气。徐经世强调，宗气的强弱与脾的运化有关，脾气旺则宗气充。脾虚影响到肺，如慢性咳嗽、痰多稀白、容易咳出、体倦食少等症，病症虽然在肺，而病本则在于脾，即所谓“肺为贮痰之器，脾为生痰之源”。

9. 脾与肾

脾阳依靠肾阳的温养，才能发挥运化作用。肾阳不足，可使脾阳虚弱，运化失常，则出现黎明泄泻、完谷不化等症；若脾阳虚衰，亦可导致肾阳不足，出现腰膝酸冷、下肢水肿等。

10. 肺与肾

肺主肃降，通调水道，使水液下归于肾。肾主水液，经肾阳的蒸化，使水中之清，上归于肺，依靠脾阳的运化，共同完成水液的代谢。肺、脾、肾三脏，一脏功能失调，即可引起水液潴留而发生水肿。肺主呼吸，肾主纳气，两脏有协同维持人体气机出入升降的功能。

徐经世认为，人是一个整体，五脏系统之间联系密切，某一脏腑出现病理变化往往并非孤立存在，而是既对其他脏腑产生不同程度的影响，又受着其他脏腑变化的制约。他强调，在具体临床实践中，无论何脏腑病变，论治之时都应该考虑到“肝”的影响，古人早有“肝为五脏之贼”的说法。

清代新安医家周学海以肝为“握升降之枢者”，即生理状态下，肝通贯阴阳，总统气血，斡旋枢机，肝木之气敷和，则心火之气得以宣通，脾土之气得以运化，肺金之气得以收敛，肾水之气得以封藏。清代李冠仙《知医必辨·论肝气》认为“人之五脏，唯肝易动难静”“惟肝一病，即延及他脏”；沈金鳌《杂病源流犀烛·肝病源流》亦认为有厥阴“其气无所不乘”，或衰或亢“反为诸脏之残贼”。均与徐经世所见略同。

二、五行生克乘侮传变规律

不仅五脏五行功能特性对应，而且五脏五行生克制化，生我、我生、克我、我克，每一脏均有他脏资助而不致虚损，又克制另一脏使其不致过亢。本脏之气太盛，则有他脏之气制约；本脏之气虚损，则又可由他脏之气补足。这种生克关系把五脏紧紧联系成一个整体，保证了人体内环境的对立统一。除了五行生克制化胜复外，明代张介宾在《类经图翼·五行统论》中，又明确提出了“五行互藏”之说，即“五行者，水火木金土也……知五之为五，而不知五者之中，五五二十五，而复有互藏之妙焉”。即五行中任何一行又复有五行，如木行中又具木火土金水成分，余类推。

“五行生克”“五行互藏”，生理上五脏相互滋生、相互制约，病理上“五行乘侮”，五脏相互影响，这种病理传变可分为相生关系传变和相克关系传变。治疗上根据五脏疾病传变规律，“先安未受邪之地”以控制传变。《难经》《金匮要略》均不约而同地提出了“见肝之病，知肝传脾，当先实脾”的命题，五行学说体现出“既病防变”的治未病思想。

（一）相生关系传变

包括“母病及子”和“子病犯母”两个方面。

1. 母病及子

母病及子又称“母虚累子”。如水不涵木，在肾则为肾阴不足，多见耳鸣、腰膝酸软、遗精等；在肝则为肝之阴血不足，多见眩晕、消瘦、乏力、肢体麻木，或手足蠕动，甚则震颤抽掣等。阴虚生内热，故亦现低热、颧红、五心烦热等症状。徐经世指出，相生关系的疾病传变虽有发展，但互相滋生作用不绝，病情较轻。

2. 子病犯母

子病犯母又称“子盗母气”。如心火亢盛致肝火炽盛，有升无降，最终导致心肝火旺。心火亢盛则现心烦或狂躁谵语、口舌生疮、舌尖红赤疼痛等症状；肝火偏旺则现烦躁易怒、头痛眩晕、面红目赤等症状。徐经世指出，病由心及肝，由子传母，病情较重。

（二）相克关系传变

包括“相乘”和“反侮”两个方面。

1. 相乘

相乘即相克太过。如木旺乘土，肝气横逆，疏泄太过，克伐脾胃，导致消化机能紊乱，在肝则为眩晕头痛、烦躁易怒、胸闷胁痛等症状，及脾则表现为脘腹胀痛、厌食、大便溏泄或不调等脾虚之候，及胃则表现为纳呆、嗳气、吞酸、呕吐等胃失和降之证。木旺乘土，除见肝气横逆的病变外，往往兼有脾气虚弱和胃失和降的病变同时存在。

2. 相侮

相侮又称反侮，反克为害。如木火刑金，由于肝火偏旺，影响肺气清肃，临床表现既有胸胁疼痛、口苦、烦躁易怒、脉弦数等肝火过旺之症，又有咳嗽、咳痰，甚或痰中带血等肺失清肃之候。肝病在先，肺病在后，由肝传肺。

三、五脏病变治疗原则

(一) 虚则补其母、实则泻其子

“虚者补其母，实者泻其子”，《难经》所确定的治则为历代医家所遵循。临床常用治法有滋水涵木（滋补肝肾）、益火补土（温肾健脾）、培土生金（补养脾肺）、金水相生（补肺滋肾）、泻火清木、宣金澄土、泻土清火诸法。如水不涵木，补肾水以生肝木；肝火炽盛，有升无降，肝实之证，可用泻心火法，以助泻肝火。

(二) 抑强扶弱

“东方实，西方虚，泻南方，补北方”，《难经》确定的抑强、扶弱治则为历代医家所奉行。常用治法有抑木扶土（疏肝健脾）、培土制水（健脾利水）、佐金平木（泻肝清肺）、泻南补北（泻心火滋肾水）、补南泻北（通阳利水）、补火暖金、泻火润金（清心滋肺）等。如木旺克土，肝气横逆，犯胃克脾，肝脾不调，肝胃不和，用疏肝、平肝为主；木壅木侮，脾胃壅滞，影响肝气条达，当以运脾和胃为主；木不疏土，肝虚郁滞，影响脾胃健运，治宜和肝为主，兼顾健脾。

徐经世指出，运用五行生克规律治病要注意两点。一是须分清主次，或治母为主、兼顾其子，或治子为主、兼顾其母，或抑强为主、扶弱为辅，或扶弱为主、抑强为辅，从矛盾双方斟酌考虑，不可顾此失彼。二是既要正确掌握运用五行生克规律，又要根据具体病情进行辨证施治，不可拘泥。

四、临床应用验案举隅

1. 泄泻案(木乘土位)

肖某,男,9岁,2019年8月23日来诊。患儿自出生开始即间断腹泻3天,3岁时行两次肠梗阻手术,术后症情有所减轻,但仍腹泻。刻诊:大便日行2~3次,不成形,便前腹痛,便后痛减,纳食较差,夜眠不安,形体偏瘦,舌红苔薄,脉细弦。以舌脉相参,此病系由木乘土位,胃肠不和所致。治以扶土抑木,调和胃肠。方药:太子参15g,炒白术12g,陈皮10g,炒白芍15g,防风10g,杭麦冬9g,焦山楂10g,炒酸枣仁15g,炒川黄连2g,绿萼梅15g,炒谷芽25g。10剂。

【按】从本案患者典型症状“大便日行2~3次,不成形”及“便前腹痛,便后痛减”来分析,即五行相乘理论中“木乘土位”所特有症状,所谓“泻责之于脾,痛则之于肝”,病位虽在脾胃,而病因责之于肝。方选扶土抑木之“痛泻要方”,方中白术燥湿健脾,白芍养血泻肝,陈皮理气醒脾,防风散肝舒脾,功可补脾土而泻肝木,调气机以止痛泻。方症相应,故收效迅捷。

2. 咳嗽案(木火刑金)

苏某,男,29岁,2020年1月17日来诊。患者年近三十,咳嗽反复发作时逾3年,每年均持续3个月有余,咳嗽前无诱因,作则咽痒干咳而无痰,偶伴少许涎沫,二便调畅,睡眠梦多,舌红苔薄,脉细弦。按其症情,系由木火刑金,肺失清肃所致,证属内伤咳嗽,拟予清泻心肝、肃降理肺以调之。方药:北沙参20g,杭麦冬12g,北五味子10g,炙桔梗10g,净蝉蜕6g,炙远志10g,金沸草10g,夜交藤15g,炒川黄连3g,芦根20g,生甘草5g。10剂。

【按】本案患者年纪尚轻,但病程已久,虽病位在肺,而咳作无痰,非肺脏本体之病,参合其他症状,可知其乃为肝火上冲肺金,正合“钟非叩不鸣”之意,治疗上当清泻肝火与肃肺降气同施,遂可获速效。

3. 不寐案(心肾失交)

王某,女,49 岁,2009 年 12 月 15 日初诊。因家庭变故,终日闷闷不乐,近 3 年失眠多梦,易醒,醒后不易再入睡,身体时有潮热,热时则满脸通红,头昏心烦,手足心热,腰酸乏力,咽干,喜饮水,二便调,舌红少苔,脉细数。考之乃系肝肾阴虚、虚火上扰之象,拟予滋补肝肾、引火归原为治。方药:北沙参 20g,干生地黄 18g,熟女贞子 15g,墨旱莲 15g,石斛 15g,杭麦冬 12g,远志 10g,酸枣仁 30g,珍珠母 40g,川黄连 3g,肉桂 1g,琥珀 9g。10 剂。

二诊,药后患者述睡眠有所改善,但身体仍时有潮热感,心烦易怒。此乃肝肾阴虚,龙雷之火较盛。原法去远志、琥珀,加炙龟板 30g,磁石 40g,再进 10 剂,以观其变。

三诊,睡眠改善明显,潮热、心烦、咽干等症亦减,嘱其原方制成膏继服,以收全功。

【按】前辈医家丁甘仁曾言:"阳入于阴则为寐,阳出于阴则为寤也,肾阴不足,水不济火,心火不能下通于肾,肾阴不能上济于心,阳精不升,水精不降,阴阳不交,则为不寐,此不寐之本也。"本案患者年近五旬,精血衰耗,天癸将竭,肝肾阴亏,阳不入阴,心肾不交,心火亢盛,而不得安眠,治当泻南补北、引火归原。方中炙甘草汤合二至丸,滋养肝肾之阴以治其本;心肾不交,虚火上扰,故用交泰丸,交通心肾,以治其标。二诊时,根据症情,虚火之势仍盛,故加以炙龟板、磁石等介石之类以潜镇。炙龟板滋阴潜阳、养血补心,其滋阴之功独强,肾阴不足、虚阳扰神之不寐者,用之最为稳妥。

第二章 特色辨治体系

国医大师徐经世诊治疾病以五脏辨治为本，在具体五脏辨治中又坚持以肝为纲，辨清五脏体阴用阳病机所在。他遇到任何一个患者，最先考虑从体质上护住五脏，用药选择斟酌再三，既针对病邪又调养五脏，至少不伤害五脏，力求两全其美，临证辨治各类疾病有一个基本的底子，即以五脏因机证治为基础配合对症治疗，强调临床常规治疗应着眼于整体调节，标本兼施，选方用药，切中病机，确为关键。

“医不精方药，难以成良医”，徐经世认为，取方用药，以效为本，方药的取用又贵圆活变通，把握分寸，抓住主要矛盾，权衡利弊，标本兼顾，或“重拳出击”，或“点到为止”，或“润物无声”，或“双管齐下”。他认为一首好的方剂，必须经历反复临床验证，方能证明其疗效的可重复性及稳定性。如何更好地发挥方剂疗效，关键在于医者的掌握和运用。有鉴于此，徐经世诊余之际，对数十年临床效验之剂进行归类整理，方中各药物之剂量按其临床常用量取之，按五脏方队的格式编排，为每一脏订立治法，并给出具体五脏基础方药，指导临床。用药方面，徐经世多考虑归经和作用脏腑。同时考虑到脏腑相为表里，在发病上脏腑同病，常以脏病为主，治疗上也都从五脏入手，以自己用药定量的经验，按五脏系统辨证。

徐经世五脏系统疾病辨治规律，还体现在临床诊治特别是遣方用药中，常按心病、肝病、脾病、肺病、肾病“五脏疾病系统”归类，由此总结归纳出各脏疾病系统原则。需要补充说明的是，徐老在论治具体各脏系统的疾病时，往往基于实体性脏器概念，但机理的分析阐述，仍然基于整体系统的传统中医五脏概念，仍然是传统中医整体辨证、天人合一、格物致知的系统思维。现分述如下。

第一节　肝系疾病治宜清养体阴重理气

徐经世认为，在生理基础上“肝为五脏动力”，病理机制上“肝为五脏之贼”，脏腑辨治“以肝为纲”，肝系疾病治宜清养体阴、重理气。肝体偏阴，肝阴受伤当清养肝之体阴；木性条达，肝胆气虚当辛补达阳；肝用失常当疏肝理气。肝阴虚分为肝阴不足、阴虚肝郁、阴虚火旺、肝肾阴虚、温病伤阴、久病久郁六种类型，故当滋补肝阴、滋阴柔肝、育阴潜阳、滋水涵木、顾及阴津、当固肝阴。肝疏泄不及当疏肝理气，疏泄太过当收敛。

一、肝体阴虚——清养体阴

肝体偏阴（阴中之阴），肝阴受伤当育肝养阴。肝体阴，阴病多虚，易损而难生，临床常见肝阴、肝血等有形之质的虚损。但临床单纯肝阴亏虚、肝血不足极少见，常与肝气郁结、肝阳上亢、血虚生风、肝肾阴虚和血不归藏相伴相随，互为因果，相互影响，相互转化。

徐经世指出，肝阴不足、肝体失养往往引起肝郁气滞、虚风内生、虚火上扰、相火妄动、肝不藏血，反之郁久伤肝阴、肝火伤肝阴、相火扰肝阴、失血损肝阴，久病伤阴、温病伤阴，亦多有伤肝阴之象。清代新安医家叶天士之所以强调“肝体阴而用阳”，就是因为病理上肝阴更易虚损、肝体阴虚阳亢，临床表现特别突出。

“凡事预则立，不预则废”。徐经世认为，治疗之中当优先采取酸甘化阴之法，滋肝阴、养肝血以固肝体。所谓“酸补肝体”，重点在酸甘化阴，其用药多取北沙参、酸枣仁、石斛、白芍、麦冬、生地黄、淮小麦、太子参、女贞子、旱莲草、杜仲、牡蛎等配伍用之，其中北沙参、石斛、白芍滋阴柔肝，酸枣仁专补肝胆，助阴气，敛阴生津，尤为常用。

（一）肝阴不足，滋补肝阴

清代新安医家叶天士有言“肝为至阴之脏”，“肝受血而能视，足受血而能步，掌受血而能握，指受血而能摄”，肝不藏血，肝血亏虚，濡养失职，筋脉失养，筋、爪、目出现异常。徐经世解释说，血不养目，则视物模糊、雀目、眼干涩、视力减退；血不养筋，则筋脉拘急、屈伸不利、肢体麻木、肌肉颤动、手足瘛疭，运动能力减退，老年人动作迟缓不便，容易疲劳，《素问·上古天真论》所谓“丈夫七八，肝气衰，筋不能动”；血不荣爪，则爪甲萎软而薄，枯而色夭，甚则变形、脆裂。

肝为经血生成之源，肝与冲脉并称为血海，肝血不足，血不充盈冲任，则女子月经量少，甚至闭经。肝藏血功能失调，血不归经，溢于脉外，出现吐血、衄血、咯血、崩漏等，徐经世常以仙鹤草、贯众炭、蒲黄炭等配伍用之。肝血不足，血不养魂，而见失眠多梦、梦魇梦呓、梦游或幻觉等症；怒伤肝，肝阴不足、肝阳偏亢于发怒，当平肝；肝气虚、肝血不足，易郁怒，宜以疏肝法。

"人卧血归于肝"，徐经世强调，阴血易损而难生，肝血不足首要在于休养生息，中医治疗主以四物汤、八珍汤之类补血；肝阴受伤，徐经世常以北沙参、杭白芍、石斛滋阴柔肝以养肝体。

（二）阴虚肝郁，滋阴柔肝

肝阴不足，肝失所养，或致血虚肝郁相依而生，或致肝气郁结，郁久伤阴，或致郁而化火，耗气伤阴，或致肝经郁热，滞而伤阴，或致郁热内蕴，上扰心神，或致痰郁气滞，阳浮于上。常见胁痛、吞酸、消渴、胃脘胀痛、口干口臭、头痛头晕、失眠多梦、自汗盗汗、粉刺丘疹等病症，西医诊断多为慢性胆囊炎、胆结石、慢性肝炎、慢性胃炎、幽门螺杆菌感染、胃及十二指肠溃疡、糖尿病、肋间神经痛、神经症、痤疮、手术后诸症、妇女绝经前后诸症，病前病后多有情志不遂如焦虑、抑郁、思虑过度、心情压抑等。

徐经世认为，治当以柔肝解郁之法，重调肝而非疏肝，调达木郁之中更重养阴，治木郁之中要顾及肝阴，疏肝理气之中也要防伤肝阴，不可辛散疏泄太过，可遵叶天士"苦辛凉润宣通"之旨，滋阴养血以作治郁之变通。徐经世喜用一贯煎等加减，滋阴疏肝，治疗阴虚肝郁，重用北沙参、麦冬、生地黄养阴。虚郁疼痛加白芍养血柔肝，不寐多梦加酸枣仁养血安神，口干烦渴加石斛等品。多注重滋阴养血以柔肝，也所谓"壮水之主以制阳光"之义也。他以加味逍遥散去柴胡加生津养胃之石斛，治疗肝胃不和之两胁胀痛、胃脘胀痛；黄连温胆汤佐甘寒苦寒之石膏，治疗肝郁化火伤阴之口干口臭；白芍、生地黄加二至丸，滋阴养血，治疗血虚肝郁之面部痤疮，均寓养阴之治于其中，或治既成之阴虚，或防将伤之阴体。

（三）阴虚火旺，育阴潜阳

肝阴亏损，无以制约阳气，而致阴虚阳浮；肝阴不足，不能凝敛血液于肝脏，而致虚火内扰，阴火内动，加之郁火伤阴，日久进一步加重肝阴受损。徐经世认为，阴虚火旺可导致胁痛、积聚、心烦、少寐、多梦、头痛、头晕、盗汗、口干咽燥、咯血、男子遗精早泄、妇女月经稀少或经期延长等症，常见于胆囊炎、胆囊息肉、乙型肝炎、肝硬化、高血压、糖尿病、甲状腺功能亢进症、更年期综合征等，其治以育阴泻火、滋阴制阳，主以黄连阿胶汤加减，阴虚甚者可加北沙参、麦冬、生地黄、女贞子，兼胃阴虚者加石斛、玉竹，失眠者可加远志、合欢花。

（四）肝肾阴虚，滋水涵木

肝郁阴虚往往与肝肾阴虚为伍，相生相伴，相互影响。徐经世认为，肝郁阴虚是肝肾阴虚的发病机理，肝肾阴虚，相火上炎，风阳上扰，阳浮于上，肝是致眩之本；水不涵木，相火内炽，久损肝肾，筋骨受累，肝阴不足是致肾阴精微有亏之因；木郁化火，肝经血燥，血燥生热，血热妄行。在肝肾病理关系上，肝始终占主导地位，亦体现了徐氏以肝为纲的辨治思想。

肝肾阴虚导致眩晕、耳鸣、口疮、口干口臭、鼻腔干燥、烦热消渴、盗汗、不寐多梦、心慌心悸、水肿、痹证、瘰疬、瘿瘤、痰核、郁证、脏躁等，常见于胆固醇结石、过敏性紫癜、心动过速、甲状腺功能亢进症、腋下淋巴结肿大，糖尿病、干燥综合征及其前兆，高血脂、高血压、脂肪肝，风湿热、风湿性和类风湿性关节炎、骨关节炎、良性肿瘤及其术后，绝经前后诸症、围绝经期综合征、人流术后、不孕症等。

徐经世指出，虚则补其母，肾为肝之母，补肾即所以补肝。肝肾阴虚治宜滋水涵木，柔养下元，滋补肝肾，滋阴潜阳，滋阴清热，调节内环境。宜酸味收之，厚味以补真元，重在柔养滋养，喜以二至丸为主，六味、杞菊、麦味、归芍之地黄丸系列合而用之，滋水涵木宜女贞子、旱莲草、杜仲、枸杞子、熟地黄、牡蛎、狗脊、阿胶、菟丝子之类，女子可服阿胶和乌鸡白凤丸等。

徐经世经验，左归丸、滋补肝肾丸都可选用，佐以清泻肝火，清平相火，引火归原，或其他清热解毒、淡渗利水、凉血和络、清泻胃腑等对症以治之。生脉饮合知柏地黄丸滋水涵木、滋阴清热，可用于治疗糖尿病、干燥综合征前驱征兆；玉女煎配伍清泻胃腑药，柔养肝肾，清泻肝火，治疗阳明燥热阴虚之消渴；六味地黄丸合二至丸滋养肝肾、凉血和络，治疗肝肾阴虚、血热妄行之过敏性紫癜。

即使对症治疗，徐经世也多从养阴角度考虑，如相火内炽之瘿瘤，取玄参滋阴降火以治其本，不治瘰而瘰自消，且为治咽喉肿痛要药，用之极为适宜；水肿日久伤阴，内环境失调，治当养益气阴、平衡内环境法；湿邪阻络者，选用丝瓜络轻可去实，利湿通络而不伤阴，如双下肢浮肿，阴虚阳亢，温阳利水则伤阴，燥湿发汗则助热，往往取丝瓜络、泽泻等淡渗利水，以免过利过通而伤阴。

（五）温病伤阴，顾及阴津

外感热邪，热毒炽盛，灼伤阴液，津液速耗，或热病后期津液大伤，阴液枯竭，筋脉失养，虚风内动，或温病日久，后期精血亏虚和动风病证；内伤发热，寒热不规律，久热不退，消耗阴液，或肝郁脾虚，湿邪内蕴，反复发作，耗血伤阴。对于病邪伤津耗液，宜用甘寒清热之剂养阴生津，并贯彻于疾病的治疗始终。徐经世颇喜用北沙参、干生地等药，认为用之于外感热证极为切题。

又有热毒炽盛或湿热蕴结，清热利湿退黄中过用苦寒消利之剂，伤及脾胃、耗其津液；木火熏蒸湿土，日久不愈，肝热胃寒，致吞酸等症，屡用辛开苦降也伤及阴液，出现肝阴不足之象；湿热久用淡渗利尿，伤及阴液；血热妄行、热极生风之证，清肝泻热也可能伤及肝阴。徐经世强调，治疗外感湿热风热、肝郁内热血热之证，不可一味苦寒清热燥湿，要处处顾及体内阴液的盈亏，滋阴而不碍湿。

如其治疗热久邪气内陷、深入阴分的肝胆疾病，方选青蒿鳖甲汤，取鳖甲直入阴分，滋阴退虚热，以协助青蒿芳香清热透毒，引邪外出；治疗阴黄、阻塞性黄疸、肝内胆管结石梗阻，自拟消化复宁汤养阴生津、宁心敛汗，而不施用大黄、硝石、海金沙等利胆消石；治疗湿热黄疸，常配伍石斛、沙参、女贞子、白芍等甘寒灵动之品，而不是一味清热利湿退黄、淡渗利尿；治疗湿邪内蕴、反复发作的湿疹，常用生地黄一味；治疗慢性荨麻疹、过敏性鼻炎，常于清肝泻热、凉血祛风之余加顾阴之药；及治小儿痫证用麝香开窍醒神，用量也极少，恐辛温走窜，伤人阴液。

另一方面，肝胃相因，胃阴不足，土不养木，肝阴受损，损及胃阴，均造成肝胃阴亏。清代新安医家叶天士提出"用药忌刚用柔"，酸甘化阴，徐经世以沙参、麦冬、石斛等甘味，与木瓜、乌梅、白芍等酸味柔肝缓急合用，取甘能令津还，酸能制肝、敛阴生津之用。临床又多见有肝胆郁热、脾胃虚寒证，徐经世辨治尤有体现，他不用干姜、炮姜温中散寒，常取少量煨姜或桂枝 3～5g，温中和胃，温而不燥，以防过于温燥失度，加重郁热而伤阴。

（六）久病久郁，当顾肝阴

久病多郁，久郁伤阴，津液失布，诸症纷起。肝阴亏虚每多见于长期慢性病患者、久病失治患者、老年和妇女患者、肿瘤等手术后患者，前述肝肾阴虚与温病伤阴也有所体现，如糖尿病、痹证后期、尪痹、慢性肝炎、肝热胃寒之吞酸、顽固性湿疹、不孕症、肿瘤术后等，徐经世更注重顾及肝体，每每补加北沙参、杭麦冬、生地黄、枸杞子滋养肝阴之品，或加用益气养阴之药，喜用一贯煎养肝体、柔肝阴。

如胆管吻合术后，肝功能异常，病久肝体受损，其用一贯煎施治；原发性肝癌术后，患者多为长期慢性肝炎发展而至，治以甘寒养阴、滋养肝阴；治疗肿瘤术后转移发热，清解之后加用养益气阴之品，故养肝阴始终是其不二选择。

二、肝胆气虚——辛补达阳

肝具升发之性，肝气虚弱，疏泄不及，升发无力，可致气虚乏力，血行不畅，月经愆期；肝气虚则恐，因虚而郁滞，出现“肝气虚证”，症见郁郁寡欢、意志消沉、胆怯善恐、懈怠气短、头晕目眩、两胁虚闷疼痛、视物不明、不耐劳作、时常太息、舌淡、脉弱。隋代巢元方《诸病源候论·肝病候》曰：“肝气不足，则病目不明，两胁拘急，筋挛，不得太息，爪甲枯，面青，善悲恐，如人将捕之，是肝气之虚也。”肝胆相济，肝胆相照，肝胆气虚或心胆气虚，多见善惊易恐、胆怯等精神情志异常。

木性条达，郁遏之其气不扬，辛以补之，所以达其气，徐经世主以黄连温胆汤加减，药宜天麻、柏子仁、苍术、菊花、细辛、决明子、谷精草、生姜之类。肝藏血，疏泄气机，收摄血液，如固摄无力，则肝不藏血，治宜补肝气、兼补脾气，玉屏风散、补中益气丸、补肝散、小补肝汤等。肝气本虚，寒犯肝经，进一步发展到阳虚生寒，形成肝阳虚证，出现形寒怯冷，胁下作痛，忧郁善恐，怏怏不乐，视物不明，男子滑精、阳痿、不育，女子带下清冷，宫寒不孕，舌淡苔白，脉沉细等。肝阳主温煦、升动，肝阳不足则肝阴偏盛，易发生升发不足，可见肝脉寒滞。但肝气肝阳有余，常表现为肝功用失常。

三、肝用失常——疏肝理气

金元朱震亨《局方发挥》有谓“上升之气，自肝而出”。清代新安医家叶天士在《临证指南医案·肝风》中指出：“肝为风木之脏，因有相火内寄，体阴用阳，其性刚，主动主升。”故肝之用以疏泄气机、调畅气血津液运行为主，“肝用”失常当疏解；肝体阴用阳，临床常见肝风易动，肝气易逆，肝阳易亢等“肝用有余”之证。王旭高《西溪书屋夜话录》认为“肝风、肝气、肝火三者同出而异名”，《素问·至真要大论》云“诸风掉眩，皆属于肝”。“肝用”太过者，宜平之、清之、潜之、镇之、抑之，泻之、凉之、舒之、调之、达之、缓之、摄之，合“肝用”之求，徐经世常用小柴胡汤、逍遥散、四逆散、柴胡疏肝散、金铃子散、龙胆泻肝汤、天麻钩藤饮、镇肝息风汤等，正如叶天士所言“为肝用太过，宜制其用”。

如各种肝胆胃肠术后、肿瘤术后和气血津液病证、肢体经络病证、皮肤科疾病，徐经世也都融调肝治肝于辨治之中。如胆囊结石术后，阻塞性黄疸，系湿蕴木乘者，自拟消化复宁汤；胆管吻合术后，肝功能异常，胃脘部刺痛不适，疏泄失利，痰浊阻滞，治宜疏肝利胆，化浊和中，清化痰浊，方拟黄连温胆汤、小柴胡汤、自拟降酶退黄合剂；食管裂孔疝，呕吐，噎膈，胃痛，上消化道出血，忧思恚怒，胸胁窜痛，嗳气呃逆，治以疏肝解郁、降逆和胃，取以柴胡疏肝散、旋覆代赭汤。

（一）疏泄不及

肝失疏泄，气机不畅，气机郁结，郁怒不解，治以疏肝。徐经世指出，肝喜条达而恶抑郁，肝气郁结，疏泄失职，多见情志抑郁、善太息、胸胁、两乳或少腹等部位胀痛不舒；时代变迁，当今因郁致病、因病而郁者多有之，肝郁不达予开郁，治郁之法重在理气，治当疏肝理气、条达木郁，方拟逍遥散、四逆汤、温胆汤、柴胡疏肝散之类。

肝气郁结，杂证颇多。气机郁滞，三焦水道不通，则形成臌胀、水肿；肝不摄血，肝气不畅，气不行血，血行不畅，则出血凝血、女子痛经、闭经；肝气郁结过久，气滞血瘀，出现胸胁胀痛、胁下肿块、舌紫暗等；湿热交阻，肝胆疏泄失常，或湿热循经下注，形成肝胆湿热证，则出现口苦、纳呆、呕恶、脘腹胀闷、黄疸、阴囊湿疹、带下黄臭等。

徐经世重视五脏辨证，多从五脏传变关系分析。如肝气郁结、疏泄失职，使脾之运化功能减退，形成“肝郁脾虚证”，出现精神抑郁、胸胁胀痛、纳差、便溏等；日久使气滞津停，滋生痰饮水湿等病理产物，可引起梅核气、瘰疬、痰核、瘿瘤、乳癖、水肿、臌胀等，疏肝理气亦为治疗痰饮水湿内停的常法；肝、肾二脏不协调，男子则排精不畅而见精瘀，女子则致月经后期、量少，经行不畅，甚或痛经等；肝郁使胆汁分泌排泄障碍，不仅影响脾胃纳运至厌食、腹胀，且导致胆汁淤积，进而形成结石，常见胁痛、黄疸。

（二）疏泄太过

《素问·调经论》有曰“血之与气，并走于上”，肝的阳气升动太过，形成肝火上炎证、肝气上逆证。肝气亢逆，疏泄太过，可致血随气逆，血不循经，出现吐血、咯血、月经先期、崩漏。调理肝气，复其疏泄之职，在瘀血内阻及出血性病证的治疗中运用广泛。徐经世指出，肝火亢盛，疏泄太过，精室被扰，则见梦遗；肝气亢逆，肝胆火旺，则致胆汁上溢，出现口苦、泛吐苦水。叶天士之所以强调“肝体阴而用阳”，其中之一就是“肝用”太过表现特别突出，变证多端，涉病广泛。

肝为刚脏，刚强躁急，内寄相火，肝气升动太过，易于上亢、逆乱，临床上肝病多见因阳亢、火旺、热极、阴虚而致肝气升动太过的病理变化。如肝气上逆、肝火上炎、肝阳上亢和肝风内动，出现眩晕、面赤、烦躁易怒、筋脉拘挛，甚则抽搐、角弓反张等症状，徐经世治疗多用镇肝补虚、泻火滋阴、以柔克刚等法。肝藏魂，肝火亢盛，魂不守舍，则出现狂乱、烦躁、夜寐不安等症；怒伤肝，大怒致肝气升发太过，疏泄过亢，治以平肝。《黄帝内经》有言“肝欲散，急食辛以散之，用辛补之，酸泻之”，徐经世认为，“酸泻”指的就是用酸味药物收敛“肝用”太过，对抗其放纵（条达过度）之性，故曰泻；“辛散”指的则是用辛味药物疏散肝条达之性，助肝用事之能，故曰补。

徐经世强调“肝实者泻之”。实证目赤多怒，头眩耳聋，心下坚满，两胁引少腹而痛；或怒气上，呕血吐血，左关脉弦实。其法有四，一为“实则泻其子”，泻心火即所以泻肝，宜黄连、甘草之类；二为“行气泻肝法”，肝藏血而行气，气滞则血凝，故行血中之气即所以行血也，宜香附、川芎、瞿麦、牵牛子、青皮之类；三为“行血泻肝法”，血凝滞不行则为实，旧血不去则新血不流，破血乃所以行血也，宜红花、鳖甲、桃仁、莪术、三棱、穿山甲（可考虑以䗪虫替代）、大黄、水蛭、虻虫、苏木、牡丹皮之类；四为“镇惊法”，邪入肝经则魂不安而喜惊，或七情内伤，郁久化火，炼液生痰，痰蒙心神，气滞血瘀，痰浊内蕴，上扰心神，逐风热、坠痰涎皆所以镇之也，宜清化痰浊、安神定志为先策，取介石重镇之物如金箔、生铁落、珍珠、代赭石、龙骨、石决明等，以镇静安神。代赭石镇降之力最胜，能镇肝火、降胃气，徐经世最喜用之。

肝病后期甚则出现体用同病的情况，故临床治疗肝病多以养肝疏肝、泄肝火、平肝阳等为主，常用酸味药配伍甘味药，以滋阴养血，调肝和脾，柔肝体，止胀痛；或用辛香发散之药以疏理肝气，调复气机，通肝经，平"肝用"。临证或治体为主，或治用为先，或体用同治，疏养相合。徐经世要求，应熟识肝体阴而用阳、主司疏泄、喜条达而恶抑郁的属性，治疗上宜条达肝气、柔养肝体宜同施，调肝疏肝。肝胆系疾患常用药物有竹茹、女贞子、酸枣仁、枸杞子、泽泻、茺蔚子、合欢皮、钩藤、菊花、龙葵、白芍、瘪桃干、茵陈、柴胡、郁金、白花蛇舌草、垂盆草、板蓝根等。

四、常用药方20首

徐经世辨治肝系疾病，无论滋养肝阴还是疏肝理气，均擅长化裁活用前代经典名方，取其主旨、用其主义而灵活加减变化，剂量亦根据临床需要作出调整。

1. 东汉张仲景《伤寒论》大柴胡汤

组成：柴胡15g，黄芩9g，半夏10g，芍药15g，大黄6g，枳实12g，大枣4枚，生姜15g。

功用：和解少阳，内泻热结。

主治：少阳阳明同病。症见往来寒热，胸胁苦满，郁郁微烦，呕不止，心下满痛，大便不解等。

主病：急性胰腺炎，阻塞性黄疸，急性胆囊炎。

2. 东汉张仲景《伤寒论》小柴胡汤

组成：柴胡12g，黄芩9g，人参10g，半夏10g，生姜3片，大枣4枚，炙甘草5g。

功用：和解少阳。

主治：少阳证。症见往来寒热，胸胁苦满，默默不欲饮食，心烦喜呕，口苦咽干，目眩。

主病：慢性肝炎，肝硬化，胆囊炎、胆结石，胰腺炎。

3. 东汉张仲景《伤寒论》四逆散

组成：柴胡 10g，枳实 12～15g，芍药 20～30g，炙甘草 5g。

功用：透邪解郁，疏肝理脾。

主治：肝郁脾虚、阳郁不达之四逆证。肢冷，无寒热，或咳，或悸，或小便不利，或腹痛，或泄泻。

主病：肋间神经痛，肋骨软骨炎，胆道蛔虫症，慢性胰腺炎，慢性胆囊炎。

4. 东汉张仲景《伤寒论》抵当汤

组成：水蛭 10g，虻虫 5g，桃仁 10g，大黄 5g。

功用：破血逐瘀。

主治：瘀热互结。

主病：重症肝炎出血，中风后遗症，子宫肌瘤，癫狂。

5. 东汉张仲景《金匮要略》大黄䗪虫丸化裁方

组成：大黄 5g，黄芩 10g，杏、桃仁各 10g，赤芍 10g，生地黄 15g，干漆 15g，虻虫 5g，水蛭 5～10g，蛴螬 5g，䗪虫 10g，甘草 5g。

功用：缓中补虚。

主治：气血亏损，兼有瘀血者。

主病：肝硬化，脾肿大，子宫肌瘤，卵巢囊肿等。肝硬化为标实本虚、实中有虚，治疗当顾虚、补虚毋忘实。

6. 北宋官修《太平惠民和剂局方》人参养荣汤化裁方

组成：生黄芪 30g，太子参 15g，白术 12g，茯神 20g，陈皮 10g，当归 15g，白芍 20g，远志 10g，五味子 10g，干枸杞子 15g，山茱萸 12g，肉桂心 3g，炙甘草 6g。

功用：益气养血，和络止痛。

主治:气阴两虚。

主病:眩晕,头痛。

7. 南宋陈无择《三因极一病证方论》温胆汤加减

组成:竹茹 10g,枳壳 15g,陈皮 10g,姜半夏 12g,茯苓 20g,杭白芍 20g,车前草 15g,绿萼梅 20g,川连 3g,谷芽 25g 等。

功用:理气化痰,清胆和胃。

主治:肝胃不和,痰热内扰(或眩晕,或呕吐、呃逆,或癫痫)。

主病:神经症;梅尼埃病;胆汁反流性胃炎等。

8. 金元李杲《医学发明》天真丹化裁方

组成:牵牛子 5g(以盐水炒黑),入佐沉香 10g,杜仲 15g,补骨脂 15g,官桂 3g。

主治:胁痛,腹痛,腹泻。

主病:慢性肝炎。

附述:李杲天真丹原治下焦阳虚之证,徐经世取其补泻兼施之妙,主药不变而减去温肾驱寒湿药巴戟、胡芦巴、茴香、萆薢和安神镇惊之琥珀,转而用治慢性肝炎之胁痛腹痛。其中牵牛子归经入肺、肾、大小肠,其味苦辛寒,有毒,具有下气泻水的作用,用于治水肿喘满,痰饮。少则通大便,多则利水。煎剂用量为 1.5~3g。

9. 元代朱震亨《丹溪心法》痛泻要方

组成:炒白术 15g,陈皮 10g,防风 10g,炒白芍 15~20g。

加减:如腹泻无里急现象,加焦山楂 15g,炒诃子 15g,煨肉豆蔻 10g,陈石榴皮 10g,煨葛根 15g,甘草 5g;若有里急,便带黏液,宜在原方中加马齿苋 15g,炒川黄连 3g,杏、桃仁各 10g,枳壳 15g,木香 9g,谷芽 25g,甘草 5g;小儿多动症,宜在本方中加姜竹茹 10g,清半夏 10g,钩藤 15g,首乌藤 15g,远志 10g,乌梅 10g,甘草 5g 等。

主治:肠鸣腹痛,泄泻。

主病:急性肠炎,结核性肠炎,小儿多动症等。

10. 明代薛己《内科摘要》加味逍遥散

组成:柴胡 10g,当归 10~15g,白芍 15~30g,白术 15g,茯苓 20g,黄芩 10g,郁金 10~15g,杭菊花 15g,桑寄生 20g,丹参 15g,甘草 5g。

功用:疏肝解郁,健脾养血。

主治:脘胁胀痛,肢体疼痛,头目昏眩,食减嗜卧,寒热如疟,月经不调等。

主病:眩晕,慢性肝炎,慢性胆囊炎。

11. 明代张介宾《景岳全书》五个"阴煎"化裁方

(1) 一阴煎加减方

组成:生熟地各 15g,芍药 20g,麦冬 15g,丹参 15g,甘草 5g。

功用:滋补肝肾,养血清热。

主治:阴虚发热,吐血、衄血;阴亏津伤,烦渴不止,潮热不退,脉虚弦。

主病:肺结核,糖尿病,甲状腺功能亢进症。

(2) 二阴煎化裁方

组成:生地黄 10g,麦冬 15g,酸枣仁 25g,玄参 15g,茯苓 20g,川黄连 3g,木通 5~10g,灯心草 3g,竹叶 10~20 片。

功用:滋阴降火,安神定志。

主治:消渴,不寐。

主病:糖尿病。

(3) 三阴煎微调方

组成:当归 10g,芍药(酒炒)15~20g,熟地黄 15~25g,西洋参 10g,酸枣仁 25g,炙甘草 5g。

功用:补益肝脾,养气血,益阴精。

主治:肝肾阴虚,阴精不足,消渴。

主病:慢性肝炎,糖尿病,神经衰弱。

(4) 四阴煎化裁方

组成:生地黄 18g,麦冬 15g,白芍 20g,石斛 15g,沙参 20g,茯苓 20g,甘草 5g。

功用:滋阴生津,保肺生津。

主治:阴虚劳损,津枯烦渴,咳嗽,吐衄,发热。

主病:肺结核,支气管扩张。

(5) 五阴煎化裁方

组成:熟地黄 15~25g,芍药 20g,山药 20g,扁豆 15~30g,五味子 10g,茯苓 20g,炙甘草 5g。

功用:益肾阴,理脾阴。

主治:肾虚,劳淋,下消。

主病:慢性肾炎,慢性肾盂肾炎,糖尿病。

12. 清代汪昂《医方集解》龙胆泻肝汤化裁方

组成:龙胆草 5~10g,黄芩 10g,栀子 10~15g,白通草 5g,车前草 10~15g,泽泻 10~15g,金钱草 15~30g,龙葵 5~10g,茵陈 15~30g。

功用:清泻肝胆湿热。

主治:肝胆湿热下注。

主病:急性黄疸型肝炎,急性胆囊炎。

13. 清代程钟龄《医学心悟》半夏白术天麻汤

组成:半夏 10g,天麻 15g,茯苓 20g,橘红 10g,白术 15g,甘草 3g。

功用:燥湿化痰,平肝息风。

主治:风痰上扰证。症见眩晕头痛、胸闷呕恶等。

主病:耳源性眩晕,神经性眩晕,高血压。

14. 清代吴谦《医宗金鉴》补肝汤新加方

组成:当归 15g,白芍 15g,熟地 10g,柴胡 9g,石斛 12g,酸枣仁 15g,木瓜 15g,麦冬 12g,甘草 10g,绿萼梅 9g,五味子 12g。

功用:养血安神,和胃调肝。

附议:补肝汤原方系四物汤加酸枣仁、木瓜、甘草滋肝柔肝,徐经世取其补肝体之义,加大养肝阴力度,新加石斛、麦冬、五味子,配合柴胡、绿萼梅疏肝解郁,因重在养血而非活血,故舍去川芎。

主治:胁肋肿痛,失眠。

主病:慢性肝炎。

15. 清代吴谦《医宗金鉴》桃红四物汤

组成:熟地黄 12g,当归 12g,川芎 12g,白芍 15g,桃仁 10g,红花 10g。

功用:补血,活血,调经。

主治:营血虚滞。

主病:胁痛。

16. 清代魏之琇《续名医类案》一贯煎加减

组成:北沙参 20g,杭白芍 20g,石斛 15g,枸杞子 15g,炒川楝子 12g,杭麦冬 15g,川黄连 3g,甘青果 15g,柴胡 10g,天麻 15g,甘草 5g。

功用:滋阴疏肝,润燥生津。

主治:脘胁疼痛,寒酸口苦,咽干口燥,舌红少津。

主病:慢性肝炎,胸膜炎,慢性胃炎,胃溃疡,高血压,慢性睾丸炎。

17. 清代王清任《医林改错》血府逐瘀汤

组成:桃仁 10g,红花 10g,当归 10g,生地黄 10g,川芎 10g,赤芍 10g,牛膝 9g,桔梗 5g,柴胡 5g,枳壳 12g,甘草 3g。

功用:活血祛瘀,行气止痛。

主治:肝血瘀滞证。

主病:肝硬化,胆囊炎,肋间神经痛。

18. 现代焦树德《验方秘方》燮枢汤

组成:北柴胡 10g,炒黄芩 10g,制半夏 12g,片姜黄 10g,炒川楝子

10g，白蒺藜 15g，刘寄奴 15g，红花 10g，焦四仙(焦麦芽、焦山楂、焦神曲、焦槟榔)各 10g，莱菔子 10g，泽泻 12g，皂角刺 6～10g。

主治：胁痛腹胀，纳少便滞，溲黄等。

主病：迁延性肝炎，慢性肝炎，早期肝硬化等。

19. 现代胡光慈《中医内科杂病证治新义》天麻钩藤饮

组成：天麻 15g，钩藤 12g，石决明 30g，栀子 10g，黄芩 10g，川牛膝 12g，朱茯神 5g，杜仲 15g，益母草 12g，桑寄生 15g，夜交藤 25g。

功用：平肝息风，清热活血，补益肝肾。

主治：肝阳偏亢，肝风上扰。

主病：高血压，脑出血，脑梗死，更年期综合征。

20. 自拟方化瘀逐水汤

组成：当归 12～15g，赤芍 10g，桃仁 10g，红花 10g，鳖甲 15～30g，牡蛎 15～30g，三棱 10g，莪术 10g，白花蛇舌草 20～30g，车前草、子各 10g，泽泻 10g。

功用：活血化瘀，利水消胀。

主治：臌胀。

主病：肝硬化腹水。

五、常用药组 12 组

徐经世认为，肝病证治用药要从"体""用"两个字去考虑，方可达到平衡。药其味有五，针对"肝用"，药取以辛、甘、酸之三味，正如《黄帝内经》所提出的原则"肝苦急，急食甘以缓之；……肝欲散，急食辛以散之；用辛补之，酸泻之"。这里要明确辛散、甘缓、酸收是调整和恢复肝的功能。

徐经世认为，酸补是指用酸性药物以补肝体，后世以酸甘化阴而解之；至于"酸泻"是指用酸性药物收敛"肝用"太过而言，相反现在疏肝太过有伤肝体，所以治肝用药剂量要掌握好，不能太过与不及。辛补、辛散即指疏泄不能太过，前提就是要深知肝的生理功能，由此用药方可自如。

如王冰《重广补注黄帝内经素问》有言，肝本性条达，辛散则助用事之能，所以说是补；酸收则进犯其条达之性能，所以说是泻。可见五味补泻之用，皆以调整肝之体用矛盾为出发点。

至于“甘缓”一法，徐经世指出，其是指此以建中气，使肝病不得传脾，缓肝之传变。如急躁伤肝，以甘缓之药建中，则肝病可愈。《难经》有言“损其肝者缓其中”，张仲景《金匮要略》言“夫肝之病，补用酸，助用焦苦，益用甘味之药以调之”，都是从这个角度提出的。

总之，对肝病的用药，要根据“五味入胃，各归所喜”和“各有所喜攻”的理论，去纠正肝之“体”“用”的矛盾，使其平衡而达到治愈的目的。

1. 肝阴虚药组

山茱萸 10～15g，枸杞子 10～15g，女贞子 10～15g，旱莲草 10～20g，白芍 10～30g，熟地黄 15～25g，沙苑子 15g，龟板 15～30g，鳖甲 15～30g。

2. 肝血虚药组

当归 10～15g，白芍 20～30g，何首乌 15～30g，阿胶 15～30g，鸡血藤 15～20g，枸杞子 10～15g，木瓜 10～15g，怀牛膝 10g。

3. 肝气郁结药组

柴胡 10g，香附 15～20g，郁金 10～15g，川楝子 10～15g，延胡索 10～15g，木香 5～10g，青、陈皮 10g，香橼皮 10～15g，枳壳 10～15g，八月札 15g，绿萼梅 15～20g，玫瑰 15g，苏梗 10g，佛手 15g，苏荷叶 5～10g。

4. 肝阳上亢药组

(1) 滋阴：山茱萸 15g，枸杞子 15g，女贞子 15g，旱莲草 15g，沙苑子 15g，鳖甲 15～30g。

(2) 平肝：钩藤 15～20g，白芍 15～30g，白蒺藜 10～20g，菊花 10～15g。

(3) 潜阳:珍珠母 40g,石决明 30g,生龙骨、牡蛎各 15～30g,磁石 30g,代赭石 12～20g,玳瑁 5～10g。

5. 肝火上炎药组

决明子 15g,龙胆草 5～10g,栀子 10～15g,牡丹皮 10g,夏枯草 15g,青黛 3g,大黄 5～10g,菊花 10～15g,桑叶 10～15g。

6. 肝胆湿热药组

龙胆草 5g,黄芩 10g,茵陈 15～30g,泽泻 10～15g,金钱草 15～30g,车前草 10～15g,白通草 5g,龙葵 5～10g。

7. 肝风内动药组

(1) 平肝息风:天麻 15g,钩藤 20g,菊花 15g,白芍 20～30g,羚羊角 3g,全蝎 5～10g,僵蚕 10g,蝉蜕 5～10g,白蒺藜 10～15g,地龙 10g,川蜈蚣 3～5 条。

(2) 清肝泻火:龙胆草 5～10g,栀子 10g,青黛 3g,牡丹皮 10g,大黄 5～10g,夏枯草 15g,决明子 15g,白花蛇舌草 15～30g。

(3) 补肝养血:当归 10～15g,何首乌 10～30g,白芍 15～30g,熟地黄 15～30g,阿胶 15～30g,鸡血藤 15～20g,枸杞子 10～15g,黑芝麻 15～30g。

8. 寒滞肝脉药组

蜈蚣 3 条,肉桂 5～10g,小茴香 5～10g,乌药 10g,仙灵脾(指淫羊藿根,为徐经世经验用药,后文同)15～20g,肉苁蓉 15g,川椒 5g,橘核 15～20g,荔枝核 15～20g。

9. 肝脉瘀结药组

䗪虫 15g,田三七 6g,丹参 15g,六月雪 15～20g,川芎 10g,三棱 10g,莪术 10g。

10. 胆腑郁热药组(寒热不解)

柴胡 10g,黄芩 12g,茵陈 15～30g,郁金 15g,绿萼梅 20g,葛根 15～25g,车前草 15g,青蒿 15g。

11. 胆腑湿热阻滞药组

竹茹 10g，枳壳 12～15g，陈皮 10g，建曲 10～15g，佩兰 10g，黄芩 10g，蒲公英 15～20g，滑石 15～30g，车前草 15g，通草 5g，生大黄 3～6g，川黄连 3g。

12. 溶化胆腑结石药组

枳壳 15g，郁金 15g，延胡索 15g，白芍 20g，陈香橼 15g，鸡内金 10g，山楂 15g，穿山甲 6g（可考虑以䗪虫 10g 替代），玄明粉 10g，滑石 15g，车前草 15g，生大黄 3g，谷、麦芽各 15g。

六、典型病案

胆管吻合术后反复肝功能异常案

患者曾某，年四十有余，2 年前因胆囊炎行腹腔镜手术失败，致胆总管高位损伤，出现“胆漏”，致腹腔、肺部感染，后经南京某医院抢救好转，辗转至上海某医院行“胆肠吻合术”。虽病情控制，但术后反复出现肝功能异常，谷丙转氨酶最高达 200U/L（↑），西医建议其请中医协助诊治，遂于 2019 年 4 月 19 日求诊于徐老。

诊见患者精神疲惫，面无华色，主诉乏力，睡眠欠实，稍多食即胃脘部刺痛不适，持续十余秒后自行消失，无反酸恶心，无口干口苦，矢气增多，舌红、苔白厚腻，脉弦细。综合分析，乃系疏泄失利、痰浊阻滞之象，治宜清化痰浊、疏肝利胆，以纠偏颇，方拟黄连温胆汤合自拟降酶退黄合剂。药取姜竹茹，枳壳，姜半夏，炒川黄连，佛手柑，延胡索，生山楂，干荷叶，垂盆草，赤小豆，谷芽。

二诊（2019 年 6 月 4 日）：患者服后颇好，自觉睡眠、饮食均较前显好转，5 月 20 日查肝功能示谷丙转氨酶、谷草转氨酶均恢复正常，仅谷氨酰转肽酶轻度升高。刻下纳寐可，偶有乏力，二便正常，舌质暗，苔薄，脉来细弦。按其药后转归，予以调和肝胆、化浊和中，以观其后。药用北沙参，杭麦冬，竹茹，柴胡，炒黄芩，姜半夏，绿萼梅，垂盆草，生山楂，延胡索，干荷叶，枳壳，赤小豆，生甘草。

【按】本案患者初诊舌质红、苔白厚腻，取用黄连温胆合自拟降酶退黄合剂出入。方中半夏燥湿化痰、和胃止呕；竹茹清热化痰，并取姜制以制其寒；枳壳降气导滞；炒川黄连清泻肝胆，而无苦寒败胃之弊；佛手柑理气化痰，疏肝健脾；生山楂消食化浊；荷叶入肝脾胃经，"平热、去湿，以行清气"；谷芽消食和中，健脾开胃；赤小豆健脾化湿、利胆退黄；垂盆草清热利湿降酶。诸药共奏化浊和胃、疏肝利胆之功。二诊患者湿热痰浊之邪渐退，病久肝体受损，故取用一贯煎方，意在养肝体、柔肝阴；合用小柴胡汤疏泄肝胆、化浊和中，以善其后。

此外，要治好肝病，还需要注重情志的调节，此非药物所能及，所谓"心病还需心药医"，用言语开导以开其心，是治肝病的重要补充方法，对于肝病的实质性损伤又当别论。总的来说，还需按肝的"体""用"两个字去辨治，因为肝是五脏的动力，是有协调各脏腑功能的作用，只有平衡方可达到治肝的目的。

第二节　心系疾病治宜养阴安神重通脉

心系疾病证候有虚有实，虚者为心之气血阴阳亏虚，以致心脉、心神失养；实者为气滞、寒凝、痰浊、瘀血、火热等，痹阻心脉。故徐经世认为，心病证治不外"通""养"两条治则，治心当通养结合、通补并施，宜温通心脉，益养心阴，使血脉通畅、心神安宁，谓之正法。

徐经世临证辨治心系疾病，不仅重"心"，且注重对"心"造成病理状态的原因。《素问·至真要大论》曰："逆者正治，从者反治，从少从多，观其事也。"徐经世深识此意，故取方用药，圆活变通，治心系疾病非拘于取药之入于心经，常用远志和酸枣仁就是典型的例证。如远志，徐老非独取其入心经，而是兼取其入肾经、心经及肺经，而能交通心肾；酸枣仁归心、肝、胆经，徐老则用之专补肝胆，炒熟酸温而香，亦能醒脾，助阴气，坚筋骨，除烦止渴，敛阴生津，敛汗而宁心。

清代吴瑭《温病条辨》有曰“心用恣而心体亏也”，已经提示心之病宜分体病和用病。现代名医岳美中主张，“心体阴而用阳”是心痛胸痹治疗的要点，“心衰由心之本体受损，功用失司，气血阴阳皆伤所致”。徐经世深以为然，在治疗上宜补益心阴、心血、心精，使精温而能藏，以充养心体；补益心气、心阳，使神清而善发，以达“心用”。用药上也分体用两类，“补阴者补其体也，如阿胶、萸肉、鳖甲、牡蛎类；补阳者，补其用也，如当归、郁金、降香、香附之类”。

一、心阴不足——滋阴护体

心“状如莲蕊”，为“生之本”，且“心藏脉”，主神明而藏五脏神。心阴不足，失于凉润宁静，则可导致血行加速与心神不宁。心阴虚，症见心悸、烦躁、手足心热、少寐多梦、舌红少苔、脉细数；心血虚、心神失养，可见心烦、失眠、健忘、多梦、心悸、脉虚细。徐经世治疗首重滋养心阴、涵养心血、养心安神，使体有所养，以固本体。

近现代新安医家程门雪指出“补心体宜酸”，徐经世十分赞同，他喜用酸枣仁、远志、淮小麦、五味子甘酸以养心，石斛、北沙参、白芍、麦冬、太子参滋阴生津以养心体，“主打方”为酸枣仁汤。酸枣仁和远志在徐经世治疗心系疾患中出现频率>80%。酸枣仁养心益肝、敛阴生津；远志宁心安神、交通心肾，两药合用，既滋养阴血、宁心安神，又交通心肾，适用于肝血不足、心肾不交之失眠、惊悸胆怯及妇人脏躁证。

汗为心之液，无论自汗、盗汗，必伤及心阴，亦往往由心营不足、阴虚阳浮所致，治当滋养心阴、宁心敛汗。每遇有自认为身体虚弱的患者，自用黄芪补气敛汗，往往南辕北辙，血压高者陡然兴起，居高不下，徐经世改用酸枣仁、淮小麦、五味子，配合石斛、北沙参、白芍，既纠其偏，且汗证也迎刃而解。

温病烧灼阴液，温热病后期邪热入心，心阴大虚，徐经世认为治当滋阴壮水，补其不足之阴，常用炙甘草以滋阴养血、温阳复脉，与大量养阴增液生津药物的同时使用，以达养阴复脉之功。他认为炙甘草汤本身也有滋阴补血以养心体的作用，方中麦冬、生地黄、阿胶、大枣养阴以荣心脉。特别老年心脏病、心瓣膜病、心肌病，尤注意养心阴，切忌滥用过温过燥之品，过用化瘀通络之药，以免伤心体。治疗中医热厥，热久入营，急投安宫牛黄丸最为切题；徐经世更多一层考虑，于善后调理之中，拟方西洋参、嫩青蒿、醋鳖甲、杭麦冬、炒黄芩、炒牡丹皮、鲜生地黄、生石膏、鲜芦根、竹叶心、生甘草，以益气养阴、清心护营。

徐经世认为，心衰有心之本体受损、气血阴阳皆伤，治疗宜注重补益心阴、心血、心精，药如牡蛎、鳖甲、阿胶、山茱萸之类，所谓“补阴者补其体也”。对于太阳病误治所致心阳虚证，譬如发汗过多致心阳虚寒证候，症见心悸怔忡、心胸闷痛等，常加入枸杞子、麦门冬等滋养心阴之药，补心阳的同时不忘固护心阴。

其他杂证治疗，徐经世都会顾及心阴虚。如治唇风，上下口唇红肿糜烂，他认为系心脾积热客于口唇，治当清心、泻脾、解毒，方以景岳玉女煎合导赤散。

二、心气失养——益气通阳

心主血脉，心气充沛，血液充盈，脉道通利，则血运正常。徐经世指出，若心气衰弱，心的正常功能衰退，则推动血液无力，可见心悸怔忡、胸闷气短、面色无华、舌质淡、脉虚无力；若心阳不足，失于温煦鼓动，可致营血运行迟滞，瘀滞不畅，见精神委顿、神识恍惚。治疗必须益气温阳以复其用，滋阴补血以养其体。

气虚血瘀，可见心胸憋闷疼痛，面色紫暗，舌质瘀斑或青紫，脉细涩或结代。徐经世擅以炙甘草汤益气温阳以复其用，加用少量桂枝（3～5g）以通阳气。凡心悸、胸痹、不寐、自汗、盗汗、血瘀，及房性室性早搏、冠心病、心绞痛等心系疾病，支气管扩张等肺系疾病，红斑狼疮等皮肤疮疡性疾病，均常用之。

心病证虚者，为心之气血阴阳亏虚，以致心脉心神失养，治应益心气、温心阳。失血者未有不损气，多汗者未必不耗气，气可摄血亦可摄津，必兼补益心气，使畅其用。小儿心悸，心脾积热，久之气阴两虚，徐经世治以天王补心丸安神定志，以治心失所养。

胸痹胸痛，年高有极虚之象、心阳虚之因，治用炙甘草汤，甘草、人参益气养阴以荣心脉、振心阳。而于心阴不足、心火亢旺之证，徐经世则常用酸枣仁与黄连配伍，酸枣仁养心血、安心神，养肝血、除虚烦；黄连清心火、除烦热。两药合用，一酸甘一苦寒，酸得苦寒，增强泻热之功，苦得酸甘，化阴而不燥，适用于心血不足、心火亢旺、心神不安之烦躁、不寐，或口腔糜烂、口苦，或伴心悸等证。

三、心用失常——辛通畅脉

心主血，心阳温通全身血脉，光明正大，如同太阳普照大地一样给五脏六腑、四肢百骸提供营养和能量，贵在通畅。心志通明，心脉以通畅为本，心神以清明为要。治心阳心火，重通畅心气，明其升降。心系疾病实证为气滞、寒凝、痰浊、瘀血、火热等痹阻心脉，通心脉涵盖芳香温通、理气通阳、豁痰泄浊、活血化瘀、清心泻热等诸方面，即所谓气通、血通、阳通、阴通。徐经世治疗"心用"失常用药，主要有远志、竹茹、合欢皮、赤芍、黄连、琥珀、郁金、天竺黄、龙骨、桂枝、川芎、橘络、丹参、檀香、瓜蒌皮、薤白、珍珠母、半夏等。

《金匮要略》曰："夫脉当取太过不及，阳微阴弦，即胸痹而痛，所以然者，责其极虚也。今阳虚知在上焦，所以胸痹、心痛者，以其阴弦故也。平人无寒热，短气不足以息者，实也。"胸阳不振、阴寒凝滞、瘀血阻络，古法皆以辛温通阳、温化痰浊为主治，而仲圣瓜蒌薤白白酒汤、瓜蒌薤白半夏汤、枳实薤白桂枝汤及乌头赤石脂汤等均为历代医家所沿用。明清医家又倡活血化瘀，王清任《医林改错》血府逐瘀汤堪称典范。

心气充沛为主导，血液充盈，脉道通利，则血运正常。心气虚衰，则推动血行无力，血行不畅而致血瘀，可见心胸憋闷疼痛，面色紫暗，舌质瘀斑或青紫，脉细涩或结代。气虚进一步发展至阳虚，心之阳气不足，心主血脉的功能减退，寒从中生、血行不畅而致血瘀，甚则凝聚而阻遏心脉，形成心血痹阻病证。

心脉瘀阻以胸痹（冠心病）最为典型，以胸闷、心悸为主症，由痰浊瘀阻、心阳被遏、脉络不和所致，治宜辛温通阳、豁痰蠲痹。徐经世治疗冠心病，主张“通养结合畅心脉”，胸阳不振当通心阳、强“心用”，以桂枝、川芎、丹参为首选。他认为，桂枝归经于心，为温通心阳的最佳药选，仲景方炙甘草汤治疗脉结代，方中即用甘温化阳以振心阳、通心脉；川芎辛温活血以强心，是为治疗胸闷、背中刺痛之良药。

新安医家程门雪曾言“强心用宜辛”，以丹参合檀香为“胸痹心痛第一方法”，徐经世活学活用，常以之治疗胁痛入络，疗效亦宏。强心通阳还体现在补心阳之治，丹参饮治疗冠心病、心绞痛，实则通养结合畅通心脉；再如心衰功用失司，治疗上补心气、心阳以达“心用”，用药上补阳者补其用也，如当归、郁金、降香、香附之类。益心气、温心阳，虽名为补，实亦为通，临证通养结合。

心主藏神，心志通明，心脉以通畅为本，心神以清明为要。心阳失用，心血不畅，则心神不宁、心烦意乱、焦虑抑郁，可致失眠多梦、烦躁狂乱、郁证。不寐之证，心络痹阻，徐经世推崇酸枣仁与川芎相伍为用，取义于《金匮要略》之酸枣仁汤。近现代新安医家程门雪曾言“补心体宜酸，强心用宜辛”，此以酸枣仁甘酸以养心，川芎辛温活血以强心，正合其意。

徐经世经验，瘀阻较甚者，可配以丹参、琥珀以加强活血养心之功；若心火偏盛，则宜取远志易川芎，远志交通心肾，解郁开结，辛而不猛，用于心火偏盛者更为妥善；伴心慌胸闷者，可因郁热内蕴、上扰心神，治当宁心安神；血脉瘀阻，当活血安神，《医林改错》论及血府逐瘀汤时说道“夜不能睡，用安神养血药治之不效者，此方若神”；心神受扰，导致郁证，心肝伏热，紧张焦虑，功能紊乱，强迫性思维，治当清心降火、安神定志，平衡内环境。

通心气、畅心脉治“心用”之患，又当顾及心阴，徐经世告诫莫忘五脏体阴为本。他治疗心阳虚证，常加入枸杞子、麦门冬等滋养心阴之药，与人参、附子等补气温阳之品合用。特别是老年心脏病、心瓣膜病、心肌病患者，尤需注意养心阴，切忌滥用过温过燥之品、过用化瘀通络之药而伤心之体。

四、常用药方 33 首

徐经世治疗心系疾病，从滋养心阴到益气通阳再到辛味畅脉，均擅于灵活变通前代经典名方，或加减药味，或变化剂量，或转化运用，心机活法十分娴熟。

1. 东汉张仲景《伤寒论》桂枝甘草龙骨牡蛎汤

组成：桂枝 6g，炙甘草 5g，龙骨 20g，牡蛎 20g。

功用：温阳定悸，摄敛心神。

主治：心阳虚衰，形寒肢冷，心中空虚，烦躁，舌质淡红，脉虚弱。

主病：神经衰弱。

2. 东汉张仲景《金匮要略》酸枣仁汤

组成：酸枣仁 30g，知母 10g，茯苓 15g，川芎 10g，甘草 5g。水煎服，1 剂服 2 次，日服 2 剂。

功用：养血安神，清热除烦。

主治：心悸盗汗，眩晕，咽干口燥，脉弦数。

主病：神经衰弱，失眠，慢性肝炎。

3. 东汉张仲景《金匮要略》甘麦大枣汤

组成：甘草 5g，小麦 30~50g，大枣 5 枚。水煎 2 次，作 2 日服，2 日 1 剂。

功用：养血安神，和中缓急。

主治：脏躁，精神恍惚，善悲欲哭，不能自主，欠伸，舌红少苔，脉细数。

主病：癔症，神经衰弱，精神分裂症，更年期综合征，窦性心动过速。

4. 东汉张仲景《金匮要略》桂枝生姜枳实汤

组成:桂枝 10g,生姜 5g,枳实 15g。上 3 味,煮用,分温 3 服。

功用:温通阳气,平冲降逆。

主治:寒饮上逆心痛。心中痞,诸逆,心悬痛。

主病:心痛。

5. 唐代孙思邈《备急千金要方》磁朱丸

组成:神曲 120g,磁石 60g,朱砂 30g。蜜制小丸,1 次服 5g,1 日 3 次。

功用:摄纳浮阳,镇心明目。

主治:水火不济,心悸失眠,头晕眼花,耳聋耳鸣,癫痫,脉细数。

主病:癫痫,神经性耳聋,精神分裂症,痴呆。

6. 唐代孙思邈《备急千金要方》孔圣枕中丹

组成:龟板 15~30g,龙骨 30g,远志 10g,菖蒲 10g。研末蜜制小丸,每次 5g,1 日 3 次。(以上剂量是汤剂的量,如作丸拟按比例加量即可。)

功用:宁心安神,益肾健脑。

主治:心肾不交之失眠,多梦,健忘,心悸,精神恍惚,神志不宁,舌嫩红,脉细数。

主病:神经衰弱,癔症。

7. 北宋官修《太平惠民和剂局方》龙齿镇心丹微调方

组成:龙齿 25g,远志 10g,天冬 12g,熟地黄 15g,山药 15g,茯神 15g,麦冬 12g,车前子 10g,肉桂心 5g,五味子 9g,地骨皮 12g。研末蜜制小丸,每次服 10g,1 日 3 次。亦可为煎剂,作 2 次服,1 日服 2 次。

功用:滋养心阴,镇心安神。

主治:心阴亏虚之心悸易惊,心烦不寐,梦多,口渴盗汗,舌红,苔薄黄,脉细数。

8. 北宋官修《太平惠民和剂局方》十四友丸化裁方

组成：人参 5～10g，黄芪 15～30g，茯神 15g，肉桂 3～5g，当归 12g，酸枣仁 15～30g，地黄 15g，远志 10g，桃仁 10g，阿胶 15～30g，龙齿 25～40g，紫石英 15g，辰砂 1～3g(冲)。

功用：补气养血，宁心安神。

主治：头晕气短，心悸不寐。舌淡，脉弱。

主病：失眠，神经症。

9. 北宋官修《太平惠民和剂局方》定志丸微调方

组成：人参 5g，菖蒲 10g，远志 10g，茯神 15g，辰砂 3g。

功用：益气安神。

主治：心气不足之心悸怔忡，气短头晕，不寐多梦，舌质淡红，苔薄白，脉细弱。

主病：精神分裂症，神经衰弱。

10. 宋代许叔微《普济本事方》茯神散微调方

组成：茯苓、茯神各 15g，熟地黄 15g，白芍 15g，川芎 10g，当归 10g，桔梗 10g，党参 15g，远志 10g，红枣 10g，甘草 5g。

功用：养血安神。

主治：心血虚头晕，心悸心慌，多梦易醒，舌淡红，脉细弱。

主病：失眠，贫血，神经衰弱。

11. 宋代许叔微《普济本事方》真珠丸

组成：珍珠母 15～30g，当归 15g，熟地黄 15g，红参 10g，酸枣仁 15～25g，柏子仁 15g，犀角(现用水牛角替代)3g，茯神 15g，沉香 5g，龙骨 30g，苏荷 5g。研末为丸，每服 10g，日 3 次。

功用：滋阴宁神，镇惊定剂。

主治：不寐，头晕。

主病：神经衰弱，更年期综合征。

12. 南宋严用和《济生方》归脾汤加减方

组成:白术 12g,茯神 15g,龙眼肉 12g,黄芪 15~20g,酸枣仁 15~25g,人参 10g,木香 6g,炙甘草 5g,当归 9g,远志 10g。

功效:益气补血,健脾养心。

主证:心脾气血两虚证。症见心悸怔忡,健忘失眠,体倦食少,面色萎黄。

主病:神经衰弱症。

13. 金元李杲《兰室秘藏》朱砂安神丸化裁方

组成:黄连 5g,辰砂 3g(水飞),生地黄 10g,当归身 6g,炙甘草 6g。研末制丸,1 次服 5g,1 日 3 次。

功用:镇心安神,清热养血。

主治:心神不安,烦热不寐,脉细数。

主病:神经衰弱,癔症。

主病:神经衰弱,更年期综合征。

14. 元代罗天益《卫生宝鉴》三才封髓丹加减方

组成:天冬、麦冬各 15g,地黄 15g,人参 10g,黄柏 12~15g,砂仁 10g,肉苁蓉 15g,甘草 5g。

功用:养阴清热,和胃定神。

主治:心肾不交,头晕心悸,精神不振,体倦乏力,梦遗,溲黄,舌红,脉细数。

主病:神经衰弱,更年期综合征,慢性肝炎。

15. 明代薛己《内科摘要》归脾汤化裁方

组成:人参 5g,黄芪 15~30g,远志 10g,茯神 15g,酸枣仁 15~30g,木香 10g,白芍 15~30g,当归 12g,紫石英 15g,甘草 6g,大枣 5 枚。

功用:补脾益气,养血安神。

主治:气血不足,心脾两虚,面色㿠白,头晕心悸,倦怠食少,不寐多梦，舌淡，脉弦细。

主病：失眠，神经症。

16. 明代彭用光《体仁汇编》柏子养心丸

组成：柏子仁 30g，枸杞子 15g，玄参 15g，熟地黄 15g，麦冬 9g，当归 9g，石菖蒲 9g，茯神 15g，甘草 5g。

功用：补肾滋阴，养心安神。

主治：精神恍惚，怔忡惊悸，睡眠多梦，健忘盗汗，舌质淡红，苔薄，脉细稍数。

主病：神经衰弱，心动过速，心律不齐。

17. 明代徐春甫《古今医统大全》斑龙丸化裁方

组成：熟地黄 15g，菟丝子 15g，补骨脂 15g，柏子仁 15g，茯神 15g，鹿角胶 15g。蜜丸每服 10g，日 3 次。

功用：补肾温阳，宁心安神。

主治：肾虚不寐，面色皖白，精神萎靡，遗精，滑精，舌淡红，苔白，脉沉弱。

主病：失眠，神经衰弱。

18. 明代龚廷贤《万病回春》四物安神汤

组成：生地黄 15g，当归 10g，白芍 15～20g，熟地黄 15g，麦冬 12g，酸枣仁 15～30g，黄连 3～5g，茯神 15g，栀子 10g，飞辰砂 1～3g，乌梅 10g，竹茹 10g。

功用：滋阴清热，养血安神。

主治：心悸，心烦不寐，五心烦热，脉细数。

主病：更年期综合征，神经衰弱。

19. 明代王肯堂《证治准绳》宁志丸

组成：人参 3g，茯神 15g，茯苓 15g，远志 6g，柏子仁 12g，酸枣仁 12g，当归 9g，石菖蒲 10g，乳香 6g，琥珀 3g，朱砂 2g（冲）。研末为丸，1 次 10g，1 日 3 次。

功用:益气养心,祛瘀宁神。

主治:血虚挟瘀之心悸怔忡,胸闷不舒,心痛偶作,脉弦细。

主病:神经衰弱,血管神经性头痛,癔症,脑动脉硬化,老年性痴呆。

20. 明代王肯堂《证治准绳》琥珀养心丹加减方

组成:琥珀 3g,龙齿 20g,石菖蒲 10g,远志 10g,茯神 15g,酸枣仁 15~25g,人参 6g,当归 9g,生地黄 12g,黄连 5g,朱砂 2g,黑豆 15g,柏子仁 15g,犀角(现用水牛角替代)3g,甘草 6g。制小丸,1 次 10g,1 日 3 次。

功用:益气养心,镇静安神。

主治:心阴虚之心悸,心烦易惊,入寐易醒,多梦,舌质红,苔白,脉细数。

主病:神经衰弱,癔症,精神分裂症,老年性痴呆。

21. 明代王肯堂《证治准绳》人参琥珀丸

组成:人参 10g,茯苓、茯神各 15g,琥珀 6~10g,石菖蒲 6g,远志 10g,乳香 6g,酸枣仁 25g,朱砂 3g。研末蜜丸,朱砂为衣,1 次 6g,1 日 3 次,红枣汤送下。

功用:镇惊养心,安神定志。

主治:心气不足,心神不定,不寐心悸,精神恍惚,舌质淡红,脉虚数。

主病:失眠,心动过速,癔症。

22. 明代张介宾《景岳全书》七福饮

组成:人参 5g,白术 15g,远志 10g,当归 12g,熟地黄 15g,酸枣仁 15~25g,甘草 6g。

功用:补气养血,宁心安神。

主治:面色不华,头晕心悸,怔忡不寐,舌淡红,苔薄白,脉细弱。

主病:失眠,贫血,神经症。

23. 清代陈士铎《辨证录》心肾两交汤加减方

组成:人参 5~10g,当归 10g,熟地黄 15g,山茱萸 10g,麦冬

12g,酸枣仁 15~30g,肉桂 3g,白芥子 6g,黄连 3~5g,甘草 5g。

功用:交通心肾,安神定志。

主治:心肾不交、水火不济之健忘,头晕耳鸣,腰酸,舌红,苔薄,脉细数。

主病:神经衰弱,癔症。

24. 清代陈士铎《辨证录》神交汤

组成:人参 5g,麦冬 12g,巴戟天 15g,柏子仁 15g,山药 20g,芡实 10~15g,玄参 15g,丹参 15g,茯神 15g,菟丝子 15g。

功用:调理阴阳,安神定志。

主治:阴阳两虚之健忘,心悸气短,腰酸腿软,脉细数,舌苔薄白。

主病:失眠,神经衰弱,动脉硬化。

25. 清代陈士铎《石室秘录》宁静汤

组成:人参 5~10g,白术 15g,熟地黄 15g,玄参 15g,麦冬 12g,白芍 15g,酸枣仁 15~30g,白芥子 6g。

功用:健脾益肝,宁心安神。

主治:脾虚血亏,心悸不寐,烦热多梦,腹胀纳呆,舌红苔白,脉弦细数。

主病:神经衰弱,慢性肝炎。

26. 清代程钟龄《医学心悟》安神定志丸

组成:红参 5g,茯苓、茯神各 15g,远志 10g,石菖蒲 12g,龙齿 30g。研末蜜丸,朱砂为衣,1 日 3 次,每次 5g。

功用:益气宁心,镇静安神。

主治:心悸不寐。

主病:神经衰弱,心律失常。

27. 清代程钟龄《医学心悟》生铁落饮

组成:天麦、麦冬各 10g,贝母 10g,胆南星 6 克,钩藤 15g,玄参 10~15g,丹参 10~15g,橘红 10g,远志 10g,连翘 6~10g,茯苓、茯神各 15g，石菖蒲 6～10g，朱砂 1g，生铁落 30g(先煮取汁煎药)。

功用：镇心坠痰，安神定志。

主治：癫狂，躁动，精神失常，不食不寐，舌红，苔黄腻，脉滑数。

主病：精神分裂症，忧郁躁狂症。

28. 清代沈金鳌《沈氏尊生书》安神补心丹

组成：当归 10g，生地黄 15g，茯神 20g，黄芩 10g，川芎 10g，白芍 20g，白术 15g，酸枣仁 25g，远志 10g，麦冬 12g，玄参 15g，甘草 6g。研末蜜丸，1 次服 10g，1 日 3 次。

功用：滋阴养血，宁心安神。

主治：心血不足，头晕心悸，心烦不寐，口干不饮，舌淡红，苔薄白，脉细稍数。

主病：神经衰弱，更年期综合征。

29. 清代沈金鳌《杂病源流犀烛》寿星丸

组成：远志 10g，人参 5g，黄芪 15g，白术 10～15g，当归 9g，生地黄 15g，白芍 15g，茯苓 15g，陈皮 10g，肉桂 3g，天南星 6g，五味子 6g，琥珀 3g，辰砂 2g，甘草 6g。即八珍汤加味。

功用：益气补血，镇静安神，祛痰化浊。

主治：心气不足、痰浊痹阻之心悸，健忘，语言迟缓，表情呆钝，舌苔白腻，脉细滑。

主病：失眠，老年性痴呆，脑动脉硬化。

30. 清代沈金鳌《杂病源流犀烛》加减固本丸

组成：熟地黄 15g，天冬 12g，麦冬 12g，人参 3～5g，茯苓 15g，远志 10g，石菖蒲 10g，辰砂 2g，炙甘草 6g。

功用：益气养阴，安神固本。

主治：年老体衰，气短乏力，神志恍惚，心悸健忘，心烦不寐，口干，舌嫩红，脉细数。

主病：神经衰弱，癔症，更年期综合征，慢性肝炎。

31. 清代沈金鳌《沈氏尊生书》金箔镇心丸

组成:胆南星 10g,朱砂 3g,琥珀 10g,天竺黄 10g,牛黄 3~5g,雄黄 3g,珍珠 30~40g,麝香 1.5g,金箔少许。研末制作小丸,1 次服 3g,1 日 3 次。

功用:化痰镇惊,开窍安神。

主治:癫痫发作,舌苔白腻,脉弦。

主病:癫痫,精神分裂症。

32. 陈可冀整理《慈禧光绪医方选议》养心延龄益寿丹

组成:茯神 15g,酒炒当归 10g,炒柏子仁 15g,丹参 15g,酒白芍 15~20g,牡丹皮 10g,酒洗生地黄 12g,制香附 15g,炒枳壳 12g,川芎 10g,醋柴胡 6g,黄芩 9g,陈皮 10g,炒白术 15g,炒栀子 9g,炒酸枣仁 12 克。即丹栀逍遥丸加味。蜜丸,朱砂为衣,1 次服 10g,1 日 3 次。

功用:养心安神,调肝理脾。

主治:夜寐不安,心烦出汗,多梦易惊,头昏耳鸣,食欲不振,舌红苔白,脉弦细数。

主病:神经衰弱,慢性肝炎,更年期综合征。

33. 现代张阶平《临症见解》珠母补益方

组成:珍珠母 40~50g,龙骨 20~40g,酸枣仁 25~30g,五味子 6~10g,女贞子 15g,熟地黄 15g,白芍 15~20g。

功用:育阴潜阳,养血安神。

主治:不寐,心悸,头晕头痛,舌红,苔薄,脉细数。

主病:神经衰弱,更年期综合征。

五、常用药组 10 组

1. 心气虚药组

人参 5~10g,黄芪 15~30g,茯神 15~20g,五味子 6~10g,龙眼肉 10~15g,灵芝 10g,炙甘草 5~10g。

2. 心阳虚药组

桂枝5~10g,白附片5~10g,肉桂5~10g,干姜5g,薤白10g,红枣5~10枚。

3. 心气虚药组

当归10~15g,白芍15~30g,紫河车10~15g,熟地黄15~25g,仙鹤草15~30g,丹参15g。

4. 心阴虚药组

麦冬10~15g,生地黄12~18g,玉竹15g,阿胶15~30g,百合15g,石斛15~20g。

5. 心神不安药组

(1) 宁心:酸枣仁20~30g,夜交藤15~25g,制远志10g,合欢皮15~30g,淮小麦30~50g。

(2) 镇静:龙骨、牡蛎各15~30g,珍珠母30~50g,磁石30~40g,琥珀5~10g,辰砂1g。

6. 心火旺药组

犀牛角(现用水牛角替代)3~5g,黄连3~5g,栀子10~15g,连翘10g,生地黄12~15g,牡丹皮10g,莲子心3~5g,龙胆草5~10g,竹叶10g,麦冬10~15g。

7. 痰迷心窍药组

苏合香3g,犀牛角(现用适量水牛角替代)5g,石菖蒲5g,远志10g,郁金10~15g,礞石15g,蟾酥3~5g,细辛3~5g,猪牙皂3~5g,麝香0.5~1g,冰片1~3g,竹沥10~15g。

8. 心血瘀阻药组

三七6g,丹参15g,川芎10g,赤芍10g,红花10g,桃仁10g,郁金10~15g,毛冬青10g,荜茇10g,檀香6g,沉香15~18g,丁香3~5g,乳香10g,银杏叶10g,苏合香5g,鱼腥草根10g,地龙10g,鸡血藤15~20g。

9. 小肠虚寒药组

肉豆蔻10g，乌药10g，小茴香5～10g，青皮10g，橘核仁15～20g。

10. 小肠实热药组

木通5～10g，小蓟10～15g，白茅根20～30g，生地黄12～30g，赤茯苓15～30g，猪苓10～15g，滑石10～15g，玉米须30g，赤小豆15～30g，灯心草1～3g，竹叶10g，莲子心3～5g。

六、典型病案

不寐案

李某，女，39岁。初诊时间：2008年7月9日。失眠多梦、伴胸闷不适1年余。患者为白领阶层，平素工作压力大，近1年来反复出现失眠多梦、胸闷不适，喜叹息，善怒，难以自控，口干苦，溲黄，大便且可，月事正常，纳食尚佳，舌质红，苔薄少，脉细数。此乃肝阴不足，郁热内蕴，上扰心神。拟滋养肝阴、清热调肝、宁心安神法为治。处方：淮小麦50g，杭白芍30g，杭麦冬15g，石斛15g，干生地黄18g，远志筒15g，青龙齿40g，酸枣仁30g，炒川黄连3g，绿萼梅20g，琥珀6g，合欢花30g，甘草5g。10剂，水煎服，日1剂。

二诊：药后患者胸闷不适等症状明显改善，失眠之症稍减，上方去青龙齿、绿萼梅，加珍珠母40g、灯心草3g，又进10剂，睡眠改善明显，诸症皆减，嘱调畅情志，停药观察。

【按】本案虽有失眠多梦、口干苦、舌红少苔、脉细数等肝阴不足、虚火扰心之见症，然其又见有胸闷不适、喜叹息等肝气郁结之象，此肝阴不足而夹有气滞者，其治重在调肝而非疏肝，疏肝者疏其郁结之滞气，其用药多辛香燥烈，多用久用则易耗劫肝阴，只宜用于肝气郁结之初期实证；若肝阴已伤，则宜用调肝之法。调肝者，乃调养肝阴，条达肝郁，宜于滋养肝阴之中，寓有开郁疏滞之味，魏之琇之一贯煎最合法度。方中之用合欢花、绿萼梅芳香开郁，其用意亦在于此。

本案患者属白领阶层，因平时工作压力过大而使肝气郁结，久而化火，且年近不惑，阴液始亏，阴虚火旺，二火相炽，扰动心神，故见失眠多梦、心烦易怒。正如清代新安医家叶天士《临证指南医案》所云："焦烦过度而离宫内燃。"故徐经世选用补心丹、一贯煎、甘麦大枣汤灵活加减，方中白芍、麦冬、石斛、生地黄滋养已亏之肝阴，川黄连、麦冬以清泻亢盛之君相二火，加龙齿、琥珀重坠之品以宁心安神，南北朝徐之才《药对》所谓"重可去怯"是也。二诊时，患者服药后，失眠之症虽有缓解，但不显著，且小便较黄，故以珍珠母易龙齿。珍珠母，性味咸寒，平肝潜阳，清肝安神，临床因肝阳亢盛、母病及子、心火扰神而致不寐者，用之尤宜；龙齿，性涩，其收涩之力较强，然其清泻之力较逊，故邪火不甚者可选用之。又加以灯心草以清利小便、泻心火，实有以泻代清之意。

第三节　脾系疾病治宜补气燥湿重升降

《素问·六节藏象论》曰："脾、胃、大肠、小肠、三焦、膀胱者，仓廪之本，营之居也，名曰器，能化糟粕，转味而入出者也……此至阴之类，通于土气。"脾阳气充盛，运化水谷功能旺盛，则能为化生气、血、精、津液提供充足养分，方能充分濡养全身各脏腑组织。一方面维持了各脏腑组织的正常生理活动，另一方面水谷精微得以运转而出，不在脾内潴留，则不易致湿邪困脾，从而引发脾内病变，体现了脾为气机升降的枢纽、喜燥而恶湿的生理特性。

现代《岳美中论医集》指出："脾阳主气，脾阴为血，阳为用，阴为体。"脾阳主温化以健运水谷，脾阴主融化以濡润脏腑；脾阳、脾阴互相协调，才能完成对饮食消化与吸收的全部过程。脾阴不足则阳用失健，诸如久病热病，或过用温燥耗津夺液，可见倦怠无力、口干纳减、食后腹胀等症。治宜甘平濡润，滋脾养阴，复其体以健其用。清代新安医家吴澄《不居集》之理阴汤，宋代《太平惠民和剂局方》之参苓白术散皆属此类。徐经世在临床上发现，一些慢性肝炎患者，采用疏肝理气法往往不应，运脾燥湿亦罔效，若在滋补脾阴的基础上施用上法，效果就大为显著。体是最根本的、内在的，用是体的外在表现。治脾当健运相因、调滋结合、润燥合一。

一、脾阴受伤——薄味滋养

徐经世治疗脾胃疾病，十分重视滋养脾阴。脾阴虚多为脾中水谷精微所化生的营血、津液、脂膏等精微物质的不足，临床上脾阴亏虚者，脾气散精无源，不能濡养全身，病者多见肌肉消瘦，体倦乏力，甚则虚火上炎，耗气伤精。《素问·厥论》曰："脾……阴气虚则……不营其四肢也。"明代秦昌遇《症因脉治》言："脾阴虚者，脾血消耗，脾火内炎"。脾体属阴，同气相求最易病脾，易被寒、湿、痰饮、浊毒等阴邪所袭。清代陈念祖云："脾为太阴，乃三阴之长。故治阴虚者，当以滋脾阴为主，脾阴足，自能灌溉诸脏腑也。"可见，诸医家所见略同矣。

徐经世认为，滋脾阴宜选甘淡平调之药，《素问·刺法论》有言"欲令脾实……宜甘宜淡"，甘以入脾，淡以利阴，无使滋腻。徐经世临床常用如山药、白芍、薏苡仁、莲子、芡实、白扁豆、茯苓、甘草、石斛、麦冬、竹叶、沙参等。

"脾主为胃行其津液者也"，就脾阴、胃阴而言，徐经世更重视滋养胃阴。胃为水谷之海，喜润恶燥，其病易成燥热之害，胃中津液每多受损，故徐经世治疗各种疾病，都强调保护胃中津液，即使必用苦寒泻下之剂，也会做到中病即止，以免化燥伤阴。

清代新安温病大家叶天士提出了清养胃阴说，指出温病伤阴耗津，"热邪不燥胃津，必耗肾液""舌绛而光亮，胃阴亡也，急用甘凉濡润之品""脾阳不亏，胃有燥火"，主以甘寒濡润；又将此法灵活运用于内伤各科疾病中，认为胃喜柔润，得阴自安，"非阴柔不肯协和""仲景急下存津，其治在胃；东垣大升阳气，其治在脾"，治胃宜甘凉通降，用药应"忌刚用柔"，宜选"甘平或甘凉濡润之品"，以养胃生津。此法可广泛运用于温病、咳嗽、肺痿、失音、血证、泄泻、虚损等诸多病证。

徐经世深谙此道，融会贯通，其在口腔溃疡、慢性胃炎、幽门螺杆菌感染、十二指肠球部溃疡、肝炎、胆囊炎、上消化道出血、食管疝等消化系统疾病的辨治中多有所体现，其治口干口臭、口燥咽干、痞满胃胀、肠鸣腹痛、秘结、呕吐、噎膈、口疮、唇风、消渴、水肿、黄疸等病症，也寓麦门冬汤之意于其中，薄味调养胃阴，更防伤阴。

徐经世指出，阳明燥热、热结津亏，胃有实热、津液被灼，心脾积热、客于口唇，湿邪阻络、阴虚内热，久病久热久泻，皆使阴络受伤、津液失布、耗血伤阴，胃阴不足是关键，治当以滋养胃阴、清热润燥为原则，方以玉女煎及麦门冬汤。尤当注意的是，脾胃疾病辨治中要防止伤阴，譬如辛开苦降治痞满，恐伤津液；消导行气治疗腹胀腹痛，恐泄久伤阴；清化湿热治疗湿困和郁火内蒸，往往伤胃阴；淡渗利尿治水肿，可伤阴液；祛湿退黄治黄疸，虑伤及阴液。他在对症治疗之中往往配伍养阴之品，或于善后调理之中予以养阴之治，加以弥补。

徐经世强调，痞满之症，其于邪伤津液者，用辛开苦泄之法，必资酸味以助之，故仿叶氏之例，佐用白芍、石斛甘酸养阴；其治腹胀腹痛，消导行气之中加石斛，以养胃阴，防阴亏；其治大肠传导不利、大便秘燥不通，热结津涸，以麦门冬汤、橘皮竹茹汤加减图之；其治津液与糟粕俱下之泄泻，或久病久泄，处处顾及津液之虚盈，佐用沙参、白芍、石斛等甘寒养阴；其治口干口臭，日久臭秽重浊者，拟玉女煎养阴润燥止渴，且熟地黄多易为干生地黄；其治口疮，心脾炽热，病久阴伤，拟养阴配以清热凉血解毒，生地白虎汤合犀角地黄汤；其治唇风，上下口唇红肿糜烂，治以清心、泻脾、解毒，方以玉女煎合导赤散；其治消渴，有阳明燥热之象者，清养胃阴为先，结合清泻胃腑，仿玉女煎；其治水肿黄疸，当利其小便，然于淡渗利尿或祛湿退黄治疗后，善后往往益以沙参、石斛甘寒养阴之品，以防伤及阴液；其治胆囊炎，肝胃不和，升降失常，自创消化复宁汤，以甘寒之竹茹为君，甘能养阴、寒能清热，配白芍等，寓养阴和胃于宽中理气之中。

二、脾气阳虚——健脾益气

“百病皆由脾胃衰而生也”，脾气虚衰，脾失健运，影响消化吸收、转输布散，气血生化传送不足，肌肉失养，出现食欲不振、食少体倦、气短自汗、腹胀、便溏、消瘦、四肢无力、痿废不用等，亦可致津亏生成不足，津液输布障碍，水湿痰饮内生。

徐经世在慢性胃炎肠炎、胃潴留、幽门水肿梗阻、胃十二指肠溃疡、胃下垂、食管癌、胃癌等肿瘤术后放疗后，胆囊炎、肝囊肿、肝功能异常、脂肪肝、胆囊术后和胆管吻合术后、血吸虫感染后臌胀、低血压、贫血、白细胞减少症、神经衰弱、抑郁神经症、颈椎病、面肌痉挛、类风湿性关节炎、皮下结节、支气管炎等诸多疾病的有效治疗中，都有健脾益气之功。

脾气虚弱，由气及阳，阳气升运无力，阳虚生内寒，反之脾阳虚则“脾用”不达，虚而不运，生化乏源，湿蕴不去，五脏不安，四肢百骸，头面诸窍失养；脾胃虚寒可见消化不良、食欲下降、胃寒不舒、乏力消瘦、泄泻便溏、耳鸣、喘证，还会导致气机升降失调。治当温阳益气，新安医家叶天士《临床指南医案》有言“脾阳衰者，术附必投”，故补脾阳宜选甘温之品，如干姜、生姜、炙甘草、白术、党参、黑附子、半夏、厚朴、桂枝等。

思虑伤脾，中焦脾胃受损，亦可致脾胃气机结滞，肝胆气机郁结，出现气郁、胸闷、痞满、呕吐、痰核、积聚、妇女脏躁、乳房作胀，徐经世认为治当消补并施，如李杲枳实消痞丸，虽为消痞之剂，亦含参、苓、术、草四君补益之品。其临证善用梅花、枳壳理气消胀，并常佐谷芽以兼顾补脾胃之气。

脾气不升，中气下陷，常出现内脏下垂如胃下垂、肾下垂、阴挺、脱肛，“重则从其性而升之”，治以补气升阳为主。徐经世常用补中益气汤加减健脾升陷治疗脾虚，如肿瘤手术放化疗后每见脾胃受损，多进参、芪大补中气；耳鸣脾失健运、清阳不升，补中益气汤合益气聪明汤调和营卫治疗；痞满腹胀虚实两端，虚者多责之于脾，尤其老年患者和长期小腹坠胀者，中气下陷，内虚忌升散，行气太过，脾虚纳化不行益剧，理气通导胀尤甚，宜补中益气汤升阳举陷塞因塞用，或配合枳术丸消补兼施；木失条达者，治以疏肝解郁时，升麻、柴胡剂量宜小，以免伤气。

黄芪为徐经世常用之药，且多生用，剂量在 15～30g 之间，凡脾气虚弱，或清阳不升，或中气下陷，或气虚血亏，或气不摄血，或气虚血滞不行，或气虚水湿失运，或气虚卫表不固，或气虚中寒等，黄芪皆可应用。

葛根也为徐经世擅用之药，清代张璐《本经逢原》有云"葛根轻浮，生用则升阳生津，熟用则鼓舞胃气"，徐经世深以为然，喜配伍煨葛根鼓舞胃气，用治脾胃虚寒证，且用量 25～50g。凡遇到面肌痉挛、头晕、胸闷、头昏、泻痢等症，必撷取煨葛根壮阳止泻、解肌。其治疗年高脾虚耳鸣，常用煨葛根配合生黄芪，健运脾气、升举清阳；参苓白术散加减治疗痢疾滞下、便溏日久、反复泄泻、夹有黏液证，取煨葛根启发脾机、升清降浊、升阳止泻；治疗胃胀、腹痛、便秘病证，常煨葛根配代赭石协调脾胃升降。

脾胃虚寒致呕吐，生姜素有"止呕圣药"之称，徐经世取其煨者，避辛散助热之性，守而不走，专入中焦，以温胃止呕。又治疗肝胆有热、脾胃虚寒常取煨姜或桂枝 3～5g 温中和胃，以防清肝利胆过用，有碍脾胃。

黄连是清热解毒的一味常用药，徐经世在临证应用时必炒用，且用量从轻。如其以玉女煎合小量炒黄连治疗阳明燥热，即是考虑黄连偏寒凉，恐胃不受纳。又如胆管吻合术后患者，反复肝功能异常，疏泄失利，痰浊阻滞，用黄连温胆汤清化痰浊、疏肝利胆，喜炒川黄连清泻肝胆，而无苦寒败胃之弊，就是受到李杲和新安固本培元反对过用滥用苦寒伤元气的影响和启发。

徐经世选用方药润补肾阴亏虚，强调中的，而又不碍于胃。脾虚生湿，"诸湿肿满，皆属于脾"，治水肿当健运脾胃，徐经世喜用赤小豆。元代王好古言:“治水者唯知治水,而不知补胃,则失之壅滞。赤小豆消水通气而健脾胃,乃其药也。”脾虚泄泻夹有黏液者,徐经世强调不宜用槟榔推陈出新,免伤脾气。

脾胃并重并治是徐经世的一大特色,其治疗胃阳虚弱证,遵叶天士薄味“通补胃阳”理论,如腹泻反复、泻痢并病者,用参苓白术散升提固涩;脾胃虚寒呕吐者,用伏龙肝每获奇效;胃癌术后脾胃功能未修复,化疗后恶心欲吐,往往以伏龙肝替换代赭石,免后者苦寒更伤脾胃;食管癌术后呕吐、幽门梗阻,不用承气诸汤,而巧取麝香、芒硝敷脐,通腑不伤正,以免脾胃功能受损,通后并予益气健脾。

三、脾胃失常——升降复用

徐经世临证重视中焦脾胃,主张升清降浊以调理脾胃,而调理脾胃升降的基本原则是“脾宜升则健,胃宜降则和”,治脾以升为主,调胃以降为先。由于社会的发展、疾病谱的变化,现代临床上单纯脾气虚弱不升已不多见,而以气机逆乱、胃失和降为多。

徐经世治疗“脾用”失常、脾胃气机不畅,常用药物有枳壳、竹茹、黄连、陈皮、半夏、绿萼梅、炒谷芽、代赭石、白芍、檀香、丹参、马齿苋、延胡索、柴胡、诃子、苍术、厚朴、红豆蔻、香附、高良姜、煨姜、蒲公英、木香,沉香、佛手、三七、乌贼骨(海螵蛸)、扁豆花、葛根等。

脾胃气机逆乱,中焦阻滞,则胃痛、脘痞、腹满、腹胀。若脾胃气虚,浊阴不降,亦当治以和胃降逆,旋覆代赭汤、丁香柿蒂散加减;清不得升,浊不得降,乱于中焦,出现呕吐、泄泻之症,治以芳香化浊,方用藿香正气散加减。另外,徐经世常用苏梗、香附、陈皮、枳壳等下气消胀除满之品,呃逆较著者再加丁香、柿蒂,胸膈胀闷者予郁金以理气宽胸,胃肠食滞、腑气不降、便秘者予瓜蒌、枳壳、大黄等以通腑降气,脾失健运、口淡无味加焦三仙、鸡内金以开胃助运。诸法相合,随证遣方,升中有降,降中有升,使脾升胃降保持动态平衡。

湿滞气机可见于慢性溃疡性结肠炎、肠易激综合征、幽门梗阻、胃肠术后泄泻等疾病中。浊邪上蒙清窍可引起头痛、眩晕、痰厥等症，徐经世亦常以通为用，治以升清降浊法。如脾太阴病，太阴头痛、眩晕、痰厥、神昏谵语，为脾胃不和，虚阳上浮，痰浊上蒙清窍，或治以化痰醒脾、平衡阴阳，或芳香开窍、兼化痰涎，方用葛根半夏天麻白术汤，以葛根升清降浊、启发脾机。湿浊阻滞，湿困中州，胃肠不和，可致腹泻反复发作、习惯性腹泻、痢疾、滞下，夹有黏液。太阴脾土喜燥恶湿，无湿不成泄，湿邪内蕴、腑气失利，治当理脾和胃、调节气机、清热化湿、通补并施，徐经世自拟葛枳二仁汤。湿邪阻滞、郁热内蕴，结于胃肠肝胆，如胃十二指肠溃疡、幽门螺杆菌感染、肝胆结石、阻塞性黄疸及阳明胃热所致痤疮、湿疹等，治以醒脾和胃、清化湿热，自拟消化复宁汤。

脾胃为脏腑升降的枢纽，脾气升则肝肾之气皆升，胃气降则心肺之气皆降。徐经世认为，胃气不降，可影响心肺气的下降，在腹胀、便秘的同时，可伴见心烦、失眠、口舌生疮、牙龈咽喉肿痛等病变，所谓“胃不和则卧不安”。不寐失眠多梦者方用半夏秫米汤、旋覆代赭汤，咽干不适、口腔异味、胃脘胀痛方以黄连温胆汤加减。

胃失和降还可影响小肠的受盛功能，表现为肠燥、便秘、腹胀、腹泻、便溏，甚则伏梁等；大肠传导失常反过来，也可引起胃气上乘，出现嗳气、呕恶等症。“胃以降为健，腑以通为用”，脾气不畅，腑气不通，徐经世认为治当开郁醒脾、调节气机，用药关键是以杏桃仁、炒川楝子通便泄浊、理气宽中。便秘，《伤寒论》有阴结、阳结之分，后世更有虚秘、风秘、气秘、热秘、寒秘、湿秘之分，然治疗总以通腑为第一要务。

徐经世治疗腑气不通，辛开苦降，以效为度，药尚平衡，强调当知脾喜燥恶湿，胃喜润恶燥之性，升清降浊之能，调理脾胃升降的基本原则是“脾宜升则健，胃宜降则和”。因此用药上要注意升降，又需要注意升降平衡，防止过位。升降有度，用药最忌矫枉过正，稍有偏颇即会出现临床不适表现，须中病即止，谨守升降相衡之“度”。

此升降之“度”的衡量标准，只能是临床疾病症状缓解的程度，譬如胃气上逆、嗳气频频之症，如药后症减，说明降已到位；又如头昏乏力，血压值低，拟用升举之法而得解，说明升已应效，均须以疗效作标准。升降二动中求衡，临证时当需升降结合，分清主次，随证施用。治脾以升为主，调胃以降为先。升清中稍加降浊之品，降浊中少佐升清之味，从而使升降相因，出入相济。

徐经世调理脾胃升降，在用药上深有讲究。为使脾升胃降的功能协调，提升之柴胡、升麻与降气之旋覆花、代赭石等，常配对使用、相须为伍。其中煨葛根配代赭石，是徐经世最具特色的药对，常用以治疗脾胃升降失常之症，取两者一升一降，和胃安中，俾使脾胃健而御肝乘，肝不乘而诸病愈。

临床上，脾胃寒热错杂证多伴有脾胃升降失调，常用辛开苦降、寒热并治法，调理脾胃气机升降。辛味药如厚朴、枳壳、干姜、陈皮等，苦味药如黄连、黄芩等，一辛一苦，一热一寒、一薄一厚，一阳一阴，一者开散升浮，轻清向上，一者通泄通降，重浊向下，升散之中寓通泄，通泄之中亦寄开散，相反相成，平调寒热，调畅气机，平衡阴阳。

临证凡病症兼有胃酸过多和脾胃虚寒证，如需用之，应加炒黄连 5g、煨姜 5g 以反佐之，则无伤于胃，亦别无其他副作用。辛开苦降，亦当以效为度，当知脾喜燥恶湿、胃喜润恶燥之性，升清降浊之能，药尚平衡，防止过位。

四、常用药方 23 首

徐经世辨治脾系疾病尤有心得，重视健脾益气、滋补脾胃之阴、调理气机升降，根据临床需要，参考前代医家立方旨义，或在传统名方基础上自拟新方，或化裁活用、灵活加减，多收良效。

1. 东汉张仲景《伤寒论》竹叶石膏汤

组成：竹叶 15g，石膏 30g，半夏 9g，人参 6g，甘草 6g，麦冬 15g(去心)，粳米 15g。

功用：清热和胃，益气生津。

主治:余热未清,津气两伤证。症见虚羸少气,气逆欲吐等。

主病:暑温,小儿夏季热。

2. 东汉张仲景《伤寒论》半夏泻心汤

组成:半夏 12g,干姜 9g,人参 9g,黄芩 9g,黄连 3g,大枣 4 枚,炙甘草 9g。

功用:寒热平调,消痞散结。

主治:寒热互结之痞证。症见心下痞,满而不痛,或呕吐,肠鸣下利等。

主病:胃肠炎,胃肠神经症。

3. 东汉张仲景《伤寒论》旋覆代赭汤

组成:半夏 9g,生姜 15g,人参 9g,旋覆花 9g,代赭石 3g,大枣 4 枚,炙甘草 6g。

功用:降逆化痰,益气和胃。

主治:胃虚痰阻气逆证。症见心下痞硬、噫气不除等。

主病:神经性呃逆,胃下垂,胃神经症,消化性溃疡。

4. 东汉张仲景《伤寒论》吴茱萸汤

组成:吴茱萸 9g,生姜 18g,人参 9g,大枣 4 枚。

功用:温中补虚,降逆止呕。

主治:肝胃虚寒,浊阴上逆证。症见食后欲呕,胸膈满闷,胃脘疼痛,吞酸嘈杂等。

主病:慢性胃炎,神经性呕吐,神经性头痛。

5. 东汉张仲景《伤寒论》理中丸

组成:白术 15g,煨干姜 5 片,党参 12g,甘草 5g。

功用:温中祛寒,健脾补气。

主治:脾胃虚寒,阳虚失血证。症见脘腹疼痛,喜温喜按,畏寒肢冷,食少纳呆或呕吐,自利不渴,或见便血、吐血、崩漏等,血色暗淡,质清稀。

主病:慢性胃炎,胃及十二指肠溃疡,慢性肠炎。

6. 东汉张仲景《金匮要略》黄芪建中汤

组成：黄芪 15g，饴糖 30g，桂枝 10g，芍药 15g，大枣 6 枚，甘草 5g，生姜 3 片。

功用：温中补气，和里缓急。

主治：虚劳里急，诸不足证。症见形体羸弱，面色无华，里急腹痛，喜温喜按，心悸气短等。

主病：胃肠炎。

7. 北宋官修《太平惠民和剂局方》平胃散

组成：苍术 15g，厚朴 9g，陈皮 9g，甘草 6g。

功用：燥湿运脾，行气和胃。

主治：湿困脾胃证。

主病：消化道溃疡。

8. 金元张元素《医学启源》枳术丸

组成：枳实 30g，白术 60g。

功用：健脾消痞。

主治：脾胃虚弱，食积气滞证，脘腹痞满，不欲饮食。

主病：慢性胃炎，胃下垂。

9. 金元李杲《脾胃论》升阳益胃汤化裁方

组成：人参 15g，黄芪 30g，白术 9g，茯苓 9g，陈皮 12g，半夏 15g，羌活 15g，防风 15g，柴胡 9g，泽泻 9g，黄连 3g，甘草 3g。

功用：升阳益胃。

主治：脾胃虚弱，湿热滞留中焦。症见怠惰嗜卧，四肢不收，体重节肿，口苦舌干，饮食无味，食不消化，大便不调，小便频数；兼见肺病，淅淅恶寒，惨惨不乐，面色恶而不和者。

主病：腹泻，萎缩性胃炎，慢性胆囊炎，荨麻疹，溃疡性结肠炎。

10. 金元李杲《脾胃论》补中益气汤化裁方

组成：生黄芪 25g，炒潞党参 12g，焦白术 15g，茯苓、茯神各 15g，广陈皮 10g，柴胡梗 6g，炒升麻 5g，陈枳壳 12g，佛手柑 15g，宣木瓜 15g，香谷芽 25g，鲜生姜 3 小片，大红枣 3 枚。

功用：补中益气，升阳举陷。

主治：脾胃虚弱，失其健运，升降失常。症见饮食少进，胃脘作胀等。

主病：胃炎，慢性肠炎，内脏下垂、脱肛等。

附议：徐经世治疗脾胃气虚诸证，取李杲经典名方补中益气、升阳举陷之义，因过往人参量少价贵而换用潞党参，同时加大黄芪用量，减去补血之当归，加用茯苓、茯神健脾安神，配用枳壳、佛手柑、谷芽理气消食，宣木瓜和胃舒筋止痛，用姜枣调和脾胃以替换甘草，针对胃火肠炎、内脏下垂与脱肛治疗，更加有的放矢。

11. 明代虞抟《医学正传》六君子汤

组成：白术 15g，云茯神 20g，党参 12g，广陈皮 10g，姜半夏 12g，甘草 5g。

功用：益气健脾，燥湿化痰。

主治：脾胃气虚兼痰湿证。症见面色萎白，气短乏力，食少便溏，胸脘呃逆痞闷等。

主病：慢性胃炎，胃及十二指肠溃疡，慢性肠炎。

12. 清代张璐《张氏医通》连理汤化裁方

组成：白术 15g，煨姜 5 片，党参 12g，甘草 5g，黄连 3g，茯苓 20g，马齿苋 15g，扁豆花 15g。

功用：温中祛寒，兼清郁热。

主治：外受暑邪，内伤生冷，泄泻次数甚多，心烦口渴，肛门灼热，小便赤涩者。

主病：泄泻，痢疾。

13. 清代吴瑭《温病条辨》益胃汤化裁方

组成：北沙参 15～20g，石斛 15～20g，白芍 20～30g，天花粉 10～15g，鲜生地 15～20g，麦冬 10～15g，玉竹 15g。

功用:养阴益胃。

主治:胃阴损伤证。症见胃脘灼热隐痛,饥不能食,咽干口燥,舌红少苔,脉细数等。

主病:胃炎,糖尿病,小儿厌食症。

14. 清代谢元庆《良方集腋》良附丸

组成:高良姜 6g,香附 15g。

功用:温胃理气。

主治:寒凝气滞,脘痛吐酸,胸腹胀满。

主病:胃痛。

15. 自拟理脾和胃方

组成:太子参 25g,焦白术 15g,怀山药 20g,广陈皮 10g,远志 10g,何首乌藤 25g,酸枣仁 30g,莲子 15g,马齿苋 15g,炒川黄连 3g,杏仁 10g,桃仁 10g,五谷虫 15g。

功用:理脾和胃,调节气机。

主治:脾胃虚弱,运化不良兼有气阴两虚之象。症见饮食不化,胸脘痞闷,肠鸣泄泻,四肢乏力,形体消瘦等。

主病:慢性胃肠炎,小儿消化不良。

16. 自拟苍白二陈汤新加方

组成:苍术 15g,白术 15g,陈皮 10g,姜半夏 12g,砂仁 10g,藿香梗 10g,苏梗 10g,绿萼梅 20g,厚朴 10g,高良姜 6g,制香附 15g,煨姜 5g,谷芽 25g。

功用:燥湿散寒,行气止痛。

主治:寒湿内侵,胃阳受遏。症见胃脘冷痛,痛势剧烈,伴有呕心欲吐,大便溏泻,头身困重,身软无力。

主病:急、慢性胃肠炎。

17. 自拟葛枳三仁汤

组成:煨葛根 25g,陈枳壳 12~15g,陈皮 10g,苍术 15g,焦山楂

10～15g,马齿苋 15g,杏仁 10g,桃仁 10g,桔梗 10g,槟榔 10g,五谷虫 10～15g,姜竹茹 10g,薏苡仁 15～30g。

功用:理脾和胃,利湿止泻。

主治:肝郁脾虚,湿浊阻滞之象。

主病:慢性结肠炎,溃疡性结肠炎等。

18. 自拟黄芪桂枝五物汤新加方

组成:黄芪 25g,桂枝 10g,白芍 20g,白术 15g,陈皮 10g,山药 20g,砂仁 10g,绿萼梅 20g,炙甘草 10g,煨姜 5g。

功用:益气和血止痛。

主治:气血不畅之疼痛。

主病:慢性胃炎胃脘痛,血痹。

19. 自拟方解痉止痛散

组成:香附 15g,广陈皮 10g,高良姜 5～10g,延胡索 10～15g,蒲公英 15～20g,沉香 5～10g,煨姜 3～5g。

功用:调中和胃,理气止痛。

主治:胃气塞滞,胃脘胀痛。

主病:胃脘痛。

20. 自拟方丹七和络饮

组成:炒丹参 15g,炒白术 15g,姜竹茹 10g,陈皮 10g,姜半夏 12g,五灵脂 10g,乌贼骨 15g,厚朴 10g,田三七 6g,檀香 6g,枳壳 12g。

功用:燥湿理气,通络止痛。

主治:脾虚湿滞,胃络瘀阻。症见胃脘胀痛,痛有定处,嗳气吞酸等。

主病:慢性胃炎,胃及十二指肠溃疡。

21. 自拟方胃痛散

组成:延胡索 15g,陈皮 15g,沉香 10g,蒲公英 30g,干姜 3g。共研粉末冲服,2 小时 1 次。

功用:缓急止痛。

主治:胃脘部疼痛。

主病:胆胃痉挛性和非痉挛性疼痛。

22. 自拟方消化复宁汤

组成:竹茹10g,苍术15g,柴胡10g,黄芩9g,枳壳12g,郁金10g,延胡索12g,白芍20g,山楂15g,蒲公英20g,金钱草15g,谷芽15g,麦芽15g。

功用:宽中理气,疏肝利胆,健脾和胃,升降平衡。

主治:以胆腑气机通降功能失常为主的胆胃不和。

主病:胆囊炎,胆石症,慢性胃炎,胆汁反流性胃炎。

23. 自拟方舒肝和胃煎

组成:竹茹10g,代赭石12g,白芍20g,白术15g,砂仁10g,香附15g,炒诃子10g,绿萼梅20g,八月札12g,枳壳12g,谷芽20g。

功用:疏肝和胃,理气止痛。

主治:肝气犯胃证。

主病:胃痛,胁痛。

五、常用药组10组

脾胃系疾患常用药物有:枳壳、竹茹、黄连、陈皮、半夏、绿萼梅、炒谷芽、代赭石、白芍、檀香、丹参、马齿苋、延胡索、柴胡、白术、诃子、苍术、厚朴、红豆蔻、香附、高良姜、煨姜、山药、山楂、蒲公英、薏苡仁、太子参、木香,沉香、佛手、三七、乌贼骨、扁豆花、葛根、莲子等。

1. 脾虚不健药组

党参10~15g,白术12~15g,茯苓15~30g,山药20g,炒薏苡仁15~30g,炒扁豆15~30g,砂仁6~10g,半夏10~15g,陈皮10g,木香5~10g,鸡内金10~15g,建曲10~15g,山楂10~15g,麦芽15~30g。

2. 脾虚下陷药组

黄芪15~30g,党参10~15g,白术15g,陈皮10g,升麻5~10g,

柴胡 10g，葛根 15～25g，荷叶 10g。

3. 脾不统血药组

党参 10～15g，黄芪 15～30g，白术 10～15g，茯神 15～20g，当归 10g，龙眼肉 10～15g，仙鹤草 20g，苎麻根 15～25g，大枣 5～10 枚等。

4. 脾阳虚药组

白附片 6～10g，干姜 5g，吴茱萸 5～10g，砂仁 10g，益智仁 10～15g，煨肉豆蔻 5～10g。

5. 寒湿困脾药组

藿香梗、佩兰梗各 10g，苍术 15g，姜厚朴 10g，姜半夏 12g，茯苓 20g，草蔻仁 6～10g，炒薏苡仁 15～30g。

上药具有抗癌、健脾和胃、清热解暑、祛风利湿等作用。近年来研究已证明，薏苡仁是最佳天然美容营养品，不但能使皮肤光润，而且延年益寿，减缓衰老，降低癌症发病率。

6. 湿邪化热药组

茵陈 15～30g，黄柏 10～15g，猪苓 15～30g，赤苓 10～15g，泽泻 10～15g，通草 5～10g，生薏苡仁 15～30g，车前草 10～15g，滑石 15～30g，川大黄 3～5g。

7. 胃寒药组

肉桂 5～10g，豆蔻 10g，吴茱萸 5～10g，高良姜 6～10g，生姜 3～5g，甘松 10g。

8. 胃热药组

生石膏 15～30g，知母 10～15g，黄连 3～5g，黄芩 10g，芦根 15～20g，蒲公英 15～30g。

9. 胃食滞药组

六神曲 10～15g，山楂 10～15g，麦芽 15～30g，谷芽 15～30g，鸡内金 10～15g，莱菔子 15～30g，槟榔 10g 等。

10. 胃阴虚药组

石斛 15～20g，天花粉 10～15g，北沙参 15～20g，麦冬 10～15g，白芍 15～30g，玉竹 15g。

六、典型病案

腹胀案

何某，男，56 岁，合肥南郊人。初诊时间：2007 年 5 月 11 日。患者小腹坠胀 13 年。1994 年曾患渗出性胸膜炎，之后小腹坠胀。辗转各大医院多部位检查，未发现异常。中西医久治无效，痛苦不堪。刻下：纳食一般，睡眠尚可，二便如常，舌淡、苔薄腻，脉来虚弦。此乃中气下陷，木失条达之象。予以条达肝气，升阳举陷。仿补中益气汤加减：生黄芪 30g，太子参 25g，焦白术 15g，云茯神 20g，柴胡 10g，杭白芍 20g，炒升麻 5g，橘核仁 20g，枸杞子 15g，荔枝核 15g，粉甘草 5g。10 剂，水煎服，1 日 1 剂。

二诊：患者服药后，坠胀之症大减。舌淡红、苔薄，脉来虚弦，前方既效，药稍更删。方中柴胡减半、加重升麻。拟方：生黄芪 30g，太子参 25g，焦白术 15g，云茯神 20g，柴胡 6g，炒升麻 10g，橘核仁 20g，陈枳壳 12g，枸杞子 15g，荔枝核 15g，粉甘草 5g，煨葛根 25g，姜竹茹 10g。10 剂，水煎服，1 日 1 剂。

【按】本案为中气下陷证，以脾气虚证候和内脏下垂为辨证要点。然此患者只有自我感觉坠胀一症，脾气虚症状不显，且劳累后不加重，检查亦无异常，并非单纯的中气下陷证。故一诊中，以生黄芪、太子参、白术等益气健脾，柴胡、荔枝核、橘核仁皆走肝经而行气，杭白芍、枸杞子益阴柔肝。首方柴胡量重，取疏肝行气之意，而行气太过又恐伤气，故二诊中减柴胡，而增升麻、葛根，加大提升之力。

本案虽无明显肝气郁结之征象，然肝为脾之主，为升降发始之根，中气下陷证虽由脾胃虚弱，气机不调，升降失常所致，但其制在肝，肝气不能疏达是脾气不升病机的关键所在。正如清代新安医家周学海《读医随笔》中所说："肝者，……握升降之枢者也。……脾者，升降所由之径；肝者，升降发始之根也。"李杲补中益气汤之用柴胡，疏达肝气，助脾升清，正为此意，故徐经世于补中益气之中寓以条达肝气之法，证之临床，药投病安，确如其述。

附：徐经世辨治脾胃病用药规律分析

本研究利用古今医案平台软件，对徐经世治疗脾胃病的病案进行数据挖掘，总结其用药规律。

资料来源：收集徐经世已出版书籍《徐经世内科临证精华》《杏林拾穗：徐经世临证经验集粹》《国医大师徐经世》《杂病求实：国医大师徐经世"从中调治"临证实录》《国医大师徐经世医论医案撷菁》，筛选出徐经世明确诊断为脾胃病的病案。

数据筛选：将医案中主诉和主要症状符合胃痛、吐酸、嘈杂、痞满、呕吐、噎膈、反胃、呃逆、腹痛、泄泻、痢疾、便秘诊断标准；诊断、处方、药物、剂量等信息完整可靠的医案筛选出来，并将记载内容重复的医案予以排除。

数据规范化：根据纳入及排除标准，对医案进行逐条整理。徐经世的处方书写有自己的习惯，书写中药时常加上药物产地，如陈皮写为"广陈皮"、木瓜写为"宣木瓜"。所以要根据《中国药典》《中药学》对数据进行统一规范处理，如"建莲子"规范为"莲子"，"冬桑叶"规范为"桑叶"，"广橘络"规范为"橘络"等。

数据录入：采用古今医案云平台提供的 Excel 表格模板，建立数据分析池，进行数据中药频次统计、中药功效统计、中药四气统计、中药五味统计、中药归经统计、药物聚类挖掘、中药复杂网络挖掘。

结果：根据纳入与排除标准筛选病例后，满足上述要求的有效处方共有 110 首，包含中药 170 味，总使用频次达 1 331 次。

中药频次统计：对录入的 170 味中药进行频次分析，使用频次排名前 20 名的有枳壳、竹茹、绿萼梅、陈皮、黄连、姜半夏、石斛、白术、白芍、苍术、丹参、酸枣仁、代赭石、杏仁、谷芽、桃仁、檀香、葛根、蒲公英、橘络(表2-1)。

表2-1 使用频次排名前20的中药

序号	中药	频次	频率
1	枳 壳	84	76.36%
2	竹 茹	78	70.91%
3	绿萼梅	66	60.00%
4	陈 皮	61	55.45%
5	黄 连	52	47.27%
6	姜半夏	42	38.18%
7	石 斛	34	30.91%
8	白 术	32	29.09%
9	白 芍	30	27.27%
10	苍 术	27	24.55%
11	丹 参	27	24.55%
12	酸枣仁	27	24.55%
13	代赭石	25	22.73%
14	杏 仁	24	21.82%
15	谷 芽	24	21.82%
16	桃 仁	24	21.82%
17	檀 香	22	20.00%
18	葛 根	19	17.27%
19	蒲公英	19	17.27%
20	橘 络	18	16.36%

中药功效统计:排名前十的中药,以理气宽中类药物最多,其次是燥湿化痰、行滞消胀、养阴益气类药物(表2-2)。

表 2-2　中药功效频次统计

序号	功效	频次	频率
1	理气宽中	103	7.74%
2	燥湿化痰	88	6.61%
3	行滞消胀	84	6.31%
4	除烦	80	6.01%
5	止呕	80	6.01%
6	清热化痰	78	5.86%
7	清热解毒	63	4.73%
8	理气健脾	61	4.58%
9	清热燥湿	54	4.06%
10	泻火解毒	53	3.98%

中药四气统计：分析药性共 9 种，纳入案例中所用中药药性前 7 种，以温为主，其次为微寒、平，无热和大热。(表 2-3，图 2-1)。

表 2-3　中药四气频次统计

序号	四气	频次	频率
1	温	332	24.94%
2	微寒	308	23.14%
3	平	218	16.38%
4	寒	118	8.87%
5	凉	35	2.63%
6	微温	32	2.40%
7	大寒	5	0.38%

中药五味统计：纳入案例中所用中药药味共涉及 9 种，以苦为主，其次为甘、辛、酸(表 2-4，图 2-2)。

表 2-4　中药五味频次统计

序号	五味	频次	频率
1	苦	528	39.67%
2	甘	478	35.91%
3	辛	387	29.08%
4	酸	193	14.50%
5	涩	45	3.38%
6	微苦	45	3.38%
7	咸	28	2.10%
8	淡	18	1.35%
9	微甘	11	0.83%

中药归经统计：纳入案例中所用中药归经共涉及 12 种，主要归脾经(571 次，占 42.90%)，其次归胃经(529 次，占 39.74%)、肺经(446 次，占 33.51%)、肝经(322 次，占 24.19%)、心经(277 次，占 20.81%)等(表 2-5)。

表 2-5　中药归经频次统计

序号	归经	频次	频率
1	脾	571	42.90%
2	胃	529	39.74%
3	肺	446	33.51%
4	肝	322	24.19%
5	心	277	20.81%
6	胆	120	9.02%
7	大肠	114	8.56%
8	肾	92	6.91%
9	膀胱	24	1.80%
10	小肠	11	0.83%
11	三焦	4	0.30%
12	心包	4	0.30%

药物聚类挖掘：选择排名前15位中药进行聚类分析，聚类方法选用最短距离法，距离类型选择欧式距离，选用圆形竖向聚类图进行显示，结果见图2-1和表2-6。

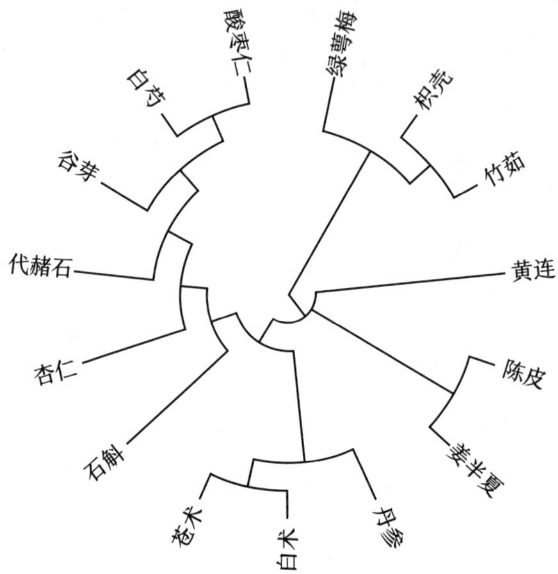

图2-1　高频用药聚类分析图

表2-6　聚类分析高频药物分组

组别	中药组成
1	枳壳、竹茹、绿萼梅
2	陈皮、黄连、姜半夏
3	白术、苍术、丹参
4	石斛、白芍、酸枣仁、代赭石、杏仁、谷芽

中药复杂网络挖掘：使用古今医案云平台中的复杂网络分析，分析中药与中药间的关系，将边权重设置为61，提取出治疗脾胃病的10味核心中药，输出中药-中药复杂网络关系，各药权重见表2-7，对其进行可视化生成网络分析图，结果见图2-2。核心药物网络由竹茹、枳壳、绿萼

梅、陈皮、黄连、姜半夏、石斛、代赭石、丹参、白芍 10 味中药组成。

表 2-7 中药 - 中药复杂网络分析各药权重

节点名称	节点名称	权重
竹 茹	枳 壳	169
竹 茹	绿萼梅	151
枳 壳	绿萼梅	141
枳 壳	陈 皮	130
竹 茹	黄 连	120
枳 壳	黄 连	119
竹 茹	陈 皮	103
绿萼梅	黄 连	103
陈 皮	绿萼梅	97
枳 壳	姜半夏	89
竹 茹	姜半夏	85
陈 皮	黄 连	84
陈 皮	姜半夏	76
姜半夏	绿萼梅	76
石 斛	竹 茹	71
绿萼梅	代赭石	70
竹 茹	代赭石	65
石 斛	绿萼梅	64
枳 壳	丹 参	61
枳 壳	白 芍	61

讨论分析：脾胃病是指脾胃功能失常的病证，是临床多发病、常见病。中医脾胃系病证包括胃痛、痞满、呕吐、噎膈、呃逆、腹痛、泄泻、痢疾、便秘等，相当于现代西医的消化系统疾病，如急慢性胃炎、消化性溃疡、功能性消化不良、胃神经症、胰腺炎、幽门梗阻、食管肿物、急慢性细

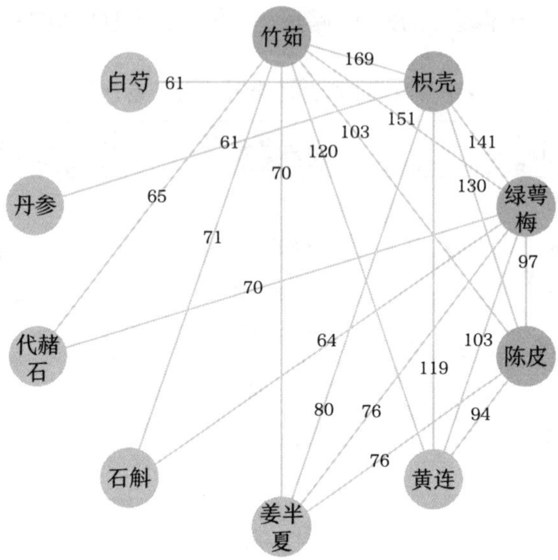

图 2-2　中药-中药复杂网络分析图

菌性痢疾、胃肠功能紊乱、功能性便秘等。通过数据分析发现，徐经世治疗脾胃病医案中使用频率超过 40% 的中药有枳壳(84 次，76.36%)、竹茹(78 次，70.91%)、绿萼梅(66 次，60.00%)、陈皮(61 次，55.45%)、黄连(52 次，47.27%)。

内科杂病病机病因复杂，而徐经世根据数十年临床经验，首倡“内科杂病致因在郁”的理论概述，一些内科疑难杂症用一般常规治法取效不显者，若从“郁”论治，可收意外之功。其所常用方药中，枳壳有疏肝理气、降逆和胃、行气化痰、下气破结功效；陈皮益气健脾化痰，以绝生痰之源；枳壳、陈皮、绿萼梅为疏肝理气药，疏肝开郁调节气机，行气燥湿而不伤阴，为治脾胃病的要药，具有促进胃动力、加速胃排空的功效。

徐经世治疗脾胃病常用姜竹茹。竹茹善开胃郁，降逆胃气，具有止呕和胃、清肺祛痰、通利三焦之功。其性虽寒，而滑能利窍，可无郁遏客邪之虑。

黄连性味苦寒，归心、脾、胃、肝、胆、大肠经，有清热燥湿、泻火解毒之效，可用于湿热痞满、呕吐泻痢、黄疸、心烦不寐、目赤吞酸等。现代药理研究发现，黄连有抗溃疡、抑制胃酸分泌、保护胃黏膜、抗炎镇痛和抑菌的作用。徐经世在临床上，多用黄连治疗不寐、口腔溃疡、慢性结肠炎、反流性食管炎、慢性萎缩性胃炎伴幽门螺杆菌感染。中医认为，幽门螺杆菌多由体内湿热内蕴产生热毒而成，故临床多选用清热解毒的黄连，从而起到抑杀幽门螺杆菌的作用。

中药功效分析，徐经世治疗脾胃病使用最多的为理气宽中药，其次为燥湿化痰和行滞消胀药。充分印证了其“五脏杂证，从肝辨治”的思想。脾胃病成因往往不在脾胃本身，徐经世指出要把肝胆与脾胃统筹起来认识，明确提出“肝胆脾胃四维一体观”。肝的疏泄功能失常时，常影响到脾的运化功能。木乘土，肝协调脾升胃降，若肝疏泄功能失常，既可影响脾气升清，致脾失健运、清气下陷；又可影响胃气降浊，致胃失通降、胃气上逆，故其临床治疗脾胃病注重疏肝，从肝辨治，重用理气宽中药。

药物药性分析，徐经世使用的温性药频次最多，其他依次为微寒性药、平性药等。他认为，肝、胆、脾、胃四者之间不仅在生理上联系密切，而且病理制化亦互为相关，故临床上出现肝、胆、脾、胃四者同病的状况甚为常见。通过对肝、胆、脾、胃相关病症以及诸多慢性疑难杂病发病、病因、病机的探求，发现很多疾病在其发生发展的过程中，以“肝胆郁热，脾胃虚寒”病机理论来指导临床用药，多能取效。脾胃多虚寒，故所用温性药居多；但脾胃病多伴有郁热，故药用兼以微寒；药用多平和以安中。

药物五味分析，徐经世治疗脾胃病多选用苦药和甘药，然后为辛味药。苦味能清能泻，善通降气机，多入脾、胃、心、肝经，能清脾胃郁热，泻心肝之火，燥湿降气，通利中焦；甘味能补、能和、能缓，能补中焦脾胃；辛味能行、能散，多具温性，去寒化湿，能行则中焦气机开，温散则脾胃之寒去；辛药与苦药相合，即治痞常用的“辛开苦降”之法，正对脾升胃降之机理，故二者相须，对调畅中焦脾胃气机尤为适宜。

药物归经统计表明，徐经世治疗脾胃病常取入脾、胃经的药，其次为入肺、肝之经。徐经世认为,脾胃病在中焦脾胃,且肺肝与人体气机运行关系密切,组方选药有的放矢。

药物聚类分析发现,可以将徐经世治疗脾胃病常用的15味药归为4类。第1类:枳壳、竹茹、绿萼梅,功效以理气和胃为主。第2类:陈皮、黄连、姜半夏,功效以理气燥湿为主。第3类:白术、苍术、丹参,以理气健脾活血为主。第4类:石斛、白芍、酸枣仁、代赭石、杏仁、谷芽,以滋阴降逆化滞为主。通过复杂网络挖掘可以看出,徐经世治疗脾胃病的核心关键处方为黄连温胆汤。通过古今医案云平台软件对徐经世治疗脾胃病的医案进行数据挖掘,客观地反映了其治疗脾胃病的用药规律及诊疗思路。

第四节　肺系疾病治宜清润散敛重翕辟

徐经世强调,治肺重翕辟,重润燥合一,宜清养补调,补气养阴、清肺并重。明代赵献可《医贯》云:"盖肺为清虚之府,一物不容,毫毛必咳。"肺为华盖,肺叶娇嫩,喜润恶燥,其性轻清、宁静、滋润、肃降,易损难耐,故肺体为阴。肺阴滋润肺脏,肺阴充足则肺阳不亢,肺阴如常则人身之精气纳入与废气排出维持平衡状态。"肺为气之主",肺气属阳,主升主散,宣发卫气于体表,司腠理肌肤之开阖;肺为"水之上源",肺气治理调节血脉的营运,助心行血。肺系疾病包括感冒、咳嗽、哮病、喘证、肺痈、肺痨、肺胀、肺痿、肺癌。

一、肺金易伤——养阴润燥

肺为娇脏,"虚如蜂巢",肺叶清虚娇嫩,易损难复。肺喜润恶燥,燥为秋令主气,内应于肺,燥邪最易耗伤肺津,易出现燥邪伤肺,以咽干鼻燥、干咳少痰等阴虚肺燥证常见。肺阴滋润肺脏,若素体阴虚,或燥热伤津,肺失所养,虽无外邪侵袭,亦可出现肺失宣降之症。肺阴虚宜加补养,治当养阴润肺以复其体。

徐经世推崇清代新安医家叶天士“甘凉养胃，上以供肺”治法。叶天士认为，肺阴虚内热之因，在于胃津日耗，不司供肺，治当“滋救胃液以供肺，唯甘寒为宜”，多用质轻味薄、甘凉甘寒滋养之品，如南北沙参、天麦冬、石斛、五味子、百合、玉竹、枇杷叶、桑叶、芦根、西洋参等，代表方麦门冬汤，以清养津液、和降肺胃，使“胃土日旺，柔金自宁”。

徐经世认为，临床治疗肺失宣降之证，无论是外邪侵袭所致，还是内邪干肺所致，肺阴得养，肺体得补，则肃降自复。伏邪发热，清肺泻热、润燥止咳之中，加用清肺润燥之桑叶；肺部真菌感染、咳喘痰热，药后以荸荠煎水饮，以养肺阴之虚；其治疗咳嗽，常用杭白芍、麦冬、五味子、干生地黄、石斛等滋阴润燥；咳久伤阴而痰黏者，以贝母、南沙参、芦根诸品清化兼以养阴；顽固性咳嗽往往以南沙参代桔梗，祛痰止咳之中加强了润肺生津之功，更加用五味子敛补肺阴。

其治肺癌，亦常投养阴止咳之品，不主张妄投辛散，用药以轻灵为贵，非轻不举，要求不可过寒过热。过寒则伤肺气，致使津液凝聚，形成肺寒痰饮；过热则易伤肺阴，阴伤则津液耗损，阴液不足导致虚火内生，阴虚火旺，火灼金体，受热邪侵犯而肺叶枯槁，变化莫测。其治疗老年肺癌放疗后化源不足，取用北沙参、杭麦冬、薏苡仁、杜仲、甘草等轻灵之品，以滋养化源，而清化痰浊也选用竹茹、鱼腥草、芦根、炙桔梗、丝瓜络、仙鹤草等品，兼顾肺阴不伤肺体。

徐经世特别注重从肺阴与肺气关系入手论治，强调养阴润肺也要两者兼顾、通盘考虑。肺阴不足可引动肝阳上亢，反过来木火刑金，进一步耗灼肺阴，易致虚热虚火内生和咳喘气逆病变，治疗当在养阴润肺基础上，加五味子之类酸甘化阴之品，敛补肺阴、收敛肺气。其诸如补肺汤治疗肺气虚损之上气喘急、胸满气逆，麦门冬汤主治肺阴虚而火逆上气之咳嗽，生脉散治疗久咳伤肺、汗多喘渴之症，均用甘酸益阴之品。

二、肺气虚寒——补益肺气

“肺藏气”，司呼吸，宣发卫气于体表，司腠理肌肤之开阖，外感六淫之邪从皮毛或口鼻而入，常易犯肺而为病，外界各种病邪毒气侵袭人体，邪犯肺卫在所难免，肺常首当其冲，肺气不足时最易受邪。感冒咳嗽，特别是儿童上呼吸道感染、支气管炎，风邪袭肺，治宜玉屏风散。

肺以气用事，肺气虚则呼吸无力，可出现短气不足以息、声低气怯，进而肺失宣降，影响脏腑升降，徐经世主以玉屏风散益气固表。卫表不固，多年哮证，其必用玉屏风散益气固表。治疗咳嗽上逆，其认为即使运用代赭石镇逆时，也当用人参补虚止咳，下焦真元得人参峻补而顿旺。

肺气属阳，阳者卫外固，肺阳虚乃肺气虚之渐，临证肺阳虚证亦不少见。《金匮要略》对肺中冷，也有“此为肺中冷，必眩，多涎唾，甘草干姜汤以温之”的描述，唐代孙思邈首提“肺虚冷”。北宋太医院编《圣济总录》云“肺虚则生寒”，现代医家蒲辅周提出“肺阳虚易感冒”。徐经世针对体虚易感、肤冷形寒患者，认为其肺阳虚衰，易发生寒饮蕴肺而咳喘。清代唐宗海《血证论》云：“肺阳布护，阴翳自消，一切寒怯虚悸之症自除。”故徐经世认为，治宜补肺气温肺阳，常用玉屏风散、保元汤、洋参保肺丸等，其他如黄芪、白术、茯苓、桂枝、防风等，也适合对肺气虚、阳虚进行辅助治疗。

在治疗肺系疾病中，徐经世提出要防止失治误治导致肺阳虚，如敛肺止咳治疗咳喘，不可单用过用五味子而致肺寒邪闭之证，宜加干姜补益肺气，单纯肺气亏虚所致者尤为适合。又如肺癌用药应和缓而不可伤正，不可过寒过热，过寒则伤肺气，致使津液凝聚，形成肺寒痰饮。

三、肺用失常——宣降翕辟

所谓翕与辟，即闭合与开启、收敛与宣散之义。徐经世认为，肺为清虚娇嫩之脏，肺气主宣发肃降，其性善宣通而恶壅塞，正常情况下肺气肃降与宣发协调，则呼吸均匀通畅，津液得以正常输布代谢；一旦邪气犯肺，外邪袭表，内生痰湿，肺气郁闭，伸张不利则出现咳嗽、喘促、呼吸不利、胸闷等症状，肃降不利则水液输布排泄障碍，出现水肿等症状，肺失宣肃还易产生悲忧情绪，治疗的关键在于恢复肺气宣发肃降的正常生理。

徐经世指出，肺之翕可实现肺的肃降功能，肺之辟可实现肺的宣发功能，同时通过肺之翕可以抑制肺宣发太过，通过肺之辟可以防止肺肃降太过，治疗肺系疾病的关键就在于通过调节肺的翕与辟恢复肺之生理功能。因此在治法和用药上要注意翕辟，如张锡纯所言“治肺之药，过于散则有碍于翕，过于敛则有碍于辟”，故要注重敛散结合，甚至可以采用敛中有散、散中有敛之法，使得翕辟协调，恢复肺之呼吸功能。

徐经世强调，应牢记用药翕辟，复肺之呼吸功能。临床常用南沙参、杏仁、五味子与桔梗、炙麻黄、蝉蜕结合，前三药养阴化痰以止咳平喘，后三药解表驱风以止咳平喘。西洋参、杭麦冬、芦根与桔梗、广橘络配伍达到敛散效果。阴虚痰浊阻肺时，敛散当舍弃五味子，恐其酸敛不利于痰浊的排出，阻碍肺气宣降之机的恢复，致闭门留寇。

从其肺系疾病用药频次来看，使用频率最高的为杏仁和桔梗。桔梗味辛苦性平，功擅宣肺祛痰，杏仁味苦微温，功擅降气止咳平喘，两药相伍，一升一降，宣通肃降以止咳。其治肺虚咳嗽，尤其是老年人性久咳、干咳无痰，常以五味子、干姜二药配伍，宣肺化气，味酸收敛与味辛发散相互促进、相互制约，既防止“肺用”不足，又制约“肺用”太过，体现了散敛有度的要求。

肺系疾病，首为咳嗽。肺居于上，主气而应皮毛，谓之娇脏，凡外邪侵袭或受内脏病气所干，肺失清肃宣降，痰浊上壅而致咳嗽气喘。咳嗽一证，不论是外感还是内伤，总以肺失宣降为要点，应处处着眼于“翕辟”两字，治疗应着眼恢复肺脏宣发肃降生理。

咳嗽上逆，徐经世常佐以代赭石之压力，可使参之补益之力下行，直至涌泉，而上焦逆气浮火，皆随之顺流而下，更可使下焦真元之气得人参之峻补而顿旺，以达到补虚止咳、平衡阴阳之功。故要注重非轻不举，药重则易过病所而不中的。单纯肺气亏虚所致咳喘，气喘明显，五味子加麻黄尤为适合，既敛肺止咳又宣肺平喘，一收一散，收中有散，散中有收，收散结合，寓养阴润肺以益肺气于其中，从而达到止咳平喘之效果。

徐经世治疗顽固性咳嗽，如感冒后期仍咳嗽频作、干咳无痰，此时外邪已尽，但肺气不降，常以自制止咳宁加代赭石一味，加强降气止咳之功，数剂即气降咳止。其自制止咳宁，组成有桔梗与甘草、炙麻黄与杏仁配伍，既祛痰以止咳，又散敛相结合，再加百蕊草、佛耳草、黄芩、车前草、蝉蜕、夜交藤等药，明显为轻灵托举的用药风格。其治肺癌术后痰浊壅塞，拟以清化痰浊，常用到竹茹、橘络、远志、鱼腥草、蝉蜕、炒川黄连、芦根、仙鹤草、杜仲、炙桔梗、丝瓜络、瓜蒌皮、炒桑叶等，用药轻灵，即使化源不足，也不妄投酸敛重浊重坠之品，以防药过病所。

四、常用药方 21 首

徐经世辨治肺系疾病，根据肺体阴虚、肺气虚寒和肺用失常的特点，分别予以养阴润燥、补益肺气、宣降止咳之治，临床根据实际，参考前代经典名方立方旨义，或在传统名方基础上自拟新方，或化裁活用、灵活加减，适得其所。

1. 东汉张仲景《伤寒论》桂枝汤

组成：桂枝（去皮）9g，芍药 9g，炙甘草 6g，生姜（切）9g，大枣（擘）12 枚。

功用：解肌祛风，调和营卫。

主治：营卫不和。啬啬恶寒，淅淅恶风，翕翕发热，鼻鸣干呕者。

主病：感冒，内伤发热，失眠，汗证。

2. 东汉张仲景《伤寒论》小青龙汤

组成：炙麻黄 3g，炒白芍 4.5g，干姜 3g，五味子 2.5g，制半夏 4.5g，细辛 1.5g，桂枝 3g，炙甘草 3.5g。

功用：解表散寒，温肺化饮。

主治：外寒内饮证。症见咳喘，痰多而稀，胸痞，或痰饮喘咳，不得平卧，或身体疼痛，头面四肢浮肿等。

主病：慢性支气管炎，支气管哮喘。

3. 东汉张仲景《伤寒论》麻杏甘石汤

组成:炙麻黄 3g,生石膏 15g,炒杏仁 10g,粉甘草 5g。

功用:辛凉宣泄,清肺平喘。

主治:外感风热,肺热咳喘证。症见身热不解,有汗或无汗,咳逆气急,甚则鼻翼煽动等。

主病:上呼吸道感染,支气管炎,大叶性肺炎,支气管哮喘。

4. 东汉张仲景《伤寒论》小陷胸汤

组成:黄连 6g,半夏 12g,瓜蒌实 20g。

功用:清热化痰,宽胸散结。

主治:痰热互结之小结胸证。症见胸脘痞闷,按之则痛,或咳痰黄稠,脉滑数。

主病:急性支气管炎,胸膜炎,胸膜粘连。

5. 东汉张仲景《金匮要略》苓桂术甘汤

组成:茯苓 12g,桂枝 9g,白术 9g,甘草 6g。

功用:温化痰饮,健脾利湿。

主治:中阳不足痰饮证。症见心下逆满,气上冲胸,起则头眩等。

主病:慢性支气管炎,心源性水肿。

6. 北宋官修《太平惠民和剂局方》藿香正气散化裁方

组成:藿香 10g,香薷 10g,紫苏叶、梗各 10g,白芷 10g,桔梗 10g,苍术 15g,陈皮 10g,姜半夏 10g,厚朴花 10g,川黄连 3g,扁豆花 15g,甘草 5g。

功用:解表化湿,理气和中。

主治:外感风寒,内伤湿滞证。症见憎寒壮热、头痛头重、胸膈满闷、呕吐腹泻等。

主病:夏秋季节感冒,胃肠型感冒,急性胃肠炎。

7. 北宋官修《太平惠民和剂局方》二陈汤

组方:清半夏 10g,橘红 10g,茯苓 20g,粉甘草 5g。

功用:燥湿化痰,理气和中。

主治:湿痰证。症见咳嗽痰多,色白易咯,胸膈痞闷等。

主病:慢性支气管炎,肺气肿。

8. 南宋严用和《济生方》苍耳子散加减方

组成:苍耳子 10g,辛夷 10~15g,白芷 10g,细辛 3~5g,鹅不食草 15g。

功用:疏风止痛,通利鼻窍。

主治:风邪上攻之鼻渊。

主病:急慢性鼻炎,鼻窦炎,过敏性鼻炎。

9. 元代张璧《云岐子保命集》补肺汤

组成:桑白皮 12g,人参 12g,黄芪 6g,五味子 6g,紫菀 6g,熟地黄 12g。

功用:补肺益肾,清火化痰。

主治:肺肾两虚之劳嗽。症见日晡发热,自汗盗汗,痰多喘逆;虚劳短气自汗,时寒时热,易于感冒,舌色淡,脉软无力等。

主病:喘证。

10. 元代罗天益《卫生宝鉴》九仙散

组成:人参 10g,款冬花 10g,桑白皮 10g,桔梗 10g,五味子 10g,阿胶 10g,乌梅 10g,贝母 5g,罂粟壳 6g。

功用:敛肺止咳,益气养阴。

主治:久咳肺虚证。症见久咳不已,甚则气喘自汗等。

主病:慢性支气管炎,肺气肿,肺结核,支气管哮喘。

11. 元代朱震亨《丹溪心法》玉屏风散

组成:生黄芪 30g,焦白术 15g,关防风 10g。

功用:益气固表止汗。

主治:卫表不固,肺失肃降,虚人外感证。

主病:体虚感冒,慢性鼻炎,过敏性鼻炎。

12. 明代陶华《伤寒六书》柴葛解肌汤化裁方

组成：柴胡10g，葛根15g，白芷10g，羌活10g，桂枝9g，黄芩10g，防风10g，藁本10g，陈皮10g，桔梗10g，甘草5g。

功用：解肌清热。

主治：三阳合病，头痛发热，恶寒无汗。

主病：感冒及流行性感冒，三叉神经痛，牙龈炎。

13. 明代韩懋《韩氏医通》三子养亲汤

组方：白芥子15g，莱菔子15g，紫苏子10g。

功用：降气化痰止咳。

主治：痰浊蕴肺证。症见咳逆痰涌，胸满气急，苔浊腻等。

主病：支气管炎，支气管扩张。

14. 明代张时彻《摄生众妙方》定喘汤

组成：麻黄9g，白果9g，款冬花9g，杏仁9g，桑白皮6g，半夏9g，紫苏子9g，黄芩9g，甘草3g。

功用：宣肺降气，清热化痰。

主治：哮喘。症见喘咳气急、痰多黄稠等。

主病：支气管炎，肺气肿，支气管哮喘。

15. 明代周之十《慎斋遗书》百合固金汤

组成：百合12g，熟地黄9g，生地黄9g，当归9g，白芍3g，甘草3g，桔梗3g，玄参3g，贝母9g，麦冬9g。

功用：滋肾保肺，止咳化痰。

主治：肺肾阴亏，虚火上炎证。症见咳嗽气喘，痰中带血，咽喉燥痛，午后潮热等。

主病：肺结核，慢性支气管炎，支气管扩张。

16. 清代新安御医吴谦《医宗金鉴》荆防牛蒡汤化裁方

组成：荆芥4.5g，牛蒡子4.5g，柴胡4.5g，金银花4.5g，桔梗4.5g，鲜蒲公英3棵，蝉蜕3g，黄芩4.5g，茯苓6g，人中黄3.6g。

功用：发汗解表，解毒止痒。

主治：外邪袭表。

主病：上呼吸道感染，过敏性皮炎，荨麻疹，湿疹，螳螂蜇伤中毒。

附议：徐经世治疗上呼吸道感染和外感皮疹湿疹之疾，取《医宗金鉴》荆防牛蒡汤疏风清热、解毒消肿之义，以桔梗、蝉蜕替换防风、连翘，茯苓健脾护胃，以一味人中黄清热凉血、泻火解毒，替换天花粉、皂角刺、甘草之用，舍去陈皮、香附子理气之品，偏重解表解毒之用。

17. 清代郑宏纲《重楼玉钥》养阴清肺汤

组成：生地黄 12g，麦冬 9g，甘草 3g，玄参 9g，贝母 5g，牡丹皮 5g，薄荷 3g，白芍 5g。

功用：养阴清肺，解毒利咽。

主治：白喉。症见咽喉间起白如腐，不易拭去，咽喉肿痛，或咳或不咳，呼吸有声。

主病：白喉，急性扁桃体炎，急性咽喉炎。

18. 清代吴瑭《温病条辨》杏苏散化裁方

组成：紫苏叶、苏梗各 6g，荆芥穗 10g，炒杏仁 10g，信前胡 10g，广陈皮 10g，姜半夏 10g，炙麻黄 3g，炙桔梗 10g，金沸草 10g，蝉蜕 5g，粉甘草 5g。

功用：疏解散寒，宣肺止咳。

主治：风寒束肺，失其宣肃，邪逗于表之证。症见头痛，恶汗无汗，咳嗽痰稀，鼻塞咽干等。

主病：流行性感冒，慢性支气管炎，肺气肿。

附议：徐经世治疗风寒外感，取杏苏散宣散发表之义，复加麻黄、荆芥穗、苏梗、蝉蜕，加大解表散寒力度，佐以金沸草、陈皮理气化痰止咳，舍去茯苓、枳壳、橘皮、生姜、大枣，而用于治疗流行性感冒、慢性支气管炎、肺气肿等风寒束肺失宣之证。

19. 自拟清金化痰汤

组成：黄芩10g，射干10g，贝母10g，瓜蒌皮10～15g，桑白皮10g，鱼腥草10～15g，芦根15～20g，白茅根15～30g，猫爪草10g。

主治：风热犯肺证。症见咳嗽，痰黄，咳痰不爽等。

主病：支气管炎，支气管扩张，肺炎。

20. 自拟沙参二冬汤

组成：北沙参15～20g，麦冬10～15g，天冬10～15g，阿胶15～30g，石斛15～20g，芦根15～20g，天花粉15g，百合15g，玉竹15g，黄精15～25g。

功用：养阴清热，润肺止咳。

主治：肺阴亏耗之咳嗽。

主病：上呼吸道感染，支气管炎，肺炎。

21. 自拟方止咳宁

组成：南沙参10～20g，炙桔梗10～15g，甜杏仁5～10g，炙麻黄3～5g，蝉蜕5～10g，炒黄芩10～15g，百蕊草10～15g，佛耳草(鼠曲草)10～15g，炙五味子10～15g，首乌藤15～25g，车前草10～15g，甘草5～10g。

功效：宣透清里，肃降止咳。

主治：顽固性咳嗽。常见身无寒热，咳嗽少痰，咽部痛痒，越咳越剧，久恋不已，舌红苔薄，脉浮微数。

五、常用药组10组

1. 肺气虚药组

党参10～15g，黄芪15～30g，山药20g，冬虫夏草3g，炙甘草5～6g。

2. 肺气不敛药组

五味子5～10g，白果10g，诃子10～15g，乌梅10g，罂粟壳3～5g，马兜铃10～15g。

3. 滋养肺阴药组

北沙参 15～20g，麦冬 10～15g，天冬 10～15g，阿胶 15～30g，石斛 15～20g，芦根 15～20g，天花粉 15g，百合 15g，玉竹 15g，黄精 15～25g。

4. 止肺血药组

白及 10～15g，三七 3～6g，阿胶 15～30g，仙鹤草 20g，紫菀 10～15g，藕节炭 10g，生地黄炭 15～25g，蒲黄炭 10g，白茅根 15～30g，紫珠草 10g。

5. 风寒束肺药组

（1）宣肺：杏仁 10g，桔梗 10g，前胡 10g，牛蒡子 10g，百部 10～15g，蝉蜕 5～10g。

（2）通鼻：苍耳子 10g，辛夷花 10～15g，白芷 10g，鹅不食草 15g，细辛 3～5g。

（3）散寒：麻黄 3～5g，细辛 3～5g，紫苏叶 5～10g，生姜 3～5g。

6. 化痰止咳药组

半夏 10～15g，旋覆花 10g，白芥子 15g，莱菔子 15g，制南星 10g，紫菀 10～15g，款冬花 10g，冬瓜仁 15～30g，紫苏子 10g。

7. 风热犯肺药组

黄芩 10g，射干 10g，贝母 10g，瓜蒌皮 10～15g，桑白皮 10g，鱼腥草 10～15g，芦根 15～20g，白茅根 15～30g，猫爪草 10g。

附解：川贝母其性味苦、甘，微寒，功能清热润肺、化痰止咳，主治肺热燥咳、痰黄咳喘、阴虚劳咳、咳痰带血等。浙贝母其性味苦、寒，功能清热化痰、散结解毒，主治风热、燥热、痰火咳嗽，肺痈、乳痈、瘰疬、疮毒等。土贝母其性味苦、凉，能解毒散结、消除痈肿，主治乳痈、瘰疬痰核、疮疡肿毒及蛇虫咬伤等，近年来用于治疗肿瘤。川贝母长于清热润肺，浙贝母长于宣肺清热，土贝母长于散结消肿，临床使用时应注意区别。

8. 痰浊阻肺药组

清半夏10g,橘红10g,茯苓20g,苍术15g,薏苡仁30g,车前草15g。

9. 大肠湿热药组

黄连3~5g,黄柏10~15g,大黄3~5g,白头翁15~30g,枳壳15g,土茯苓15~30g,秦皮10~15g,马齿苋15~30g,铁苋菜15g,薏苡仁30g,赤芍10g,败酱草15~30g,蒲公英20g,桃仁10g,杏仁10g,瓜蒌仁15g,红藤10g。

10. 大肠液亏药组

火麻仁10~15g,郁李仁10~15g,柏子仁15~30g,何首乌15~30g,肉苁蓉15g,当归10~15g,生地黄10~25g,玄参15g,麦冬10~15g,桑椹子10~15g,蜂蜜10g,槐花15g。

六、典型病案

哮证案

方某,男,78岁,合肥人。初诊时间:2000年7月5日。患者年高,哮喘病史十余年,病延日久,抗病能力渐次下降,卫表不固,易于外感。近年来发作频繁,常发于五六月间,每作时只得对症处理,但夙根难除,一触即发。诊时小作,咳喘不已,身无寒热,舌淡苔薄,脉象虚滑。按其症情,乃系卫表不固,脾虚痰浊,肺失肃降之象。拟予益气固表、化痰平喘为治。生黄芪30g,焦白术15g,广陈皮10g,关防风10g,炙桔梗10g,炙五味子10g,川干姜3g,炙麻黄3g,蝉蜕衣6g,夜交藤25g,粉甘草5g。7剂,水煎服,1日1剂。

二诊:药后咳喘得以缓解,唯感疲倦乏力,舌苔薄滑,脉象如前,故守原方出入再投。生黄芪30g,焦白术15g,橘络20g,炙桔梗10g,杏仁10g,姜半夏10g,佛手柑15g,炙五味子10g,川干姜3g,川贝母9g,车前草12g,粉甘草5g。7剂,水煎服,1日1剂。

三诊:连诊2次,体倦少力得以改善,唯阵发性咳喘未肃,眠、食、二便如常。舌现暗淡，苔滑，脉转虚缓。拟用黄芪建中加味以从中调之。生黄芪 30g，桂枝尖 6g，杭白芍 15g，冬白术 15g，广橘红 10g，炒杏仁 10g，炙五味子 10g，川干姜 3g，川贝母 10g，冬瓜仁 30g，苏子、莱菔子各 10g，粉甘草 5g。10 剂，水煎服，1 日 1 剂。

四诊：药尽缓解，可停服汤剂，予以迪喘舒丸（自拟方）而缓以调之。生黄芪 30g，熟女贞子 15g，五味子 10g，冬白术 15g，广橘红 10g，怀山药 20g，杏仁、桃仁各 10g，川贝母 10g，车前子 10g，鹅管石 10g，补骨脂 15g，淫羊藿 15g，煅磁石 30g，胡桃肉 10g，皂荚 10g，三七 6g，粉甘草 5g，姜竹茹 10g。上方以 10～15 剂配用蛤蚧 5 对，共研细末，或水泛为丸，或以药用胶囊装入。每服 10g（如胶囊则每次服 5 粒），每日 3 次，温开水送下。

【按】本案患者年近八旬，所患哮病已有十余载，其病可谓根深蒂固，加之病延日久，元气亏虚，卫表不固，外邪易干，治之极为棘手。徐经世先以益气固表、化痰平喘法为治，选用玉屏风散益气固表、疏风祛邪，小青龙汤以温肺散寒、化痰平喘。现代医学认为，哮喘之病多因过敏物刺激呼吸道，以致呼吸道组织痉挛，黏膜水肿所致，方中蝉蜕、夜交藤有较好的抗过敏作用。按法治之，喘哮得平，然哮症宿根难除。

迪喘舒丸方取黄芪、女贞子以益气养阴，固表护卫，补肾填精，两味同用，更加一筹；白术、山药、橘红则健脾理气，补土生金，且山药尚有固肾益精、益气补虚、润养肌肤、聪明耳目之功；贝母、杏仁、车前子以化痰肃降，清上利下；配用鹅管石以温化痰浊，壮阳通痹；以补骨脂、蛤蚧、胡桃仁 3 味并筹，可收到补下治上、母子同疗之效；其中尤以蛤蚧一味，其温肾纳气、益精养血，凡年高下元亏虚、肾气失纳之喘咳者，用之最捷，若虚甚者可配以人参，名为人参蛤蚧散（明代朱橚《普济方》），其治虚喘有良效；又方中独取磁石以镇潜收纳，生化肾水，引火归原；配五味子以酸化阴，滋上补下，调节循环，平衡代谢；桃仁、皂荚、三七活血化瘀，病从络治，况且哮喘一病，不仅治痰，而久则肺络瘀滞，所以活血通络亦当寓于其中，临床证明化瘀法在补肾中能起协同和提高免疫作用；而竹茹、甘草则以清化痰热，调药入胃，使胃受纳，促使吸收。全方合力，标本兼施，缓解症状，扶正固本，可望远期佳效。故终以自制丸剂缓调之，以善其后。

第五节　肾系疾病治宜保存元精重补泻

清代新安医家罗美《内经博议》言："肾在人身为阴中之少阴……为体阳而用阴。其性流行，又体阴而用阳。"肾为阴中之阴脏，又为封藏之本，精之处，精观之有物，言之有形，属阴类。《素问·水热穴论》言："肾者至阴也，至阴者盛水也。"清代新安医家叶天士基于《黄帝内经》之说，提出"精血主脏，脏体属阴"之论。肾内藏元阴，肾阴是一身阴气之本，故有云"五脏之阴气，非此不能滋"。肾内藏元阳，肾阳是一身阳气之根，故明代张介宾《景岳全书·命门余义》云"五脏之阳气非此不能发"。"水为其体，火为其用"，五脏之阴阳根于肾，水火互藏，阴阳交体，肾中之精、气互滋互化，无阳则阴无以生，无阴则阳无以化。

徐经世认为，临床上对于肾系疾病的治疗，常需做到阴阳并补，体用并调。明代张介宾所创用于治疗肾阳亏虚、命门火衰的右归丸，在使用大量补阳药物同时，又加入了补阴的熟地黄、枸杞子等；治疗肾阴亏虚的左归丸，不仅包括了大量滋阴补肾的药物，还含有阿胶、菟丝子等助阳之药，在病理上体现了肾的"体阴用阳"。

肾体用之病分为肾阴虚证、肾阳虚证；肾阴虚乃元阴、真阴不足，常用药物如鹿角、枸杞子、牡丹皮、何首乌、熟地黄、鳖甲、龟板、玄参、山茱萸、旱莲草、女贞子等。《难经》云："损其肾者，益其精。"肾阳虚乃肾气不足之渐，常用药物如鹿茸、巴戟天、淫羊藿、仙茅、杜仲、干姜、肉桂、附子等。张介宾创左归丸、右归丸、左归饮、右归饮以补益命门之真阴真阳。因肾内寄阴阳，阴虚可致阳虚，阳虚可致阴虚，后期见阴阳并损。国医大师任继学言："肾气受害，肾精受伤，久则肾之体用俱损。"故治疗上不可单用滋阴药或温阳药，宜育阴涵阳、阴阳并调，体用兼备，以达"阳得阴助而生化无穷，阴得阳升而泉源不竭"之目的，最合肾性。

水肿、淋证、癃闭、阳痿、遗精，不寐、汗证、眩晕、哮喘等可参照肾系病证。肾系病证有虚实和本虚标实之分，然其本质多属于虚。虚证应辨肾气虚弱、肾阳不振、肾阴亏虚、肾不纳气等。本虚标实要辨肾虚水泛、肾虚火旺等。徐经世认为，治疗上宜补中有泻、泻中有补，虚者补之，当补肾为主；若本虚标实者，又宜补泻兼施，体现肾系病证治重补泻的治疗原则。

一、肾精亏虚——滋肾填精

肾为封藏之本，藏先天之精，"精者，身之本"，精亏阴衰则生命力弱，卫外不固，邪易侵犯而致病。肾为水脏，主水主津液，喜润恶燥，燥胜则伤津，津液枯涸，易使肾之阴精亏耗。肾精亏虚，真阴不足，则津液分泌减少，滋润作用减退，五脏失于滋养，致虚热内生，阴虚阳亢，煎熬肾水，以致体阴不足，脏腑功能虚性亢奋，常发为虚热性病证，症见头晕耳鸣，失眠多梦，五心烦热，咽干颧红，潮热盗汗，腰膝酸痛，遗精滑泄，小便不利或失禁，动则气喘，舌红少津无苔，脉细数等。治宜滋阴降火，补其不足之真阴乃为关键。

徐经世常用二至丸，"二至"之意在于安五脏，补肾虚，滋养下元，以资生化；喜用女贞子、旱莲草、麦冬、小麦、杜仲、枸杞子、熟地黄、玄参、鳖甲、龟板，强调要滋而不腻，补而不滞，重在平补、润补肾阴，显然已不局限于《难经》"损其肾者益其精"一条路径。

徐经世治疗肾阴虚损及其相关性疾病，临床上不仅针对症状和临床表现，而是紧扣肾阴不足这个根本因素，在选方用药上将两者结合起来，寓养阴于对症治疗之中，而非简单的养肾阴药加见汗止汗、见血止血、见不寐则安神之类。譬如治疗中老年精血衰耗、虚火扰神所致不寐，二至丸合复脉汤以滋补肾阴，选龟板滋阴潜阳、养血补虚，滋阴之功独强，用之最为稳妥。再如原发性血小板减少性紫癜，肾阴不足，虚火旺盛，络伤血溢，仿大补阴丸合二至丸，滋阴降火、凉血和络，并非一二味药徒升血小板所能达到。又如水肿见于急慢性肾小球肾炎、肾病综合征、充血性心力衰竭、内分泌失调以及营养障碍等疾病，属肾虚火旺证者，喜用盐水炒黄柏、知母、玄参、熟地黄、山茱萸、泽泻、莲子，补泻兼施。他如治疗阴虚不寐选用酸枣仁，既滋阴又安神；治疗阴不敛阳、肾虚火旺、津液外泄所致盗汗，直以滋阴补肾、敛汗安神为治，喜用当归地黄汤加减。

此外，徐经世运用养肾阴之品，还有治未病防伤肾阴的考虑。譬如肾阴亏虚、气化不利之水肿，妇人最为常见，温阳利水则伤阴，燥湿发汗则助热，唯有以太子参、沙参、石斛、女贞子、旱莲草、白芍、枸杞子等滋养肾阴，平衡阴阳，再佐以泽泻、丝瓜络，淡渗利水而不伤阴之剂。又如淋证，常见于肾结石、输尿管梗阻、尿路感染、慢性肾盂肾炎等，往往阴虚挟湿，年老患者多有阴虚，久病者多伤阴，治当滋阴泻火、清化湿浊，徐经世常先六味地黄丸以固阴，以防后期升清降浊、清热利湿治疗伤阴。

肾阴虚还与肝、心两脏关系密切，这在临床上主要体现在肝肾阴虚和心肾不交两方面。徐经世认为，肝肾阴虚证在病因病机上肝阴虚始终占主导地位，但治疗上根据“虚则补其母”的原理，滋水涵木又为主要治法。心肾不交，肾阴亏损，不能涵养心阴，心火扰动，症见失眠多梦、惊悸怔忡、头晕耳鸣、腰膝酸软、潮热盗汗、五心烦热、口燥咽干、舌红少苔等，多见于神经症和慢性虚弱患者，徐经世喜用交泰丸和六味地黄丸来配伍治疗。

至于先天不足，后天失养，肾阴虚损，精亏髓少，未老先衰，视觉、听觉、嗅觉减退，记忆力、思维能力下降，出现精神萎靡、头晕目眩、视物昏花、耳鸣失聪、健忘痴呆，头发枯萎、早脱早白，行动迟钝，肢体懈怠，腰膝酸软，骨质疏松，骨痿骨脆，牙齿松动，女子经少经迟，男子精少，小儿发育迟缓、囟门迟闭、智力不足，年老体衰、发落齿槁、骨质脆弱，治当补肾填精、益髓壮骨，常用补肾填精法，左归丸合二至丸等配伍加减，其中就包括有旱莲草、女贞子、枸杞子、熟地黄、鳖甲、鹿胶、龟胶等大量滋阴补肾药。

二、肾阳虚寒——补肾壮阳

肾主封藏，肾气充足，精归有宅，水可温化，气可归纳。肾气不足，小儿生长发育不良，五迟五软，成人早衰；肾气虚衰，摄纳无力，则肾不纳气、动则气喘；气化功能不足，则尿少水肿，固摄失司，则见小便不利或失禁、遗精滑泄。肾气属阳，肾阳虚损乃肾气不足之渐，肾阳亏虚、命门火衰，温煦作用减退，气化失常，脏腑功能减退，则发为虚寒性疾病。治当右归丸加减，常用药物如鹿茸、巴戟天、淫羊藿、仙茅、杜仲、干姜、肉桂，附子等补阳药物。

徐经世十分赞赏明代张介宾左归、右归之发明，补阴中助阳，补阳中育阴，从阳引阴的生气于精，从阴引阳的引火归原诸法，明确提出张仲景金匮肾气丸温补肾阳是以滋养肾阴为基础的，认为肾阳不足往往由肾阴亏损而来，而阳虚又可致阴虚，故治疗肾阳虚不可单用温阳药，宜育阴涵阳，真阴充沛，真阳才能旺盛。

临床常可发现不少肾阳亏虚患者，长期服用大量温肾补阳药而病情未见好转，甚者出现相火妄动，肾关不固，真阴受戕。阳痿、早泄确为肾气亏虚所致，然治疗单纯从温补肾阳着手，纯守温燥之法，实难收效。正如华岫云在《临证指南医案·阳痿》的按语中指出："盖因阳气既伤，真阴必损，若纯乎刚热燥涩之补，必有偏胜之害。"诚为有得之言，右归丸一方加入了熟地黄、枸杞子等滋阴药，其义正在于此。徐经世肾虚治疗阳痿、遗精、癃闭、水肿之类病证，常于温肾药中加入麦冬、北沙参滋阴之品和五味子、酸枣仁等酸味收涩之品。补阴中助阳，补阳中育阴，以达"阳得阴助而生化无穷，阴得阳升而泉源不竭"之目的，最合肾性。

肾阳虚可见于老年耳鸣、盗汗、泄泻、便秘、咳喘，阳痿、遗精，痛经、流产、绝经、不孕，金匮肾气丸是为主方。老年耳鸣，阳气衰竭于上，或补脾不应，当求之于肾，其常用鹿角霜补肾助阳、益火补土。年迈盗汗，天癸已竭，可晨服桂附八味丸。胞宫有寒，徐经世仿温经汤自拟益经调冲汤，选菟丝子、紫石英等温暖宫胞，全方上补益脾土，下温煦胞宫。如其治疗淋证，寓补于固肾利窍、标本兼施之中；病延日久，下元不足，当益气固肾，见效后继以扶正固本、调节内环境；劳淋以虚为主要矛盾，急以扶正固本。治疗夜尿特异症，根源肾气虚弱，拟以怀山药、菟丝子、巴戟天、肉苁蓉、川杜仲、骨碎补、石斛、白蒺藜、沉香、白通草、姜竹茹治之。

三、肾用失调——补泻兼施

肾为藏精纳气，封藏之本，肾不纳气，封藏失职，则会出现滑精、喘息、遗尿，甚则小便失禁、多汗、大便滑脱不禁及女子带下、崩漏、滑胎。肾主水，其调节作用失常，或为津液生成不足，或输布和排泄障碍，而致水肿、胕肿。肾功能不畅主要体现在固摄二便功能上，肾气失于固摄，膀胱合少开多，可见夜尿多、尿后余沥、尿频、遗尿、小便失禁；肾的气化作用失常，膀胱开少合多，出现小便不利或癃闭。肾病多本虚标实，补泻兼施之中，终不离补中有泻、泻中有补之法则，徐经世常生黄芪与车前草合用，治疗肾炎、淋证等。

水肿为肺、脾、肾、肝等脏病变所致，与急慢性肾炎、肾病综合征、充血性心力衰竭、内分泌失调及营养障碍等疾病所引起的水肿较为相近，徐经世治疗有发汗、利水两大原则。肾虚水泛，选附子、肉桂、猪苓、茯苓、泽泻、白术、补骨脂、葫芦巴、五味子、车前子、怀牛膝。肾虚火旺证，喜用盐水炒黄柏、知母、玄参、熟地黄、山茱萸、泽泻、莲子，补泻兼施。肾阴亏虚、气化不利之水肿，于妇人最为常见，此类水肿温阳利水则伤阴，燥湿发汗则助热，非其治也，唯有以太子参、沙参、石斛、女贞子、旱莲草、白芍、枸杞子等滋养肾阴，平衡阴阳，以葛根、竹茹一升一降，平衡内环境，助其气化，再佐以泽泻、丝瓜络淡渗利水而不伤阴之剂方可奏功。

徐经世不忘提醒，肾主收藏，宜补而不轻泄，即使实证也应补中有泻、泻中有补。明代李时珍《本草纲目》云:“古人用补药必兼泻邪,邪去则补药得力,一辟一阖,此乃玄妙。”所谓玄妙,乃泻肾之邪而非泻肾之本,此正是“泻”意所在。如淋证多见于尿路感染、肾结石、输尿管梗阻疾病,尿频尿急,下窍失利,煎熬尿液,结为砂石,治当升清降浊、固肾利窍。徐经世对石淋证治提出了“补中有泻,动静结合”的治则,认为六味地黄汤正是补泻之剂,施于临床则可起到邪去正安的作用。肾固摄冲任,徐经世治疗围绝经期综合征,认为滋养下元为关键,但清泻、潜镇、开郁、通络诸法又须寓于其中。

四、常用药方 15 首

徐经世辨治肾系疾病,根据肾阴亏虚、肾阳虚寒和肾用失调的特点,分别予以滋肾填精、补肾壮阳、补泻兼施之治,或自拟新方,或参考前代经典名方化裁活用、灵活加减,皆根据临床所需作出调整。

1. 东汉张仲景《伤寒论》五苓散

组成:猪苓 15g,石小(泽泻)10~15g,白术 15g,云茯苓 15~30g,桂枝 6~10g。

功用:利水渗湿,温阳化气。

主治:蓄水证,水湿内停,痰饮。

主病:肾炎,心性水肿,肝硬化腹水,尿潴留,急性肠炎等属水湿内停者。

2. 东汉张仲景《伤寒论》猪苓汤

组成:猪苓 9g,茯苓 9g,泽泻 9g,滑石 9g,阿胶 9g。

功用:利水渗湿,清热养阴。

主治:水热互结证。症见小便不利,发热,渴欲饮水,心烦不寐等。

主病:泌尿系感染,肾炎。

3. 东汉张仲景《伤寒论》真武汤

组成:茯苓 9g,芍药 9g,白术 6g,生姜 9g,附子 1 枚。

功用:温阳利水。

主治:脾肾阳虚水泛证。症见小便不利,四肢沉重,甚则腰以下浮肿,畏寒肢冷,或腹痛下利。

主病:慢性肾小球肾炎,心源性水肿,甲状腺功能减退,慢性支气管炎,慢性肠炎和肠结核等疾病。

4. 东汉张仲景《金匮要略》泽泻汤

组成:白术 15~30g,泽泻 10~15g。

功用:利水除饮,健脾制水。

主治:治水停心下证,症见清阳不升,浊阴上犯,头目昏眩等。

主病:耳源性眩晕。

5. 东汉张仲景《金匮要略》肾气丸

组成:干地黄 24g,山药 12g,山茱萸 12g,泽泻 9g,茯苓 9g,牡丹皮 9g,桂枝 3g,炮附子 3g。

功用:补肾助阳。

主治:肾阳不足证。症见腰膝酸软,身以下常有冷感,少腹拘急,小便不利或小便反多,入夜尤甚等。

主病:慢性肾炎,醛固酮增多症,肾上腺皮质功能减退症。

6. 东晋陈延之《小品方》二加龙骨汤

组成:芍药 24g,生姜 30g,甘草 12g,大枣 12 枚,龙骨 12g,牡蛎 18g,白薇 18g,附子 18g。

功用:滋养下元,平衡阴阳。

主治:下元不足,阴阳失衡,阳浮于上之清谷、亡血、失精等虚劳症。症见心悸失眠,五心烦热,出汗等。

主病:更年期综合征,阳痿早泄,脱发。

7. 金代刘完素《黄帝素问宣明论方》地黄饮子

组成:熟地黄 15g,巴戟天 10g,山茱萸 10g,麦冬 10g,五味子 5g,肉苁蓉 10g,石斛 15g,炮附子 10g,肉桂 5g,茯苓 15g,石菖蒲 5g,远志 10g,薄荷 3g。

功用:滋肾阴,补肾阳,化痰开窍。

主治:风痱。症见舌强不语,足废不能用,口干不欲饮,足冷面赤等。

主病:中风后遗症。

8. 元代朱震亨《丹溪心法》大补阴丸化裁方

组成:炙龟板 15g,鲜生地黄 18g,牡丹皮炭 10g,黄柏炭 15g。

功用:滋阴降火。

主治:阴虚火旺证。症见骨蒸潮热,盗汗遗精,咳嗽咯血,心烦易怒,足膝疼热等。

主病:甲状腺功能亢进症,肺结核,肾结核,骨结核。

9. 明代吴旻辑《扶寿精方》二至丸

组成:熟女贞子 15g,旱莲草 15g。

功用:补益肝肾,滋阴止血。

主治:肝肾阴虚。症见眩晕耳鸣,咽干鼻燥,腰膝酸痛,月经量多等。

主病:耳鸣,月经不调。

10. 清代程钟龄《医学心悟》补天大造丸化裁方

组成:大黄芪 30g,野白术 30g,高丽参 18g,白茯苓 30g,怀山药 24g,杭白芍 24g,枸杞子 24g,熟地黄 30g,炒酸枣仁 18g,鹿角胶 30g,龟板胶 30g,远志 30g,紫河车 1 具(焙,研末)。共研细末,蜜丸如梧子大,每日早晚空腹进 6g,开水送下。

功用:温补脾肾,滋阴养血。

主治:五脏虚损。

主病:肺结核,肾结核。

11. 自拟方利水通窍汤

组成:黄芪 15~30g,当归 10~15g,杏仁 10g,茯苓 15~30g,白术 15~30g,桂枝 5~10g,猪苓 15g,石小(泽泻)10~15g,皂角刺 6~10g,甘草 5g。

功用:温化水湿,利水消肿。

主治:产后排尿困难。

主病:产后尿潴留。

12. 自拟沙参地黄汤

组成:北沙参 20g,干生地黄 18g,山茱萸 12g,云茯苓 20g,熟女贞子 15g,海金沙 30g,滑石 15g(布包),琥珀 6g,沉香 9g,川杜仲 20g,泽泻 12g,车前草 15g。

功用:温阳益肾,滋养肾阴,泻邪利窍。

主治:下元不足,肾气不固,阴虚挟湿,下窍失利之证。症见腰膝酸软,耳鸣耳聋,小便淋沥等。

主病:泌尿系感染,泌尿系结石。

13. 自制八正散方

组成:车前草 10g,车前子 10g,木通 10g,茵陈 15~30g,萹蓄 10g,瞿麦 10g,赤茯苓 15g,萆薢 15~30g,泽泻 10~15g,防己 10~15g,地肤子 10~15g,鸭跖草 15g,玉米须 15~30g。

功用:清热泻火,利水通淋。

主治:湿热淋证。症见尿频、尿急、尿痛,淋沥不尽,甚则不通等。

主病:泌尿系感染,泌尿系结石。

14. 自拟复方二草颗粒

组成:凤尾草 20g,柴胡 10g,黄芩 10g,车前草 15g,川楝子 10g,延胡索 12g,琥珀 10g,杜仲 20g,甘草 5g。上方制成颗粒剂,每包 6g,每服 1 包,1 日 2~3 次,开水冲下(空腹服用为宜)。

功用:和解寒热,清利湿热,疏肝理气,通淋止痛。

主治:淋证(劳淋、石淋)。

主病:急、慢性肾炎,尿路感染,泌尿结石。

15. 自拟升清聪耳汤

组成:煨葛根 25g,桂枝 6g,杭白芍 20g,远志 10g,山药 20g,柴胡 10g,防风 10g,升麻 3g,生黄芪 30g,陈皮 10g,竹茹 10g,谷芽 25g,

鲜荷叶1张为引。

功用:健脾升清,聪耳明目。

主治:中气不足,清阳不升之耳鸣者。

主病:耳鸣。

五、常用药组10组

1. 肾阴虚药组

熟地黄15~25g,山茱萸10~15g,枸杞子10~15g,女贞子10~15g,玄参10~15g,天冬10~15g,黄精10~25g,何首乌10~30g,阿胶15~30g,鳖甲15~30g,龟板15~30g,旱莲草15g。

2. 肾阳虚药组

白附片10g,肉桂5~10g,鹿茸3~5g,仙茅10g,仙灵脾(淫羊藿)10~15g,补骨脂15g,巴戟天15g,肉苁蓉15g,鹿角15g,续断15~20g,狗脊15g。

3. 肾气不固药组

五味子10g,山茱萸15g,覆盆子15g,金樱子15g,芡实10g,益智仁10~15g,桑螵蛸15~30g,煅龙牡各15~30g,莲子须10~15g。

4. 肾气不纳药组

五味子10g,炒白果10g,沉香5~10g,蛤蚧5~10g,磁石15~30g,硫黄3g。

5. 肾虚水泛药组

附子10g,肉桂10g,猪苓15g,茯苓20g,泽泻12g,白术15g,补骨脂15g,葫芦巴15g,五味子10g,车前子10g,怀牛膝10g。

6. 肾虚骨软药组

杜仲20g,续断15~20g,桑寄生15~30g,怀牛膝10g,狗脊15g,南五加皮15g,老鹳草15g。

7. 肾脉瘀滞药组

益母草15~30g,丹参15g,三棱10g,莪术10g,田三七6g,川芎

10g,泽兰 10g,地龙 10g,水蛭 5~10g,红花 10g,桃仁 10g。

8. 肾(相)火偏亢药组

盐水炒黄柏 10~15g,知母 10~15g,玄参 10g,熟地黄 15~25g,山茱萸 15g,泽泻 10g,莲子 15g。

9. 膀胱湿热药组

车前草子各 10g,木通 10g,茵陈 15~30g,萹蓄 10g,瞿麦 10g,赤茯苓 15g,萆薢 15~30g,泽泻 10~15g,防己 10~15g,地肤子 10~15g,鸭跖草 15g,玉米须 15~30g。

10. 肾膀胱结石药组

金钱草 15~30g,海金沙 15~30g,石韦 10~15g,川楝子 10g,冬葵子 10g,滑石 15~30g,车前草 15g,王不留行 15~30g,沉香 10g,鸡内金 10g,琥珀 10g,甘草梢 5~10g。

六、典型病案

淋证案

余某,女,58 岁,合肥人。初诊时间:1996 年 6 月 5 日。患者始于 1993 年 6 月,因腹痛检查,提示为左肾结石伴肾盂积水,服药月余后复查,积水消除,唯结石仍存,后未用药。至 1996 年 5 月 30 日又突发腹痛尿血,B 超检查为左肾多发性结石,右肾输尿管下段梗阻,次日即来求以中药治疗。视其症情单一,身无寒热表现,舌红苔黄,脉象细数。此乃阴虚内热,下窍失利,煎熬尿液,结为砂石,证为石淋。拟用六味地黄丸加减为宜。方药:北沙参 20g,干生地黄 18g,山茱萸 12g,云茯苓 20g,熟女贞子 15g,海金沙 30g,琥珀 6g,滑石 15g(布包),沉香 9g,川杜仲 20g,泽泻 12g,车前草 15g。15 剂,水煎服,1 日 1 剂。

二诊:药后复查积水已除,右肾功能得到修复,后不日结石排出,并继以六味加减服用,以善其后。

【按】肾者,收藏之器,宜补而不轻泻,即使病为实证,也应以补中有泻、泻中有补。明代李时珍《本草纲目》有云“古人用补药,必兼泻邪”,此泻肾之邪而非泻肾之本，此正是“泻”意所在。六味地黄汤（丸）正是补泻之剂，施于临床非但不会碍湿助热，反而起到邪去正安的作用。本案正属本虚标实之象，拟用六味地黄最为切题，加减选用海金沙、琥珀、滑石、甘草、车前草之类，以渗湿泻热、利窍通淋；以沉香而助之，其用之于中，以其辛通苦降之性，直入于下而达病位，使结石能够更快移位而排出。如有条件在本方中少加麝香（每剂中入 0.1g 即可），以其走而不守之力，更加完好。

淋证是五淋（气淋、血淋、膏淋、石淋、劳淋）之总称，从临床实际，劳淋为之常见，而发病之初却以石淋、血淋为急。其病机主要乃由湿热蕴结于下，膀胱气化不利所致，仲景《金匮要略》认为淋病以“热在下焦”，而《丹溪心法》更有“淋有五，皆属乎热”之谓。但病延日久，热郁伤阴，湿遏阳气，或阴伤及气，可导致脾肾两虚，膀胱气化无权，则病证从实转虚，而见虚实夹杂。

至于治法，古有忌汗、忌补之说，但徐经世结合临床实际认为未必都是如此。如淋证确由外感诱发，或淋家新感外邪，症见恶寒发热，或寒热往来，可拟用小柴胡等和解清热之剂；若炎夏暑湿交错之际，又可取苍术白虎汤、新加香薷饮、三仁汤等以化湿清热为宜。但淋证反复发作，由实转虚，虚实夹杂之时，徒以祛邪则伤正，徒以呆补恐关门留寇，后患无穷，故其治须有补有泻，方为正道。

由此可知，凡肾系疾病，按其生理特性，从治疗全程考虑，始终要把“补”字寓于其中，而如何以补为用，并不是单纯地补气、补血，而应以温阳益肾、滋养肾阴、泻邪利窍为法。因为肾主阴阳，乃水火并存之脏，其具有温化与滋润的双重作用，一旦产生病理变化，则可出现水液代谢失常，而形成邪水潴留，滞涩成疾。徐经世补泻并施，其间虽因病症缓急而补泻各有侧重，但终不离补中有泻、泻中有补之法则。

第三章 特色临床发明

第一节　中焦脾胃肝胆合而论治

徐经世认为，肝、胆、脾、胃四者之间，生理相用，病理相因。由于时代的变迁，疾病谱发生改变，内科诸多疾病常出现肝胆郁热、脾胃虚寒的病证，由此他提出“肝胆郁热，脾胃虚寒”的病机论。同时，胆胃同属六腑，两者均以通降为顺，常互相影响，导致胆胃同病，故徐经世临床十分注重胆胃升降调节。肝主疏泄，宣畅气机，脾胃共主升清降浊，胆胃疾病必施以疏肝理脾，故形成了徐氏独特的“胆胃同病，疏肝理脾”辨治论。对幽门螺杆菌感染性慢性胃炎的诊治亦从肝胆脾胃入手，徐经世认为此病要得以根除，应着力健脾和胃，调节肝胆，使脾得健，胃气得和，制化得调，方可绝其复燃。

一、“肝胆郁热，脾胃虚寒”病机论

关于“肝胆郁热，脾胃虚寒”病机理论，虽然可以从前贤所立诸方中找到相关的内容，如仲景半夏泻心汤、黄芩黄连干姜人参汤、黄连汤，以及其后世诸如黄连温胆汤之类，都是寒热并用、肝脾同治之例。但明确提出“肝胆郁热，脾胃虚寒”病机并加以系统论述者甚少。

徐经世在长期临床过程中，通过对肝胆脾胃相关病症以及诸多慢性疑难杂病发病病机病因的探求，发现很多疾病在其发生、发展的过程中，表现出兼具“肝胆郁热，脾胃虚寒”寒热交错并存的病理状况，或肝胆郁热较甚，或脾胃虚寒为重。有鉴于此，今就其“肝胆郁热，脾胃虚寒”病机理论做系统的整理和研究，以期能够更好地指导中医临床实践。

（一）肝胆脾胃四者内在联系

1. 生理功能及特性

肝以血为体，以气为用，有“体阴而用阳”之特点。徐经世认为，“体”者为根本，“用”者为功能，肝体为“肝用”之物质基础，而“肝用”是肝体的功能体现，肝体喜润喜柔以阴为主，“肝用”则喜温恶寒以阳为用，此阴阳互用，动静相依，是肝脏生理特性中最为独特之处。

肝的生理功能有二:一主疏泄,二主藏血。肝主疏泄并非仅限于气机调畅,还可涉及血液的运行、物质代谢、精神活动、月经动态等一系列的生理机能。肝藏血,调节血量,《素问·五脏生成》云"故人卧血归于肝"。肝为厥阴之脏,胆为少阳之腑,肝胆互为表里,联系甚密。胆内藏胆汁,而胆汁来源于肝。《东医宝鉴·内景篇·胆腑》引《脉诀》谓:"肝之余气,溢入于胆,聚而成精。"故胆藏泄胆汁的功能受肝的疏泄功能影响。胆主决断,《素问·灵兰秘典论》云:"胆者,中正之官,决断出焉。"肝主谋虑,也需胆之决断。胆附于肝,秉性刚直,主决断,胆气宜升,胆汁宜泄,故胆具升降之特性。

脾胃亦互为表里,各有所能,各有所主。徐经世指出,脾为"仓廪之官",主司运化;胃为"水谷之海",主司受纳。脾主升清,胃主通降;脾喜燥而恶湿,胃喜润而恶燥。脾胃之间纳运相关,升降相合,燥湿相济,为五脏六腑之枢纽,合称为"后天之本"。脾主运化还包括运化水湿,并在水液代谢中起到极为关键的作用。若脾失健运,水液输布代谢障碍,可出现各种水湿潴留的症状。再者,脾亦有生化、统摄血液的功能,但仍不出其运化之能,升清之用。

2. 病理制化

徐经世认为,肝、胆、脾、胃四者之间,生理相用,病理相因,而非各自为用,各自为病,独立存在。肝主疏泄,脾主运化,胃主受纳,脾胃的纳运功能有赖于肝气疏泄作用的协调。清代唐宗海《血证论》云:"木之性主于疏泄,食气入胃,全赖肝木之气以疏泄之,而水谷乃化。"若肝气郁结,失其疏泄,必病及脾胃,影响脾胃纳运,出现各种肝脾不调、肝胃不和之症。

反之,肝木又有赖于脾土的滋培。脾胃一有损伤,不能生气化血,气血不足,阴阳失衡,五脏六腑皆受影响,肝脏亦不例外。清代新安医家罗美《古今名医方论》引赵羽皇之言指出,"盖肝为木气,全赖土以滋培,水以灌溉,若中气虚,则九地不升,而木因之郁",出现土不荣木、土衰木横之象。

此外，胆腑藏泄胆汁的功能与脾胃升降关系密切，胆气升发疏泄，有利于脾胃升清降浊；而脾胃升降纳运有常，胆气才能升清，胆腑才能藏泄有度，排泄胆汁，即所谓"土气冲和，则肝随脾升，胆随胃降"。若胆胃升降失于协调，则可出现胆胃同病的病理变化。肝、胆、脾、胃四者之间不仅在生理上联系密切，而且病理制化亦互为相关，故临床上出现肝、胆、脾、胃四者同病的状况甚为常见。

（二）"肝胆郁热，脾胃虚寒"病机的形成

在"肝胆郁热，脾胃虚寒"的病理状态中，两者并不是单独存在，互不相干的，而是相互影响，相互制化所形成的复合的病理因素。但寒热犹如冰炭，两者又如何兼存，而非寒随热化、热随寒化？徐经世分析说，肝为刚脏，喜条达而恶郁滞，且体阴而用阳，临床多郁而易热。脾为阴土，喜燥而恶湿，其病多湿而易寒。胆胃与肝脾互为表里，其病理变化亦多如此。可因胃为阳明燥土而出现腑实不通的情况，但多为外感热病使然。

对于诸多内伤杂病而言，肝、胆、脾、胃四者之间的病理，则多从"肝胆郁热，脾胃虚寒"的性质转变，出现寒热各居其位，相互格拒的状态。今临床实际来看，形成"肝胆郁热，脾胃虚寒"病机，不但有责于肝胆气机郁结，亦可由中焦脾胃受损而致。

1. 肝胆郁结

徐经世认为，在诸多内伤杂病中，气机郁滞首当其因。元代朱震亨《丹溪心法》谓："气血冲和，万病不生，一有怫郁，诸病生焉，故人身诸病多生于郁。"而"郁"者，又先责于肝胆。肝主疏泄，喜条达而恶抑郁。且肝主谋虑，胆主决断，人的精神情感、思维决策多受其左右，故肝胆之气多郁滞。肝为将军之官，体阴而用阳，其性急而动，若郁滞日久必从火化，耗血劫阴，而见口中干苦、心烦易怒、失眠多梦、头痛眩晕等郁火内炽、肝阳上亢之候。

肝胆郁滞，失于疏泄，必影响脾胃的纳运功能，脾胃纳运失健，升降失宜，寒湿内生，阻遏气机而胀、满、呕、痛、泄诸症丛生，最终出现肝胆郁热，脾胃虚寒，寒热交杂并存之势。正如清代新安医家叶天士《临证指南医案》所言“肝为起病之源，(脾)胃为传病之所”。

2. 脾胃损伤

李杲在《脾胃论·脾胃胜衰论》中有云：“百病皆由脾胃衰而生也。”脾胃乃后天之本，气血生化之源，五脏六腑之枢纽。徐经世指出，若脾胃受损，寒湿内生，纳运失常，气血化生不足，肝体失其柔养，肝木条达之性有失，则郁而为病。再者，脾胃受伤，升降失权，清阳无以升，浊阴无以降，从而影响肝胆的升发疏泄，肝随脾升、胆随胃降的生理无以运转，则出现肝胆郁滞，气郁化火，而形成“肝胆郁热，脾胃虚寒”的病理机制。

(三) 影响因素

1. 疾病谱的改变

随着时代的变迁，生产方式、生活习惯、自然环境及气候发生了改变，人类的疾病亦发生了很大的变化，诸如糖尿病、冠心病、肥胖、肿瘤等诸多现代疾病，虽在古代亦有见之，但远非如今之普遍。沿流溯源，上至东汉张仲景《伤寒论》以辛温回阳为主导，中至金元李杲“脾胃论”、朱震亨“阴常不足，阳常有余”，明代张介宾、薛己之“温补脾肾”，下至清代叶天士、薛雪、吴瑭、王士雄的“温热理论”，皆是根据当时具体的人文、地理、社会、生活环境的改变而涌现出的不同医学流派理论和观点。当今诸多新的病种开始出现，疾病的病机病因亦出现新的变化，徐经世特别指出，其中“肝胆郁热，脾胃虚寒”病机，成为引起临床诸多疾病最为主要的致病病机病因。

2. 饮食、情志的影响

不论外感还是内伤，都与人的饮食、情志有着密切关联。《素问·热论》说：“病热少愈，食肉则复，多食则遗，此其禁也。”《伤寒论》曰：“病人脉已解，而日暮微烦，以病新差，人强与谷，脾胃气尚弱，不能消谷，故令微烦，损谷则愈。”皆揭示了饮食对于疾病转归预后的影响。《素问·痹论》

曰:“饮食自倍,肠胃乃伤。”《脾胃论·脾胃虚实传变论》曰:“夫饮食失节,寒温不适,脾胃乃伤。”也说明疾病的发生与饮食相关。徐经世常说:“饮食五味,常则养人,异则为邪。”他指出,当今社会,随着生活水平的提高,人无节制,纵饮多食,且无规律,而瓜果冷食、肥甘辛辣更以为常,终使脾胃受损而化湿、生寒。

情志对于疾病的影响,较之饮食则更为显著,古人早有“百病皆生于气”“喜怒不节则伤脏”之论,而今临床上因情志改变而引起的病症举不胜举。当前人们生活、工作的节奏不断加快,个人的精神压力亦逐渐增加,欲壑难填而不遂者甚多,因病而郁,因郁而病,病患多郁,久则五志过极,皆化为火,故饮食、情志对肝胆郁热、脾胃虚寒病机的形成有着最为直接的影响。

3. 个人体质的差异

体质即“禀质”“禀赋”。明代张介宾指出:“当识因人因证之辨。盖人者,本也;证者,标也。证随人见,成败所由,故当以因人为先,因证次之。”影响个人体质形成的因素众多,先天、性别及年龄影响较大,生活环境、地域差别亦不可忽视。体质的内涵亦包括人的心理素质,有时在疾病发生发展中心理素质的作用更为明显。

徐经世从临床实际中发现,“肝胆郁热,脾胃虚寒”病机在某一类人群中更为易见,如妇女、老人、小孩,这一类人多性情好强或郁郁寡欢,其对事物的感知能力、思维方式较为敏感。凡具有这种体质者,在疾病发生发展过程中每有肝气郁结的病理表现,而随着疾病发展到一定阶段,又将影响脾胃的纳运功能,最终形成“肝胆郁热,脾胃虚寒”的病理状态。

(四) 病理演化

随着“肝胆郁热,脾胃虚寒”病机的发展,亦可产生相应的病理产物,且多相因为病,导致疾病的进一步发展而影响疾病的转归。

1. 生痰

徐经世认为,痰之所生有二,一由外感,二因内伤。外感责之于肺,内伤究之于肝脾。肝主疏泄，气机调畅，脏腑功能正常，则水道通利，津液得行而无生痰之理；若肝郁气滞，津液运行不畅，遂聚而生痰，亦有郁久化火，炼液为痰。清代新安医家叶天士《临证指南医案》云："其余一切诸痰，初起皆由湿而生，虽有风、火、燥痰之名，亦皆因气而化，非风、火、燥自能生痰也。"诚属经验之谈。

脾主运化，除运化水谷精微外，亦能运化水湿，对维持水液的正常代谢起到关键的作用。若多食甘腻肥腥茶酒，或肝气郁结不舒，每使脾胃阳气受遏，不得转枢，而致中州湿滞，痰疾萌生，故前贤有"脾为生痰之源"之说。

痰之为物，随气升降，无处不到。肝胆郁热，夹痰上扰则为头痛、眩晕；痰蒙心窍则神昏、癫狂、厥脱；痰火阻塞于咽部则状如梅核；痰火扰心则心悸、怔忡、不寐。古人所谓"百病皆因痰作祟"，即是言此。

2. 化瘀

瘀结致因众多，气滞、气虚、寒凝、热灼、外伤、痰阻等皆可为患。徐经世就"肝胆郁热，脾胃虚寒"病机而言，认为气滞、气虚、痰阻则是化生血瘀的关键。若肝胆郁滞，气行不畅则血瘀；郁久化热，郁热灼伤营阴，血涩不畅，滞而为瘀。清代新安医家叶天士《临证指南医案》云："气滞久则必化热，热郁则津液耗而不流，升降之机失度，初伤气分，久延血分。"脾胃受损，运化失司，气血化生不足，气弱则无力推动血液的运行，血脉涩滞，瘀血内生；又营阴亏虚，血枯不荣，脉道涸涩而日久成瘀。此外，痰浊阻于脉络，脉络不通则血滞为瘀。

3. 痰瘀互结

痰浊、瘀血相继而生，痰瘀之间相因为病，并搏结为患，且随肝胆郁火升窜，可出现诸多病证。徐经世指出，痰瘀搏结于胁下则成癖积；痰瘀留于膈间，管腔受阻狭窄，则成噎膈；痰瘀蒙闭脑窍，则致癫狂、痴呆、痫病、厥证；郁火挟痰瘀上窜脑窍脉络，则见中风偏瘫，肢体麻木；痰瘀阻于四肢关节，深入骨骱，则成顽痹；痰瘀留于肌肤，则皮痹；阻于胞络，则成癥瘕。其他如肿瘤、痰核、瘿瘤、瘰疬、乳癖等，皆由痰瘀互结所致，而“肝胆郁热，脾胃虚寒”病机则是引起痰阻、瘀滞的症结所在。

（五）临床症状及常见病证

徐经世指出，“肝胆郁热，脾胃虚寒”病机所表现的证候较为繁杂，但从临床所见，主要表现为胃脘胀满冷痛，饮食不振，多食，饮冷即胀，嗳气吞酸，口中干苦，但喜热饮；或口舌生疮，口中秽臭；或胁满刺痛；或烦躁易怒，不寐多梦；或面部烘热，易发痘疹；或头晕目痛；或咽部不利，似有痰阻；或月经紊乱，经前腹痛腹泻，乳房胀痛；或手足不温；或大便稀溏、干稀不一。小便偏黄，舌偏红、苔薄黄微腻，脉细弦或数。

徐经世经验，常见病证则包括胃脘痛、呕吐、痞满、胁痛、泄泻、吞酸、呃逆、黄疸、积聚、臌胀、眩晕、头痛、厥证、不寐、郁证、梅核气、惊悸、瘿瘤、乳癖、乳核、痤疮、风疹、湿疹、女子不孕、小儿疳积等，临床涉及“肝胆郁热，脾胃虚寒”病机的病证极为广泛。

（六）诊疗原则

徐经世认为，针对临床诸多疾病所表现的“肝胆郁热，脾胃虚寒”，寒热交错并存的病理特点，若单以苦寒之药清解郁热，则恐伤脾胃阳气，有碍纳运；而独以辛温之品健脾暖胃，则又惧助热伤阴，以生他患，临床用药较为棘手。唯有寒热并用，方为得法，故古人辛开苦降之法是治疗“肝胆郁热，脾胃虚寒”病机的基本法则。清代新安医家叶天士《临证指南医案》“苦辛升气，酸苦泄热”即取“辛可通阳，苦能清降”之义。“通阳”即温通胃中阳气，宣化寒湿；“清降”即清泻肝胆郁热，降逆和胃。

但就“肝胆郁热，脾胃虚寒”病机而言，徐经世特别指出，辛开苦降法却另有新意。“辛”者，有辛温、辛香之别，辛温可健脾暖胃，燥湿散寒；辛香则可疏肝理气，行气解郁。“苦”者，有酸苦、苦寒之分，苦寒既可清泻肝胆郁热，亦可通降胃腑；酸苦则能直折肝胆郁火，且养肝阴。从其具体的临床实践来看，用辛开苦降之法治疗具有“肝胆郁热，脾胃虚寒”病机的诸多疑难杂病，疗效多较为显著。

（七）古方新用

在中医古籍文献中，具辛开苦降用药特点的方剂为数众多，而仲景半夏泻心汤则群冠诸方，历来为医家所推崇。本方原为张仲景治疗“伤寒下之早，胸满而心下痞者”而设，后世许多伤寒注家解释，其所治痞证乃脾胃虚弱，寒热互结之痞。但徐经世认为，寒热似如水火，不可能同结于一处，或同时存在于某一脏腑，而对于“肝胆郁热，脾胃虚寒”，寒热交错同时并存的情况却符合临床实际。从肝胆脾胃之间的病理制化来看，“肝胆郁热，脾胃虚寒”的病理状况，可使四者之间的气机升降失常，该升不升，该降不降，以致气机壅滞，浊邪内生，而出现心下痞结的症状。

清代柯韵伯《伤寒来苏集》认为，半夏泻心汤“名为泻心，实以泻胆也”。此说虽不尽其然，却已窥得其中寓意。但“古方不能尽后世之病，后人不得尽泥古人之法”，医圣之后的后世医家亦根据当时具体情况，创立了许多辛开苦降、寒热并用，独具疗效的方剂，如李杲枳实消痞丸，朱震亨越鞠丸、左金丸、小温中丸，陆廷珍的黄连温胆汤，皆具辛开苦降之法，是临床治疗“肝胆郁热，脾胃虚寒”行之有效的方剂。

徐经世基于当今国人体质状况、发病因素以及证候表现，吸取古人制方特点并结合个人临床体会，拟定治疗“肝胆郁热，脾胃虚寒”病机的基本方药：竹茹、陈皮、藿香梗各 10g，炒白术、枳壳、石斛各 15g，清半夏 12g，绿萼梅、白芍各 20g，炒黄连 4g，煨姜 5g，谷芽 25g。

此方取半夏泻心汤、黄连温胆汤之意，以枳壳、陈皮、半夏、煨姜、藿香辛温燥湿、健脾暖胃。其中藿香芳香辟秽，临床与石斛、黄连等清热养阴之药相伍，可除口中秽臭；而煨姜温而不燥，既不若生姜辛温宣散，又不如干姜温热伤阴，于脾胃虚寒，肝胆郁热者用之最宜；炒白术、谷芽以健运脾胃；石斛养阴生津而无寒中碍胃之弊；黄连、白芍合用，酸苦涌泄，直折肝胆郁火；竹茹清泻肝胆，降逆和胃，脾胃寒甚者，可以用姜制；绿萼梅芳香悦脾，疏肝解郁，较之柴胡有升无降则更切合病机。全方用药体现了温燥有度、苦寒适宜、寒不犯中、温不助热的用药特点。

（八）随证化裁

就“肝胆郁热，脾胃虚寒”病机而言，其临床表现多端，且同时可伴有其他诸多变证，徐经世强调临证时须识同辨异，用药应“活泼泼地，如盘走珠耳”。

1. 辨兼证化裁

肝气犯胃，胃脘疼痛者，加檀香、丹参、蒲公英；嗳气吞酸，呃逆呕吐者，加代赭石、红豆蔻；肝火内炽，心烦易怒，不寐多梦者，加酸枣仁、合欢皮、琥珀、淮小麦、甘草；肝气不舒，胁满刺痛者，加金铃子散；肝胆郁滞，升降失常，胃腑不通大便不畅者，加杏仁、桃仁、瓜蒌仁；肝胆郁滞，脉络不通，手足不温者，加桂枝、白芍；肝强脾弱，大便痛泄者，加防风、薏苡仁、扁豆花；胆热脾湿相互胶着而见全身黄疸者，加茵陈、车前草、赤茯苓、赤小豆；郁火上扰，头晕目痛者，加天麻、炒菊花、珍珠母；咽部不利，似有痰阻者，加青果、木蝴蝶等。

2. 辨变证化裁

“肝胆郁热，脾胃虚寒”常致痰阻、瘀滞，引起其他诸多变证，故亦当详辨用药。如痰甚者，加胆南星、贝母、白芥子、竹沥、天竺黄、僵蚕、白蒺藜等；瘀甚者，加红花、赤芍、丹参、川芎、王不留行、益母草、三棱、莪术、䗪虫、地龙等。以上诸化痰、活血之药，可视脏腑病位、寒热、虚实而选用，但最终不能离开了“肝胆郁热、脾胃虚寒”这个总病机。此外，肝胆郁热，耗伤肝阴者，加熟女贞子、枸杞子、北沙参等。

3. 辨寒热轻重化裁

“肝胆郁热，脾胃虚寒”病机所表现的临床证候，寒热轻重不一，其用药亦需细辨。如肝胆郁热较重者，应以苦降为主，温通为辅，可去煨姜，加黄芩、焦栀子、龙胆草等；若脾胃虚寒较著者，则以温通为主，苦降为辅，方中去石斛，加吴茱萸、砂仁，甚则熟附子亦可入用。

4. 辨因果关系化裁

“肝胆郁热，脾胃虚寒”病机形成的因果关系不同，其用药亦各有侧重。如由肝胆郁滞，木乘土位，而使脾胃纳运失健，虚寒内生者，应着重治疗肝胆，木平则土自健，柴胡、郁金、香附、沉香、合欢皮、玫瑰花等皆可选用，此类药同具疏肝悦脾之功，于病情最符。若脾胃受损，纳运失健而致土壅木郁者，又需以扶土为主，人参、黄芪、大枣、甘草、茯苓、山药、焦三仙皆可选入，所谓土旺则木荣。

（九）临床意义

对于“肝胆郁热，脾胃虚寒”病机，前贤仅根据相关方剂提出“寒热互结”“上热下寒”等较为笼统的概念，并没有明确其所涉及的脏腑、形成的机制、影响因素，以及由此引起的其他变证。徐经世从临床实际出发，根据临床诸多病证所表现的具体证候，脏腑之间的生理病理以及临床用药特点，对“肝胆郁热，脾胃虚寒”病机进行详细、系统的阐述。在现代，“肝胆郁热，脾胃虚寒”病机已逐渐成为临床诸多病证最主要的致病病机病因之一，特别是在许多慢性内伤杂病中，其临床表现多有寒有热，夹虚夹实，而辨证则如千丝万缕，毫无头绪，但以“肝胆郁热，脾胃虚寒”病机理论来指导临床用药，却多能取效，这对于解决中医诸多疑难杂病开辟了新的思路。

二、“胆胃同病，疏肝理脾”辨治论

（一）胆胃同病机理

胆为中精之府，主贮藏和排泄胆汁，有藏与泄之双重作用；胃为水谷之海，主受纳腐熟水谷。两者均以通降为顺，且胆气的通降有赖于胃气的通降，通降一旦失调，就会成为胆胃同病的病理基础。徐经世指出，若遇胆腑疏泄失利，或胆汁排泄受阻，均可致胆疾。过量胆汁反流入胃，侵罹日久，还可导致胃病或使原有胃病加重，故临证常见胆病兼有胃疾之症。中医胆胃病按西医学而论，大部分归属于消化系统疾病，包括胆囊炎、胆石症、胆汁反流性胃炎、胆心综合征、急慢性胃炎、消化性溃疡、胃痉挛、胃下垂等多种疾病。

徐经世临证十分注重胆胃，其调理升降的治疗观源自其祖父。他认为，胆秉性刚直，主决断，其经脉下行，布达下降则胆和，胆和则胃降；然胆气以升为主，因胆主甲子，为五运六气之首，胆气升，则十一脏腑之气皆升。胆中相火，如不亢烈则为清阳之木气，上升于胃，胃土得其疏达；亢烈则清阳遏郁，脾胃不和。再者，《素问》有“太阳为开，阳明为阖，少阳为枢”之说，胆属少阳，少阳为枢，枢司开阖，人身之气血，动则生阳，静则生阴，有开则能通于外，有阖则能应于内，无开则出废，无阖则入绝。脾升胃降，必赖胆之升发转枢。这说明了胆胃的密切关联。

（二）胆胃同病，必施以疏肝理脾

肝主血，主气，又主疏泄，疏通血脉、宣畅气机、助脾运化，《素问·宝命全形论》所谓“土得木而达”。《素问·经脉别论》曰：“食气入胃，散精于肝。”脾与胃共主升清降浊，是人体升降运动之枢纽，肝气一动，即乘脾土。由于肝脾在生理上密切相连，病理上也相互影响。

肝气怫郁，功能失调后，多影响到脾的运化、升清功能；饮食不当，饱餐或饥饿过度，饮食辛辣，恣食肥甘厚味等，可以损伤脾胃，使脾运不收，肠胃受伤，食积停滞，气机失畅，壅塞中焦，以致脾失健运、胃失和降而发病。正如《素问·五运行大论》云：“气有余，则制己所胜而侮所不胜；其不及，则己所不胜侮而乘之，己所胜轻而侮之。”

《金匮要略·脏腑经络先后病脉证》指出：“见肝之病，知肝传脾，当先实脾”。金元张从正《儒门事亲》则进一步指出：“夫愤郁而不得伸，则肝气乘脾。”徐经世指出，临床上肝郁脾虚证是消化系统十分常见的一类证候，可见胃脘或胁肋胀痛、腹胀、食少纳呆、便溏不爽、情绪抑郁或急躁易怒、善太息、肠鸣矢气、腹痛即泻、泻后痛减、舌苔白或腻、脉弦等临床表现。

（三）常用方

1. 消化复宁汤

治胆腑气机通降失常为主的胆胃病。竹茹 5～10g，苍术 10～15g，柴胡 5～10g，黄芩 6～9g，枳壳 10～15g，郁金 10～15g，延胡索

10～15g，白芍 20～30g，山楂 10～15g，蒲公英 15～20g，车前草 10～20g，谷芽、麦芽各 15～25g。

2. 疏肝和胃煎

治胁痛属肝气犯胃证。竹茹 10g，代赭石 12g，白芍 20g，黄芪 10g，白术 15g，砂仁 10g，香附 15g，木蝴蝶 10g，绿萼梅 20g，厚朴花 10g，枳壳 12g，谷芽 20g。

3. 黄连温胆汤化裁

用治胃痛属湿热内阻证。竹茹 10g，蒲公英 30g，法半夏 10g，佩兰 10g，薏苡仁 30g，厚朴 10g，陈皮 10g，枳壳 10g，绿萼梅 20g，谷芽 20g。

4. 清胆催眠方

治胆热痰火内扰引起的失眠症。竹茹 10g，橘络 20g，法半夏 12g，合欢皮 30g，远志 20g，茯神 20g，酸枣仁 25g，代赭石 10g，青龙齿 30g，石斛 15g，炒川黄连 6g。

5. 理郁方

治郁症属肝郁脾虚证。竹茹 10g，煨葛根 15g，绿萼梅 20g，合欢皮 30g，郁金 10g，远志 10g，酸枣仁 20g，谷芽 30g，白芍 20g，山药 20g。

三、幽门螺杆菌感染性慢性胃炎诊治思路

（一）西医治疗幽门螺杆菌感染

西医学普遍认为，幽门螺杆菌是引发慢性胃病的“元凶”，幽门螺杆菌在胃黏膜中的持续存在，是胃炎难愈和易复发的重要原因，清除幽门螺杆菌以根治胃炎已成共识。虽然西医“三联”或“四联”疗法灭杀幽门螺杆菌成绩突出，但其复发和再感染依然难以有效控制。

徐经世认为，幽门螺杆菌是由内在因素所产生的。千百万年来，幽门螺杆菌一直存在于自然界中，对人体的致病原因，固然与其自身生存特点有关，更与人体内环境的平衡失调关系密切，只有在某种原因下机体平衡被打破，为其生存提供适宜的环境才会发病。要根除必须从健脾着手，防止死灰复燃。

（二）中医诊治思路

中医虽无幽门螺杆菌病名，但其所致疾病的临床症状，如胃脘胀满、胃痛、恶心、呃逆、嗳气、吞酸、纳呆、舌淡、苔薄、脉弦细等，在“胃脘痛”“痞证”等症中不乏类似的描述。

徐经世认为，其可归属中医外感“六淫”中湿热之邪，且多具“毒”的性质。其病机乃邪气侵袭机体，正邪相争，以正虚邪实、虚实夹杂为主。正虚是脾胃虚弱；邪实为湿热蕴毒，瘀阻胃络。脾气主升，胃气主降，胃之受纳腐熟，赖脾之运化升清，脾胃之病常相互累及。脾属阴土，其病多虚，脾气健运与否，在胃病的发病中起着重要作用。脾运不良，阻碍气机，水湿内停，久而化热，伤及胃腑；湿热郁而不畅，而感染幽门螺杆菌后，可进一步损伤脾胃，加重脾胃虚弱的程度，致机体抗病能力下降，不能有效清除幽门螺杆菌。

治疗上要以“正气内存，邪不可干”理论为指导，通过扶正祛邪以调节内环境，增强人体抵抗力，从而达到消除幽门螺杆菌感染所致症状，进而将其清出体外的目的。

（三）验案三则

案例 1：李某，女，34 岁。

初诊时间：2011 年 3 月 24 日。病史：右上腹及中脘部位疼痛 1 年余，多食及油腻餐后加重。胃镜示浅表胃炎，幽门螺杆菌（+）。抗炎治疗后症状减轻，受凉后易腹泻。B 超示胆囊炎，胆囊结石。眠差多梦，倦息乏力，尿频，带下色黄，量中等，舌暗淡，苔薄黄，脉细。辨证：肝胆失疏，气机逆乱。治法：调中以资缓解。方药：姜竹茹 10g，枳壳 15g，柴胡 10g，陈皮 10g，杭白芍 20g，苍术 15g，防风 10g，延胡索 15g，车前草 15g，合欢皮 30g，炒谷芽 25g。7 剂。

二诊：前方药服后上腹胃脘疼痛减轻，昨晚因劳累及休息差后再发疼痛，眠差，多梦，月经量多，夹血块，首日来潮腹痛，腰酸，大便 1～2

天 1 次，不干，舌淡红，苔薄白。证析如前，拟守原方出入为用。姜竹茹 10g，陈枳壳 15g，陈皮 10g，柴胡 10g，杭白芍 20g，延胡索 15g，贯众炭 15g，败酱草 20g，蒲公英 15g，杜仲 20g，合欢皮 30g，谷芽 25g。连服 10 剂。视其整体修复情况有见好转，以饮食调之，不药观察。

【按】《素问·痹论》云："饮食自倍，肠胃乃伤。"《脾胃论》曰："若胃气之本弱，饮食自倍，则脾胃之气既伤，而元气亦不能充，而诸病之所由生也。"现代人们生活条件优越，饮食习惯和结构发生了很大变化，或暴饮暴食，宿食胃中，聚湿化热；或嗜食肥甘、醇酒炙腻之品，酿湿生热；或贪凉饮冷，日久郁而化热，皆可致湿热蕴结于脾胃，影响脾胃气机升降及运化功能。

幽门螺杆菌阳性则是由体内湿热内蕴产生湿毒而成，蒲公英具有明显的抑杀幽门螺杆菌的作用；车前草利水道，除湿痹，引邪外出；苍术与枳壳同伍则谓之枳术丸，为除菌消痞之剂；延胡索配白芍，解除平滑肌痉挛，改善血液循环，有助于萎缩细胞及病变黏膜的修复。清热燥湿的同时，适当运用活血化瘀药，并佐以理气、养阴、扶正，其效可期。

案例 2：晋某，女，63 岁。

初诊时间：2011 年 4 月 12 日。病史：胃脘发胀，嗳气，反酸，纳食有减，2010 年 6 月在南京行胃镜示慢性萎缩性胃炎，幽门螺杆菌(++)，肠皮化生。曾在我院脾胃科多次住院，检查提示多发腔隙性脑梗死，脑萎缩。眠差，易醒，醒后难以入睡，二便正常，舌暗，苔厚浊腻微黄，脉细弦，平素易焦虑。综合脉证，乃系七情内伤而致肝郁不达，郁热内蕴，气机逆乱，胃失和降，以致诸症骤起，症情错杂。

图治拟需注意两条，一为药物治疗，二为精神调节，关键在于情志，自我调节好，用药方可取效。今根据病症，治当调中。方药：姜竹茹 10g，枳壳 15g，橘络 20g，姜半夏 12g，绿萼梅 20g，炒川连 3g，厚朴花 12g，红豆蔻 10g，炒诃子 15g，酸枣仁 30g，谷芽 25g。10 剂，水煎服，1 日 1 剂。

二诊：病史同前，因自觉服药良好，故连服多剂未更。时近1年，复查胃镜示慢性萎缩性胃炎伴糜烂，幽门螺杆菌(-)。夜间口干，舌淡暗，苔薄黄，脉细。故遵症情，继以调肝理脾，降逆和胃为治。姜竹茹10g，陈枳壳15g，橘络20g，清半夏12g，绿萼梅20g，石斛15g，乌梅10g，炒川黄连3g，杭白芍30g，炒丹参15g，甘草5g。10剂。

【按】本案取方用药中肯，如以竹茹清胆和胃，石斛柔养胃阴；取黄连以辛开苦降，和胃降逆；绿萼梅、厚朴花疏肝理气；又以丹参活血化瘀，理气止痛；终以乌梅一味，制酸止痛；并假借左金之意，取红豆蔻散寒燥湿，醒脾和胃，辛通苦降，抑制肝木。正是寒温相配，则呕逆吐酸可止。诸药合用，使逆气得降，肝气俱疏，从而使湿热得清、胃气得和、疼痛得消、呕逆得止，内环境平衡。

案例3：王某，男，68岁。

初诊时间：2011年11月3日。病史：胃脘烧灼不适感15年，腹胀，嗳气，反酸，反流，时有头晕，视物旋转，大便每日2～3次，形态正常，夜眠欠安。胃镜(2011年10月28日)示十二指肠球部溃疡，贲门炎，慢性浅表性胃炎(活动期)，幽门螺杆菌(+)。舌质暗，苔根部微黄腻，脉弦。此乃木贼土虚、胃失和降、病久络伤之象，拟予降逆和胃、调和中州为治。方药：姜竹茹10g，橘络20g，清半夏12g，绿萼梅20g，炒川黄连3g，炒诃子15g，代赭石12g，酸枣仁25g，天麻15g，蒲公英20g，薏苡仁30g。10剂，水煎服，1日1剂。

药进1周，诸症悉减，偶尔出现头昏，故守原方稍事加减，以善其后，继服。后复查幽门螺杆菌示为阴性，故可停药观察，并嘱其自我精神调节，注意饮食，可获痊愈。

【按】本案患者病久体虚，肝气横犯，胃失和降，故而出现嗳气、反酸、头晕等诸多气行不畅之象，方中姜竹茹、清半夏降逆和胃以止呕；绿萼梅疏肝解郁，开胃生津；取川黄连、蒲公英、薏苡仁相依为用，对清利湿热具有特异之功，非他药不可相比，而对清除幽门螺杆菌更有明显的作用；天麻润而不燥，主入肝经，长于平肝息风，凡肝风内动、头目眩晕之症，不论虚实，均为要药；代赭石平肝潜阳，和胃降逆，二者一升一降，调节中州平衡。

方取竹茹，尚有更深含义。徐经世认为，今中医治疗疾病，入药途径单一，如用药过重，很难收纳，更有伤于胃，竹茹既能调和诸药，功过甘草，又可起到治疗性作用，可谓有益无弊，一举两得。以绿萼梅芳香化浊，醒脾和胃，配陈皮以理气而健脾，健脾当需理气。

全方用药，实为多方位合一，有机组合，具有联合取效的作用，并体现了温凉有度、苦寒适宜、寒不犯中、温不助热的用药特点，从而使脾得健，祛湿除热杀灭幽门螺杆菌，即可防止死灰复燃。

（四）结语

幽门螺杆菌感染性胃炎易于复发，总结其病因，主要与感受外邪、情志不遂、饮食失节、素体脾胃虚弱四个方面密切相关。徐经世认为，幽门螺杆菌是胃病的祸根，分析其乃由脾虚内湿、湿邪阻滞、胃气不和、木郁侮之所致，要得以根除，应着力健脾和胃，调节肝胆，使脾得健，胃气得和，制化得调，方可绝其复燃。

第二节　调肝理脾从郁论治内科杂病

徐经世临证数十载，一直强调"郁"在许多疾病发生发展过程中的重要性，杂病调理，舒郁为要。特别是在内科杂病中，"郁"的问题更是贯穿于疾病始终，其总结诸多杂病演变，认为有从气滞→郁结→血瘀→瘀积的普遍规律，致因核心本在于"郁"。他说："诸疾由郁而生，可见因病而郁，因郁而病。疾病谱之变化，更知内科杂病不管是外感还是内伤，由寒转热，由湿化热，由实变虚，虚实交错地转化，其之演变和归宿虽有不同，均寓郁其中。"

一、内科杂病，致因在郁

历代医家普遍将外感温病、伤寒之外的病症统称为杂病，以内科病为主，所包含的病种十分广泛，如多脏腑功能失调者，外感内伤互见者，上下左右俱病者，心身皆失其常者，久治不愈的疑难杂症等。病因不明，很多疾病并没有明显器官的实质性损伤，现代医学多名之“某某神经症”或“某某综合征”。多缠绵难愈，或因病邪峻厉，或因正气不支，或因症情复杂，宿疾而兼新病，内伤而兼外感，寒热错杂，虚实互见，系多种因素结合而成。徐经世认为，疾病俱是由气机失调所致，首先表现即是气机郁滞，即“百病生于气”之谓，内科杂病尤是如此。

内科杂病病机病因复杂，而徐经世根据数十年临床经验，首倡“内科杂病致因在郁”，在调治一些内科疑难杂症用一般常规治法取效不显者，若从“郁”论治，可收意外之功。他认为，从“郁”论治，始终要抓住“气”与“郁”两字，正如《素问·至真要大论》所言“疏气令调”，此论不仅对治肝有指导意义，对治疗其他脏腑疾病同样具有指导意义。气有九种，郁有六郁之称，就治疗而言，治以“安中”，当遵循“以调肝为先，理脾为主”的原则。其治当分两途，一则疏调肝胆，一则健运脾胃，疏调肝胆以使气机升降如常，健运脾胃以使气血生化有源，而二者又是相辅相成，不能分开的。

(一)“郁”的内涵

“郁”有积、滞、蕴结、滞而不通之义，徐经世认为，“郁”是导致诸多疾病的一种潜在因素。中医所言之“郁”应分广义与狭义两类。狭义的“郁”，多由乎情志内伤，即指情志不舒、心情抑郁、以胸闷胁痛为主要表现的郁证，现代医学则谓之抑郁症和焦虑症。广义的“郁”，包括外邪、情志等诸多因素改变引起的，以气机郁滞为主的病理变化，进而产生的各种阻滞不通、脏腑郁结病症在内的相关病症。并非单指现代医学有关精神、神经系统方面的疾病，消化系统、心血管系统、神经系统、内分泌系统等皆有所涉及，其范围非常广泛，故不能根据某一个具体疾病去讨论。

（二）历代医家对“郁”的认识

“郁”病、“郁”证，历代中医文献均有所涉及，徐经世对此作了梳理。《内经》以五行生克之理提出五气之郁。郁之致病皆与情志有关，并又先责于肝，如《灵枢·本神》有言“愁忧者，气闭塞而不行”，《素问·本病论》有言“人忧愁思虑即伤心”“人或恚怒，气逆上而不下，即伤肝也”。

医圣张仲景《金匮要略》在妇人杂病篇里，就郁为病明确立出脏躁和梅核气两种证候，并认为这种病多发于女性，同时更具体提出治疗方药，如甘麦大枣汤、半夏厚朴汤之类，沿用至今。

隋代巢元方《诸病源候论·结气候》说：“结气病者，忧思所生也，心有所存，神有所止，气留而不行，故结于内。”明确指出忧思会导致气机郁结，说明情志内伤在本病形成过程中的重要性。情志致病首先归咎于肝，清代王士雄曾在《柳州医话》云：“肝主一身之里……七情致病，必由肝起。”故肝气不舒、肝郁气滞是引起本病最为关键的因素。徐经世认为，临床上郁证虽以气为病，却又不仅限于气病，且多有所化。

金元朱震亨在《丹溪心法·六郁》论述曰：“气血冲和，万病不生，一有怫郁，诸病生焉。故人身诸病，多生于郁。”强调了气血郁滞是导致许多疾病的重要病理变化，并针对郁证变化的特点，提出六郁（气、血、火、食、湿、痰）之说，创立了六郁汤、越鞠丸等相应的治疗方剂。

明代王履在其《医经溯洄集》中列有“五郁论”的专篇。篇中提出：“凡病之起也，多由乎郁。郁者，滞而不通之义。或因所乘而为郁，或不因所乘而本气自郁，皆郁也。岂惟五运之变能使然哉？郁既非五运之变可拘，……固可扩焉而充之矣。可扩而充，其应变不穷之理也欤。”所言非独五运转变才会引起郁证，治疗方法上也应作相应的扩充。

至明清，徐春甫、张介宾、叶天士等医学大师，以《素问·六元正纪大论》《丹溪心法·六郁》为依据，就郁证的病机病因，提出情志、外邪、饮食等因素，说明郁之为病不是单一由情志而起，外之六淫亦可为郁，由此对郁的认识带来了新的飞跃。如明代新安太医徐春甫所著《古今医统大全·郁证门》云："郁为七情不舒，遂成郁结，既郁之久，变病多端。"张介宾在《景岳全书·郁证》中说："凡五气之郁，则诸病皆有，此因病而郁也。至若情志之郁，则总由乎心，此因郁而病也。"书中将五气之郁称为因病而郁，将情志所致之郁称为因郁而病，并对治疗郁证的方药又作了比较详细的归纳和补充，列方 34 则。清代新安医家叶天士《临证指南医案·郁》所载医案，均属情志之郁，对六郁之间的关系也提出"郁则气滞，气滞久则必化热，热郁则津液耗而不流，升降之机失度，初伤气分，久延血分"的论点，并认为"郁证全在病者能移情易性"，因此，临证要注意精神治疗，而用药又需清新灵活。

随后王清任著《医林改错》，敢于疑古，勇于创新，对郁证中血行郁滞的病机，提出"急躁、平素和平，有病急躁，是血瘀"，当用活血化瘀法治疗，其之血府逐瘀汤是郁久血瘀证的有效之剂。

（三）徐经世对"郁"的独到认识

"郁"之为病，临床颇为常见，正如元代王履所云"凡病之起，多由于郁"。徐经世宗先哲之说，临证数十载，一直强调"郁"在许多疾病发生发展过程中的重要性，特别是在内科杂病中，认为"郁"的问题更是贯穿于疾病始终。他分析说，当今工作、生活节奏改变，社会环境向外向型发展，人们欲求也随之增加，欲而不达则久而成郁，内伤杂病由郁所致为之多见。徐经世临证不仅注重郁证的调治，凡内科杂病亦皆从"郁"论治，时常关注患者自身情志变化，予细心劝慰。

徐经世解释说，郁之特性易滞易结，久则化热、伤阴、生痰、结瘀，而诸症群起，可出现郁结、郁闷、郁热、郁血、郁悒等病理变化。故郁之为病不只限于脏躁及梅核气之类，脘痛、胁痛、眩晕、心悸、不寐、积聚、不孕、头痛等皆存在"郁"的问题。于临证之时，又须详审其因，细辨其证。

如不寐，徐经世分析，从今天临床来看，以虚实交错为多见，实之为郁，郁而生火，上扰心神，神不安则不寐，即使由痰邪所致，也是由郁化热，形成痰热，痰郁于肝，所以其主因在郁；虚之中也有郁诱之，郁则气滞，久必化热，热则伤阴，阴耗于下，不能上奉于心，水不济火，形成二火相炽，心神受扰，夜寐不宁，阴虚火旺，郁热内蕴形成不寐。

二、治在中州，安中治郁

徐经世认为，杂病因郁而致，郁以气机失调为因，而气机升降之枢纽则在中焦，以“安中”之法，使气机升降平衡，而达到舒郁的目的。

（一）杂病论治，重在中州

徐经世所提“中州”即脾、胃、肝、胆，四者居之于中，而其生命活力乃为“中气”。借助近代的彭子益《圆运动的古中医学》所说，治病强调“中气”，谓“人身上下左右俱病，不治上下左右，只治中气”，因为人身中气如轴，四维如轮，轴运轮行，轮运轴灵。故临证辨治疾病，重点在于图治中气，使其复原，则气机升降正常，阴阳平衡，病可获愈。

1.“中州”的内涵

徐经世提出的“中州”，有别于一般中焦脾胃的概念，而是指位居中焦的肝、胆、脾、胃四个脏腑。

脾胃同处中焦，为“后天之本”“气血生化之源”，两者以膜相连，经络互相联络，脏腑表里配合。脾胃两者纳运相得、升降相因、燥湿相济，胃主受纳水谷，是津液、宗气、糟粕所出之处，其精微之气全靠脾的运化，两者密切合作，才能完成消化饮食，输布精微，发挥供养全身之用。

清代新安医家叶天士《临证指南医案》言：“纳食主胃，运化主脾，脾宜升则健，胃宜降则和。”故脾胃健旺，升降相因，才能维持胃主受纳、脾主运化的正常生理状态。脾为阴脏，以阳气用事，脾阳健则能运化，故性喜温燥而恶阴湿。胃为阳腑，赖阴液滋润，胃阴足则能受纳腐熟，故性柔润而恶燥。正如《临证指南医案》所言：“太阴湿土，得阳始运，阳明燥土，得阴自安。以脾喜刚燥，胃喜柔润也。”燥湿相济，脾胃功能正常，饮食水谷才能消化吸收，胃津充足，才能受纳腐熟水谷，为脾之运化吸收水谷精微提供条件。胃润与脾燥的特性相互为用，相互协调。

脾胃属于中焦毋庸多言，然肝胆属于中焦还是下焦，历来有所争议。

“肝属下焦”之说兴起于明清温病学说。其本义是指肝的病变在外感热病发展过程中，常与肾的病变出现于热病的晚期，是三焦辨证理论体系的一部分，并不指肝的解剖部位在下焦。徐经世认为，临床中不管是从解剖部位、临床诊断，还是从生理功能、病理变化上讲，肝胆都当属中焦。

（1）从解剖部位看：《黄帝内经》《难经》中对三焦的位置早有描述。《灵枢·营卫生会》曰：“中焦亦并胃中，出上焦之后，……下焦者，别回肠，注于膀胱而渗入焉。”《难经·三十一难》说：“中焦者，在胃中脘，不上不下。”可知中焦当是指膈以下、脐以上的上腹部，应当包括脾胃和肝胆等脏腑。徐经世指出，肝胆位居右胁里，膈膜下与脾胃相邻，当属中焦。

（2）从临床诊断看：中医舌诊、脉诊也将肝胆归入中焦。如舌诊分部，以脏腑分，舌尖属心肺，舌中属脾胃，舌根属肾，舌边属肝胆。如清代江涵暾《笔花医镜》所说：“舌尖主心，舌中主脾胃，舌边主肝胆，舌根主肾。”以三焦分，则舌尖部属上焦，舌中部属中焦，舌根部属下焦。脉诊上，《素问·脉要精微论》中的尺部诊法，将尺部分为尺、中、上三部，分别主察下焦、中焦及上焦相应脏腑的病变，并指出中附上，左外以候肝，内以候膈；右外以候胃，内以候脾。晋代王叔和《脉经·分别三关境界脉候所主》说“关主射中焦”“肝部在左手关上是也”。清代新安御医吴谦在《医宗金鉴·四诊心法要诀》中亦有“右关候胃，……左关候肝”，皆指明肝属中焦。

（3）从生理功能看：中焦具有消化、吸收并输布水谷精微和化生气血的功能，如《灵枢·营卫生会》所云“中焦如沤”。所谓“如沤”，是形容中焦脾胃腐熟、运化水谷，进而化生气血的作用。然而中焦的生理功能是肝胆与脾胃的协同作用，只重视脾胃，而忽视肝胆，是片面的。胃主腐熟，脾主运化，肝胆主疏泄，并分泌、排泄胆汁以助消化，肝胆与脾胃同居中焦，在生理上相互支持，相互制约，共同完成“中焦如沤”的生理功能。

（4）从病理变化看：肝、胆、脾、胃四者关系密切，《难经》及《金匮要略·脏腑经络先后病脉证》中均有“见肝之病，知肝传脾，当先实脾”之言，肝脏病变多与脾胃有关，且多反应于中焦部位。肝失疏泄，不仅导致局部气滞不畅，而且会影响中焦脾胃的功能，而致脾胃升降失常，出现“浊气在上，则生䐜胀；清气在下，则生飧泄”等肝气乘脾或肝气横逆犯胃之证。反之，脾胃有病，亦常常累及肝胆，如脾胃湿热，蕴蒸肝胆，则见胁胀口苦，或目睛黄染。

另外，肝藏血功能失常，亦会影响脾主统血功能，而导致月经过多，甚或崩漏等症。因此肝脏病变，常常累及脾胃，导致气机失常，影响饮食物的消化吸收，或血液运行，出现中焦功能失常之症。

2. 中州“枢纽”功能

肝、胆、脾、胃同属中焦，中焦“主沤”，亦主“枢”。脾胃为调节水谷精微之枢纽，肝胆之气则主人体三焦气机，而脾胃的升降运动需赖肝胆之气的枢调，木土相克，又相辅相成，关系紧密，不可分割。肝疏脾运是中焦完成各项生理功能的基础，正如清代周学海《读医随笔》云：“凡脏腑十二经之气化，皆必藉肝胆之气化以鼓舞之，始能调畅而不病。”是以肺之宣降、心之主血、脾之运化、肾之气化，无不赖肝气之枢转，气机之通畅。

脾主运化，胃主受纳，肝主疏泄，脾胃的纳运功能有赖于肝气疏泄作用的协调，只有肝气和顺，气机常运，脾胃升降方得调和不病，共成“中焦如沤”之功。若肝气不和，气机失常，则可直接影响脾胃之运化。正如清代唐宗海《血证论·脏腑病机论》云：“木之性主于疏泄，食气入胃，全赖肝木之气以疏泄之，而水谷乃化。设肝之清阳不升，则不能疏泄水谷，渗泻中满之证在所不免。”

肝对脾运化功能正常起着极为重要的调控作用，同时与脾的升清有密切关系。肝为刚脏，体阴而用阳，肝得脾所输布的水谷精微滋养，才能使疏泄功能正常运行，而不致疏泄太过。正如叶天士所云“木能疏土而脾滞以行”。若脾运健旺，生血有源，统摄有权，则肝有所藏。若肝失疏泄就会影响脾的运化功能，则会出现“肝脾不和”的病理表现，症见胸胁胀满、精神抑郁、腹胀腹痛、泄泻、便溏等；若脾虚气血生化无源，或脾不统血，失血过多，则可导致肝血不足。肝脾在生理上相互依存，病理上相互影响，两者相互联系、密不可分。

胃为水谷之海，容纳、腐熟、消磨水谷，与脾共同起消化饮食，摄取水谷精微以营养全身的重要作用。胆主贮藏和排泄胆汁，以助胃腑腐熟水谷，胆与胃均宜和降，共涤腑中浊逆。若遇胆腑疏泄失利，或胆汁排泄受阻等原因，均可致胆疾。过量胆汁反流入胃，侵罹日久，还可导致胃病产生，或使原有胃病加重，故临证常见胆病兼有胃疾之症。胆腑藏泄胆汁的功能与脾胃升降关系密切，胆气的升发疏泄，有利于脾胃升清降浊，而脾胃升降纳运有常，胆气才能升清，胆腑才能藏泄有度，排泄胆汁，清代御医黄元御《四圣心源》所谓“土气冲和，则肝随脾升，胆随胃降”是也，若胆胃升降失于协调，则可出现胆胃同病的病理变化。

（二）“从中调治”可安五脏

徐经世认为，中州气机失调则杂病丛生，临证时应着眼于肝胆脾胃，特别注意调畅肝脾气机。调气机，行气血，和阴阳，使中州气机升降平衡，使人体在新的基础上达到肝疏脾运的平衡状态。

脾胃之病“从中调治”是为正治之法，因脾胃处中焦，主运化水谷精微，必藉肝气的疏泄。只有肝气条达，脾胃升降适度，方得调和不病，共成“中焦如沤”之功。若肝气不和，气机失常，则可直接影响脾胃之运化。脾胃与肝的关系，早在《金匮要略》中就奠定了基调：“夫治未病者，见肝之病，知肝传脾，当先实脾。”肝病在病理上容易传脾，故治脾可防肝传。另肝主疏泄，脾胃升降，两者在气机上相互影响，正常时疏发与升降相因，异常时肝木太过，易横逆犯脾胃，或疏泄不及，土壅木郁，临床上针对肝胆脾胃同治的法则，多为和胃疏肝、和胃利胆、养胃疏肝、健脾平肝等法，代表方剂有逍遥丸、四逆散、柴胡疏肝散、痛泻要方等。

徐经世进一步指出，他脏疾病亦可“从中调治”。如肺居上焦而主气，而气血皆源于脾胃，故前人有“脾为生气之源”“肺为主气之枢”之论。津液生于脾胃水谷之精微，水液亦必由脾输运上行于肺，肺主通调三焦水道，宣肃输布水液，两者共同完成津液代谢。脾胃与肺的关系，生理上体现为气的生成和水液代谢的关系，病理上除气的生成和水液代谢异常外，还有病理产物痰饮的互相影响。

而肺所主之气，必藉肝之枢调，而得以正常宣降；若肝气郁滞，气枢不和，则肺气不利，而见咳嗽、喘息、胸闷等症。如明代李梴《医学入门》所云“惊忧气郁，惕惕闷闷，引息鼻张气喘，呼吸急促而无痰声者”即是。《素问·经脉别论》曰：“有所堕恐，喘出于肝。”《素问·咳论》曰：“肝咳之状，咳则两胁下痛。”均揭示了肝之气枢不和，犯肺而致咳喘之机制。

心位上焦，主血而藏神，心神赖阴血以滋养；脾胃为气血生化之源，且脾统血，与心同为气血生化的重要脏器，故心脾的关系主要体现为气血的生成运行和心神。清代唐宗海《血证论·脏腑病机论》云：“血之运行上下，全赖乎脾。”病理上如素有心系疾患，加之脾胃受损，运化失健，从而产生水湿、痰浊、血瘀等病理产物使血运失畅，心脉痹阻，胸阳不展，可出现各种心脏功能失常的病理表现，如胸闷、胸痛、心悸气急、口唇青紫等症。而血的正常运行有赖于气的推动，气的正常宣达有赖于气机的调畅。若肝气郁滞，气机失和，则宗气不畅，心血瘀滞，常致胸痹、心痛等；如暴怒伤肝，气机悖逆，上乘于心，则见惊悸、怔忡，甚至厥逆等证。

肾为先天之本，脾胃为后天之本，两者相互滋生，后天以先天为主宰，先天赖后天以滋养，在病理上互为因果，肾病治脾，常用培土滋水、健脾温肾等法。水虽赖于肾阳的蒸化，但与肝气之疏达亦不无关系。若肝气不畅，气机失调，势必影响肾与膀胱的气化，致水液停蓄而为癃、为闭，或为水液泛滥之病等。《灵枢·经脉》曰：“肝足厥阴之脉……是主肝所生病者……遗溺，闭癃。”《素问·大奇论》曰：“肝壅……不得小便。”《难经·十六难》曰：“假令得肝脉……闭淋，溲便难。”均为肝失疏泄致肾与膀胱气化失常之证机。

（三）“从中调治”可定情志

徐经世认为，情志活动与脾之运化、肝之疏泄密切相关，情志以血（精）为本（物质基础），以气为用（功能基础），情志活动均由气推动。情志异常对机体的影响，也主要表现为干扰正常的气血运行。情志活动与脾之运化、肝之疏泄密切相关。脾为后天之本，饮食物经脾运化而生成气血精微，对他脏有支持和营养作用，是人体情志活动的物质基础。肝喜条达而主疏泄，肝的疏泄功能正常，则气机调畅，气血和调，长期情志不遂，肝失疏泄，可引起五脏气血失调。肝气郁结，横逆乘土，则出现肝脾失和之证。忧思伤脾，思则气结，既可导致气郁生痰，又可因生化无源，气血不足，而形成心脾两虚或心神失养之证。

（四）“从中调治”可治气血津液

徐经世强调，气血的生成与运行都与肝脾功能密切相关，从肝脾入手是调理气血津液运行的有效路径。

脾胃化生气血及运化水谷精微，充养五脏、四肢、百骸，《黄帝内经》《难经》明确指出了脾胃有化生气血及运化水谷精微充养五脏、六腑、四肢、百骸之功能，后人据此总结为“脾为后天之本”。《素问·灵兰秘典论》曰：“脾胃者，仓廪之官，五味出焉。”《素问·六节藏象论》曰：“脾胃……者，仓廪之本，营之居也，名曰器，能化糟粕，转味而入出者也。”《素问·五脏别论》曰：“胃者，水谷之海，六腑之大源也。”《难经·三十难》曰：“人受气于谷，谷入于胃，乃传于五脏六腑，五脏六腑皆受于气。”《素问·经脉别论》曰：“食气入胃，散精于肝，淫气于筋。食气入胃，浊气归心，淫精于脉，脉气流经，经气归于肺，肺朝百脉，输精于皮毛。”均指出脾胃的主要功能，一是腐熟水谷，二是运化水谷。

然血液的调节、水津的升降与肝气密切相关。气为血之帅，气能行血、摄血、生血，肝为气之枢纽，故能枢调全身血液。清代唐宗海《血证论》曰：“肝主藏血，血生于心。下行胞中，是为血海。凡周身之血，总视血海为治乱，血海不扰，则周身之血无不随之而安。肝经主其部分，故肝主藏血焉。至其所以能藏之故，则以肝属木，木气冲和条达，不致遏郁，则血脉得畅。设木郁为火，则血不和，火发为怒，则血横决，吐血、错经、血痛诸证作焉。”气可化水，又可行水摄津，而水液运行有赖气之推动，随气机升降出入，凡水津所至，气无不至。肝为气之枢纽，可枢调三焦水道，故对人体水液运行起重要的调节作用。《血证论》云：“气与水本属一家，治气即是治水。”

三、气郁犯肝，调肝为先

（一）气郁首先犯肝

1．气郁为主

徐经世认为，致郁之因，气病为先。“郁”多缘于志虑不伸，气先为病，气失所常则产生病理变化，即由气致郁。人体内各种生命信息，各脏腑经络、组织器官之间的密切联系，皆可通过人体升降出入之气相互感应和传递。气为精化，色随气华，脏气的盛衰、功能的强弱，都可通过运行之气的介导反映于面部、舌部等体表部位，如“心气通于舌”“肝气通于目”“脾气通于口”“肺气通于鼻”“肾气通于耳”，脏腑之间的各种生命信息，还可以无形之气为载体，以经脉或三焦为通道，相互传导，以维护脏腑之间的功能协调。

人体内物质与能量的新陈代谢，也是气的升降出入运动所推动的气化过程，如膀胱的排尿功能就需要肾气的推动。《素问·灵兰秘典论》曰：“膀胱者，州都之官，津液藏焉，气化则能出矣。”正是人体之气的气机气化运动，产生了维持脏腑功能活动的动力，维系了人体正常的生命进程。故《素问·六微旨大论》曰：“出入废则神机化灭，升降息则气立孤危。故非出入，则无以生长壮老已；非升降，则无以生长化收藏。是以升降出入，无器不有。”人体之气贯穿于生命的全过程，生长病衰老的生理病理过程都离不开气，故中医有“百病皆生于气”之说。

以“气”言之，《素问·举痛论》所指“怒则气上，喜则气缓，悲则气消，恐则气下，寒则气收，炅则气泄，惊则气乱，劳则气耗，思则气结”，说明气之为病，既有六淫外侵，又有七情引起“气”之病变。人身之气宜通不宜滞，宜行不宜郁。纵观气与郁，则气为因，而郁为果，二者同曲，也能互为因果，可见内科杂病由郁所致是有依据可循的。

徐经世指出，气郁疾病，临床所见如气喘、咳嗽、气淋、气厥、气胀、气痛、气疝、脘痛、胁痛、眩晕、心悸、不寐、积聚、不孕等证，郁之为病涉及面广，不只限于脏躁和梅核之类。朱震亨有气、血、火、食、湿、痰六郁之说，但六郁之中则以气郁为主，其所列六郁汤、越鞠丸皆以行气解郁为首务。清代费伯雄《医方论》亦云：“凡郁病必先气病，气得流通，郁于何有？”故治郁之法，重在理气，正如《黄帝内经》所谓“木郁达之”，但临证不可拘泥于此。

2. 气郁首犯肝

徐经世强调，中医郁证虽有几类，但以气郁为先，而肝之受及又居于首。因为肝在五脏中既有生化调节之功，又有制约平衡之作用，其为血脏，主司条达，一旦失常则致气血不调，血脉瘀滞，而病为之生焉。

气血化生，不应单指脾胃运化，其与肝的作用亦密切相关。因肝主疏泄，助脾运化，肝脾协调，饮食得化，清升浊降，气血化生充足。又《素问·六节藏象论》云：“肝者……以生气血。”指出肝不仅能藏血，而且能化生血液。如清代张璐《张氏医通》所说：“气不耗，归精于肾而为精；精不泄，归精于肝而化清血。”肝主疏泄及藏血功能正常，则肝血充足；反之，肝失疏泄或肝不藏血，则易出现血虚诸症。

脾胃之调，其制在肝胆。因脾胃之升降，全赖肝之生发，胆之顺降作用，从而达到运化如常。脾、胃、肝、胆四者之间升降相因，息息相关。脾胃升降的动因则在肝之疏泄，诚如清代新安医家周学海《读医随笔》所言：“肝者，升降发始之根也”“凡脏腑十二经之气，皆必藉肝胆之气化以鼓舞之，始能调畅”。清代沈金鳌《杂病源流犀烛》也说：“一阳发生之气，起于厥阴，而一身上下，其气无所不乘，肝和则生气，发育万物，为诸脏之生化，若衰与亢，则能为诸脏之残贼。”肝之疏泄，能够调畅气机，促进脾胃气机的升降,共同维持全身气机的协调平衡,若肝失疏泄,横逆犯脾胃,脾胃一失,百病丛生。

(二) 治疗调肝为先

徐经世临床擅治郁证,而观其治法,总不离乎调气。他常说:"病郁者,不令气调,非其治也。"纵观古之先哲,凡治郁者,无不着眼于理气开郁。清代李用粹《证治汇补·郁证》亦云:"郁病虽多,皆因气不周流,法当顺气为先,开提为次,至于降火、化痰、消积,犹当分多少治之。"故其治疗郁证每每从气调治,效验颇著。

此外,调气的关键又在于调肝,因肝主疏泄,若肝气不舒则气机失调,升降不利,气滞而郁,遂用药多宗仲景四逆散、半夏厚朴汤及后世逍遥散、越鞠丸等方,着眼于调理肝气。但徐经世强调:"肝为刚脏,体阴而用阳,最宜疏泄凉润,大忌燥涩呆补。"临床常取柴胡、郁金、绿萼梅、合欢皮、枳壳、远志、木蝴蝶、苏梗等芳香宣通之品,疏理肝气,白芍、淮小麦、酸枣仁、炙甘草、丹参等凉润灵动之品以养肝阴,使其理气而不伤阴,养肝而不碍气。若气郁化火,当以黄连、栀子、竹茹、龙胆草清泻郁火;若郁久化热伤阴者,则可宗魏氏一贯煎之义,以北沙参、熟女贞子、杭白芍、杭麦冬、枸杞子等以滋养肝阴,以合欢花、玫瑰花、郁金等芳香开郁;若郁而生痰,则又须与二陈、温胆汤等方相互配合,以开郁化痰。但总不离调气开郁之旨。

治肝之法,徐经世尊《素问·至真要大论》"疏气令调"之论,并认为金元刘完素讲玄府、李杲讲胃气、朱震亨讲开郁,清代叶天士讲通络,都将一部分疏肝的道理寓在其中。如在用药方面,朱震亨本来就是以善用苦寒而知名,但他却很注重开郁,常用之药,总不外香附、川芎、白芷、半夏之类,很值得深思。前人所谓平肝之法,主要是芳香鼓舞,舒以平之。

当然,肝气盛之还得用泻,但又不要一概用泻,以免伤肝,要善于调之。如以中医肝病而言,病乃因湿热、疫疠之邪入侵机体,蕴结于内,脾胃升降失司,湿热熏蒸肝胆。然湿有内、外之分,内湿乃责之于脾,因脾虚失健，则湿邪阻之于内，而影响运化，加之起居不慎，或身居湿地，感受外湿，诱发而起，乘虚而入，内外交合，热化居多，故成湿热之证；肝之受及则郁而不达，其演变又形成这样的规律：气滞→郁结→血瘀→瘀积。可见其中的致因核心在“郁”，所以在治疗上当从条达木郁着手。

（三）调肝法

徐经世认为，中医杂病临证表现多样，病种复杂，然其致病核心都在“郁”，在治疗上都可从条达木郁着手。有鉴于此，其临证时以“肝”作为治郁的落脚点，提出“三十二字”调肝法，作为治疗内科杂病的广义治则。即疏肝理气，条达木郁（逍遥散、四逆汤、温胆汤之类）；补益肾水，清平相火（一贯煎等）；理脾和胃，和煦肝木（归芍六君子汤、芍药甘草汤等）；活血化瘀，燮理阴阳（燮枢汤、三阴煎之类）。

1. 疏肝理气，条达木郁

这条治则是徐经世基于“肝主疏泄”的生理功能及病理变化而提出的，属于“肝用”之法。“木郁达之”是治疗肝失疏泄的基本方法。因肝处中焦，其气疏畅发泄，能上通下达，旁调中州，畅通内外，无处不至，故为三焦气机升降出入之枢纽，正如清代周学海《读医随笔》所云：“医者善于调肝，乃善治百病。”调肝之法首推“木郁达之”，明代赵献可《医贯》云：“予以一方治其木郁，而诸郁皆因而愈，一方者何？逍遥散是也。”

徐经世临证也多采用逍遥丸、四逆散、温胆汤之类随症加减治之，常选柴胡、白芍、合欢皮疏肝理气，条达木郁；竹茹、半夏、枳壳降逆顺气；再添丹参饮、延胡索、橘络以活络、蠲痹、止痛。全方辛香开郁，辛润通络，于气滞伊始，肝阴未损者，尤为适宜。

2. 理脾和胃，和煦肝木

这一治则是徐经世基于肝木与脾土的乘克关系所提出的柔养肝体之法。因肝体阴而用阳，若过用滋腻之品则有碍肝气条达，治疗上当遵《医学衷中参西录》所谓“厥阴不治，求之阳明”。徐经世治以理脾和胃、和煦肝木之法，方选归芍六君汤、芍药甘草汤等柔肝之剂，选用太子参、白术、茯苓健脾益气，陈皮、半夏、厚朴、枳壳运脾燥湿，柴胡、炒白芍、绿萼梅疏肝达木，谷芽、焦山楂开胃消食，通过健脾益气、燥湿运脾之法，益气血生化以柔养肝体。诚如《金匮要略》所云“见肝之病，知肝传脾，当先实脾”，其意尽在于此。

3. 补益肾水，清平相火

这一条治则是徐经世基于肝木与肾水的母子相生关系所提出的滋养肝体之法。肝属木而藏血，肾属水而藏精，水木相生而精血互化，两者有“肝肾同源”或“乙癸同源”之称，肝血赖肾精的滋养而不虚，肾精赖肝血充养而不亏。若肝血不足，或肾精亏损，则出现头晕目眩、耳聋耳鸣、腰膝酸软等肝肾精血两亏之证。不仅肝血与肾精之间存在同源互化的关系，而且肝肾阴阳之间也是相互滋养和相互制约的。肾之阴阳为五脏阴阳之根本，肾阴滋养肝阴，共同制约肝阳，以防肝阳过亢。若肾阴不足可累及肝阴，肝肾阴虚，阴不制阳，水不涵木，则可见眩晕、中风等肝阳上亢之证，治宜补益肾水、清平相火，徐经世常选一贯煎以调之。此方以“一贯”为名，围绕肝为核心，针对肝阴不足证，采取滋水涵木、佐金制木、培土益木三法调补肝阴，大队养阴药配少量行气药，既体用并调，又补而不滞。

4. 活血化瘀，燮理阴阳

本条治则是基于肝主藏血的生理特点和病久入血的病理变化而设。肝气条达疏泄正常，则气机疏达通畅，血之运行也畅通无阻，经络通利，脏腑器官功能正常和调。若肝病日久，气机郁滞，则气血流行不畅，气滞血凝，加之体内津液输布受阻，与凝血裹结胶固，蓄积留着终致瘀积。治宜活血化瘀，燮理阴阳。

徐经世指出，用药时不可一味活血化瘀，而要注重条达气机，以资平衡，故借用焦树德的燮枢汤较为切题。燮枢汤以柴胡苦平入肝胆，调节疏发，畅郁阳而化滞阴，解心腹肠胃间结气，推陈致新；黄芩苦寒入肝胆，降泻清热，治自里达外之热，尤其是协柴胡更可以清气分郁结之热。二药相配，柴胡升清阳，黄芩降浊阴，能调转、燮理阴阳升降之枢机，而用为主药。以半夏辛温，降中焦逆气而和胃健脾；白蒺藜苦辛而温，宣肺之滞，疏肝之郁，下气行血。二药辛温入肝，又寓有《黄帝内经》“肝欲散，急食辛以散之”之意。川楝子苦寒入肝，炒则减其寒性，能清肝热行肝气而治胁痛、脘痛、腹痛；红花辛温，活血通经，并能和血调血，主气血不和。四药合而为辅药。以片姜黄辛苦性温，行血中气滞，治心腹结积、痞满胀痛；皂角刺辛温，开结行滞，化痰消瘀，破坚除积；刘寄奴苦温兼辛，破瘀消积，行血散肿，治心腹痛，消散肥气、息贲、痞块；炒莱菔子辛甘性平，理气消胀，配焦三仙（焦神曲、焦麦芽、焦山楂），共助消化而除胀满滞消，运中焦而健脾胃，共为佐药。以泽泻入肝肾，能行在下之水，使之随气通调而上升，复使在上之水随气通调而下泻，能降泻肝肾二经水湿火热之邪，而助阴阳升降之机，用为使药。方中白蒺藜、红花、皂角刺三药相配，则有宣畅肺气、疏达肝气、通行胸腹胁肋之间行瘀散结之能，尤其是对久病者，三药合用能深达病所，斡旋枢机。方中血分药物比重较大，针对“病久入血”而设，以求推陈致新，新血生则气化旺，气化旺盛则康复之力增强。此方既着重于调转枢机，升降化育，又照顾到肝主藏血和病久入血等特点，用之契合病机。

根据现代疾病谱的变化，徐经世认为，内伤杂病大多由气机失调所致，首先表现为气机郁滞，在演变过程中可出现气滞→郁结→血瘀→瘀积的病理变化规律，但变化的核心在“郁”，此致病多端，先犯于肝。从五行生克之理来说，肝属木，木性刚直，主司条达，它在五行中是一个推动者，木郁为先，可渐次出现火郁→土郁→金郁→水郁一系列的病理变化，故在治疗上提出“三十二字”调肝法，实为治疗中医杂病总的治则。

徐经世常说：“郁之为病虽多由肝起，然土虚木郁而致病者，临床亦可见之。而其中治法，当和缓中州，调治脾胃，以达抑制木郁，反克取胜。”故其临床常宗逍遥散而多灵活化裁，凡土虚木郁而见胸胁胀满、大便溏薄、纳呆腹胀等症者，用之每获良效。

四、治以安中，理脾为主

徐经世善攻内科疑难杂症，“杂病论治注重于脾”。盖坤土为万物之母，四运之轴，五脏之中心，脾胃健旺，可以权衡五脏、灌溉四旁，生心营，养肺气，柔肝气，填肾精。

（一）杂病论治，注重于脾

根据内伤杂病的病理机制，徐经世认为，在治疗中不能单一从病位考虑，应注重于脾，以达到“调养”“调整”的目的。脾胃位居中州，为生化之源，濡养五脏六脏、四肢百骸，在“五行”中属土，脾为阴土，胃为阳土；从表里来说，脾合胃腑，脾主里、胃主表；其主升降，脾主升，胃主降，是其气机运行的内在形式，也是阴阳表里“相输应”。

脾胃的升降对水谷输运、运转、吸收精微、排出糟粕所起的作用是他脏所不能替代的。正如李杲《脾胃论》中所说，人之清浊之气，皆从脾胃而出，清阳出上窍，浊阴出下窍，一升一降，升降出入迟数往复的运动，使人体保持生理的平衡；一旦失常，则病来至。可见人的营养物质，有赖脾胃的升降作用，胃之受纳，脾之运化，为各脏腑器官组织的生长和机能活动提供物质基础，这正是脾胃的内在作用所在，故有五脏六腑枢纽之称。

杂证的病程演变，不是脾胃直接受病，就是受它脏所累及，所见症状常常有纳谷不香、胃脘痛胀、大便稀溏或干燥秘结等。徐经世认为，此时当先治于脾，使胃受纳，消化功能修复，即能得顺投药，方可发挥中药的治疗作用。

（二）理脾之法

至于如何调好脾胃，徐经世认为需要掌握两点，一要掌握证治规律，二要掌握方药选择。

1. 掌握证治规律

按其生理特性，应遵循“理脾宗李东垣，和胃效叶天士”之旨。清代新安医家叶天士《临证指南医案·脾胃门》提出“脾宜升则健，胃宜降则和”“太阴湿土得阳始运，阳明燥土得阴自安”“以脾喜刚燥，胃喜柔润”

之理，其别开生面，独树一帜，创立甘平、甘凉濡养胃阴之法，使调理脾胃更臻完备。归纳起来，在治疗过程中须掌握“补不峻补、温燥要适度、益脾重理气、养胃用甘平”的原则，即可运筹帷幄，理好脾胃。

2. 掌握方药选择

治理脾胃的方药，历代先贤所创立而用之有效的颇多。金元李杲心领仲景经典之旨，而专著《脾胃论》。全书组建了 60 多个方剂，总括了脾胃病的治疗。后至清代叶天士创造性补其不足，至今仍指导于临床。但方剂之多，如何选择运用则是关键。特别是如今人们生活普遍提高，膏粱厚味已成日常，每每伤及脾胃运化而生湿邪，而湿浊内生，热化多见，气血瘀阻，伤及胃阴亦为不少。所以治疗用药既不能克伐太过有伤于脾，又当适度掌握方药配伍及剂量大小。

针对病情，常以平和多效方药，并采用双向调节的方法使脾胃升降平衡，则五脏六腑随之而安。如胃脘痛，有湿浊中阻、郁热内蕴、气血瘀阻、脾胃阴虚、虚寒气滞等证型，其证型虽不一致，但均应以理脾和胃为原则。用药需注意燥中有润，润中有燥，理气又当寓于此中。

再如慢性结肠炎，从症状分析既似脾虚泄泻，又合里急后重的痢疾体征，其证实属脾虚湿滞、腑气失利的虚实夹杂证。故治不宜偏，既要健脾和胃、收敛止泻，又要化湿导滞、清理肠垢。若偏于收敛则邪留于内，导滞过极又伤脾胃。为此徐经世自拟“葛枳三仁汤”，所取药物，兼顾升提醒脾、启发脾机，燥湿运脾、和胃培土，宽肠导滞、推陈出新，清热解毒、健脾消积，理脾和胃、利湿止泻，方用切题，获效良多。

又如脾虚不升、中气下陷的眩晕、女子崩漏（功能性子宫出血）等证，此即切合补中益气汤证，灵活加减，可收到益气升提、填冲摄血之效。还有内伤咳嗽或痰喘为病，徐经世认为当宗东垣治痰理脾之旨而首推六君。因脾为生痰之源，化源之本，理脾化痰，以断痰源，至今用之仍不逊色。脾胃为病而累及它脏者有之，然它脏受病伤于脾胃亦不罕见。

诸如类风湿病因病机复杂，病情演变往往是虚实交错，中医认为有痹证与尫痹之分。痹证多由风、寒、湿三气交感而致;而尫痹则为湿邪内生,气血失调,经络阻滞,其非风所致。因此图治有异,治分两途。故徐经世对尫痹主张以调和营卫、和其脾胃、理其气血、养益肝肾为治本,配用辛温通阳、通络止痛以图标。可谓虚实兼顾,立足治本,这样不仅症状可得缓解,而且可促使患者精神振作、体质增强,特别是在治疗过程中注重理脾和胃,这对改善症状和功能修复将起着潜移默化的作用。

再言之,慢性肾功能不全,出现浊邪上干,胃气不和,呕恶频作之症,病虽在肾,而浊阴上泛,脾胃受及,倘若蛮用补益滋腻之剂,则使脾胃更加呆钝,不仅难以受纳,而且增湿助热,使湿浊胶结,加重病情,难起沉疴。

五、郁久气滞,化痰通瘀

(一) 郁从痰治

《丹溪心法·痰十三》曾谓:“痰之为物,随气升降,无处不到”“百病中,多有痰兼者,世所不知也”。郁证亦是如此,故徐经世临床治郁,亦常顾及于痰。他认为,外感之痰责于肺,内伤之痰则究之于肝脾,肝主疏泄,调畅气机,若肝郁气滞,津液运行不畅则痰生;此外,郁久化热,亦可炼液为痰,故郁证而见痰者尤以为常。如痰阻咽中,吞之不下,咯之不出者,名为梅核气。《金匮要略·妇人杂病脉证并治》中早有“妇人咽中如有炙脔,半夏厚朴汤主之”的记载,临床应用半夏厚朴汤降气化痰,以治咽中如有痰阻者,每有效验。

若痰随郁热上扰头目则见头痛眩晕,痰蒙心窍则见神昏、癫狂、厥脱,痰火扰心则心神烦乱、不寐、多梦等诸多见症。就治疗而言,徐经世极为推崇《丹溪心法》所谓“善治痰者,不治痰而治气,气顺则一身之津液亦随气而顺矣”,故其临床常取黄连温胆汤加合欢皮、郁金、石菖蒲、远志以理气开郁,清化痰热。

如痰浊导致的眩晕,徐经世认为,中焦运化失司,湿困脾土致中阳不伸,再加忧烦扰肝,则厥阴气逆,风痰上扰,阻遏清阳之路,发为眩晕。症见头重如蒙，肢体倦怠，夜卧不安，食后脘胀，愠愠欲吐，舌苔滑腻，脉弦滑。治当化痰清空，和胃降逆，俾浊阴得降，胃和自安。方取加味温胆汤，调节少阳，和胃安正。正如李杲所云："胆者，少阳春生之气，春气升则万化安，故胆气春升则余脏从之。"而"无痰不作眩"的论点，便为指导临床的依据，痰因气滞，理气则痰自消，气和则风痰自熄。

若郁痰扰心，症见忧郁恼怒、胡言乱语、不寐多梦，施用清透郁热、宣化郁痰之剂而罔效者，徐经世则巧借安宫牛黄丸以清泻郁热、化痰开窍。他认为，安宫牛黄丸虽为治疗温热病热入心包、神昏谵语而设，但观其组方，多半为清肝泻热、化痰开窍之品，其中麝香、冰片既可芳香辟秽，又能清透郁热；而牛黄则更有化痰开窍、凉肝息风之功，于症情甚为相合。先生巧用安宫以治郁证，可谓奇思妙想，别开生面。

（二）气分失治，当寻血分

徐经世指出："郁证初起，多因肝气不疏，气调则愈，若郁久失治，必及血分。"盖气为血帅，气行则血行，若肝气郁滞，气行不畅则血瘀，而郁久化热，郁热灼伤营阴，亦血滞而为瘀，故清代新安医家叶天士《临证指南医案》有"初伤气分，久延血分"之谓。根据临床实际，郁久及络，其临床证候常变化万千，而非仅见于某病某证，如瘀阻经络而见肢体疼痛、麻木、瘙痒；瘀阻心脉而见胸痹、心悸、不寐；瘀阻胞络而见月事不调、痛经、不孕、经闭；脘腹作痛、积聚、发热、头目疼痛等诸多征象亦常见。

从治疗上来看，虽有瘀而通之之理，其治法又有活血化瘀、破血逐瘀、软坚祛瘀、辛润通络之区别。徐经世认为，治血先治气，理气活血方是本病治疗的关键。清代王清任《医林改错》对瘀血证治认识深刻，且制订了不少行之有效的方剂，其中血府逐瘀汤最为后世医家所喜用，故凡郁证及络而见诸血瘀症者，徐经世每取此方加减运用。本方治气取四逆，理血以四物，升降相合，动静相投，确为治疗气滞血瘀的良方，但方中生地黄、当归、牛膝似有滋腻碍气之嫌，不如丹参、鸡血藤之通而兼补。

此外，临床运用血府逐瘀汤亦须根据气滞、血瘀之间的多寡，血瘀的部位,症情轻重,灵活化裁。若气滞甚者,加以制香附、郁金、合欢皮、玫瑰花、月季花等;若血瘀重者,加失笑散、延胡索、刘寄奴、泽兰、䗪虫等;若手足不温、麻木,加桂枝、白芍;若头目疼痛,加茺蔚子、天麻;若胸胁胀痛,加金铃子散;若胃脘作痛,又可与丹参饮相配伍,以加强理气通络之功;若瘀滞心脉而见心悸、不寐者,丹参、琥珀活血养心安神之品又在所必用。

如徐经世治一患者,所患不寐长达十余年,平素性情急躁,性格好强,十年前又因家庭变故,悲伤过度,情志不舒。肝喜条达,不达则郁,郁滞日久,血运不畅则血滞凝瘀,络脉瘀痹,心神失养。古人对气滞血瘀而致不寐者亦有所创见,如清代唐宗海《血证论》所云:"不寐之证有二,一是心病,二是肝病。"清代王清任《医林改错》云:"夜不能睡,用安神养血药治之不效者,此方(血府逐瘀汤)若神。"徐经世方中用柴胡、芍药、合欢皮、郁金以疏肝理气,丹参、琥珀、川芎、郁金以活血通络,小麦、酸枣仁以养心,龙齿、琥珀以镇心。全方撷选四逆散、酸枣仁汤、甘麦大枣汤、补心汤等方,集"疏肝、活血、养心、镇心"四法于一炉,理正法合,收效迅捷。

六、久病多郁,理气释情

"久"者乃慢性病延缓不愈的描述,其易出现焦虑而情怀不畅,致使气机郁滞,发为忧郁。徐经世指出,这在女性病症中较为多见。郁症有因病而郁和郁而病者,前者渐次而至,后者则一郁而病,两者病程虽属不同,但郁之皆有气郁为先,而后则酿成湿、痰、热、血、食等诸郁。正如《素问·举痛论》所指"百病生于气也",《丹溪心法·六郁》中提出"气血冲和,万病不生,一有怫郁,诸病生焉,故人身诸病,多生于郁"。

可见情志波动,失其常度,则气机郁滞,气郁日久不愈,由气及血,变化多端,可引起多种症状,诸如肝郁抑脾,耗伤心气,营血渐耗,心失所养,神失所藏,即所谓忧郁而致。治当以解郁为主,并需配合心理疏导,此正符合现代医学"生理-心理-社会医学"模式。情志疗法在临床治疗中有着重要作用,医者在以药疗病的同时再辅以心理疗法,常可收到事半功倍之效。

如徐经世治疗消渴，认为其多由饮食不节、情志失调、禀赋不足等因素引起，调整心理，解除忧虑，确为治疗糖尿病的一个良策。糖尿病患者总认为这种病是久缠难愈的疾病，不容易治好，殊不知只要采取积极治疗措施，解除思想忧虑，是完全可以转好，恢复如常的。

七、肺中结节，从郁论治

现代随着人们健康体检意识的增强以及低剂量螺旋CT检查的普及，肺结节的发现率日趋增多，西医除对高度恶性变可能的结节予以穿刺或手术切除外，大多数肺结节是采取随访观察。随访过程中的反复检查，既增加了患者心理压力，又增加了经济负担，甚至由于恐慌造成一些过度检查和不必要的手术，而中医药对肺结节的治疗有其独特的疗效。

（一）肺结节归属中医“肺积”范畴

中医无“肺结节”之病名，它是随着现代科技的发展、检查技术的提高而被发现的肺部病灶。现代医学认为，肺结节是肺内直径小于或等于3cm的类圆形或不规则形病灶，影像学表现为密度增高的阴影，可单发或多发，边界清晰或不清晰。其中良性结节可为炎性假瘤、结核球、硬化性血管瘤等，恶性结节多为早期肺癌。大部分肺结节是健康体检或因其他疾病检查时被发现，患者常常无临床症状，影像学检查结果可视为中医望诊的延伸。徐经世认为，肺结节归属于“肺积”范畴，是中医“五积”之一，《难经·五十六难》载“肺之积，名曰息贲”，指邪气留滞凝结于肺，当今多被用于指代肺癌等疾病。

（二）主要病机为“郁”

肺结节的发病因素尚不十分明确，虽然有人提出可能与吸烟有关，但临床发现没有吸烟嗜好的女性发病率并不比男性少见。徐经世通过临床实践，提出肺结节的主要病机为“郁”，其初以气机失调为因，无论是六淫外袭，还是七情内伤，必先伤人气机。气机郁滞，气血运行不畅，津液输布失常，则聚而成痰、瘀等病理产物，痹阻肺络，肺络不畅，日久成积。清代沈金鳌《杂病源流犀烛》载："邪积胸中，阻塞气道，气不宣通，为痰，为食，为血，皆邪与正相搏，邪既胜，正不得制之，遂结成形而有块。"故徐经世认为，肺结节以郁为因，先贤虽有六郁之说，但临床观察发现本病以气郁、痰郁较多见。

现代社会人们压力增大、欲求增多，欲而不达，久而成郁，木郁不达，上犯于肺，则肺失清肃，宣降失常，气阻痰滞，肝郁脾虚，运化失司，则聚湿生痰，痰气郁久则易形成有形之积。另外痰湿体质的人群日渐增多，进一步为气郁、痰郁提供了温床。

鉴于男性与女性的生理特点及生活习性的不同，徐经世认为，男性多痰郁，女子多气郁。气郁多犯于肝，痰郁则侵于肺；气郁有责于肝，而痰郁则责于脾。两者虽各有因果，但从五脏六腑相生相克的关系来看，其根源仍在于肝。因肝主条达，为五脏六腑的气机变化之动力，一旦肝气不达则脏腑气机逆乱，横乘于脾，上刑于肺，则致阴阳失衡，而出现阳不化气，故阴成形而不化，形成积聚性病理变化。简言之，可概括为"肝郁不达，气机逆乱，痰浊壅塞，肺失清肃"。

（三）分型论治

1．痰郁——痰浊壅塞，肺失清肃

症状：咳嗽胸闷，痰浊黏稠，舌苔滑腻，舌质暗淡，脉象弦滑等。

治法：清肃痰浊，通络散结。

方药：竹茹 10g，枳壳 15g，橘络 20g，桔梗 10g，杏仁 10g，浙贝母 10g，瓜蒌皮 12g，远志 10g，郁金 15g，三七粉 6g（冲服），皂角刺 10g，藕节 10g，荸荠 5 枚，甘草 5g。

方解：本方以甘桔汤、温胆汤、贝母瓜蒌散三方加减组合而成，具有清肺润燥、化痰通络、开郁散结的功效。徐经世认为，中等剂量的三七（6g 左右）活血散瘀，皂角刺拔毒祛风，藕节解热毒、消瘀血，三药合用，力专散瘀解毒以散结。

2. 气郁——肝郁不达，气机逆乱

症状：胸胁不适，间断干咳，情绪烦躁，女性月事失常，大便时秘，口舌干苦，舌红苔薄，脉弦等。

治法：条达木郁，活血散结。

方药：炒栀子 10g，淡豆豉 15g，香附 20g，川芎 10g，郁金 15g，神曲 10g，杏仁 10g，桃仁 10g，皂角刺 10g，枳实 15g，藕节 10g，竹茹 10g。

方解：方中有栀子豉汤清热除烦，宣发郁热，对于合并心烦懊恼者尤佳；越鞠丸加减以开木郁，郁解则气机得畅，诸症即可顺应转安。

3. 本虚标实贯穿疾病全程

肺居于上，为五脏之华盖，是保护人体健康的门户。肺为娇脏，一旦发生病理变化，易发转变，本虚标实是肺结节病程中的常态，需要用标本兼施的方法予以调治。

治法：益气养阴，固本培元，清肃肺气，活血散结。

方药：生黄芪 30g，仙鹤草 20g，山药 20g，麦冬 15g，桔梗 10g，旱莲草 15g，熟女贞子 15g，橘络 20g，远志 10g，郁金 15g，三七粉 6g（冲服），皂角刺 10g，藕节 10g，竹茹 10g，猫爪草 15g，杏仁 10g，桃仁 10g，甘草 5g。

方解：本方补虚固本，清上补下，活血散结。本方可打粉做丸或压制成片徐服，缓以图之。

（四）病案举例

袁某，女，40 岁，禀赋素弱，情绪易躁，夜眠短少，食纳欠佳，大便时有秘结，月事失调，经行腹痛多年。2019 年体检提示右肺上中叶多发结节，直径 4～8mm，临床无明显肺部症状，唯口干饮水难解。舌红无苔，脉弦细。

四诊合参，考之乃肝郁不达，木火刑金，予以疏郁散结、清燥安神之剂，方以栀子豉汤合芍药甘草汤加减。处方：炒栀子 10g，竹茹 10g，北沙参 20g，仙鹤草 20g，远志 10g，酸枣仁 25g，杭白芍 30g，三七粉 6g（冲服），皂角刺 10g，杏仁 10g，桃仁 10g，藕节 10g，生甘草 5g。嘱连服 30 剂后停药。

2020 年患者复查，报告显示最大肺结节直径仅为 3mm，有明显缩小。服药后，患者睡眠亦得以改善。

【按】中医治疗肺结节还在不断探索中，徐经世根据数十年的临证经验，提出肺结节应从“郁”论治，认为肺结节在形成和发展演变中，虽与气、血、痰、瘀等多种病理因素密不可分，但“郁”为致病的核心因素，其中气郁与痰郁则为致病的主要因素。他认为，患肺结节的女性多气郁、男性多痰郁，提出“行气开郁、涤痰散结、标本兼治”的治则，并总结出相应方药，临床用之疗效可靠。

八、胃脘疼痛，调肝理脾

（一）病因病机

胃脘痛为临床常见病、多发病，一般认为其病因与外感寒邪、饮食不节、情志因素、素体脾胃虚弱等多种因素相关，但徐经世认为，随着现代生活方式的改变，虚寒所致胃脘痛的病例逐渐减少，临床多表现为“肝胆不和、脾胃同病”的病机状态，大多数患者可见脘胁胀痛，嗳气吞酸，呃逆呕吐，烦躁易怒，肠鸣矢气，腹痛即泻，泻后痛减，舌红苔薄黄或舌苔白或腻，脉弦等表现。

徐经世认为，肝气郁结是胃脘痛的核心病机。郁多缘于志虑不伸，气先为病，肝之所受又居于首，一旦失常，则气血不调，血脉瘀滞，诸病丛生。《黄帝内经》有“百病生于气”之说，而气与郁又有相互为因的内在关系，气为体内富有营养精微物质，其能使脏器组织的功能以之维持，是平衡人体功能正常的物质基础，若其失所常则会产生病理变化，即由气致郁，故徐经世把肝郁作为该病的核心病机。

若患者恣食膏粱厚味，劳逸不当，忧思过虑，使肝气郁结，肝气横逆，势必克脾犯胃，致气机阻滞，出现“肝脾不和”病理表现，可见精神抑郁、胸胁胀满、腹胀腹痛、泄泻便溏等症。肝气久郁，既可化火伤阴，又可致血运不畅，瘀血内结，多因相兼则病情缠绵，反复难愈。脾与胃，一脏一腑，互为表里，共主升降，故胃病多涉及脾，脾病亦可及胃。

（二）辨证论治

1. 肝气犯胃型

此型患者平素急躁易怒，或情志抑郁不舒，每因情志不和而发胃脘胀闷作痛，脘痛连胁，嗳气频繁，大便不畅，苔多薄白，脉沉弦。肝气郁结不得疏泄，横逆犯胃而作痛；胁乃肝之分野，而气多走窜游移，故疼痛连胁；气机不利，肝胃气逆，故脘胀嗳气；气滞肠道传导失常，故大便不畅；情志不和，则肝郁更甚，气结复加，故每因情志而作痛；病在气分而湿浊不甚，故苔多薄白；病在里而属肝主痛，故见脉沉弦。徐经世强调，诊病时要详问是否有情志不遂或精神刺激的病史。

治宜疏肝理气为主。方用柴胡疏肝散加味，方中柴胡、芍药、川芎、香附疏肝解郁，陈皮、枳壳、甘草理气和中，共奏理气止痛之功。疼痛较甚者，可加川楝子、延胡索以加强利气止痛，并可加入郁金、绿萼梅、白蒺藜以增强疏肝理气之功，可选加郁金、青皮、木香等以加强理气解郁之效；嗳气较频者，可加沉香、旋覆花以顺气降逆。若平素多有胸胁胀闷，嗳气食少，每因抑郁恼怒或情绪紧张之时发生腹痛泄泻，治以抑肝扶脾，以痛泻要方为主，方中白术健脾补虚，白芍养血柔肝，陈皮理气醒脾，防风升清止泻。

2. 脾虚肝郁型

此型患者平素工作压力大，思虑过度，“思则伤脾”，“思则气结”，日久易致脾虚。脾虚运化无力，则气血生化无源，肝体失养。肝阴不足，则肝阳偏亢，疏泄失常，气机不畅，肝气郁结。另外，土虚木乘，脾虚则肝气更易乘犯之。临床常见性情忧郁，神疲食少，倦怠懒言，口燥咽干，胁肋胀痛，头痛目眩，大便溏泄，舌淡有齿痕，苔薄白，脉弦细而弱。

治宜疏肝解郁，健脾和营，方用逍遥散加减。方中柴胡疏肝解郁；白芍养血柔肝；当归芳香以行气，味甘而缓急；白术、茯苓健脾祛湿，使运化有权，气血有源；炙甘草益气补中，缓肝之急，虽为佐使之品，却有活血止痛之功；煨生姜温胃和中之力益专；薄荷少许，助柴胡散肝郁所生之热。肝郁日久化热生火，表现为烦躁易怒，目赤目涩，舌边尖红苔黄腻，脉弦数，逍遥散中加牡丹皮、栀子、黄芩以加强清肝泻火之力。病久入络入血，可见胁肋刺痛，部位固定不移，入夜痛甚。脾主统血，肝主藏血，脾虚肝郁亦可见大便色黑等出血之象，逍遥散中宜去薄荷，加入生蒲黄、炒五灵脂、制香附以活血止血；仅见血瘀之证，而无出血者，则亦可加入三七粉、桃仁、红花以活血化瘀。

3. 肝胃郁热型

此型患者因情志因素长期刺激导致肝气郁结，郁久化热，邪热犯胃，则为胃脘灼痛，痛势急迫；肝胃郁热，逆而上冲，则烦躁易怒，泛酸嘈杂；肝胆互为表里，肝热夹胆火上乘，则口苦口干、舌红苔黄，此为里热之象；脉见弦数，乃肝胃郁热之征。

治宜栀子疏肝泻热和胃，方用化肝煎加减。方中陈皮、青皮理气，芍药敛肝，牡丹皮、栀子清肝泻热。可加左金丸辛开苦降，重用黄连苦以清火，稍佐吴茱萸辛以散郁，郁散则火随之得泄。若泛酸较重者，可加入海螵蛸、瓦楞子制酸之药。内热最易伤阴，此时投药慎用香燥，可选加香橼、佛手、绿萼梅等理气而不伤阴的解郁止痛药。

4. 心脾两虚型

此型患者多因思虑过度，不仅暗耗心血，且影响脾胃功能，或因素体脾胃虚弱，运化失职，则气血生化无源，导致血虚而心无所主。表现为面色萎黄，食欲不振，腹胀便溏，心悸怔忡，失眠多梦，眩晕健忘，神疲乏力，或见胃痛隐隐，喜温喜按，空腹痛甚，得食痛减，舌质淡嫩，脉细弱。

治以益气补血，健脾养心，方用归脾汤加减。方中人参、黄芪、白术、炙甘草、生姜、大枣甘温补脾益气；当归甘辛温，养肝而生心血；茯神、酸枣仁、龙眼肉甘平，养心安神；远志交通心肾，而定志宁心；木香理气醒脾，以防益气补血药滋腻滞气，有碍脾胃运化功能。若脘闷纳呆、苔滑腻者，可加半夏、陈皮、茯苓、厚朴等以健脾理气化痰；若心血不足者，可加熟地黄、白芍、阿胶以养心血。

（三）治则治法

针对胃脘痛“肝胆不和，脾胃同病”的核心病机，徐经世制定基本治法即“调肝理脾法”。胃脘痛从肝胆到脾胃、从气郁到血瘀的发生发展的过程，着重从肝胆入手，强调对脾胃进行诊治，突出了病机之本。在《黄帝内经》中已将肝郁列为胃脘痛的病因。如《素问·六元正纪大论》云：“木郁之发，民病胃脘当心而痛。”沈金鳌说：“胃痛，邪干胃脘病也……惟肝气相乘为尤甚。”故治胃痛当以疏肝调气为主。

肝主疏泄，其生理特点主升，主动，调畅全身气机，推动气血津液运行，使周身气血调和、经脉通利、脏腑功能和调，人自然神清气爽，心情愉悦，故肝具有调畅情志的作用。若肝的疏泄功能减退，则肝气郁结，心情易于抑郁；若肝的升泄太过，阳气升腾而上，则心情易于急躁，如“怒则伤肝”。而肝病最先传脾土，若郁怒伤肝，肝失疏泄，导致脾失健运，气机升降失常，从而引起“肝脾不和”的病理表现，可见精神抑郁、胸胁胀满、腹胀腹痛、泄泻便溏等症。肝调畅人的情志活动，脾胃乃气机之枢，故肝郁是引起脾胃病的常见且重要的病因。

胃为水谷之海，容纳、腐熟、消磨水谷，与脾共同起着消化饮食、摄取水谷精微以营养全身的重要作用；胆主贮藏和排泄胆汁，以助胃腑腐熟水谷，胆与胃均宜和降，共涤腑中浊逆。若遇胆腑疏泄失利，或胆汁排泄受阻等，均可致胆疾。过量胆汁反流入胃，侵罹日久还可导致胃病产生，或使原有胃病加重，故临证常见胆病兼有胃疾之症。

徐经世临证常以“调肝而不碍胆，理脾而不碍胃，利胆而不损胃”为准则，这样才能使调肝理脾真正起到应有的作用。如胃脘痛有湿浊中阻、郁热内蕴等证型，其治疗用药各有侧重，但调肝理脾则为原则。用药需注意燥中有润，润中有燥，理气又当寓于此中。徐经世所拟“徐氏消化复宁汤”治疗胃脘痛“肝胆不和、脾胃同病”证，效果显著。

第三节 “尪痹非风”论

类风湿关节炎是一种以四肢小关节对称性肿痛为主要临床表现的慢性系统性自身免疫性疾病，可伴关节外损害，晚期可现不同程度的关节破坏、畸形和功能丧失，致残率高，总体预后不良，是造成我国成年人致残的主要疾病之一。积极控制类风湿关节炎症状，延缓病情进展，改善预后，提高患者生活质量是本病治疗的目标。

1981 年，焦树德先生在“中华中医学会内科学会成立暨首届学术交流会”上提出“尪痹”一名。尪痹是指具有关节变形、肿大、僵化、不能屈伸，筋缩肉倦，骨质受损症状的痹病。此后“尪痹”作为独立的病名，在许多中医论文和图书中被引用并加以论述。

徐经世理解，“尪”字其意指足跛不能行、胫曲不能伸、身体羸弱的残疾而言，取其字义以示关节变形、几成残疾之特点；“尪”字还有仲景先师所说“诸关节疼痛，身体尪羸”之意，表示本病病情深重，缠绵难愈，重者可使劳动力丧失，生活不能自理。临证与类风湿关节炎极其相似，故目前中医对于类风湿关节炎多按“尪痹”论治。

一、病因分析——内在“寒、湿”为患

“尪痹”为中医痹证中一个特殊证，其临床特点表现为小关节肿痛明显、病程漫长，晚期引起关节僵直、畸形和功能严重受损。《金匮要略·中风历节病脉证并治》描述为“诸肢节疼痛，身体尪羸，脚肿如脱”，极类似于现代医学中的类风湿关节炎。

尪痹属“痹证”范畴，而痹证的病因历代医贤多推崇“风、寒、湿三气杂至合而成痹”之说，但在风、寒、湿三气中又首推风邪为患，故时常从以感风寒、风湿、风热之邪而究以为因。后学者见“痹”则意味有风，治痹不离祛风。

徐经世根据有关理论及临床实践，认为尪痹非由六淫之风所致，而是由于阳气虚惫，肝血亏损，致寒凝血滞、痰湿流注所形成的一种疾病。

（一）从风邪性质而言

风为阳邪，其性善行多变，有外感疾病先导之称，因其性开泄，流性较大，善于扩散，自外而入，首着肌表，自内而生，常现头面等，都具有阳的性质，所以在病理上谓之阳邪。《素问·风论》说："风者百病之长也。"

徐经世分析，风性多变，游走而不定，风邪（或风邪夹他邪）所致痹证如风湿性关节炎，则有明显的风邪表现，具有游走侵害组织的多样性和化热所出现的关节红肿热痛等特征。然尪痹则表现为患处病邪多，长期胶着不移，病情变化缓慢，证型以阳虚多见，极少化热，与由风邪所现游走性和动摇性显然有别。昔有"风善行数变，胜之则动"之说，正是前人通过实践不断总结出来的对风邪为病的基本认识。

（二）从临床表现而言

尪痹所表现的小关节痛剧而不移，晚期患处肢节肿胀变形、僵直拘挛等症状，都是寒湿之邪所具有的特征。徐经世解释说，寒性为阴，阴胜则寒，阴的一方偏盛，阳的一方必然要减，其侵袭人体以后，最多见的为凝滞和牵引性病变，临床常有经络不畅、关节酸痛等体表症状，这正是寒邪稽迟、注而不行的特征。湿为水生，其外流乃阴雨，低洼土地富含水湿，人体受侵则有沉重如裹、四肢酸懒的感觉。临床上两者都有外受内生之途，上述为外所侵，内生则相互依存、互为因果。

寒湿均为阴邪，互错为病，则阳气受伤，水液内停，即可出现运化不全，吸收而有余留，排泄而有不尽的湿邪产生，其病在里犯于脾胃，常见食欲不振、大便溏泄等症；若注及四肢，气血受阻，又可见肢节肿痛、痛处不移、屈伸不利、活动障碍的表现。之所以如此，是由于寒湿阻遏气机，损伤阳气，难以施化之故。正如《素问·痹论》对痛为寒因的描述："痛者，寒气多也，有寒故痛也。"因寒则凝，遇湿则滞，互相胶着，发为肿痛。以上见症是痹的特征，非风邪所表现。

若论尪痹与风有关，徐经世认为此风为“内风”。因肝为风脏，尪痹为筋病，其与肝脏条达、肝血充盈与否密切相关，肝一旦为病，往往筋失濡养，血虚生风，若尪痹即受所扰，但伴随游走性症状不明显，充其量不过是其症状加重或变化之诱因，并非由六淫之风所致。

（三）“寒、湿”为基本病理因素

寒与湿哪一种病邪对风湿病的作用更重要呢？历代学者认识并不一致。清代陈念祖《时方妙用·痹》曾指出：“深究其源，自当以寒与湿为主。盖以风为阳邪，寒与湿为阴邪，阴主闭，闭则郁滞而为痛。是痹不外寒与湿，而寒与湿亦必假风以为之帅，寒曰风寒，湿曰风湿，此三气杂合之谈也。”《时方妙用》在三气之中特别强调了寒与湿，徐经世认为是正确的。但在寒与湿二者之中，更应强调的是湿邪。汉代的《说文解字》及《神农本草经》都说过“痹，湿病也”。湿邪是风湿病的主要病因，在这一点上古今的认识基本一致。

徐经世论湿邪，认为有寒、热之别。古人论痹主要是以寒湿为主，这可能与痹以关节冷痛为主要表现有关。实际上，不仅寒湿可引起关节痛，湿热同样可以阻滞经脉，引发气血不通而致痹痛。张仲景对湿热之邪致痹即有一定认识，其《金匮要略》所论及的“湿家病，身疼发热”“湿家之为病，一身尽疼、发热”“湿家身烦痛”，以及“日晡所剧”之发热描述等，颇似湿热痹证，亦似今日西医之“风湿热”症状。

湿热为痹的观点，真正得以发挥还是在清代温病学派出现之后。吴瑭在《温病条辨》中指出：“湿聚热蒸，蕴于经络，寒战热炽，骨骱烦疼，舌色灰滞，面目痿黄，病名湿痹，宣痹汤主之。”这是对湿热致痹的临床表现及治疗方法的具体描述和介绍。新安医家叶天士《临证指南医案·痹》曾说：“从来痹证每以风寒湿三气杂感主治。召恙之不同，由乎暑暍外加之湿热，水谷内蕴之湿热。外来之邪着于经络，内受之邪着于腑络。”明确指出了寒湿与湿热的不同。

徐经世指出，湿热阻痹，或由素体阳气偏盛、内有蕴热，或外受风湿之邪入里化热，或为风寒湿痹经久不愈、蕴而化热，或湿热之邪直中入里，均可使湿热交阻，气血瘀滞经脉关节，而出现关节肌肉红肿灼痛，屈伸不利。热为阳邪，故可见发热，湿性黏滞，病程缠绵难解。痹病急性期往往可见关节红肿热痛等湿热痹之症。

二、五脏病机——肝脾肾相关以脾为最

尪痹病位在筋骨肌肉关节，因“肝主筋”“肾主骨”“脾主四肢肌肉”，尪痹临证与肝、脾、肾三脏密切相关。徐经世指出，肝主筋有赖肝血的滋养，肝血充盈，则筋膜得养，关节活动自如；若肝血不足，血不养筋，则出现关节肌肉疼痛、关节屈伸不利、肌肤麻木等症状。晨僵症状也与肝血不足有关，人入睡后，外周血归于肝脏以养肝，外周血液相对不足，筋脉失养，晨起则出现关节发僵，屈伸不利。尪痹日久，肝血不足，导致肾失所养，肝不养筋，肾不养骨，筋挛骨弱而留邪不去，痰浊瘀血逐渐形成，造成病情迁延不愈，最终导致关节变形。

徐经世认为，肾为先天之本，先天禀赋不足，或劳逸失度，肾气内消，精气日衰，气血亏虚，易为外邪乘虚而入，与血相搏，则阳气痹阻、经络不畅，痰瘀内生，流注关节，发为尪痹。肾主水，与肺、脾、三焦、膀胱等脏腑共同调节水液代谢，脾肾亏虚，气血津液运行无力，日久可导致痰瘀互结，关节肿大畸形。

徐经世强调，在三脏中“脾”的作用最为关键，脾虚在尪痹的发生发展过程中起着重要作用。因脾主运化，脾主水湿，脾气亏虚则运化失常，水液代谢异常，水湿停聚，郁久成痰，痰湿壅盛，可致关节肿胀疼痛，活动不利；因脾为后天之本，气血生化之源，脾气亏虚则生化乏源，气血不足，卫外不固，外邪尤其是湿邪易于乘虚侵袭，痹阻筋脉、肌肉、骨节，而致营卫行涩，气血凝滞，不通则痛；病程日久，内外湿邪相互胶着，痹阻气血运行，而致痰瘀互结。痰瘀流注关节日久，形成顽痰败血，腐蚀关节，可造成关节破坏、畸形，功能障碍。

(一) 脾胃虚弱，湿浊内生

脾位于中焦，主运化、升清和统血，为气血生化之源，机体生命活动的维持和气血津液的化生，有赖于脾所运化的水谷精微。脾虚运化无力，气血生化之源不足，筋骨血脉失于调养，发为痹。徐经世指出，类风湿关节炎患者在关节肿胀、疼痛、活动不利的同时，常出现恶心、呕吐、食欲减退、胃部饱满、腹泻、腹胀和腹痛，以及食管炎、胃炎和溃疡病。由抗风湿药物引起的严重的消化道损害，常表现为消化道出血，甚至穿孔。

中医很注重脾胃在痹证发病中的作用，认为脾胃虚弱，饮食失调，起居失常，可致气血不足，卫外不能，或痰湿内生，湿浊为患，复感外邪而致痹。如《素问·痹论》指出："食饮居处，为其病本也。"《素问·四时刺逆从论》说："太阳有余病骨痹身重。"《素问·痹论》说："脾痹者，四肢懈惰，发咳呕汁，上为大塞。肠痹者，数饮而出不得，中气喘争，时发飧泄。……淫气肌绝，痹聚在脾。"《素问·脉要精微论》说："胃脉……软而散者，当病食痹。"《素问·至真要大论》说："厥阴之复……甚则入脾，食痹而吐。"

《金匮要略》曰"四季脾旺不受邪"，脾气充足，邪不易侵，脾胃素虚之人，或因饮食失节，或因劳倦内伤，或外受寒湿之邪，均可导致脾胃虚弱，运化失司，痰浊内生，气机不利；脾虚还可致气血生化乏源，肌肉不丰，四肢关节失养；久则气血亏虚，筋骨血脉失去调养，营卫失于调和，风寒湿热之邪乘虚而入，着于筋脉则发风湿痹病，故脾胃虚弱、气血亏虚、痰浊内生是本病的重要病机。

徐经世在临床中发现，本病临床上除一般的关节局部症状如关节肿胀、疼痛以外，还常见气血生化乏源而致四肢乏力、肌肉消瘦，甚则肢体痿弱不用，以及脾湿不运，胃失和降而致胃脘痞满，食少纳呆，大便泻，舌质淡，苔腻等。湿为阴邪，其性黏滞、重着，不但单独作祟，而且极易与其他外邪如风、寒、热邪合而为病，使本病临床表现纷繁复杂，缠绵难愈。

(二) 痰瘀互结，脉络阻滞

中医学在论述痹病时，虽未使用"瘀血"的术语，但一个"痹"字即将其含义昭示无遗。痹，是闭阻不通之意。当人体脏腑或肌表经络受外邪侵袭，气血痹阻不能畅通，功能障碍而发生病变时，均可发为痹病。《灵枢·周痹》指出："此各在其处，更发更止，更居更起，以右应左，以左应右，非能周也，更发更休也。"说明风寒湿热侵入血脉中，随血脉流窜，阻碍津液气血的运行，经脉瘀阻。

徐经世指出，瘀血与痰浊既是机体在病邪作用下的病理产物，又是机体进一步病变的因素。本病内外合邪而发病，正虚为本，邪实为标；正虚以脾虚为先，脾虚湿盛，痰浊内生是致病的基础。在此基础上外邪肆虐，邪实以湿邪为主，痰湿阻滞关节，则关节肿胀；痰湿瘀滞经脉，则关节肿大变形；痰湿郁于皮肤，则肢体困重，四肢浮肿。痰病日久，则病邪由表入里，由轻而重，则瘀血阻滞，经络痹阻，痰浊与瘀血互结，以致病情缠绵难愈，关节肿大变形僵硬，皮下结节，肢体麻木，病处固定而拒按，日轻夜重，局部肿胀或有硬结、瘀斑，面色黧黑，肌肤甲错或干燥无光泽，口干不欲饮，舌质紫暗或有瘀斑，舌下静脉迂曲、延长、脉细涩等。

（三）气血不足、营卫失调是为病本

徐经世认为，脾虚所致的气血不足、营卫失调，是痹病发生的重要内部原因或根本因素，可致类风湿关节炎患者免疫功能失调和贫血，气血不足的根本原因是脾虚不能化生气血。《黄帝内经》对痹证的发病机制作了阐述，《灵枢·阴阳二十五人》指出："血气皆少则无毛，……善痿厥足痹。……血气皆少则无须，感于寒湿则善痹，骨痛爪枯也。"《灵枢·五变》指出："粗理而肉不坚者，善病痹。"皆说明气血不足、体质虚弱致皮肉不坚而病痹。

徐经世分析说，"营气之道，内谷为宝"，营行脉中，内注于脏腑，外濡四肢百骸，卫主脉外，"而先行四末分肉皮肤之间"。二者均化生于水谷精微，并将营养物质输转至全身，营卫生成、运行、会合和功能正常，正是脾主运化的具体表现，也是维持人体筋骨、肌肉关节活动的物质基础。《素问·痹论》云"从其气则愈，不与风寒湿气合，故不为痹"，若"逆其气"，则“脉道不利，筋骨肌肉皆无气以生”。显然尪痹与脾主运化功能失调，营卫气血生化乏源密切相关。

营行脉中，卫行脉外，阴阳相贯，气调血畅，濡养四肢百骸、经络关节。营卫和调，卫外御邪；营卫不和，邪气乘虚而入。营卫之气的濡养、调节、卫外固表、抵御外邪的功能，只有在气血充沛、正常循行的前提下才能充分发挥作用。

徐经世从病因分析，素体气血亏虚，或后天失养气血两虚，或大病重病之后气血虚弱，或劳倦思虑过度，均可导致风寒湿热之外邪乘虚而入，流注筋骨血脉，搏结于关节而发生关节痹痛。外邪只是本病发生的外部条件或因素，而气血不足、营卫失调才是本病的重要内部因素或根本因素。

徐经世从病程分析，本病迁延日久，耗伤正气，气血衰少，正虚邪恋，肌肤失养，筋骨失充，后期可致关节疼痛无力，或肢体麻木，形体消瘦，肌肉萎缩等。气虚则少气乏力，心悸自汗，或易感冒；血虚则头晕目眩，面黄少华；舌淡苔薄白，脉细弱也是本病常见的舌脉象。所以气血不足，营卫失调而致的症状也是本病的重要临床表现。本病中晚期除四肢小关节疼痛肿胀、关节肿大变形、骨质改变以外，常伴有关节肌肉疼痛无力，少气乏力，心悸头晕，面黄少华等气血亏虚的证候表现。

徐经世指出，营卫与气血虽在生理功能上相互依赖，但究其理却不尽相同。营卫之气具有的濡养、调节、卫外固表、抵御外邪的功能，只有在气血调和，正常循行的前提下才能充分发挥出来。《金匮要略·中风历节病脉证并治》曰：“少阴脉浮而弱，弱则血不足，浮则为风，风血相搏，则疼痛如掣。”风湿病是以肢体关节疼痛为主要症状的一类疾病的总称，“不通则痛”，故肢体关节痛的原因尽管有虚实寒热之不同，但气血凝涩不通则是疼痛的直接病理机制。故《类证治裁·痹证》中云：“诸痹……良由营卫先虚，腠理不密，风寒湿乘虚内袭，正气为邪气所阻，不能宣行，因而留滞，气血凝涩，久而成痹。”

气血不调有虚实之分，气血不足当属虚证，气滞血瘀应为实证。气血不足，或因素体血气两虚，或大病之后风寒湿热之邪乘虚而入，流注筋骨血脉，搏结于关节；或痹病日久，气血衰少，正虚邪恋，肌肤失充，筋骨失养，可致关节疼痛无力，并伴气短、食少、面黄、舌淡诸症。

徐经世总结说，痹的基本病机是“寒湿流注，气血不和筋骨受累，损及肝肾”。患者素体亏虚，阳气不足，卫外不固，腠理空虚，易为外受内生寒、湿之邪乘虚侵袭，痹阻筋脉、肌肉、骨节，而致营卫行涩，经络不通，发生疼痛、肿胀、酸楚、麻木，或肢体活动不灵。外邪侵袭机体，又可因人的禀赋素质不同而有寒热转化。素体阳气偏盛、内有蓄热者，感受寒湿之邪易从阳化热，而成为湿热痹阻证。阳气虚衰者，寒自内生，复感寒湿之邪，多从阴化寒，而成为寒湿痹阻证。若寒湿痹阻经络日久，郁而化热或素有湿热内蕴，又外感寒湿，痹阻经络，而成寒热错杂之证。

病程日久，邪痹经脉，脉道阻滞，迁延不愈，影响气血津液运行输布。血滞为瘀，津停为痰，酿成痰浊瘀血，阻痹经络，可出现皮肤瘀斑、关节周围结节、屈伸不利等症；痰浊瘀血与外邪相合，阻闭经络，深入骨骱，导致关节肿胀、僵硬变形。痹证日久，影响脏腑功能，耗伤气血，损及肝肾，旧病新邪胶着，而致病程缠绵，顽固不愈。

三、六大辨证要点

徐经世诊断尪痹的特点，可以归纳为以下六个要点。

1. 辨标本

本病以正气虚弱、气血不足、肝肾亏损为本，寒湿痹阻、痰瘀互结为标。

2. 辨虚实

本病一般新病多实，久病多虚。病初多因外邪侵入，痹阻气血，以邪为主；如反复发作，邪气壅滞，营卫不和，聚湿成痰，血脉瘀阻，痰瘀互结，多为正虚邪实；病久入深，气血亏耗，肝肾损伤，以正虚为主。临床常见正虚邪实，多证候相兼。

3. 辨寒热

本病证型不外寒热两端，临床主要为寒湿和湿热两证。寒湿胜者以关节肿大、冷痛、触及不热，喜热畏寒，天阴加重，舌淡苔白腻为特点；湿热胜者以关节肿大、热痛、触及发热，舌红苔黄腻为特点。

4. 辨体质

素体阳盛或阴虚体质多热化而成热痹，素体阴盛或阳虚体质多寒化而为寒痹，血瘀体质多行痹，气虚体质多湿痹。

5. 辨病邪

关节痛处固定，挛急痛剧，遇寒加重为寒邪凝滞；关节肿胀，重着酸楚缠绵难愈为湿邪黏滞；关节红肿热痛，触及发热，身热口渴为热邪燔灼；关节痛如针刺、麻木、肿胀、变形、僵硬，舌暗苔腻为痰瘀互结。

6. 辨病位

早期病位一般在肌肉、血脉、关节；继则筋骨、关节；中晚期病重多在筋骨，甚则入脏。

四、治则治法——宣通除湿、从中调治

尪痹病因病机复杂，临证表现多样，确为内外交错、虚实并存、标本互见之复杂病证，故治疗图以求本，注重整体，着眼局部。治法宜宣通，注重除湿，温经通络，虚实兼顾。药以静中有动，动中有静，内外结合，交替取用。

徐经世考虑到本病疗程长，单以煎剂内服，往往胃难以受纳。其方常取黄芪桂枝五物汤加味，以和营卫、调气血、益肝肾为治本，配用辛温通阳、行气活血、通络止痛以图标。徐经世的实践证明，本证虚实兼顾，立足治本，不仅症状可得缓解，而且往往使患者精神振作，体质增强。

本病是一种全身慢性进行性疾病，身患此病不仅形体虚弱，且精神常悲观失望，徒用峻攻之法，往往伤正碍胃，于病不利；反之，祛邪之中注重调理气血，则能从根本上改善机体状态，最终达到控制病情，趋向好转的目的。徐经世的经验，治疗中要始终注意顾护脾胃，这是其取胜的关键。因为脾为后天之本，得健则和。况且此类顽疾，病久缠绵多脏受损，若损及脾胃，病无所养则难以收拾，故“从中调治”应贯于始终。

(一) 健脾益胃，调补后天

明代新安太医徐春甫《古今医统大全》曰：“百凡治病，胃气实者攻之则去，而疾恒易愈；胃气虚者攻之不去。盖以本虚，攻之则胃气益弱，反不能行其药力，而病所以自如也。”金元李杲《脾胃论》指出：“胃虚则五脏、六腑、十二经、十五络、四肢，皆不得营运之气，而百病生焉”。徐经世指出，脾胃虚弱在尪痹发生发展中占重要地位，健脾和胃在补气养血、扶正固本、抑制某些药物副作用等方面起着重要作用。在本病活动期针对脾胃运化失司、湿聚为痰、流注关节之证，常应用急则治标、兼顾本虚的原则，以健脾燥湿药，配以祛风散寒清热之法。

因本病治疗中不可避免地要应用具有活血、破血、通络、止痛之中西药物，这些药物在控制急性发作症状及改善关节功能方面具有独特功效，但均有一定的毒性，对胃肠道有一定的刺激性，很多患者常因这些问题不得不中止治疗，影响疗效。善用健脾和胃之法，则在很大程度上避免和抑制了这些药物的毒副作用，使治疗药物能够发挥最大的治疗效果。

徐经世组方时会适当加入健脾养胃之品，常用药物分为 8 组。

1. 益气健脾药

生黄芪、太子参、苍术、白术、茯苓、山药、炒扁豆、莲子、薏苡仁。

2. 醒脾和胃药

煨葛根、绿萼梅、藿香、佩兰梗、砂仁、扁豆花。

3. 理气调中药

陈皮、法半夏、枳壳、制香附、郁金、佛手、木香、厚朴花、代赭石、延胡索、柴胡。

4. 养阴益胃药

北沙参、石斛、白芍、百合、生地黄。

5. 消食健胃药

建曲、山楂、沉香曲、鸡内金、五谷虫、谷芽、麦芽。

6. 清化湿热药

蒲公英、茵陈、炒黄连、车前草、通草、竹茹。

7. 抑木止酸药

海螵蛸、瓦楞子、红豆蔻、川楝子。

8. 温中散寒药

熟附片、肉桂、桂枝、吴茱萸、乌药、高良姜、煨姜。

(二) 扶助正气，益气养血

从临床表现上看，气虚可见少气乏力、心悸自汗；血虚可见头晕目眩、面黄少华；舌淡苔薄白，脉细弱也是本病的常见脉象。气血不足不仅是本病致病的重要原因，还是本病中晚期的重要临床表现。

本病中晚期除表现为四肢小关节疼痛肿胀、关节肿大变形、骨质改变外，常伴有关节肌肉疼痛无力、少气乏力、心悸、头晕、面黄少华等气血亏虚的表现。鉴于气血亏虚在本病的发生发展过程中所起的重要作用，徐经世临床中特别注重益气养血、扶正固本。

脾为后天之本，气血生化之源，在气血的生成、转运、流动中起着非常重要的作用。脾虚则血无生化之源，气无推动之力，气血不足，营卫失调，卫外功能减弱，风寒湿等外邪容易入侵而为痹，故扶正以补气固表为主，兼以养血活血，使筋脉畅达。常重用黄芪以益气固表，配当归为当归养血汤之意，二药合用，益气补血、正气旺则外邪除；用党参、茯苓、白术、怀山药、薏苡仁、甘草、熟地黄、川芎、白芍寓八珍汤之意，益气补血以扶正；独活、秦艽、防风祛风湿止痹痛；配以杜仲、牛膝、桑寄生壮筋骨以除痹；细辛、桂枝发散风寒，通经活络。阳气虚佐以桂附，阴血虚助以地芍。诸药合用，共奏益气养血、扶正祛邪之功。

(三) 祛痰化湿，急则治标

徐经世分析说，痰湿既是机体在病邪作用下的病理产物，又是机体致病的原因。本病的发生发展是内外合邪而致，内外之间又以正虚为本，正虚则以脾虚为先，脾虚湿盛、痰浊内生是本病发病的关键所在，是致病的基础；在此基础上，外邪得以肆虐，又以湿邪作祟为主。内因脾虚，外感湿邪，虚实夹杂，正虚为本是本病临床痰湿痹阻的基本特点。故逢天阴雨季、潮湿寒冷等阴盛之时，患者病情多有反复；痰湿阻滞关节，则关节肿胀；痰湿瘀滞经脉，则关节肿大变形；痰湿郁于皮肤，则肢体困重，四肢浮肿；湿阻中焦，则胃呆纳少，呕恶痞满，舌苔厚腻。

湿为阴邪，其性黏滞、重着，不但单独作祟，而且极易与其他外邪如风、寒、热邪合而为病，使本病的临床表现变得纷繁复杂，临床当首辨寒热，对症下药方能取效。

痰湿如与风邪相合则出现风湿痹阻证，临床表现为肢体关节肌肉疼痛重着、游走不定，或有肿胀，随天气变化而作，恶风不欲去衣被，汗出，头痛，发热，肌肤麻木不仁，或关节微肿，肢体沉重，小便不利，舌质淡红，舌苔薄白或腻，脉浮缓或濡缓。治疗应祛风除湿，通络止痛。常以羌活祛上部风湿，独活祛下部风湿，两者相合能散周身风湿，疏利关节而通痹；用防风、白芷祛风止痛，祛肌表风湿；用川芎活血祛风止痛；合蔓荆子升散在上的风湿而止头痛。

痰湿如与寒邪相合则出现寒湿痹阻证，临床表现为肢体关节冷痛重着，痛有定处，屈伸不利，昼轻夜重，遇寒痛剧，得热痛减，或痛处肿胀，舌质胖淡，舌苔白腻，脉弦紧或沉紧。治疗应温经散寒，祛湿通络。常用附子、肉桂、细辛温经通阳，散寒祛湿，通络止痛；用党参、白术、茯苓益气健脾渗湿；参附合用，温补元阳，以祛寒湿；用羌活、独活、威灵仙、片姜黄温经通络、散寒除湿。

痰湿如与热邪相合则出现湿热痹阻证，临床表现为关节或局部红肿、疼痛、重着，触之灼热或有热感，口渴不欲饮，烦闷不安，或有发热，舌质红，苔黄腻，脉濡数或滑数。治疗应清热除湿，宣痹通络。常用知母、石膏、黄柏、苍术清热燥湿；萆薢、防己清热利湿，通络止痛；防风、威灵仙、桑枝、蚕沙、地龙祛风通络；忍冬藤、连翘、秦艽清热解毒通络。

（四）通经活络，透达关窍

徐经世指出，本病大多为慢性进行过程，疾病既久，则病邪由表入里，由轻而重，病久则瘀血阻滞，经络痹阻，以致病情缠绵难愈，关节肿大变形，疼痛加剧，皮下结节，肢体麻木。瘀血往往与痰湿、热邪互结而形成痰瘀痹阻证和瘀热痹阻证。

单纯的瘀血痹阻证临床常见肌肉关节刺痛，部位固定不移，痛处拒按，日轻夜重，局部肿胀或有硬结、瘀斑，面色黧黑，肌肤甲错或干燥无光泽，口干不欲饮，舌质紫暗或有瘀斑，舌下静脉迂曲、延长，舌苔薄白，脉细涩。治疗应活血化瘀，舒筋通络。常用桃仁、红花、当归、川芎活血祛瘀；牛膝、地龙、蜈蚣疏通经络以利关节；牛膝、丹参、乳香、没药破瘀通络，活血止痛。

痰瘀痹阻证临床常见肢体关节肌肉疼痛，关节常为刺痛，痛处不移，甚至关节变形，屈伸不利或僵硬，关节、肌肤色紫暗、肿胀，按之稍硬，有痰核硬结或瘀斑，舌下静脉迂曲、延长，舌苔白腻，脉沉涩。治疗应活血行瘀，化痰通络。常用蜈蚣、乌梢蛇、䗪虫等破血散瘀，搜风通络；法半夏、茯苓、制南星、陈皮等燥湿化痰；五灵脂、没药、地龙、香附祛瘀通络，理气活血。

若痰热痹阻，则临床常见关节肿热疼痛呈针刺状、部位固定，肌肤暗红色斑疹，手足瘀点累累，两手白紫相见，两腿网状青斑，口舌生疮，舌下静脉迂曲、延长，脉涩数。治疗应清热凉血、活血散瘀。常用石膏、生地黄、熟地黄、麦冬、知母以滋阴清热降火；牛膝通脉并引火下行，桃仁、红花、蜈蚣、地龙活血化瘀通络。

尪痹久病入络，抽掣疼痛，肢体拘挛者，可用虫类药搜风止痛，深入髓络，攻剔痼结之痰瘀，以通经达络止痛，常用药物如全蝎、蜈蚣、䗪虫、地龙、白花蛇、乌梢蛇等。这些药物多偏辛温，作用较猛，也有一定毒性，故用量不可太大，不宜久服，中病即止。其中全蝎、蜈蚣两味可焙干研末吞服，既可减少药物用量，又能提高临床疗效。现代药理学研究也发现，虫类药含有多种异性蛋白，具有免疫抑制、激活、调节等作用，对自身免疫性疾病有一定的治疗作用。

（五）辨病位用药，提高疗效

辨病位用药是根据尪痹的病位不同，在辨证的基础上有针对性地用药，以提高治疗效果。徐经世认为，痹在上肢可选用片姜黄、羌活、桂枝以通经达络，祛风胜湿；下肢疼痛者可选用独活、川牛膝、木瓜以引药下行；痹证累及颈椎，出现颈部僵硬不适，疼痛，左右前后活动受限者，可选用葛根、伸筋草、桂枝、羌活以舒筋通络，祛风止痛；痹证腰部疼痛、僵硬，弯腰活动受限者，可选用桑寄生、杜仲、巴戟天、淫羊藿、䗪虫以补肾强腰，化瘀止痛；痹证两膝关节肿胀，或有积液者，可用土茯苓、车前子、薏苡仁、猫爪草、晚蚕沙以清热利湿，消肿止痛；痹证四肢小关节疼痛、肿胀、灼热者，可选用土贝母、蜂房、威灵仙以解毒散结、消肿止痛。

（六）疏肝健脾，调畅情志，以善其后

徐经世指出，尪痹缠绵难愈、晚期会出现关节畸形，功能破坏，严重影响患者生活质量，患者往往情绪低落，临床上常见情绪郁结、肝失疏泄的表现。肝气郁结则脾胃升降失常，就会影响消化和吸收功能，出现腹胀、脘闷、纳呆、嗳气、吞酸、恶心、呕吐、泄泻等症。脾主运化水湿的功能减弱，导致脾虚湿盛，使病情反复发作，难见效果。因此，需要患者保持乐观心境，使肝气条达，脾胃健旺，则内湿自除，气血调和，有利于疾病的康复。

五、二期六型论治

徐经世临证遵循“急则治其标，缓则治其本”的基本原则，将尪痹分急性期和缓解期。急性期根据病邪性质分为寒湿痹阻型、湿热蕴结型、寒热错杂型三型论治；缓解期根据脏腑气血盛衰分为气血亏虚型、肝肾不足型及痰瘀互结型三型论治。

（一）急性期

1. 寒湿痹阻型

主症：肢体关节冷痛，肿胀，拘急，屈伸不利。

次症：局部畏寒，得寒痛剧，得热痛减，皮色不红，舌质淡暗，苔白腻或白滑，脉弦缓或沉紧。

病机要点：寒湿痹阻经络。

治则：散寒除湿，蠲痹止痛。

基本方药：乌头汤（《金匮要略》方：麻黄、芍药、黄芪、甘草、川乌）。

2. 湿热蕴结型

主症：关节局部灼热红肿，痛不可触，得凉则舒。

次症：可有皮下结节或红斑，伴发热、恶风、汗出、口渴、烦躁不安，小便频数，大便干结，舌质红，舌苔黄或黄腻，脉滑数或浮数。

病机要点：湿热痹阻经络。

治则：清热利湿，通络止痛。

基本方药：白虎加桂枝汤（《金匮要略》方：知母、炙甘草、石膏、桂枝、粳米）

3. 寒热错杂型

主症：自觉关节冷痛，触之灼热；或关节局部灼热，却恶风怕冷。

次症：口苦咽干，烦闷口渴，喜冷饮，饮后腹胀不适，畏寒肢冷，晨僵明显，大便干或溏，小便黄，舌红，苔白腻或黄腻或黄白相间，脉弦紧或滑数。

病机要点：寒湿痹阻经络日久，郁而化热或素有湿热内蕴，复感寒湿之邪，痹阻经络。

治则：温阳散寒，清热除湿。

基本方药：桂枝芍药知母汤（《金匮要略》方：桂枝、芍药、甘草、麻黄、生姜、白术、知母、防风、炮附子）。

（二）缓解期

1. 气血亏虚型

主症：痹证日久，关节肌肉酸痛无力，肢体麻木，肌肉萎缩，关节变形。

次症:少气乏力,自汗,心悸,头晕目眩,面黄少华,畏寒肢冷,舌淡或淡胖,苔薄白,脉细弱。

病机要点:尪痹日久,耗伤气血。

治则:益气养血,调和营卫。

基本方药:黄芪桂枝五物汤(《金匮要略》方:黄芪、芍药、桂枝、生姜、大枣)。

2. 肝肾不足型

主症:痹证日久,肢体关节僵硬变形,屈伸不利。

次症:形体消瘦,肌肉萎缩,腰膝酸软无力,关节发凉,畏寒喜暖,伴头晕、心悸、气短,舌红,苔薄白,脉沉细或细数。

病机要点:尪痹日久,肝肾不足,筋脉失养。

治则:补益肝肾,强筋壮骨。

基本方药:独活寄生汤(《备急千金要方》方:独活、桑寄生、杜仲、牛膝、细辛、秦艽、茯苓、肉桂心、防风、川芎、人参、甘草、当归、芍药、干地黄);虎潜丸(《丹溪心法》方:黄柏、龟板、知母、熟地黄、陈皮、白芍、锁阳、干姜、虎骨)。

3. 痰瘀互结型

主症:痹证日久,关节刺痛,固定不移,或关节肌肤紫暗、肿胀,按之较硬,肢体顽麻或重着,或关节僵硬变形,屈伸不利,有硬结、瘀斑。

次症:面色黧黑,眼睑浮肿,或胸闷痰多,口唇暗红或暗淡,舌质紫暗或有瘀斑,舌体胖大,边有齿痕,苔白腻或黄腻,脉弦涩。

病机要点:尪痹日久,痰瘀互结,留滞肌肤,闭阻经脉。

治则治法:健脾化痰,活血化瘀,蠲痹通络。

基本方药:半夏白术天麻汤(《脾胃论》方:黄柏、干姜、天麻、苍术、白茯苓、黄芪、泽泻、人参、白术、炒神曲、半夏、陈皮)。

第四节　慢病久病疑难杂症要在调气滋阴

徐经世尊崇朱震亨“阳常有余，阴常不足”和张介宾“阳非有余，阴常不足”的观点，认为现代人阴虚体质者众多。但徐经世认为“脾阴虚”根不在脾，而是因于肝肾阴虚及肺胃燥热，故提出“补不峻补，润燥适宜；益脾重理气，养胃用甘平”理脾阴法则。同时他强调处方用药须注意“补而不滞，温而不燥，滋而不腻”，需遵循“一忌峻补，二忌温燥，三忌滋腻”的原则。临床上补左制右止咳血、潜阳驯龙定眩晕、泻南补北安不寐、乙癸同治疗血精，均体现了其调气滋阴治疗慢病久病疑难杂症的原则。

一、“阴常不足”新解

金元朱震亨继承《黄帝内经》“天人相应”的理论，在《格致余论·阳有余阴不足论》中说：“人受天地之气以生，天之阳气为气，地之阴气为血，故气常有余，血常不足。……人身之阴气，其消长视月之盈缺，故人之生也，男子十六岁而精通，女子十四岁而经行。是有形之后，犹有待于乳哺水谷以养，阴气始成，而可与阳气为配，以能成人……可见阴气之难于成。……夫以阴气之成，止供给得三十年之视听言动。”而人体常处“阳动”之状，七情五志妄动，耗伤精血，故提出了“阳有余，阴不足”的论点。

对朱震亨“阳常有余，阴常不足”及张介宾“阳非有余，阴常不足”的观点，徐经世感悟颇深。他认为，朱震亨“阳有余阴不足论”“相火论”，对后世温病及杂病治疗，具有深远的影响。朱震亨创立“滋阴降火”治法，用药上倡用知母、黄柏，其认为“黄柏有泻火为补阴之功”，“知母止嗽清肺，滋阴降火”。立“大补阴丸”降阴火、补肾水，用黄柏（炒褐色）、知母（酒浸炒）各四两，熟地黄（酒蒸）、龟板（酥炙）各六两，猪脊髓和蜜丸。此方为其滋阴降火代表方。

张介宾在《类经图翼·真阴论》中说：“凡物之死生，本由阳气，顾今人之病阴虚者十常八九，又何谓哉？不知此一阴字，正阳气之根也。”从阴阳互根的角度，提出阴精是阳气的物质基础，故而治临床虚证尤重于阴液的保养，或滋阴补肾，或养阴清热，或养阴生津，或养阴益气，或补阴止血，或坚阴泻火，或育阴潜阳，随证变迁，竟能出神入化。

现代88%的死因都源自慢性病，诸如癌症、高血压、脑卒中、糖尿病，徐经世认为阴虚体质者众，这与当今国人生活习惯密切相关。生活水平日益提高，膏粱厚味已成平常，人无节制，每每化湿、生热、伤阴；渴求欲壑而所愿不遂者甚多，因病而郁，因郁而病，病患多郁，久则五志过极皆能化火，火热内生而伤阴，故阴虚体质者众。倘若见之湿郁，一味温燥化湿，孟浪以辛香理气，则更耗其阴，非但无功，反致益疾延祸。

二、“脾阴虚”根不在脾

追溯脾阴理论源头，《素问·本神》的“脾藏营”指出，脾具有贮藏营血的功能，营血为“阴”，由此医家需注意对脾阴的研究。明代新安太医徐春甫在《古今医统大全》中明确指出，“脾阴足而万邪息”，“能食者但食后饱闷难化，此胃火旺脾阴虚也”，并提出“养脾阴”的治疗思路。明代张介宾在《景岳全书》中指出：“夫相火者，水中之火也。静而守位则为阳气，炽而无制则为龙雷，而涸泽燎原，无所不至。”清代新安医家吴澄《不居集》明确指出：“又上入脾，则脾阴受伤。”清代王泰林《王旭高临证医案》有言：“思虑伤脾之营。”这些论述均指出内伤七情，五志化火，或思虑过度，会导致脾阴暗耗，弥补了李杲《脾胃论》之不足。

（一）“脾藏营”深含“阴”义

“脾胃者，仓廪之官，五味出焉”和“脾藏营”之语，出于《素问·灵兰秘典论》。脾胃乃“后天之本”“仓廪之官”，胃主受纳，脾主运化，各司其职，把纳入的食物和水液化生为人体所需的精微物质（“后天精气”），转输至五脏六腑、供养全身，由此可知脾是后天精气的制造者和提供者，“脾胃为气血生化之源”。徐经世强调，要看到气血生化与肝的制化有关，乃为相克反佐之理。因肝属木，实为五脏生克的动力，故称肝为平衡之官，不得偏移，故脾之运化作用，又在于肝的制化。

以阴阳来论之，相对运动、外向、上升、温热等为主要属性的精微物质当为脾阳，脾阳当以健运、升发为常；相对的，以静止、内守、下降滋润等为主要属性的精微物质当为脾阴。脾阴宜以秘藏为贵，正如《灵枢·本神》所言“脾藏营”，说明脾有贮藏营血的功能，而营血为“阴”，脾阴之说，不言可知。

（二）脾胃阴虚有别

脾阴，是指水谷所化生的营血、阴液、脂膏之类精微物质。脾居中宫，执中央以远四旁，即赖脾阴以濡养其他脏腑，四肢百骸，故曰“阴主濡之”。脾阴虚多由情志内伤，劳心思虑过度，营阴暗耗而致。

胃阴，乃指胃中津液，用以濡离食物、腐熟水谷者。所谓“胃阴充足则思食”。其之充足则能养心提神。如出现阴虚，多为热邪燥动所致，正如《素问·六节藏象论》有言：“五味入口，藏于肠胃，味有所藏，以养五气，气和而生，津液相成，神乃自生。”这可说是保护胃阴的要言。

徐经世指出，脾胃之阴有别，脾阴偏重营血，乃阴中之阴；胃阴偏重津气，乃阴中之阳。从病因病机而言，脾阴虚多由内伤杂病，耗伤营血。胃阴虚多由外感热病，燥劫津液。两者受病，其“机”不同，则“治”有别。清代新安医家叶天士《临证指南医案》提出，胃阴虚的治疗原则是“不过甘平，或甘凉濡润以养胃阴，则津液来复”；而对于脾阴虚，宜甘淡平补之品，所谓“欲令脾实，宜甘宜淡”。

（三）脾阴虚因于肝肾阴虚及肺胃燥热

徐经世指出，现代脾胃临床研究不可只重视脾阳而忽略脾阴，临床上脾阴不足的证候颇多，常为脾胃病证与阴虚证同时并见的证候。古代在脾阴治疗上有独到见解者，当推明代缪希雍《先醒斋医学广笔记》、胡慎柔《慎柔五书》和清代新安医家吴澄《不居集》。此三位医家医著分别代表着脾阴治疗之甘凉益阴、甘淡实脾、芳香甘平三法。

对脾阴虚的成因及治疗，徐经世在长期临床中得出新的结论、提出新的见解。他认为，脾阴不足证并不是脾本身所产生，而是受肝肾阴虚和肺胃阳明之燥热而引起。前者是因素体阴虚，或生活失于调摄，劳心竭虑，营谋强思，致伤于肝，郁而不达，日久而致肝肾阴虚，阴虚产生内热，伤及于脾，耗伤津液，引起脾阴亏虚；后者为肺胃阳明之燥热所致，或肝气不舒，郁而化火，或嗜食肥甘、辛辣香燥，热积于脾，日久伤及脾胃，形成阳明燥热，消灼阴津，累及于脾，而形成脾阴不足证。又肺主燥，肺经燥热，日久子伤及母、二燥相炽则成脾阴虚证。

徐经世治疗上首选二至丸、一贯煎，以养益肝肾、滋阴条达；若见食欲不振、口干咽燥、舌红少苔等阳明燥热证者，加养阴益胃、清热润燥之品，如沙参、麦冬、生地黄、玉竹、石斛等。取方用药要注意滋而不腻，防止偏盛。针对病机他还提出“滋而不腻，温而不燥，补而不滞”的用药法度，以此法度用于临床，疗效显著。

（四）理脾阴法则

徐经世综合前贤提出“理脾阴”四要素，即“补不峻补，润燥适宜；益脾重理气，养胃用甘平”，以期弥补李杲脾胃学术之未备，并与叶氏“养胃阴”之说相得益彰，使脾胃升降平衡，五脏随之而安。为此在治疗上徐经世首选二至丸、一贯煎，以养益肝肾，条达脾之阴阳，强调在方药上贵在“圆活变通”。也就是说治疗用药要抓住主要矛盾，又要综合权衡，统筹兼顾，效成法而不拘；尤其要做到药对之宜、生制之异，唯求协同以增其效，相互制约以矫其偏，并针对病机提出“滋而不腻、温而不燥、补而不滞”的用药法度，用于临床疗效彰显。具体法则有二。

1. 补不峻补，润燥适宜

徐经世经验，临证用药既要防克伐太过有伤于脾，又当适度掌握方药配伍及剂量大小，针对不同病情，常以平和多效方药，运筹帷幄，补不宜峻，当缓图之，培补中宫，不燥津液，而理脾阴。同时，采用双向调节方法，达到脾胃升降平衡，五脏随之而安，正合张介宾“善治脾胃者，即可安五脏”之言，并以实践证明其言的正确性。

具体以用药来说，辛香理气药，少投则可行气化湿，悦脾醒胃；过用则破气化燥，反损脏腑，暗耗脾阴，对阴血不足及火郁者更慎之，以防耗阴助火。故用丁香、沉香等辛窜温燥之品，均不得过投，并配伍白芍以制约其性。所谓脾阳喜燥恶湿，用药忌柔用刚；脾阴喜润恶燥，用药忌刚用柔。

在脾的调治过程中，徐经世对温燥及滋润药物的使用，慎重有加，以防出现脾阴耗伤或补困脾阳之弊。即使出现脾阴不足或脾阳不振之证，亦应牢牢把握脾之生理特性，以刚柔相宜、燥润相济为原则，掌握寒温、燥湿之变。如白术与白芍相伍，健脾阳而不燥脾津；有脾阴不足之象，以山药滋养脾阴，加以石斛、沙参亦可滋养脾阴。沙参具有滋下清上之力，以养金水而抑制“肝用”的作用。

2. 益脾重理气，养脾用甘平

脾为阴土，性善升运，大凡滋补之品多为阴药，滋腻之药每易助湿且碍脾之运化，故补脾阴不宜纯用滋补，当以平补为好，不燥伤津液、营血。徐经世提出“护脾而不碍脾，补脾而不滞脾，泄脾而不耗脾”的三原则。脾阴虚者治宜甘寒滋润，既可理脾阴，又可健脾阳，使气机枢纽之机正常，以达到运行水谷精微于五脏之目的，从而使气血得以充盛，阴阳得以平衡。常选用补而不燥、滋而不腻、行而不滞的平补之品，如天花粉、葛根、山药、石斛、麦冬、沙参、玉竹、莲子、扁豆、糯米、甘草等。

脾阳主升，脾阴主降，脾得阳始运，脾得阴始和。甘味补中，故以甘温之剂运其气，辛甘之剂助其阳，甘寒之剂滋其液，酸甘之剂化其阴。其于临床运用理脾阴法时，常配以绿萼梅、香橼皮、白扁豆等运脾和中之属，使方中静中有动、滋而不腻；湿热较甚者则慎用滋阴法，或配加藿香、佩兰等芳香化浊之品。同时还需避香燥耗阴和消导苦寒之品，常用熟地黄配伍砂仁（用捣）、黄柏、陈皮等，以防滋腻伤中。对理脾阴要本着“益脾重理气，养胃用甘平”的原则。

此外，在调治中对肝的条达亦为重要，因为脾虽为轴心之脏，但其运转在肝胆，要深知脾胃升降赖于肝之升发、胆之顺降。可见脾胃肝胆四者之间的关系又非一般，稍有偏移即可出现病理变化，所以治疗消化疾病，首先要辨明偏移程“度”，补偏纠弊。如明其理，进行调控，而达到轴运轮转的常态。

三、“养阴法”三大忌

治疗疑难病，徐经世崇尚朱震亨滋阴学说，他提出处方用药须注意“三忌”原则，即“一忌峻补，二忌温燥，三忌滋腻”。徐经世每耐心告诫弟子曰：“补而不滞，温而不燥，滋而不腻。”

当下人们恣食甜凉油腻之品，每每伤及脾胃运化而生湿邪，而湿浊内生，热化多见，气血瘀阻，伤及胃阴亦为不少，均应以理脾和胃为原则，用药需注意燥中有润，润中有燥。

徐经世经验，对肿瘤患者进行化疗时，合并应用补气养阴中草药，可以减轻化疗引起的副作用。如其治一年逾七旬男性老人，曾有高血压病史，客年又发现延髓左侧占位，诊断为“神经源性肿瘤”，拟行手术治疗，但因检查发现其凝血功能障碍而不能手术，故欲求中药治疗。徐经世视其形体丰满，舌质暗淡，口干少津，脉象细数，分析该患者所谓凝血障碍、肿瘤，乃系阴虚内热、血脉瘀滞所致，遂予以养阴清热、活血通脉法主之。经诊 4 次，药进月余，复查凝血功能指标、血浆凝血酶原活动度改善，趋于正常，后于上海进行手术，获得成功。徐经世补气养阴之治为本例手术创造条件，也正是中医辨证取胜的结果。

一般来说，据徐经世组方用药经验，肝阴亏虚者，治疗多选生地黄、北沙参、白芍、枸杞子，常用一贯煎合芍药甘草汤；脾阴不足，多加用太子参、山楂、鸡内金、山药之类；肺胃阴伤，多选石斛、北沙参、麦门冬、白芍、百合、生地黄等，常用生脉饮、麦门冬汤和养胃汤；心阴虚或心肝阴虚，多选酸枣仁、柏子仁、白芍、百合、合欢花、生地黄，常用天王补心丹；病久及肾，肝肾阴虚，多选熟地黄、枸杞子、山茱萸、山药、白芍、女贞子，常用归芍地黄汤合二至丸。另外，滋阴药性滋腻，易碍胃肠，临床运用滋阴法时，常配以绿萼梅、香橼皮、白扁豆等运脾和中之属，使方中静中有动，滋而不腻；湿热较著者，则慎用滋阴法，或酌加藿香、佩兰等芳香开窍之品。

徐经世用滋阴法于治病之前，也即治疗未病之所。如治疗脾胃病，用药既不能克伐太过，有伤于脾，又当适度掌握方药配伍及剂量大小。辛香理气药，少投则可行气化湿，悦脾醒胃，过用则破气化燥，反损脏腑，对阴血不足及火郁者更当慎之，以防止耗阴助火。故其用丁香、沉香等辛窜温燥之品，均不过投，并常配伍白芍以制约其性。至于濡养胃阴之石斛、竹茹、北沙参等，则不吝于用。

临证非但内科杂病，即对于小儿夏季热治疗，徐经世仍不忘“未病”养阴。因小儿有“脾常不足”的生理特点，运化力较弱，稍有不慎即容易发生脾胃疾病。其运用清热解毒药时，为防其苦寒伤胃，每施用太子参、鸡内金、山药等养阴药以守脾胃之阴，并酌配谷芽、甘草等反佐药，时时不忘顾护胃。

四、“阴常不足”临床发挥

（一）补左制右止咳血

徐经世指出，咳血之证为呼吸系统疾病中一种特异表现，其由肺而来，必经气道而出，或痰血相兼，或痰中带血丝，或纯血鲜红，间夹泡沫。论其致因诸多，因寒者甚少，多由肺阴不足，或感受燥邪，或肝火犯肺，火迫肺络，肺失清肃所致。如《景岳全书·咳血论治》云：“凡病血者，虽有五脏之辨，然无不由于水亏，水亏则火盛，火盛则刑金，金病则肺燥，肺燥则络伤而嗽血，……此其病标固在肺，而病本则在肾也。”

案例 1：罗某，36 岁，2009 年 1 月 14 日初诊。患者年近不惑，尚为室女，始因颈椎、腰椎退行性病变，选用内外治法治疗年余，症情未见明显改善，相反体质渐次虚弱，呈下虚相火上炎之势。不时咳血，阵发加剧，咽部不利，似有物阻，时而呵欠，肢软乏力，月事先后不一，来时量多，兼有血块，夜寝较差，难以入睡，舌色暗红苔薄黄，脉虚弦。

综合脉证，此系冲任失调，肝气上逆，阴虚火动，血热妄行之象；治宜调摄冲任，补左制右，镇逆肝气。北沙参 20g，竹茹 10g，石斛 20g，杭白芍 30g，旱莲草 15g，熟女贞子 15g，杭麦冬 12g，干生地黄 18g，炒知母

12g，栀子炭10g，代赭石15g，仙鹤草20g，白茅根20g。嘱先服10剂，以观其变化。

二诊：患者诉药服至6剂咳血即止，后因劳累及情绪不遂而见咳血，仍夜寝较差，难以入睡。原方去栀子炭、炒知母，加酸枣仁30g，远志10g，淮小麦30g。10剂，水煎服，1日1剂。

三诊：患者诉咳血已止，未见反复，情志好转，他症皆减，嘱去白茅根继服，望其畅情志，调饮食。

【按】此案实属木火刑金之典型。患者年近不惑，至今未婚，其父母早年离异，其生活仅依赖其兄长，遂致情志不遂，肝郁不达，先是见有胸胁胀痛，月事失调，后则咳痰带血。临诊时，徐经世视其形体羸弱，咳血不已，舌红苔少，脉虚弦，分析证虽在肺，致因在肝，非轻清从上所能济事，故妙用"补左制肝"法以治之。此法乃是明代王汝言《明医指掌》阐发朱震亨"阴常不足，阳常有余"之说提出的，所谓补左者滋肝肾之阴也，制右者制命门相火也，故予滋阴润燥，直折肝火，使水济火降则咳血自止。

方能达到直折之功，有归于代赭石，正如张锡纯在《医学衷中参西录·药物·赭石解》中所言"赭石为铁氧化合，性同铁锈"，其压力最胜，能镇胃气、冲气上逆、开胸膈、坠痰涎、止呕血、咳血，用之得当，诚有捷效。既可镇降相火，又可直接起到止血作用，可谓一药之效在于活用。细观徐经世案中用药，实有诸多发明。案中仙鹤草，又称脱力草，患者肢体乏力，身体虚弱，用之既可补虚回力；又其味酸、性涩，功善收涩止血，用之以收止血之功，一药两用。

二诊时，因患者情志波动而又见咳血，夜寝较差，遂徐经世方随症转，原方加入酸枣仁、远志、淮小麦。酸枣仁，功能养肝、宁心、安神，明代缪希雍《本草经疏》言其专补肝胆，主虚烦不得眠。淮小麦，补心养肝，除烦安神，清代尤怡《金匮要略心典》云"血虚脏躁，则内火扰而神不宁，……小麦为肝之谷，而善养心气"。徐经世常将两者相伍而用，一者用其养肝以解郁，二者用其清心除烦以安神。远志，功能安神益智、芳香开郁、通行气血、交接水火，然其性偏温，且临床偶见致呕之弊，故徐经世常配用竹茹清肝降胃以补偏纠弊，两者合用以治疗肝气郁结而致失眠、心悸者，可收意外之功。

（二）潜阳驯龙定眩晕

徐经世指出，眩晕一证，或因外感六淫，或因七情内伤，然临床多以七情内伤为多见，正如清代新安医家叶天士《临证指南医案·眩晕门》所言："经云诸风掉眩，皆属于肝，头为六阳之首，耳目口鼻皆系清空之窍，所患眩晕者，非外来之邪，乃肝胆之风阳上冒耳。"见之于临床，此证多系本虚标实、上实下虚，而上实不外风、痰、火，下虚不外气血阴阳；其病变脏腑以肝、脾、肾为重点，三者之中又以肝、肾为主。

案例 2：王某，男，75 岁，2010 年 3 月 11 日初诊。患者诉反复发作双目胀疼伴眩晕 20 余年，近半年症状加重，每因体位改变而致眩晕，下午及晚间尤甚，严重时可伴有恶心欲呕，半年来一直坚持服用中药治疗，但疗效甚微。观其口干欲饮，舌红少苔，舌中有裂纹，脉弦细数。综合脉证，此乃肝肾阴虚，内风上扰；拟予柔养下元，平肝息风为治。北沙参 20g，熟女贞子 15g，石斛 15g，远志 10g，杭白芍 30g，石决明 30g，天麻 15g，清半夏 12g，茺蔚了 15g，代赭石 15g，竹茹 10g。10 剂，水煎服，1 日 1 剂。

二诊：患者药后双目胀痛、口干等症有所减轻，眩晕如前，诉静坐眩晕则不得，活动后眩晕即起。原方去石决明、半夏、远志、茺蔚子，加用煨葛根 25g，山茱萸 15g，五味子 10g，炙龟板 20g，覆盆子 15g。再进 10 剂，水煎服，1 日 1 剂。

三诊：患者诉药后眩晕大减，嘱原方继服加以巩固。

【按】肝为风木之脏，体阴而用阳，其性刚劲，主动主升，阳盛之体，阴阳平衡失其常度，阴亏于下，阳亢于上，则见眩晕；或肾阴素亏，不能养肝，水不涵木，木少滋荣，阴不维阳，肝阳上亢，肝风内动，发为眩晕。

此案中之病患，年近八旬，肾阴渐衰，加之操劳过度，耗伤精液，遂致水不涵木，龙相之火妄动，蒙生内风，而见眩晕、双目胀痛，前医虽以滋阴、活血、化痰、息风等法治之而罔效。

徐经世先以柔养下元、平肝息风之法调之，其双目胀痛虽有转愈之势，然眩晕如前未减，二诊时即加入山茱萸、五味子、覆盆子等酸敛之味以收摄之，龟板、鳖甲介类以潜降之。此法正如《临证指南医案》华岫云评按所云："倘精液有亏，肝阴不足，血燥生热，热则风阳上升，窍络阻塞，头目不清，眩晕跌仆，甚则瘛疭痉厥矣。"其治法应以"介类潜之，酸以收之，厚味以填之，或用清上实下之法"。

（三）泻南补北安不寐

徐经世指出，不寐一证临床尤为多见，且证型亦较繁多，然总属阳盛阴衰、阴阳不交，论好发人群，又以中老年及妇人为多。考其致病机理，常因情志不遂，气郁化火，伤津耗液，肝血无藏而魂摇神漾；或年老肾阴始亏，肾水不足，不能上济于心，水不济火，二火相炽，心神受扰，法宜泻南补北、镇心安神。

案例 3：李某，女，52 岁，2009 年 12 月 11 日初诊。患者已逾不惑之年，近半年来渐感身体衰耗，诸多不适，尤以失眠多梦、难以入睡为甚，月事紊乱，时有时无，先后不定，心烦易怒，口干欲饮，每至傍晚症状加重，纳可，便调，舌红、苔微薄黄，脉弦细数。

综合脉证，乃肝肾阴虚，龙雷之火震荡，心神受扰之象；法宜泻南补北，引火归原，镇心安神。干地黄 18g，熟女贞子 15g，旱莲草 15g，淮小麦 30g，石斛 15g，杭麦冬 12g，杭白芍 30g，青龙齿 30g，琥珀 9g，炒川黄连 3g，肉桂 1g，酸枣仁 30g。先进 10 剂，水煎服，1 日 1 剂。

二诊：患者诉经诊一次，药进旬余，睡眠有所好转，口干，心烦易怒亦减。原方去龙齿、肉桂，加珍珠母 30g，龟板 20g，嘱其调畅情志，加强锻炼。

【按】徐经世指出，从临床所见，此证往往以本虚标实、虚实交错等症情出现，因此在治疗上当补中有泻，泻中有补，而镇与兴又当寓于其中，即治疗既要镇静，又要兴奋，也就是在夜睡时需要镇静，昼醒时需要兴奋，这样方可使阴阳平衡，气血调和而寐自安。

此案中患者年逾不惑，精血衰耗，天癸将竭，肝肾阴亏，阳不入阴，心肾不交，心火独亢，而不得安眠，故治病当补虚泻实，滋养肝肾之阴以补虚，清泻亢盛之心火以泻实。方中二至丸合复脉汤以滋补肝肾；交泰丸中之黄连功善清泻君火，佐用少量之肉桂，以引火归原；又以龙齿、琥珀以镇静之，理明方合，故患者经诊一次，不寐之症即大有转机。

二诊时，原方去龙齿、肉桂，而加用珍珠母、龟板等介类以加强滋阴潜阳、镇静安神之功。徐经世认为，石质、介类药中，其功效、用法各有不同，临证须加以区别而用之。龟板滋阴潜阳，养血补心，其滋阴之功独强，肾阴不足、虚阳扰神之不寐者，用之最为稳妥；珍珠母，咸寒，平肝潜阳，清肝安神，临床因肝阳亢盛，母病及子，心火扰神而致不寐者可加量用之；龙齿，性涩，其收涩之力较强，然其清泻之力较逊，故邪火不甚者可选用之；琥珀，定惊安神，活血散瘀，且善入心经，先生常将其与黄连相配，其意如朱砂安神丸之朱砂配黄连，功善清心火、镇心神，临床用于心火亢盛而致心神烦乱、失眠多梦者，极为适宜。他如磁石长于潜镇龙火，聪耳明目；石决明长于平息肝阳，止头晕头痛；牡蛎长于软坚散结，收敛固涩；朱砂长于清心解毒安神。临床常可根据具体症情而选用之。

（四）乙癸同治疗血精

血精一证临床较为少见，现今各教科书中皆未就此证加以详细记述，其致病机理、证候分型、治法方药皆无处可考。然此证从中医角度而论，其病因病机乃多因情志所伤，情绪不遂，伤于肝，而肝主条达，不达则郁，郁而生火，上扰于心，二火炽则水不能济火，失其交泰，致伤阴络，故出现梦遗血精。治法宜清平相火，交通心肾。

案例4：徐某，男，49岁，2009年12月23日初诊。患者形体素弱，早年丧妻，情志不遂难以言告。近年来睡眠不稳，饮食不振，经常梦遗而排出赤色液体，苦于求医，曾经某医院检查拟诊为前列腺炎伴精囊炎，用药无效。诊其脉细数，舌红苔薄白，自觉咽部似有物阻，吞之不下，吐之不出。按其症情，乃木郁不达，相火内扰，心肾失交，阴络受伤之象。治宜清平相火，交通心肾。生地炭 18g，杭麦冬 15g，青果 15g，飞青黛 3g，酸枣仁 30g，远志 10g，青龙齿 30g，炒川黄连 3g，琥珀 6g，灯心草 3g，玄参炭 15g。先进 7 剂。

药进 1 周，症情明显好转，其他无变。拟原方再服旬日，后前来告之，一切如常。嘱自我调节，保持乐观，养身必先养心，方可达到安然无恙。

【按】从案中可知患者早年丧妻，情志不遂，久致肝气郁结，郁而化火，二火相炽，而伤阴耗液，火迫络伤，心神不宁，故见眠差、梦遗而色赤。诊其脉弦细带数，舌红少苔，此皆阴伤火动之象，故治以滋肾水为主，水足则火熄。方中重用生地黄、玄参、麦冬以壮水救火。古人云："精之藏制虽在肾，而精之主宰则在心，相火扰心，心神不宁，精血随梦而遗泄。"故佐用灯心草、黄连、琥珀，清之、镇之以安君位，君位既定，五脏皆安。病因情志变动而起，理当兼以治之，所用酸枣仁、川黄连、青黛即为此意。理正法合，加以言语疏导，终获良效。

第四章 特色诊疗经验

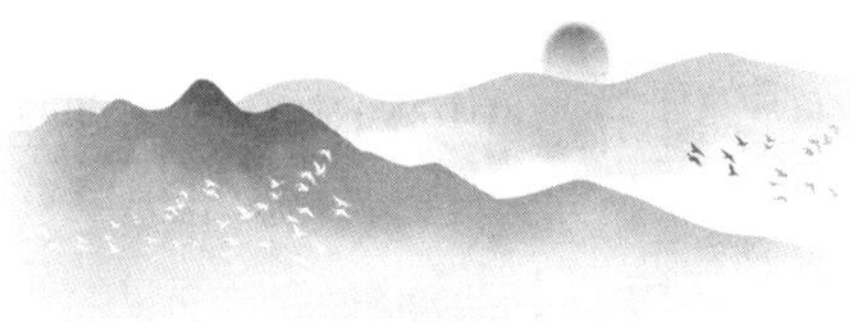

第一节　热病辨治思路与方法

纵观中医发展的历史，可以说就是一部治疗热病的历史，历朝历代的名医大家，无不是在治疗热病方面取得重大突破，总结经验，形成理论，一步步推进着中医学术的发展。近年来，在防治“非典”“新冠”上显现出来的独特优势，使得更多的学者开始聚焦到中医治疗外感热病的理论和方药上来。

徐经世指出，现代大众习惯于外感热病初起寻求西医学方法治疗，中医所接诊的外感热病病患多非初期，有时症情表现并非单纯寒热之象，而是寒热错杂、虚实互见，此时辨治更要入细，对刻下症情的分析须经寒纬热，从不同角度着眼，确定症情的发展阶段，根据病情灵活运用经方时方，加以化裁，才能有效地阻断病情的进一步发展，达到祛除外邪恢复常态的目的，发挥中医在治疗外感热病上应有的特色与优势。此亦再次证明，中医不仅能治慢性疑难杂病，对急性热病也能够运筹自如，临床上要把“热病”的论治作为中医诊治的抓手去发力，而徐经世论治“热病”有独到的认知和经验。

一、诸家辨证，取长补短

中医治疗发热，有典可据，有验可寻。惜之如今，从医者对其已鲜有问津，当务之急应着力于理论梳理，事而躬行。理论是基石，是指导实践的依据，没有可靠的理论是难以做好临床的。理论与临床，两者互为补充，缺一不可。徐经世指出，对理论的探求，要做到厚积薄发，由博返约，做临床必读古籍。

“热病”之名，肇始于《黄帝内经》，有广义和狭义之分，广义“热病”，泛指一切以发热为主症的外感、内伤疾病；狭义的“热病”即外感热病，包括伤寒、温病两大类。外感热病是人体感受六淫之邪或寒热疫毒之气，以发热为主要临床表现的一大类外感病证的总称，包括了现代医学中的部分感染性疾病与传染性疾病。

中医与外感热病的斗争史已经有两千多年，在漫长的过程中，中医逐渐形成了行之有效的诊疗外感热病的理论和方药体系，捍卫了人们的健康，并且留下了大量的学术典籍，有力地推动着中医学术的发展。《黄帝内经》中即有《热论》及《评热病论》，从外感热病的病因病机、症状、治疗原则等方面做了全面的论述。至东汉末年，“医圣”张仲景在《黄帝内经》认识基础之上，结合自身对伤寒类外感热病的诊疗经验，撰写出《伤寒杂病论》，该书中所说伤寒乃是广义伤寒，即外感热病的总称，书中提出了辨治外感热病（伤寒）的“六经辨证”法，为后世诊治外感热病提供了可师之法。至金元时期，刘完素倡“火热论”，创表里双解之法，开外感热病“寒温分论”之先河。明清时期，在外感热病诊疗的发展上，涌现了大批与前代见解不同的医家，他们在总结和继承前人经验的基础上，结合各自的临证体悟，对外感热病进行了开拓性的深入研究，形成了大量的专著。徐经世特别提到，其中以清代叶天士、吴瑭等为代表的温病学家，在《伤寒杂病论》及前贤理论的基础上，提出卫气营血辨证和三焦辨证，成为指导温病辨治的重要方法，使得中医在诊治外感热病理论和方法上更加成熟完善。

其后，在诊治外感热病方面，逐渐分成了“伤寒学派”和“温病学派”两大派别，后又有“寒温一体论”，但在“寒温一体论”中，又有以伤寒统温病的“伤寒温病学派”和以温病统伤寒的“广温病学派”的不同。“寒温分论”对外感热病的研究做出了巨大贡献，完善了中医外感热病的诊疗体系，但由于医家所处时代、地域、认识水平的不同，学术上难免会有偏颇，也造成了长达近三百年的“寒温之争”，时至今日，仍在影响着临床外感热病的辨治。

近代以来，抗生素的发明，给人类对于感染性疾病的治疗提供了利器，在治疗外感热病中发挥了巨大作用。不到一百年的时间，人工发明的抗生素已经更新换代了几代，当前治疗外感热病俨然已经成了抗生素的时代，但凡有发热之情形，人人悉知“消炎”之法。某些中医工作者也步其后尘，清热解毒之药用之始终，伤阳损阴，戕害本体，殊不知中医治疗外感热病有寒温之分、阶段层次之别，客观上造成中医在治疗外感热病方面渐无用武之地。

徐经世指出，抗生素的滥用，导致其副作用越来越突出，也使很多细菌发生变异，耐药性增强，使人们不得不寻求更高级别的抗生素用来对抗。尤其是近年来屡屡出现大规模病毒感染性的传染病，因其对抗生素不敏感，发病难以控制，成为现代医学的难题，而这正是中医治疗热病的优势所在。

二、圆法变通，知常达变

徐经世认为，中医治病精髓在于“变”，所谓“变”，就是要根据病症的症状、体征，考虑是按“六经”辨证，还是按“脏腑”辨证，或“卫气营血”辨证。今就发热病因病机而言，既要从“六经”“脏腑”方面进行辨证，又要着眼于“卫气营血”与“三焦”的辨析，因为发热往往既有三阳表证，又有脏腑的牵连症状。

如徐经世治一患者，“伏邪”在肺，外感高热，呈寒热往来之势，而观其症，胸痛掣背，咳痰黏稠，口渴喜饮，每发于夏秋之际。针对症情，系属少阳不和，阳明燥热，上蒸于肺。徐经世给予小柴胡合竹叶石膏之剂，3剂得解。

可见中医治病难在“识证”。一证自有一证之因，一病自有一病之机，而“因”又有外因、内因之分，外为六淫之邪，内为七情、劳倦，对于论治则有八纲、八法之旨。但临床有识，贵在知常达变。

对发热一症的病因病机，徐经世认为，外因易辨，内因非简于七情、饮食劳倦所伤，须着力于其之定性、定位。因为发热一症，从内伤而言，有虚、实之分，虚为功能紊乱，实为隐疾内伏。若以病位而言，徐经世认为，其每出于肺系、肝胆，因二者从所居体位及其生理特性来看，一旦产生病理变化，均易于发热。

所言“隐疾”是谓“伏邪”，“伏”就是隐匿、潜伏；“邪”是指随着气候变异所产生并有一定毒性的致病因素，这种毒素内存于中，一触即发。正如清代刘吉人所著《伏邪新书》所云："感六淫而即发病者，轻者谓之伤，重者谓之中。感六淫而不即病，过后方发者，总谓之曰伏邪。已发者而治不得法，病情隐伏，亦谓之曰伏邪。有初感治不得法，正气内伤，邪气内陷，暂时假愈，后仍复发者，亦谓之曰伏邪。有已发治愈，而未能除尽病根，遗邪内伏，后又复发，亦谓之曰伏邪。"故以"伏邪"作为内伤发热之因，以补充传统所言七情、劳倦所致之憾。

徐经世体会，今从临床所观，"伏邪"致病颇不少见，如今肿瘤患者所出现的不规则发热，亦属"伏邪"范畴，临床运用转枢少阳、清透膜原、清热解毒、益气养阴诸法，治疗均可收获良效。

三、伤津耗气，扶正预防

伏邪热毒，恶寒发热，久则必损其阴。清末柳宝诒《温热逢源》提出"治伏温病，当步步顾其阴液"，徐经世深以为然。伏邪温病，邪已化热，则邪热燎原，最易灼伤阴液，阴液一伤，变证蜂起，故顾护阴液、扶正达邪也是治疗伏邪的原则，可供临床参考。预防伤津耗气、气阴两伤，其方用北沙参、杭麦冬、太子参，药证相合，恰到好处。

四、外感热病辨治

热病病因总分为外感和内伤两个方面，外感热病有传染性和非传染性两类。徐经世指出，一般情况下，四季所感热病为非传染性疾病，辨明为六淫之中何种病邪侵袭，有针对性地予以施治，往往可收佳效。内伤发热既有器质性病变，也有功能紊乱，往往病因多端，虚实交错，寒热互见。内伤热病虽不由外感所致，但二者之间并非绝无联系，正所谓"伤风不醒便成劳"，久病不愈的外感热病可演变成内伤热病。

（一）外淫因机

通常认为，外感病因即风、寒、暑、湿、燥、火"六淫"，在特定条件下均可转化为热性病变，即"六淫皆可化火"。除此之外，还有一种"疫戾之气"（杂气、异气、戾气）。"火"可统于"热"，但又有区别，如《素问·病机十九条》里含有五“火”、四“热”。

徐经世认为,“火”“热”是因病理而言,是疾病在变化过程中,身体机能亢进的一种表现。但凡感受种种病邪,或七情内伤,或五志过极,在一定条件下都能化火,因之刘完素论病多责“火”“热”而创“寒凉派”。这种病理之“火”,临床又应区分为“实火”“虚火”两类,而“实火”又有“邪火”“郁火”“火毒”等名称,“虚火”则多由内伤渐次而致。

徐经世指出,若以“热”论之,外热为实,则有“风热”“湿热”“暑热”“燥热”之别;内热多虚,多因五脏阴虚而成,所谓“阴虚生内热”之意。

对于因“火”“热”而致诸疾,一旦由气候骤变,酷热反常,则产生烈性致病物质,人若感受,就可能发生疫病的流行,谓之“戾气”。因此,须注意热性病的转化。

徐经世认为,发热由外因所致,当按六淫而鉴之,但又需结合四时气候去识别,故分冬春、夏秋和秋燥,言夏则有暑湿、暑热、疰夏、伏暑之别。如此论治,取方用药即可信手拈来。

(二)治法方药

外感热病的病因多是六淫或疫疠邪气,由于病因的不同,且在疾病发展过程中受到患者体质因素的影响,可产生不同的变化。因此,不论是寒邪或是热邪所致的外感热病,均可随疾病的发展而发生转化,皆可导致伤阴伤阳的证候出现。

古人受所处时代的历史条件限制,不可能逐个细加区别,且各医家遇到的疾病流行的病种和病情表现各不相同,只能根据自己所见到的情况,发掘它们病理过程中所表现出的通性,总结辨治规律,无法深入到每个疾病的具体细节。

徐经世回忆在入中医之门时,聆听其祖父徐恕甫老中医对外感内伤热病的指导,徐恕甫老中医主张对仲景“六经辨证”法的学习,要结合临床实际,要“临机应变,因证制宜,活泼运用”,不可拘泥于《伤寒论》之方而不知变通。

受祖父这种以临床实践为准则的治学思想的影响，徐经世在对外感热病的辨治之时，不拘于伤寒以“六经辨证”，温病以“卫气营血辨证”的定式，倡导将伤寒和温病对热病证治的理论统一起来，使伤寒与温病融合，然后根据辨证而选方用药。

“六经辨证”是张仲景在《素问·热论》等篇的基础上，结合伤寒病证的传变特点总结而成，是以太阳、阳明、少阳、太阴、少阴、厥阴来划分疾病的深浅及邪正盛衰的辨证方法。作为辨证论治的纲领，概括了脏腑经络、气血的生理功能和病理变化，对外感疾病的发生发展过程中的各种脉证进行分析、综合、归纳，用以说明病变部位、性质，正邪的盛衰，病势的趋向及六经病之间的传变关系，并据此确定治法、处方、用药。徐经世认为，其重点在于分析外感风寒引起的一系列的病理变化及其传变规律。

“卫气营血”辨证是叶天士在《黄帝内经》的基础上，引申仲景的表里辨证理论，经过临床实践总结而得出。“卫气营血”既是对外感热病四类不同证候的概括，又表示着外感热病发展过程中浅深轻重各异的四个阶段。卫分证主表，病变部位多在皮毛、肌腠、四肢、头面、鼻喉及肺，邪在卫分，宜辛凉汗解，祛邪外出；气分证主里，病变部分多在肺、胸膈、脾、胃、肠、胆、膀胱等，邪在气分，宜清热生津，既不能汗解，又忌用营血分药，不致引邪入阴；营分证是邪热深入心营，病在心与心包，治以清营透热法；血分证则多侵及心、肝、肾，宜用凉血散血兼以养阴之法。

临床所见大多数外感热病都遵循从表入里，由轻而重，或自上而下的趋势，“六经辨证”及“卫气营血辨证”即是依此而设。徐经世认为，无论是“六经辨证”还是“卫气营血辨证”，两种辨证方法对于外感热病的分层次阶段的认识，须得灵活对待，“六经”的层次和“卫气营血”的阶段区分在临床上有各自的优点，但也有不足，都未能较全面地认识和诊治外感热病。“六经辨证”“卫气营血辨证”须结合起来，以“六经辨证”为经，以“卫气营血辨证”为纬，在辨证及用药上将二者灵活应用，才能使得外感热病辨证施治更加完善。

徐经世体会，对“六经辨证”和“卫气营血辨证”两种辨证体系的结合运用，是建立在对经典理论的熟识之上的，更重要的是要勇于在临床实践中运用，只有多多临证，才能够做到融会贯通，用之得心应手，不至于被条文所束缚。

徐经世经验，在方药的选用上，可不必过分拘泥经方和时方的界限，宜在临证时灵活掌握运用。应该通过确定病邪病因的种类、病变所处的阶段、病性的寒热虚实、传变的趋势，根据患者发热不同阶段，予以分别诊治。

1. 风寒发热

加味柴葛汤，组成为柴胡 10g，葛根 15g，白芷 10g，羌活 10g，桂枝 9g，黄芩 10g，防风 10g，藁本 10g，陈皮 10g，桔梗 10g，甘草 5g。通治外感风寒，头痛发热，恶寒无汗。寒邪在经，以羌活散太阳之邪，用葛根、白芷辛散阳明之邪，取柴胡以和解少阳。无汗恶寒甚者，去黄芩，冬月加麻黄（春季则少用），夏月加紫苏叶；咳嗽加杏仁，合紫苏叶为杏苏散，以辛温散寒、理气止咳。紫苏叶可发汗，宣辟秽浊，芳香健胃，解鱼蟹之毒；梗有平气安胎之功；子有祛痰平喘之效，可见紫苏一药且有多效之功。

2. 夏秋热

徐经世指出，夏秋暑湿常见，首需鉴别是暑重于湿，还是湿重于暑。暑（热）重者，表现为口渴心烦，自汗，溲黄而脉虚数，病势较轻者用清暑益气汤；若是湿重于热，则多身热不扬，头痛困重，胸膈满闷，呕吐，腹泻等，藿香正气散合香薷饮之类即可。又有暑温、疰夏，另当别论。

时至秋令，有因夏日感受暑湿未发病者，至时而起身热，谓之“伏暑”。其状类疟疾，正如《素问·生气通天论》所云“夏伤于暑，秋必痎疟”。治分气、营，在“气”宜清暑化湿，入“营”当清营泻热，药以沙参、青蒿、连翘、荷叶、蝉蜕、扁豆花、竹叶、滑石、郁金、鲜菖蒲根等开窍防闭。

（1）暑湿：长夏为暑湿之季，暑重于湿、湿重于暑当分别论治。

（2）暑热：暑为热，炎热少雨，酷热蒸空，室外工作或徒步于外，感受暑热，一般表现心烦口渴，小溲黄短，拟用益元散或绿豆汤即可。若心烦口渴，自汗，溲黄，脉虚者，清暑益气汤主之。所谓暑伤于气，脉虚身热是也，本方是暑热病的有效方药，不可小觑。

（3）暑温：夏令炎热，首伤于心，可见自汗心烦，阳明腑热蒸腾而起，高热口渴，脉洪大者，当用白虎汤以清热解烦。方名白虎，乃为西方金水之义，而以水制火则暑热即除。偏于虚烦者，投竹叶石膏汤为宜，方中竹叶、石膏以散余热，人参、甘草、麦冬、梗米益肺安胃、补虚生津，加姜和胃止呕。或合人参白虎汤。此去热而不损其真，导逆而能益之其气，所以治暑证“益气”当寓于其中。

（4）疰夏症：入夏则发热不止，患者多为小儿，食欲不振，消瘦，口渴，多尿，皮肤干热，天气愈热，体温愈高，多由排汗机能发生障碍所引起的。中医认为，体虚感受暑湿之邪，固暑伤于气，阴液内耗，加之湿邪中阻，遏于脾胃，暑湿相搏而致发热不解。治宜益气清暑、健脾化湿，方用王士雄“致和汤”或生脉散合三叶加味（太子参，青蒿，麦冬，大青叶，鲜荷叶，鲜竹叶，薏苡仁，大麦，甘草，扁豆花之属）。对于小儿夏季发热的治疗，首先必须祛除致病因素，即注重清热解毒，并根据患儿禀赋体质之不同，进行辨证施治。

徐经世强调，治疗要遵循以下原则。一是运用清热解毒药时，要防其苦寒伤胃。因小儿有“脾常不足”的生理特点，运化力较弱，稍有不慎即容易发生疾病。故临证中运用太子参、麦冬等养阴药以养胃阴，另可酌配谷芽、甘草等反佐药，以顾护胃气。

二是选药要精当，药量要轻，务必清简轻锐，药力及病则已。如用嫩青蒿、竹叶卷心、鲜荷叶等质轻味薄之品，既能芳香化浊，又能醒脾和胃，立法着眼轻宣，用药讲究灵动。清代王士雄评叶天士用药时曰：“其用药有极轻清、极平淡者，取法更捷。”取用轻清平淡之品而更有快捷之高效，可谓平中见奇。

三是要注意服药方法，特别是发热在 38.5℃以上时，汤药宜少量频服，每 2 小时服药 1 次，使药力持久，利于退热，也可煎水代茶频饮。

四是宜中病即止，不宜过之，以防伤其正气，影响生机。应遵“暑伤于气，脉虚身热”之旨，时时当以益气清暑为主，“知乎此，于婴儿诊治之道，思过半矣”。

徐经世认为，治宜益气清暑、健脾和胃法为用，其方用太子参 18g，青蒿 15g，麦冬 10g，大青叶 10g，鲜荷叶 1 张，鲜竹叶 5 片，百合 10g，大麦 30g，薏苡仁 30g，甘草 3g，莲子 10g。

(5) 伏暑：伏暑原因为夏令感受暑湿之邪，未即发病，延至秋冬为时令之邪所诱发，故名伏暑(包括发生于秋季或冬季的流行性感冒、病毒性感染、沙门氏菌属感染及乙型脑炎等传染性疾病)。其病机有邪在气分和营分之别，初起类似感冒，但伴有暑湿在里的见症；表解之后，每多出现形如疟疾而寒热不够规则的暑湿郁于少阳见症；此后则但热不寒，入夜尤甚，天明得汗稍减，而胸腹灼热不除，大便多溏而不爽，显见邪有入营之势。

徐经世认为，本病治疗，初起治宜解表清里同时并进，但清里须视伏邪在气、在营，在气宜清暑化湿，在营当以清营泻热。其常用方药如青蒿、扁豆、连翘、蝉蜕、荷叶、滑石、紫苏叶、杏仁、甘草之类；若有入营之象，拟用犀角(现用适量水牛角替代)、郁金、鲜菖蒲根、竹沥以清窍防闭。然而对外感热病的侵入，以卫气营血的传变，防止入“营”，当护“募原”，取用“达原饮”最为切题。本方取药只有七味(槟榔、厚朴、知母、芍药、黄芩、草果、甘草)，药味少，量也小，意在清灵走上，功效则起到开达募原、辟秽化浊之效，而重要一点就是，一旦病邪入里，本方即可起到畅达中焦、防止逆传的作用。

(6) 秋燥：秋季为燥气当令，而肺主燥，人若正气有亏，或起居不慎，即可感燥邪而致病，故名秋燥。本病初起邪在肺卫，其之见症有凉燥、温燥之分。凉燥则头痛身热，恶寒无汗，鼻塞、干咳、脉浮弦紧；温燥则头痛身热，鼻干咽痛，唇燥口渴，胸满胁痛，右脉浮数。

徐经世体会，本病一般较轻，且传变较少，易于向愈，但由于燥邪在肺，易成肺燥阴伤，故初起除具有表证外，都兼有津气干燥的见症，这是本病的特征。治疗固然按照凉燥以苦温为君，佐以辛甘；温燥则以辛凉为君，佐以苦甘，不过在祛邪外出时，要注意一个“燥”字，也就是说不管用苦温还是辛凉，都要把润燥寓于其中，方可顺应而愈。药取南沙参、金银花、连翘、黄芩、桔梗、蝉蜕、杏仁、柴胡、板蓝根、冬桑叶、甘草等。方药得当，即可除燥转安。

3. 冬春受邪发热

徐经世指出，需根据体征区分“横受”和“直入”。“横”为六经首犯太阳，表现为畏寒微热或兼头痛，予以参苏饮、桂枝汤加减可矣；“直入”则不宜此法，其多是由口鼻而入肺系，轻为上呼吸道感染，重为“风温”(大叶性肺炎)之类，按传入途径，应从卫气营血去识别病之深浅，其发热程度渐高，病势渐急，当防止逆传，治需“快捷”。对于此类发病，在临床上既要看到外邪传入，又要考虑病患有无隐邪，正虚邪入。若病为“风温”，其发热则属外寒伏内热，取用麻杏石甘汤最为切题。

五、内伤热病辨治

(一) 病机病因分析

徐经世指出，内伤发热致因复杂，既有器质性的，也有功能紊乱，病因多端，虚实交错，寒热互见。但要认识到，内伤热病虽不由外感所致，但二者之间并非绝无联系，正如清代徐大椿《医学源流论·伤风难治论》谓“伤风不醒便成劳”，久病不愈的外感热病可演变成内伤热病。在分析疾病时要多角度分析，方可无失判断。“知机必辨”，“知机”就是对病机要把握准确，这是整个诊断过程中首要环节，只有明确病机，才能有的放矢，一击即中，不失章法。

内伤发热，病起多端，虚实交错，寒热互见，其发热的特点，以低热较多，病程较长，早轻暮重，时间不齐，手足心热。现就内伤热病的机制，以图简要示之，见图 4-1。

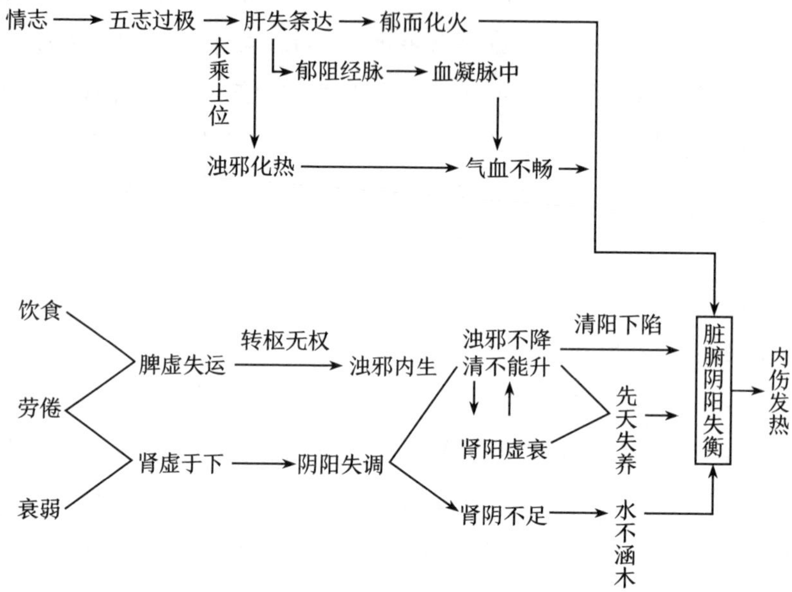

图 4-1　徐经世提出的内伤热病发病机制示意图

（二）治法方药

内伤发热的病机病因虽然复杂，但治疗是有规律可循的。徐经世经验，内伤发热的临床见症常有四种类型：一为“少阳不和”；二为“阴虚内热”；三为“气血亏虚”；四为“肝郁血瘀”。如此论治，有则可循。

1. 少阳不和，治宜和解

方以小柴胡汤主之。少阳乃三阳出表入里之枢纽，汗下诸法，均非所宜，必以和解，方得协其平和。徐经世分析，本方以柴胡味苦微寒，升阳达表为君；黄芩苦寒，清邪退热为臣；半夏辛温能健脾和胃，以散逆气而止呕；人参、甘草以补正气而和中，使邪不得复传入里为佐；邪在半表半里，则营卫之争，故用姜、枣之辛甘以和营卫，此为和解之首方也。

2. 阴虚热病，滋阴清降

阴虚发热，在时间上，早轻暮重；体表部位上，手足心热。以滋阴清热，或滋阴降火为治则，拟用清骨散（《温病条辨》）和大补阴丸（《丹溪心法》）出入投之。药选醋鳖甲15g，嫩青蒿15g，生地黄18g，牡丹皮10g，知母12g，柴胡10g，杭麦冬12g，熟女贞子15g，旱莲草15g，酸枣仁30g，甘草6g。

徐经世提醒，对于热伏阴分，在治疗用药时既不能纯用养阴，又不得任用苦燥。阴虚燥热证者喜柔养，最忌苦燥，故方中以鳖甲蠕动之物，入肝经至阴，既能养阴，又能入络搜邪；以青蒿芳香透络，从少阳领邪外出；知母乃知病之母也，佐鳖甲、青蒿而成搜剔之功。同时也提示，青蒿不能直入阴分，需鳖甲领之入阴；而鳖甲又不能独出阳分，有青蒿领之而出，相互配合则内热除。所谓方药之效，妙在配伍。

若气阴两伤，除阴虚证候外，并有气短、头晕等气虚表现，可以六味地黄丸合生脉饮加减，以益气养阴而除身热。

3. 气虚血亏，甘温除热

此之热病，多由劳倦过度，中气虚弱所致。徐经世体会，临床上若偏于气虚，予以补中益气汤加减以升清除热；挟有湿热，可改用李杲《内外伤辨惑论》中升阳益胃汤（人参、黄芪、白术、茯苓、陈皮、半夏、羌活、防风、柴胡、泽泻、黄连、炙甘草）；若时值盛夏夹有暑湿之象，拟用清暑益气汤；偏于血虚者，则用《济生方》中的归脾汤，或以南宋严用和《内外伤辨惑论》中的当归补血汤为宜。

至于"甘温除热"的法则，首推仲师，他在《金匮要略》中提出用"甘温"的小建中汤治疗虚劳发热，正如《黄帝内经》所云"精不足者，补之以味"是也。后李杲又提出"甘温除大热"的著名论述，并遵循"虚者补之，劳者温之，陷者举之"之旨，而拟出补中益气汤为除热的代表方剂。方中黄芪补土生金，人参、甘草为泻火之要药，所用升麻、柴胡以升阳明、少阳之清气，使阳升则万物生，清升则阴浊降。此以虚而生热，故得甘温以补之，而热自退。

甘温除热之法，乃李杲从脾胃的生理机能提出清阳下陷与阴火上冲的关系来拟定的。徐经世认为，脾胃之气越下陷，下焦湿越重，越容易闭塞其下，则出现阴火上冲的机会就越多；反之，脾健气升，则湿化阳升，阴火就不容易产出。由此形成了这样的公式：脾健→阴火衰，脾弱→阴火盛。因此治疗清阳下陷，必须补中益气。如出现阴火的情况，拟酌加苓、泽以利下窍，并少用连、柏以泻阴火，即可达到除热的目的。李杲的《脾胃论》是一部深得《黄帝内经》之旨之作，故有云“不读东垣书，则内伤不明”，这是深有体会的评语。

4. 肝郁血瘀，疏清泻热

此系肝气不舒，气郁化火而致发热。治疗用药首取丹栀逍遥散。徐经世解释，方中用丹、栀以泻血中伏火和三焦郁热；柴胡、苏叶升阳散热，搜肝泻肺，以使木郁达之(因木喜条达，以泻为补)；当归、芍药养血而滋阴；白术、茯苓、甘草和中而补土(补土生金，亦以平木)。若热甚、口干便秘者，去茯苓、白术，加黄芩、龙胆草、生地黄；胁痛加川楝子、延胡索；心烦较甚，情绪易于波动者，可合甘麦大枣汤主之。

肝郁日久而致瘀血内结，出现发热，当以清肝泻热、活血化瘀，方用血府逐瘀汤加减，以牡丹皮清热，桃红四物活血化瘀，并加桔梗使气机上升，牛膝导瘀下泄，以畅通全身气血，领其条达而和之。

第二节　急重症救治琐谈

徐经世在临床中，也接诊不少急重症患者。如治一“热厥”患者，高热多日，神志昏迷，二便失禁，西医拟诊为“恶性组织细胞病”，用药罔效，院方已通知家属准备料理后事。而徐经世针对病势，当即予以2粒安宫牛黄丸，分四次灌入，数小时后热退神清，化险为夷，随访至今(已30余年)，健康无恙。再如其治一大叶性肺炎伴虚脱危象患者，以中药治疗辅以西药(糖盐水类),不到两旬,患者恢复出院;另如一脓毒败血症患者,高热不退,各种广谱抗生素用之无效,单以中药治疗 1 周,则热毒得解,病转为安。

徐经世强调,应当承认中医在治疗急性病的过程中存在不足,包括诊断方法、给药途径、病情评估与治疗标准等方面,只有中西医结合,才能不断提高。但结合要做到有机结合,切不能成为"双拼盘",反而增加患者经济负担。西医治疗急性病也非完美无缺,仍然存在着不少问题,如果与中医治疗急性病方法有机结合,就有助于克服这些缺陷。

中医学术中不仅有专门研究热性病治疗的伤寒、温病两大学说,而且对于黄疸、痢疾、胸痹诸证都有独特的研究,徐经世认为,我们绝不应让这些宝贵经验与理论在我们这一代人手中被淘汰、被埋覆。中西医在急症领域中的结合,是中西医结合的一个重要方面,我们必须认真加以对待!

一、休克的中医药治疗

休克是机体在受到各种严重致病因素侵袭后所发生的以有效循环血量急剧减少、组织血液灌注量严重不足为特征,导致细胞缺氧以致各重要脏器功能代谢紊乱和结构损害的全身性病理生理变化及临床病程。徐经世临床上运用中医理、法、方、药原则治疗,取得了一定进展。

(一) 基本认识

1. 类似病名记载

一曰"暴脱",指因中风、大汗、大吐、大泻、大失血等导致阴阳离绝者。《素问·调经论》云:"厥则暴死,气复反则生,不反则死。"一曰"尸厥",如《素问·缪刺论》所谓:"邪客于手足少阴、太阴、足阳明之络,……五络俱竭,令人身脉皆动,而形无知也,其状若尸,或曰尸厥。"一曰"厥逆",如《伤寒论·辨厥阴病脉证并治》所云:"伤寒脉微而厥,至七八日肤冷,其人躁,无暂安时者,此为脏厥。"又曰:"伤寒脉促,手足厥逆。"而

《伤寒论·辨少阴病脉证并治》亦载："少阴之为病，脉微欲绝。"

2. 类似症状体征

正如清代吴瑭《温病条辨》所说"春温内陷下痢，最易厥脱""温病误表，津液被劫，心中震震，舌强神昏""口干舌燥，甚则齿黑唇裂""脉结代甚则脉两至者，重与复脉"。厥证有脉微弱，心率快，皮肤发冷，手足逆冷，神情淡漠或躁动不安，甚至昏迷、尿少等表现。

3. 基本治则

早在《伤寒论·辨少阴病脉证并治》中，就有"少阴病，下利清谷，里寒外热，手足厥逆，脉微欲绝"的记载，治以通脉四逆汤，是首立之方。至清代林佩琴《类证治裁·厥证论治》强调："凡伤寒之厥，辨邪气，寒厥宜温，热厥可散可攻。若由阴阳之衰，则元气为重，寒厥宜补阳，热厥宜补阴。"这段论述是休克寒热有异、层次分明的写照。

（二）辨证分型

根据休克的临床表现，中医认为其是由于正气不足、毒邪内侵，或大怒大恐，或药物过敏、中毒，或严重创伤，或久病体弱，正不胜邪，邪毒内陷，损伤脏腑，气机逆乱，致大热、大吐、大泄、大汗、大失血、津液大伤，使脏腑功能严重受损失调、气血津液亏损，运行障碍，终至阴阳衰竭或阴阳离决的危象。徐经世提出的休克中医病理机制，见图 4-2。

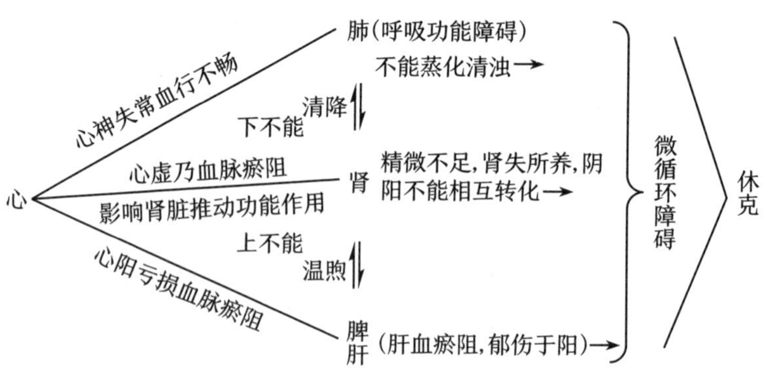

图 4-2　徐经世提出的休克中医病理机制示意图

中医认为，本病辨证分型比较复杂，目前尚无统一标准，但是按其发病机理，以闭、脱分型较为恰当。所谓闭者，多由痰浊、寒凝、血瘀、血热互结、闭塞于体内，阻碍机体向外排泄之机转而成，其为实证；按其临床表现，闭证又有阳闭、阴闭之分。脱证有阳脱、阴脱、阴阳俱脱等证型。

1. 阳闭

急起发热，神志昏迷，面色红，气促，烦躁不安，目张口闭，两手握拳，无汗，二便不通，舌红苔黄，脉弦滑而数。

2. 阴闭

突然眩仆，面色苍白，口噤握拳，呼吸气粗，四肢抽搐，厥冷，神昏不语，喉中痰声，口吐涎沫，舌淡苔薄白，脉象沉弦。

3. 阳脱

临床表现为体温不升，面色苍白，皮肤发花，神志淡漠，重则神昏，大汗淋漓，四肢厥冷，气息微促，口唇紫暗，舌质淡，尿少或遗尿，脉微细欲绝，血压下降。

4. 阴脱

发热或不发热，面色潮红或不红，烦躁不安，或神志恍惚，四肢厥冷，微汗或汗如珠，口干、口苦、口渴，小便黄，大便多燥结，苔黄而干，舌质红，脉细虚数，血压下降。

5. 阴阳俱脱

症见神志昏迷，体温低，目呆口张，气微息促，汗出如油，肢冷如冰，无尿或遗溺，面色㿠白，唇色青紫，皮肤瘀斑，或见出血，瞳孔散大，舌质淡紫，脉微细欲绝。

证型虽已分明，但在临床上当须审证求因，辨清虚实寒热。“大实有羸状，至虚有盛候”，急重证候要注意实中有虚、虚中有实。

（三）治疗方法

1. 祛邪安正

本法适用于虚中夹实，如气滞血瘀、热毒、痰浊、寒凝等，即属脓毒症休克。

(1) 清热解毒法:徐经世自拟有清热解毒方,用于败血症高热持续不退。银花15g,连翘12g,黄芩10g,栀子10g,板蓝根15g,蒲公英15g,牛蒡子15g,紫花地丁15g,川黄连5g,竹叶15g,甘草5g,或人中黄10g。

湖南医学院附二院清肺解毒汤,用于治疗休克型肺炎,证属热厥者。柴胡12g,黄芩12g,半夏10g,瓜蒌12g,黄连或十大功劳叶10g,银花12g,桔梗10g,陈皮6g,甘草3g。煎剂,每日1~2剂。临床见有高热、气促、肢冷、乏力、出汗、血压下降者,以本方控制感染为主,配合输液,纠正酸中毒,加用枳实或其他升压药获效。此外,加茵陈、栀子亦用于胆道感染。

白头翁汤加银花,用于中毒性痢疾。

(2) 醒脑开窍法

1) 凉开:清热解毒、开窍平肝,适用阳闭或病毒内陷。古方有安宫牛黄丸或至宝丹急救,再用神犀丹煎服。对多种昏迷患者具有一定的疗效。

2) 温开:行气豁痰、醒脑开窍,适用于阴闭、痰气厥脱。

温开急用方:通关散(猪牙皂、细辛等分,研末,吹鼻取嚏以开闭)、苏合香丸(冲服、每次1粒,每日2次)。

针灸:取人中、十宣,艾灸百会、关元等穴。

温开缓治剂:导痰汤加味(半夏、橘红、茯神、枳实、胆南星、石菖蒲、竹沥、甘草等)。

(3) 活血化瘀法:适用于气滞血瘀、弥散性血管内凝血,治以血府逐瘀汤加减(当归10g,生地黄10g,桃仁12g,红花10g,枳壳6g,赤芍6g,柴胡3g,桔梗5g,川芎5g,牛膝10g,甘草3g),若属热盛瘀血型,本方可合清瘟败毒饮加减以清热化瘀。

徐经世研究指出,血府逐瘀汤活血目的在于"瘀出血止",可用于治疗急性血管内凝血的休克。“感染性休克”是由于微循环系统中微动脉系统的严重痉挛及微静脉淤滞，故可考虑以活血化瘀改善循环；按中医“寒则收引”“炅则腠理开，荣卫通”“气为血帅、气行血行”观点，补气中即有行血，温阳中便有解痉挛、促血运的作用，因此参附汤、四逆汤之类正符合要求，在活血疗法中又增添一条新的路子。

(4) 通腑救逆法：药用三承气汤加减，适用于治疗感染性休克，热毒壅盛，腑气不通之候。如张介宾《景岳全书》曰：“其有疮头焦黑，烦渴闷顿，大便热结而厥逆者，此阳毒内陷，火极似水，所谓热深厥亦深也。”这说明前人早已提出对休克治以通里攻下的方法。

据《徐恕甫老中医经验录》记载，徐经世祖父徐恕甫有白通汤合三物备急丸，用于治疗气滞食结而致上焦不通，下脘不畅，真阳欲脱，阴阳格拒的“暴厥”重症，更可说明通腑救逆法的临床运用。徐经世认为此治法实系反佐，以三物备急丸急下内结之宿食，以白通汤力挽欲绝之阳气，又反佐以咸寒苦降之童尿，藉以解除药证格拒，使诸药各有所失，从而转危为安，化险为夷。

2. 扶正固脱

(1) 回阳固脱：方选参附汤（红参 10～15g，白附片 10g，干姜 5g，用童便以反佐）、四逆汤加人参、独参汤。

(2) 益气固脱：方选生脉散合四逆汤（红参、麦冬、五味子、附子、干姜、甘草）、生脉散合炙甘草汤（红参、麦冬、五味子、生地黄、白芍、桂枝、牡蛎、阿胶、炙甘草）。实践证明，生脉散、四逆汤抗休克的作用不仅在于升压，还能通过改善微循环、增强心肌收缩力、发挥镇静作用、提高心肌对缺氧的耐受性、降低心肌耗氧量等多重机制协同发挥作用。

3. 单味中药的应用

(1) 独参汤：临床观察发现，休克型肺炎患者经口服人参精 5～10ml/次或红参煎剂，20～30 分钟后血压开始上升，肢端回温，但需要每隔 15～30 分钟给药 1 次，至血压稳定。

实验证实，人参具有适应原样作用，有兴奋下丘脑-垂体-肾上腺系统作用，能增加机体非特异性防御能力，提高机体对高温或低温的耐受力，增强对外邪的抵抗力，调节机体功能，使之趋于正常，有使低血压上升、高血压下降的双向调节作用。

(2) 白附片：具有温补肾阳、振奋心阳、鼓动气血运行的作用，能够使心脾肾之阳气恢复生机，力挽厥脱。临床应用时宜配肉桂以助之，适用于寒厥阳脱。

徐经世在实践中发现，采用中药抢救休克必须注意几个问题：第一，抢救休克必须立足于快，以尽快改善微循环功能，这是取得成功的关键。第二，必须要搞好剂型改革，增加给药途径，以适应抢救的需要。第三，采用中药抢救，一定要打破常规，不可拘泥于 1 天 1 剂，必须日夜连进 2～3 剂，以达到扩张血容量的目的，这样方有可能收到效果。还要注意热药冷服的重要意义，这方面，清代魏之琇和王士雄有案可稽。

二、“化源告竭”言救治

“化源告竭”属危急重症，内科临床以中医药治疗急重症，是当前中西医结合工作中迫需解决的一个重要课题。徐经世用中医治疗大叶性肺炎、上消化道出血、急性菌痢等症，虽治例不多，也有所感触，特别是治疗大叶性肺炎伴虚脱危象，体会颇深。

（一）“化源告竭”的含义

“化源告竭”属中医急症中最严重的病变之一，是指肺不主气，生气之源衰竭的病理变化过程，又称化源欲竭，证属阴虚阳不固，常法仅益阴以配阳，有鞭长莫及之虞。需重用人参固气，使阳能生阴，此乃挽救化源欲绝的重要法则。

徐经世在临床实践中，按其机理对津气欲脱、化源告竭的肺系危症，采取养阴益气、救逆固脱的方法，获效良多。如曾治一患者属痰火壅肺，肺金受刑，以清火泻肺、化痰平喘而防其化源欲绝，方用麻杏石甘汤加鱼腥草、贝母、芦根、冬瓜仁、瓜蒌皮等，以泻热救肺，庶免告竭。方中麻黄小剂量炙用，以镇咳平喘。徐经世指出，化源告竭虽属危急重症，只要审证准确，施治得当，亦可化险为夷，由危转安。

（二）大叶性肺炎伴虚脱危象病案

胡某，男，66岁。入院日期：1975年12月1日。出院日期：1975年12月23日。患者畏寒高热，咳嗽胸痛，时见铁锈色痰，病延五天急诊住院。当时患者呼吸急促，口渴喜饮，舌苔色黄而滑腻，脉象浮数。检查：体温39.6℃，心率82次/min，血压132/84mmHg，心音较低，右肺下叩浊偏低，呼吸减弱，可闻及少许湿性啰音，左侧未闻及异常，伴有轻度脱水；胸部X线检查见右肺有大片均匀致密的阴影。实验室检查示白细胞计数31.3×10^9/L，中性粒细胞升高至80%。鉴于患者住院当天（12月1日）上午已明显诊断，当即讨论决定以中医方案进行治疗。

12月1日：患者年逾六旬，素有咳嗽病史，今正值寒冬，起居失常触感新邪，首犯于肺，以致宣降失职，卫气被遏，症见寒战身热。所谓寒战并非寒象，而是热盛的表现，正如《素问·至真要大论》所说“诸禁鼓栗，如丧神守，皆属于火”的道理。咳嗽，痰色铁锈，苔黄滑腻等症，亦属邪蕴结于肺，伤损肺络。药用鲜竹茹9g，瓜蒌皮12g，石膏60g，川贝母9g，黄芩9g，冬瓜仁12g，银花12g，杏仁9g，连翘9g，芦根30g，甘草3g。日服1帖，连服2剂。加用鱼腥草注射液2ml（肌内注射），每日4次。此外，每日予补液100ml以助支持，纠正脱水。

12月3日：药后患者血压稳定，但体温仍39.5℃，咳喘加剧，痰中加血，舌尖红苔黄腻，脉象浮数。思之乃系肺热壅盛、热伤于阴、宣降失司之象，故当予以麻杏石甘汤加减，以急治其标。药用麻黄3g，杏仁10g，生石膏80g，瓜蒌皮10g，银花12g，蒲公英15g，白条参15g，丝瓜络15g，芦根30g，甘草5g。1日2剂。

12月5日：经用上方，患者体温降至37.5℃，咳喘减轻，但见自汗不止，血压下降至 90/60mmHg 以下，脉搏波动不稳定，呈虚脱危象，故急予独参汤频饮，以扶正救脱。

12 月 6 日：经上述处理，病情趋向好转，自汗渐止，血压为 98/66mmHg，有所回升，体温维持在 37℃上下；舌质尖红腻，苔稍退，脉虚微数。综合脉症，此为气阴两虚余邪未肃之证，治当益气养阴、清热化痰。药用太子参 15g，北沙参 12g，麦冬 9g，瓜蒌皮 12g，川贝母 9g，茯神 12g，黄芩 5g，丝瓜络 12g，芦根 15g，橘红 5g，甘草 3g。日服 1 剂。

12 月 8 日：鉴于患者病情继向好转，故停止补液，并予上方服 1 剂。观察旬日，患者体温恢复正常，血压基本维持在 108/70mmHg，精神亦渐转佳，胸痛痰血均除，胃纳渐振。血常规复查示白细胞计数降为 6.3×10^{9}/L，中性粒细胞为 56%；胸部 X 线检查结果显示，除右肺中叶尚有少许淡薄之阴影遗留，余均正常。又继予中药调理之剂取服数帖，予同月 23 日痊愈出院。

【按】清热解毒、扶正救虚是中医治疗温热病的一般常法，而本例患者证属风温，是由于客邪犯肺，致使肺失宣降，故见咳喘身热等症。在热毒壅盛之时，固然以清热解毒为主，但因肺主宣降，若受邪侵当须宣发，所以在用清热解毒的同时，必须加以宣肺之剂，然宣发之品又当首推麻黄，因此根据病势所趋，本着急治其标的原则，选用麻黄以宣发，同时在治疗中助予补液，起到扶正、祛邪两个方面的作用。可见二诊服用麻杏石甘汤加减，仅服两剂即见收效，说明了肺气失司当需宣发的治疗法则，否则使病邪愈恋愈深，有可出现逆传内闭的危急证候。

至于患者经服用上方后，出现自汗虚脱危象，应并非麻黄之故，麻黄在方中虽以为君，但仅以小剂，取其宣发平喘、引邪外出的作用，之所以出现虚脱危象，主要在于标去本虚，卫阳不固，故当以独参汤（白干参 15g 煎服）方克有济。继以扶正祛邪、调理脾胃之剂，水谷运化通达，则机体功能即可恢复。

大凡温热之病，来势迅速，传变多端，在治疗中当需随症应变。今本例予以中医治疗，如单纯施用汤剂，有感容量不及，同时用药过于苦寒，易伤脾胃，若不以苦寒清热之品，病势甚笃，又焉能祛邪。为避免有些药物口服伤胃，难以坚持，故选用鱼腥草针剂，且收到了很好的效果。鱼腥草具有清热解毒的作用，是治疗肺炎的一味有效草药。据现代药理研究，鱼腥草能提高机体的部分免疫机能，如增强白细胞的吞噬作用，改成注射剂不仅能止肝脏出血，还能止肺部出血。由此可见，目前要搞好中医内科急症的治疗和研究，剂改工作亟待解决，否则将有碍中西医结合工作的开展。

另外，从本例治疗得出了“紧密配合，贵在坚持”的这样一个结论。徐经世从实践中体会到，中西医如配合得不好，往往就会形成“双拼盘”的治疗用药，由此必然将会出现既无法观察中医药对急症的疗效，又很难得出中西医结合的经验，更会增加患者不必要的经济负担。本例能够取得较满意的效果，首要在于中西医的共同协作，其次则归于“坚持”二字。

本例患者接受中医治疗 2 天后，因高热未减，就有提出改弦更张、易换西药的意见，但当时西医同志积极支持，同心协力，结果在中医治疗进入第四天时，患者病趋好转。至于陡见虚脱危象，只要认真对待，严密观察，注意坚持和中医本身敢于实践，终可使患者由危转安，可见中药对急重症的治疗是卓有成效的。

三、农药中毒咽膈麻木失味觉证治

2001 年 12 月 4 日，国医大师徐经世接诊一位姓殷的女性患者，其家住江苏扬州，其以种菜为业，因长期接触农药(杀虫剂)，致使慢性中毒，临床出现口唇、舌体发麻，噎膈，失去味觉，每餐只进流汁少许，大便干燥，睡眠较差，形体渐次消瘦等诸多症状，就地治疗多时无效，故来合肥求治。

接诊时视其舌色少华，气短懒言，苔薄滑，质暗淡，脉缓少力。按症情考之乃湿邪阻滞，脉络不和，脾胃受约，其非内外之因所致。针对症状拟治以醒脾和胃，调和脉络。药取煨葛根25g，姜竹茹10g，远志筒10g，广橘络20g，绿萼梅20g，陈枳壳12g，炒建曲10g，杏仁、桃仁各10g，蒲公英20g，谷芽25g，人中黄10g。

经诊二次，药进旬余，舌苔消退，咽喉麻木有所缓解，大便得畅，唯舌暗瘀滞的征象尚存。故守原方，去建曲、杏仁、桃仁，加丹参15g，石斛15g，煨姜5g。嘱其继进2周，药尽诸症悉除，眠食复常。

【按】本案患者长期使用农药，而未做好防护，毒气由口鼻侵入，日久致使脉络瘀滞，咽膈不仁，失其味觉，而成一种慢性中毒性的体征。从中医文献中难以寻找此类病症和治疗方药，徐经世根据体征，针对性采用醒脾和胃、调和脉络治法，并佐以解毒。方中葛根既有醒脾和胃的作用，又具有解毒之功；蒲公英、人中黄清热解毒。对于此类中毒的治疗，应取以兴奋，而切忌镇静，因为只有兴奋，方可起到调和血脉的作用，达到气血通畅并转向康复的目的。

四、“重舌”治疗感悟

徐经世回忆，在20世纪90年代，时逢孟秋，正值双抢农忙之际，有刘姓男子，30岁，始为咽颈肿痛，状如缠喉风，两天后舌下发生胬肉，疼痛不能进食，数小时肿大，将舌抵至上腭，不能出声，气息短促。闻及徐经世返乡里，夜间前来邀请求治。徐经世观察其症状，证属重舌，由心脾二经积热所致。速作治疗有可转安，以外用冰硼散撒之，内以栀连汤，嘱其当即去附近镇上药铺配方，急予煎服观察，1剂消肿，2剂病去。

【按】“重舌”一症，临床较为少见，但早在殷墟出土的甲骨文上，就有“疾舌”的记载，即指舌体的病变。《黄帝内经》认为“有诸内必形诸外”，五脏六腑与舌有直接或间接的联系，故从生理上说，脏腑精气必荣于舌；就病理而言，脏腑气血病变亦反映于舌。因此，观察舌的病理变化，可以诊察内脏的病变，特别是心脾病变。舌为心苗，而心脾之络落于舌本，故二脏病变的表面体征反映于舌。治疗内服用药，系清代鲍相璈《验方新编》中"栀连汤"，方中取荆芥、紫苏叶、牛蒡子以祛风散积，透热开窍；黄芩、黄连、连翘、栀子、木通等，以苦通积热，引火下行。此乃轻平之品，获得良效，实为愚者千虑，偶有一得。

五、厥证治疗一得

厥者，逆也，气逆则乱，故忽为眩仆脱绝，是名为厥。徐经世认为，此证具体分为热厥、气厥、痰厥、食厥等，统称"厥"，但就其致因不一，临证时要作具体分析，切不可概而论之。治厥者，首先要定性准确，快速用药，方可得到苏解。但急救类中药，要先以备之，否则临时制作，难以达到应急目的。徐经世于厥证治疗颇有心得，今举热、气、痰三厥各一则，其论治用药各顺其道，贵在于"悟"。

（一）气厥

气厥为厥证中的一种，以突然昏倒、不省人事为特征的异态表现，轻者片刻自醒，清醒后一切正常，无后遗症；严重者，也会一厥不醒而导致死亡。主要由平素情绪不遂，突受恼怒，情志过极，气机突然逆乱，升降乖异，气血运行失常，上壅心胸，蒙闭窍隧造成。实者治用开郁，虚者当以回阳。

案例：汪某，女，36岁，巢湖临湖镇农民，1974年9月初诊。患者平素性情急躁，遇事郁闷，突受刺激，以致气机逆乱，壅闭心窍而昏倒不省人事，口噤握拳。诊为肝气上逆，郁滞不畅，脉现弦伏，证属实象，谓之阴闭，急以温通开闭，方用苏合香丸合以通关散吹鼻取嚏而解，后再拟逍遥之剂数帖，药尽恢复如常。后注意心理调节，情绪保持舒畅，移情易性，观察多年未见复发。

【按】本例以通关散（猪牙皂、细辛、麝香）取嚏开窍，由于备之有时，用之及时，故可使患者即刻苏解，再即投苏合香丸（2丸）而复如常。通关散属于外治法，此方源于《丹溪心法附余》篇，药以五味（猪牙皂、细辛、薄荷、苦参、麝香）。现临床常以猪牙皂、细辛即可，因麝香昂贵，一般可以不取，不过可作为备用。药虽简便，根据需要研成细末，装入瓶中密封备用，用时取药少许，用药鼓（传统用法）吹入鼻腔，以取嚏开窍。苏合香丸属于内服法，气厥治需温开，温之则通，投用苏合香丸最宜。考之本方乃源“局方”，既有犀角、朱砂，又有五香（沉香、香附、乳香、木香、麝香），以“香”开闭，芳香辟邪，并用白术、白蜜以匡正气，从而达到邪去正安之效。

（二）热厥（恶性组织细胞增生症）

热厥一证，主见高热，逆传心脑，呈现昏迷，欲挽其势，治需“凉开”，安宫牛黄丸最为切题。徐经世分析，今医者遇有危证以西为先，故少实践，殊不知安宫牛黄丸具有四两之力可拨千斤的神奇功效，热厥更为首选。

案例：高某，女，29 岁，巢湖中庙镇人，1979 年 7 月 18 日来诊。患者怀孕 6 个月时，持续发热数旬，经治未解。时值炎夏，正产后仍高热不退，于省级某家医院检查，拟诊为恶性组织细胞增生症，选用多种药物，热势日趋加重，未及多日则出现神昏谵语，小便失禁，经抢救无效，院方建议安排后事。家属抱一线希望，再三要求中药一试。

察其舌红少津（用勺器打开口腔），脉象细数有力，据其脉症，乃系热久入营，证属中医热厥。治当芳香开窍、透邪外达，急投安宫牛黄丸最为切题。当晚即从安徽中医学院附属医院购买 2 粒安宫牛黄丸，嘱其连夜将 2 丸分 2 次服下。次晨热减神清，小便自主，上午自动出院，来中医院复诊。徐经世要求其继服 2 粒安宫牛黄丸，并拟予益气养阴、清心护营汤剂，煎服 1 周。药用西洋参 10g，嫩青蒿 15g，醋鳖甲 15g，杭麦冬 12g，炒黄芩 10g，炒牡丹皮 10g，鲜生地黄 15g，生石膏 20g，鲜芦根 30g，竹叶卷心 20 片，生甘草 6g。旬日后其家属前来告之，患者已热解病除，饮食渐增，无不适之感，故嘱停药以饮食调之，可望恢复正常。

【按】本案证属热厥，属高热日久，传入营分，故出现昏迷不语、二便失禁等危象。急当凉开，药投安宫牛黄丸，连服 2 丸，收效转安，可见安宫牛黄丸具有醒脑开窍、清热解毒、芳香开郁、透邪外达之功。其出于《温病条辨》，迄今两百多年，药物组成非常精练，全方以 12 味药组成，剂量亦较为严谨，方中多半为清肝泻热和醒脑开窍之品，亦巧用麝香、冰片取走而不守之力，协同诸药，共达病所，合奏全功。

本例所属病证，中西有异，其临床体征要抓住高热这一点，热厥辨证中只要认清热性，选方用药又能切中，则可收到满意效果。徐经世体会，临床实践中运用本方不仅对高热神昏有效，而且可治诸“郁”之热，可说是一方治多病。

（三）痰厥

案例：周某，男，41 岁，合肥人。头痛治疗半月，症状已减，而舌暗不能言，心神恍惚，诊其脉滑大，舌滞而腻厚。此脾太阴病，湿痰阻塞经络，故舌蹇难言，痰蒙清窍，其神昏谵语，当芳香开窍，兼化痰涎。处方：郁金 10g，橘络 6g，清半夏 10g，全蝎 3g，九节菖蒲 6g，制南星 5g，辰砂拌茯神 15g，辰砂拌连心麦冬 9g，川贝 10g，甘草 5g，莲蓬壳 1 个，竹沥 1 小酒杯（冲）、姜汁半酒杯（冲）。

二诊：服方 3 剂，诸症均减，舌调能言，但不甚灵巧，仿上方增损再授。郁金 10g，橘红 15g，清半夏 10g，远志 10g，九节菖蒲 6g，制南星 5g，辰砂拌茯神 15g，辰砂拌连心麦冬 9g，薄荷 3g，甘草 5g，莲蓬壳 1 个，姜汁半酒杯（冲）。

三诊：又进药 4 剂，言语神志如常，唯食不甘味，精神倦怠，脉虚无力，舌苔白滑。此当健脾化痰，2 剂而安。药用白术 12g，清半夏 10g，炒苏子 10g，建曲 10g，潞党参 12g，砂仁 6g，橘红 5g，制南星 5g，炒扁豆 10g，甘草 5g，红枣 3 枚，生姜 3 片。

【按】脾为生痰之源，若平素脾虚，多湿多痰，因恼怒气逆，痰随气升，上闭清窍，则发头痛，舌暗，甚而神昏谵语。治疗用菖蒲郁金汤，意在清热利湿、豁痰开窍；辰砂拌麦冬、辰砂拌茯神为透气分药，能宁心安神、交通心肾；药用莲蓬，取意在通，莲蓬空而多孔，出淤泥而不染，通络除湿，开窍宁神，此乃中医比类用药。二诊时唯语言不清，遂加远志、薄荷等宣通开窍之品。然此方毕竟偏于性凉，故三诊后，脾土不足之象显现，旋即用健脾化痰、培土制水，所谓“治病必求于本”，而治痰回归理脾。正如朱震亨《金匮钩玄》所云“痰之为物，随气升降，无处不到”，《丹溪心法》所云“百病中多有兼痰者，世所不知也”。对痰的治疗，徐经世提出以“二陈”为主，认为“二陈”一身之痰都管治，如要下行，加引下药，在上加引上药，而本例为痰厥郁热于中，又当应变，方可取效。

六、原发性血小板增多症诊疗体会

原发性血小板增多症发病率低，目前研究尚未确定发病原因，认为是一种不明原因血小板异常持续增多的骨髓增生性疾病。其特征是骨髓巨核细胞过度增生，外周血中血小板数量明显增多且伴有质量异常。本病好发于 50～70 岁患者，平均发病年龄约为 60 岁，亦可发生于青少年和婴幼儿。病程一般较缓慢，发病时往往无症状，其主要临床表现为出血和血栓形成，尚无准确有效的治疗方法，多予以骨髓抑制药物，但副作用较大，或针对其出血或血栓形成作对症治疗。徐经世曾接诊一例，专以中药加以调治。

案例：刘某，男，28 岁，2012 年 9 月 6 日初诊。患者体检发现不明原因血小板增多 2 年。刻下自觉手足心灼热，头晕，乏力，偶有手麻木感，纳眠、二便均正常，双目充血，干涩，舌红，苔薄，脉细弦。现服用“拜阿司匹灵 0.1g，每日 1 次”。2012 年 2 月 3 日查血常规示血小板 854×10^9/L，2012 年 7 月 23 日于安徽某医院骨髓穿刺示原发性血小板增多症。徐经世从症状分析，认为系血热内蕴、脉络瘀滞为患，拟清热凉血、活血化瘀为治。药用熟女贞子 15g，旱莲草 15g，干生地黄 18g，杭白芍 30g，炒丹参 15g，杭菊花 15g，紫花地丁 15g，水牛角 6g，石斛 15g，远志 10g，甘草梢 5g。10 剂，水煎服，1 日 1 剂。

二诊（2012 年 10 月 9 日）：病史同前，2012 年 10 月 7 日复查血常规示血小板 996×10^9/L。服上方后，患者手足心灼热、乏力、麻木感均缓解，仍时有头晕，双目干涩，有烧灼感。纳眠可，二便调，舌红，苔薄黄，脉细。按其药后转归情况，拟守原意，药稍更删继以调之，视情况再做斟酌。药用北沙参 20g，熟女贞子 15g，旱莲草 15g，干生地黄 18g，炒牡丹皮 10g，杭菊花 15g，炒川黄连 3g，石斛 15g，水牛角 5g，杭白芍 30g，生甘草 5g，灯心草 3g。10 剂，水煎服，1 日 1 剂。

【按】中医治病首先要探明病机，就“原发性血小板增多症”而论，当属中医“血证”范畴，但证型多样。就出血而言，首当分辨伤在阳络、阴络，《素问·热论》谓“阳络伤则血外溢”“阴络伤则血内溢”，这正指明了病机当分阳旺阴损，以别虚实。“阳旺”为实，“阴损”为虚，虚实有异，治则有别。

有人把本病的病机病因概括为“血瘀”“积聚”等，主要为寒凝、气滞、热邪、肝郁、气虚、阴虚等因素所致。徐经世从脏腑分析，认为此病由心、肝、肾三脏功能紊乱所致。因“血”之造化，以此三脏为主宰，并由脾来统摄，任一脏受损皆可导致“血”的病理变化。转而言之，本病病机病因，应在“增多”之“多”字上着力。从字义上看，“多”者，有余也；从虚实来辨，多者为实，少者为虚，故徐经世认为本病当属“实证”，应从“实”论治。实者当“泻”之，首先要泻其有余。然如何泻，又当在临证时做具体分析，随机应变，切不可套方用药。治法上应以“清”为主，药用甘苦、甘寒、苦寒同伍，以甘补阴，苦而清之，从而达到祛邪不伤正的目的。

所治之例，初诊之时，血小板 854×10^9/L，但除眼目充血外，尚无广泛出血或瘀血之迹象，应是症情平稳阶段；其双目干涩、手足心灼热等明显阴虚内热之象，责其因实致虚；头晕乏力、肢体发麻，乃责之血络瘀滞，气血不畅。处方以犀角地黄汤合二至丸加减，一则凉血清热，一则养阴清热，配伍丹参以活血通络。活血之力又不宜过大，防其出血，丹参炒用即是此意。因其症情尚安，用药上寒热不宜失之偏颇，方中虽有犀角地黄汤之意，但力较平和，嘱服10剂。二诊之时，血常规示血小板为 $996\times10^9/L$，较初诊时偏高，但患者自觉症状减轻，一般情况尚可，所以不必拘泥于实验室检查而有疑虑，药既对症当守方勿替，视其眼目灼热、舌红苔薄黄，原方加北沙参以助养阴，易丹参为牡丹皮，并少用黄连与灯心草以增清热之力。

徐经世不忘叮嘱说，此病病程缓慢，治疗绝非旬日可见功，医患必须意识到这一点，不能操之过急，而致盲目更医换药，使症情更趋复杂。但也要分辨缓急之不同，严重出血或瘀血期应及时对症治疗，以中西医方法配合应用，使病情短期内恢复平稳。

七、狐惑病治案刍议

案例：某女，32岁，未婚，2008年11月6日初诊。患者诉自2005年5月开始出现外阴部溃疡，伴有血尿、蛋白尿、口咽干燥、眼干涩、全身乏力，经治加重。2006年行乳房囊肿、卵巢囊肿切除术，现仍有右肾囊肿。2007年6月又出现口腔溃疡疼痛，反复发作，缠绵难愈。曾经在多家医院检查，西医诊为白塞综合征、子宫内膜异位症、附件炎、宫颈炎等，给予西药激素等治疗，效果不佳，故前来寻求徐经世诊治。

刻下口腔溃疡、外阴溃疡较重，口唇、面部及上肢皮肤有散在的红斑溃疡疼痛，尿频、尿急、小便不畅，乳房胀痛，经前腹痛剧烈，月经量多，有紫红血块，块下痛减，肛门坠胀，便干尿黄，夜寐不安，舌暗淡，苔白滑略黄，脉沉细弦无力。按其病症，中医谓之狐惑，此乃肝肾阴虚、毒热内伏之象，拟予滋养肝肾、清热解毒法为治，拟用解毒滋阴汤。药用北沙参20g，熟女贞子15g，旱莲草15g，覆盆子15g，干生地黄18g，杭白芍20g，石斛15g，蒲公英20g，败酱草15g，合欢皮30g，飞青黛3g，人中黄10g。30剂，水煎服，1日1剂。

方中用北沙参、熟女贞子、旱莲草、干生地黄、杭白芍、石斛滋养肝肾以益先天，即所谓“壮水之主，以制阳光”，且旱莲草、干生地黄还有凉血、散血、清热之功；蒲公英、败酱草、飞青黛、人中黄可清热解毒、疏散风热、杀虫疗疮；覆盆子益肾固精，此因月经量多而用；合欢皮既可镇静安神，又可解郁止痛，是一味多用的良药。诸药合用，共奏滋养肝肾、清热解毒之功。

二诊(2009 年 4 月 9 日)：经治数次，药后患者外阴溃疡已愈，唯近期又出现头晕、头痛、目胀，夜尿频，月经来潮延长，旬日方净，舌暗红，苔薄黄，脉沉细弦。证析如前，而肝郁化火之象较为明显，故在原法上加疏肝泻火之品。方以丹栀逍遥散加减为用。药用杭白芍 20g，柴胡 10g，炒山栀 10g，炒牡丹皮 10g，熟女贞子 15g，天麻 15g，贯众炭 20g，延胡索 15g，覆盆子 15g，蒲公英 20g，合欢皮 30g，人中黄 10g。15 剂，水煎服，1 日 1 剂。

因郁火较重，出现了头晕、头痛等症，为此增加了平镇肝阳、清热泻火之药。杭白芍、熟女贞子滋养肝肾；蒲公英、人中黄清热解毒；柴胡疏肝透邪；炒栀子、炒牡丹皮清热凉血、散瘀除热；天麻平肝息风；延胡索活血理气、解痉止痛；贯众炭既可凉血止血，又可活血化瘀、清热解毒，起到了一药多效的作用，对治疗夹瘀的月经过多更为适宜。

三诊(2010 年 1 月 20 日)：经治数次，患者外阴溃疡一直未见复起，月事也转为正常。时隔数月，因劳累，口腔又出现溃疡疼痛，而且口唇、面部、躯干及上下肢皮肤出现红斑溃疡疼痛，严重时化脓，疲倦乏力，胸闷压痛，舌暗红苔黄腻，脉细弦数。按其病情，治以荆芥解毒汤加减，乃较为切题。药用荆芥 12g，炒黄芩 10g，炒黄连 3g，炒牛蒡子 10g，连翘 10g，野菊花 15g，蒲公英 20g，赤芍 10g，石斛 10g，合欢皮 30g，人中黄 10g，酸枣仁 25g，泽泻 10g，灯心草 3g。15 剂，水煎服，1 日 1 剂。

药用荆芥祛风透邪，配牛蒡子、连翘疏散风热以利咽喉，并有消痈散结之功；《本草纲目》言玄参“滋阴降火，解斑毒，利咽喉，通小便血滞”，本品其性走上，具有解热利咽的作用，与天花粉相配更具有特异之效；合欢皮疏肝解郁、养血安神；赤芍活血化瘀；石斛滋阴、柔养肝肾；酸枣仁养心安神以安五脏；泽泻淡渗利湿而清下窍，引药下行，利不伤阴；灯心草清心利尿，使邪有出路。诸药共奏祛风透邪、清热解毒、安内之功。此诊与以上不同，重在于"惑"，故药以走上，方用荆芥解毒汤为佳。药后随访，溃疡未发，一切颇好，月事也转为正常。

【按】本案为西医所称之白塞综合征，又称口-眼-生殖器三联征，是一种原因不明的以细小血管炎为病理基础的慢性进行性多系统损害疾病，与自身免疫功能紊乱有密切关系。中医谓之"狐惑病"。狐惑病的病名最早出于张仲景《金匮要略·百合狐惑阴阳毒病脉证治》。仲圣指出："狐惑之为病，状如伤寒，默默欲眠，目不得闭，卧起不安，蚀于喉为惑，蚀于阴为狐，不欲饮食，恶闻食臭，其面目乍赤、乍黑、乍白。蚀于上部则声喝，甘草泻心汤主之。"隋代巢元方《诸病源候论·伤寒狐惑论》说："夫狐惑二病者，是喉、阴之为病也。"唐代孙思邈《备急千金要方》指出，本病乃"由温毒使然"，用黄连、佩兰治疗。清代新安医家吴谦所撰《医宗金鉴·狐惑》认为："狐惑，牙疳、下疳等疮之古名也，近时惟以疳呼之。下疳即狐也，蚀烂肛阴；牙疳即惑也，蚀咽腐龈，脱牙穿腮破唇。"指明了狐惑病的病因病机。

然就本例之体征，应从外阴溃疡经久不愈着手。徐经世认为，本病由肝肾阴虚、湿热蕴毒内伏所致，这也与《金匮要略》"湿热虫毒阻滞中焦，下蚀前阴，上扰咽部"之病机吻合，在上者以清热解毒为主，在下者兼利湿渗浊为用。百病从郁而始，狐惑病也是由郁而致，热而生毒，湿热毒邪侵袭皮肉，故皮损肉糜，溃疡经久不愈。本案患者 32 岁，素来体弱，其母去世较早，精神忧郁，由郁而致，不言而喻。

对于狐惑病的治疗，必须首先祛除致病之因，既注重滋养肝肾、清热解毒，标本兼顾，祛除内外之因，并根据患者体质之不同，分别进行辨证论治。狐惑病《金匮要略》用甘草泻心汤治疗，然徐经世分析，本病切不可笼统而论，因为条文中已明确指出，蚀于喉为惑，蚀于前阴或后阴为狐。所以狐惑以湿为因，湿易化热，利于病虫繁殖，故最易腐蚀。如侵犯喉部也非甘草泻心汤所能及，侵之于下则更无力及之，治当祛风透邪，清热解毒。如上下同时出现症状，其治用自拟解毒滋阴汤合荆芥解毒汤同筹，取得了满意的效果。

徐氏解毒滋阴汤是根据六味地黄丸合逍遥散之意加减后而成。六味地黄丸乃滋养肝肾之祖方，立法以肝、肾、脾三阴并补而以肾为主，本方补中有泻，泻中有补，而以补为主。这正符合狐惑病的治疗，需要滋肝肾、泻热毒，故选而用之。逍遥散为肝郁血虚、脾失健运而设，脾虚气弱，统血无权，肝郁血虚，疏泄不利，故女子出现月经不调等症，疏肝解郁为当务之急，而养血柔肝也不可偏废。本方既有柴胡疏肝解郁，又有归、芍养血柔肝，白术、茯苓健脾祛湿，使运化有权、气血有源，甘草调和诸药、缓肝之急，薄荷助柴胡散肝郁之热，如此既补“肝体”，又助“肝用”，气血兼顾，肝脾同治，故为解郁调和肝脾之要方。这也正符合狐惑病从郁而起，需要解郁。全方柔肝肾、养肝血、健脾胃、泻肝火，故而用之。上两方针对狐惑病之病因病机，故以两方加减而成解毒滋阴汤。

三诊时，因症由下传上，外及皮肤，故药随症变，选用清代沈金鳌《沈氏尊生书》之荆芥解毒汤。荆芥解毒汤由荆芥、赤芍、牛蒡子、连翘、玄参、天花粉、桔梗、防风、前胡、甘草等组成，功用是清热解毒、消痈散结、透邪外出，正适合狐惑病症状偏上偏外者使用，故选之而收效。

八、劳淋治案分析

劳淋是淋证的一种，属西医的泌尿系统感染（尿路感染）范畴。中西医治疗各有见长，急性感染控制较易，慢性则难以巩固，覆辙无定，这也是临床尚难解决的问题。徐经世所治一典型案例，疗效满意。

案例：孙某，女，50 岁，工人。据患者介绍，身患慢性肾盂肾炎已有 10 年之久，经常发作，自 1991 年 7 月以来，因急性感染而先后 5 次住院治疗。每次发作均有恶寒发热，严重则体温高达 40℃以上，并见有泛泛欲吐，腰部酸痛、尿频、尿急、尿痛等症，面浮足肿。检查双侧肋腰点、肋脊点压痛(+)，两肾叩击痛(+)，肾 B 超图示右肾分泌排泄功能受损。尿常规示尿蛋白(++),镜检白细胞(+++),脓细胞(++),红细胞(+)。首次入院,按尿培养结果给予敏感抗生素抗感染及支持疗法,病情得以缓解而出院。未愈1年,又见复起,于1992年6月和7月先后2次住院,症情基本如前,尿检大肠埃希菌计数>10^5CFU/ml,经对症处理,好转出院。时隔2个月又复发,住院治疗月余,稍得好转,不到1个月感染又起,血常规检查示白细胞计数1.46×10^3/ml,中性粒细胞80%。肾B超显示双肾弥漫性病变。患者多次住院治疗,症状虽得缓解,但感染越见频繁,已达到一触即发的地步。

1993年3月21日来安徽中医学院第一附属医院门诊求治。徐经世诊视患者呈痛苦面容,呻吟不已,行动不能自主,站立时则欲呕吐,腰部酸痛,以右侧为重,诊脉细弦,舌红少苔,面及下肢轻度浮肿。以四诊所得,徐经世分析其因,系病延日久,肝肾亏虚,气机逆乱,浊邪上干所致。进而言之,本病有虚实之异,实者多责之膀胱湿热,虚者多属肾亏。此例病史多年,显见本虚,正不御邪。治宜益气固元、镇逆和胃、调节气机、清利下窍为务。药取生黄芪30g,姜竹茹10g,杭白芍20g,桑寄生30g,杜仲20g,代赭石12g,酸枣仁30g,凤尾草15g,车前草15g,通草5g,谷芽30g。

经诊2次,药进10剂,症状悉减。B超复查提示双肾大小形态正常,并未见明显损害。按其转归情况,方守原意,药随加减,又进10剂,临床症状基本消除。月余后作肾图复查,示右肾功能正常;尿培养无菌生长。睡眠、饮食均可,生活自理如常。后继予培本以增强机体免疫力,预防疾病复发,故用方既要扶正,又要祛邪。然清利下窍,取用二草(凤尾草、车前草),实为快速之品,可收奇功。

【按】徐经世认为,对本病感染的控制,中西药均有见长之处。在临床上一般施以广谱抗生素,其收效甚速,患者亦易接受。但某些病例,由于长期使用抗生素而产生耐药性,收效不显者亦有见之,若改弦更张投用中药,效果亦不逊色。本例以中药获效,足以说明中医之长。由于本例因病延多年，反复感染，检查示小便长期存在菌落，虽经对症处理，症情有见好转，但不稳定。可见，最根本问题在于病久本虚，抵抗力减退，正不御邪，稍有不慎则一触即发，如单纯求标，不顾其本，固然每治得解，欲求根治，实属不达。应本着缓治其本、急图其标的原则，予以施之而获效。由此可见，本例最终得到恢复，未见覆辙，正是中医治病的优势所在。

徐经世指出，随着医学的不断发展，现代医学与传统医学注重有机的结合。因为自然科学本无区域之分，本应互相渗透、取长补短，最终达到共同提高的目的。特别是中医以整体、宏观的观点去认识人体的内在结构和整体机能的作用，并以此来分析判断人体产生各种疾病的所在病位（多半都是非实质性的定位）。从发展中医的角度来说，要尽快寻求微观问题，首先应借鉴现代医学之长，把宏观与微观融合好，在辨病与辨证结合点上下功夫，以求为我所用，发挥中医的优势，这是中西医有机结合的核心所在。

就对本病防治，中医在长期实践中已经总结出一套比较成熟的经验。如在临床上遇见感染的患者，既从整体考虑，又注重病位症状的反应，同时还需注意发病的季节。如病发于炎夏，患者高热不解，又当分析偏重于暑，还是偏重于湿。偏重于暑者，当需益气清暑，方用人参白虎汤；偏重于湿者，又需化湿清利，药用三仁汤合八正散、猪苓汤之类，意在利湿不伤阴，祛邪不伤正。秋冬入春之际，应按季节主气并结合实际体征，选用方药，一般常以银翘散、柴葛解肌汤、蒿芩清胆汤加清利之剂投之。徐经世指出，只要辨证明确，选方得当，无不立竿见影。对于补虚固本，当务气阴所伤之见症和病位涉及之所在，综合分析，辨证施治，以达到培本增强免疫力的目的。今举案讨论，意在共鸣而升华。

九、运动神经元损伤性疾患病例讨论

运动神经元损伤是累及脊髓和脑部的上、下运动神经元的一组缓慢进行性变性疾病，临床表现不一，但总以肢体功能障碍、肌肉萎缩、震颤并进行性加重为主要症状。西医至今无特效药，而通过中医辨证论治，可使症状得到有效缓解。中医虽无此病名，但其临床表现主要是肌无力及肌萎缩，当属于中医“痿证”范畴；若病程后期出现手足痿废不用、舌肌萎缩、舌强不能言、短气等症状，又可依照“喑痱”进行辨证施治。徐经世依中医辨证诊治数例，均收较满意疗效。

案例1：王某，男，54岁，2012年11月27日初诊。患者1年前出现言语不清，右手肌力下降，进行性加重。刻下言语含混，吐字不清，饮水进食时有呛咳，行动迟缓，右手肌力下降伴轻度萎缩，双手不自主颤动。食纳、二便及睡眠均未见明显改变。平素畏寒明显，舌质紫暗，苔滑腻。脉弦细弱。20年前曾有外伤致颅内出血病史；双肾结石伴肾积水，曾行多次微创手术取石。2012年10月12日，复旦大学附属医院肌电图显示：神经源性病变（前角细胞损害），累及上下肢肌、舌肌。

综合分析，乃属“喑痱”，责之髓脑受损，血脉瘀滞，风痰内扰为患，予以调和气血、化痰开窍为先策。药用煨葛根25g，竹茹10g，远志10g，橘络20g，清半夏12g，炒丹参15g，天麻15g，僵蚕15g，桂枝6g，灵芝10g，炒白芍30g，甘草5g，生姜汁、鲜竹沥汁各一酒杯冲下。

二诊（2013年1月8日）：病史同前，药进15剂，服药期间曾配合针灸治疗，症情明显向好。患者言语较前流畅清晰，右手肌力增加，活动较灵活，双手不自主颤抖明显减轻，进食饮水呛咳减少，纳寐、二便均可。舌质暗红，苔薄滑，脉细弦略缓。按其症情转归，仍予调和气血、化痰通脉为治。药用煨葛根25g，竹茹10g，橘络20g，石斛15g，清半夏12g，炒丹参15g，天麻15g，僵蚕15g，灵芝10g，远志10g，石菖蒲10g。

案例2：路某，女，50岁，2012年9月21日初诊。患者渐进性双手臂发麻，双下肢无力，肌肉酸痛伴胀感，双足下垂，行走困难。近月来小便失禁，纳食可，大便调，舌暗红，苔薄黄略腻，脉细弦。医院神经内科曾考虑诊断多发性神经炎。2011年8月25日肌电图检查示双下肢胫前肌、腓肠肌、股四头肌神经源性病变(考虑前角细胞病变可能);2011年11月17日肌电图示左右胫神经和右腓总神经的运动神经传导速度稍减慢,右腓总神经的远端波幅降低;2011年12月13日腰椎CT示腰3~4椎间盘轻度膨隆,腰椎退行性改变。据其病位体征分析,乃系肝肾亏损,气血阻滞,经络不仁,并以右下肢为重,右属气分,所谓"气不行则血不行"。

证属虚实夹杂,确属于痿证范畴。拟予柔养下元、调和气血为先策。药用煨葛根25g,生黄芪30g,熟女贞子15g,姜竹茹10g,石斛15g,煨益智仁15g,台乌药10g,川续断20g,骨碎补15g,天麻15g,川芎12g,鸡血藤20g,宣木瓜15g,䗪虫10g。10剂,水煎服,1日1剂。

二诊(2012年10月26日):病史同前,患者双下肢无力较前好转,醒后易胀痛,颈后酸痛,间歇性小便失禁,小便前打冷战,肛周坠胀,纳寐尚可,久坐腰部麻木感,舌暗红,苔薄黄,脉弦细略数,双手麻木感。按其药后转归,故守方,药稍更删,继以调之以观疗效。药用生黄芪30g,煨葛根25g,姜竹茹10g,熟女贞子15g,覆盆子15g,远志10g,煨益智仁15g,骨碎补15g,杜仲20g,天麻15g,威灵仙15g,川芎12g,炒白芍30g,桂枝6g,甘草5g。10剂,水煎服,1日1剂。

案例3:王某,男,62岁。2012年12月20日初诊。右侧肢体乏力进行性加重3年余。4个月前于上海某医院确诊为运动神经元损伤综合征,予以醋酸泼尼松片治疗3个月,未见明显效果。刻下右侧肢体功能障碍,左侧肢体乏力,尚无明显功能障碍,偶有右侧耳鸣,饮食尚可,二便调和,眠可,舌暗,苔薄,脉细,活动后气短,睡醒时燥热。按其病变在四肢,而四肢乃属脾肾,因两者为人之本,今失所养,故出现气血失调、运行少力,故导致肌肉萎缩,属痿证范畴。

古书虽有论之,有方所指,但从临床而言少有经验可取,今只得针对证情予以补益气阴、调和气血,取方用药防止偏移,注意协调为宜。药用生黄芪 30g，煨葛根 25g，怀山药 20g，熟女贞子 15g，枸杞子 15g，石斛 15g，灵芝 10g，远志 10g，杭白芍 30g，鸡血藤 20g，竹茹 10g，合欢皮 30g，淮小麦 50g，甘草 5g。10 剂，水煎服，1 日 1 剂。

【按】本病隐匿起病，西医目前对其病因及发病机制尚不明确。近年来，研究者从不同角度进行审证求因，有继承《黄帝内经》"治痿独取阳明"之旨者，认为本病多因脾胃虚弱而起，当责之脾胃受损，运化失常，精微不能输送，故肌肉失于荣养；或言中气不足、清阳下陷所成；有以"肝主筋而藏血，脾主肌肉为后天生化之源，肾主骨而藏精，为先天之本"立论者，认为肌肉瞤动、痿废，筋骨不用，乃脾肾之本亏虚，虚风内动之象；有从奇经论治者，言其系奇经阴精不足，八脉亏虚，经脉、五脏六腑皆失其养，筋骨肌肉失其濡养而痿废；亦有从"络病"着手，言体虚日久，毒邪内侵，瘀血停滞于络脉而成络病，多因久病络脉瘀滞而引起，虚损、邪毒、瘀血客于络脉，败坏形体而变生诸症。大都认为本病多为虚证，或虚实夹杂，临床所见确是如此，但其病机病因又非唯一，常错杂相兼，临证尤需审慎。

徐经世认为，就以上具体病例而言，虽病证相似，可概以运动神经元损伤为治，但其所致之因，各有不同，需因其起病之因、进展阶段之不同，具体论治。他分析说，首例患者言语欠清、双手颤动，示有风痰袭扰之征，首以化痰开窍，但以其颅脑外伤旧史，脑髓受损是其根源所在，又需顾及其多次因双肾结石、积水手术之损伤，俟其症情稳定，仍需益养肝肾、充髓益脑。配合针刺治疗，亦是治疗取效之助，正气既充，辅以针刺，疏通气血之力更胜，但不能徒以刺灸，防其耗损而增他变。案例 2、案例 3 之治，补益气阴，柔养肝肾，佐以调和气血，是其常法。徐经世指出，辨证施治虽能使其临床症状表现得以改善，但是否可使其受损之神经元恢复，仍需寻求最佳诊疗方案。

十、ICU 重症诊治体验

徐经世曾被邀去省级某医院 ICU（重症监护室）会诊一位重症患者。

患者是一位59岁的女性，住院时被诊断为“吉兰-巴雷综合征”（一种严重的神经系统病变，会造成患者瘫痪）。诊视患者已经出现四肢瘫痪，呼吸困难，依靠呼吸机维持4个多月，并且一直通过鼻饲半流食，医院曾多次使用丙球蛋白、激素及抗生素治疗，但始终不能脱离呼吸机，并反复出现肺部感染。

徐经世分析，患者精神衰惫，不能自主呼吸，属于肺气不足；咳嗽频频，而痰黏稠难以咯出，是病久气阴两伤，痰浊胶着所致；其舌质偏红，苔薄黄腻，脉象虚数不齐，更佐证了气阴两虚、痰浊阻肺的病证分析。所以采用益气养阴、清化痰浊的治法，仿生脉散合甘桔汤加减。处方如下：西洋参10g，杭麦冬12g，蜜远志10g，炙桔梗10g，广橘络20g，竹茹10g，芦根15g，薏苡仁30g，荸荠3枚，鲜竹沥2支。嘱患者连服10天。

徐经世指出，治疗此类患者要认识到，病情越重，用药反而要轻，因为多脏器功能低下受不了大剂的攻补，只能用轻灵之品缓缓图之，前提是要认准病机。这个患者始终不能脱离呼吸机，舌红，苔腻，脉虚数，其主要病机是气阴两虚，化源不足，肺失肃降，痰浊壅塞，自主呼吸少力，故需借助外界之力以缓解呼吸障碍，所以只有通过益气养阴、滋养化源、清化痰浊，提高其自主呼吸能力，方可出现转机。

10剂药用完，患者家属反馈说，患者精神和体力都比之前有好转，但仍有很多黏痰咯吐不爽快，并拍摄舌苔照片传来，仍见舌红，苔薄黄腻。徐经世嘱其原方去薏苡仁，加瓜蒌皮12g，连翘9g，再服10剂。三诊时，患者精神状态明显好转，已能间歇性脱离呼吸机自主呼吸，四肢肌力增加，黏痰减少，但是出汗偏多，舌红少苔。原方去瓜蒌皮、连翘，加炒桑叶10g，浮小麦50g，糯稻根30g，清营敛汗。前后调治月余，患者终于成功脱离呼吸机，拔掉鼻饲管，离开ICU，转入普通病房进行康复治疗。

徐经世辨治ICU重症显示奇效者不止此例，曾有一位82岁的老人，因“慢性心功能不全急性加重”收住ICU，当时神志昏迷，持续高热达

39.5℃左右，被诊为肺部感染、吸入性肺炎伴低氧血症，给予哌拉西林/舒巴坦、替考拉宁等多种抗生素联合抗感染治疗，退热效果不佳。徐经世认为其乃热侵肺肝，故予以羚羊角粉鼻饲，每日 2 包，用药 2 日后高热即退，且未再复发。

第三节　肿瘤积聚癥瘕治疗经验

肿瘤一病，从中医角度分析，多属“癥瘕”“积聚”范畴，“噎膈”“乳岩”“瘤”“肠蕈”等病症亦包含其内，其治法用药不外乎活血化瘀、散结消癥、清热解毒、扶正培本等诸法。

但从古今医家对肿瘤疾病的论治资料来看，其争论的焦点主要在“扶正”与“祛邪”两个问题上，如清代徐大椿评《临证指南医案·噎膈反胃》云：“不知噎膈之症，必有瘀血顽痰逆气，阻隔胃气。其已成者，百无一治。其未成者，用消瘀祛痰降气之药，或可望其通利；若用人参，虽或一时精气稍旺，而病根益深，永无愈期矣！”近代一些医家亦基于“毒邪内存”及“瘀毒阻滞”理论，而强调以“祛邪攻毒”之法为治。

反之，清代沈金鳌《沈氏尊生书》则载：“若积之既成，又当调荣养卫，扶胃健脾，使元气旺，而间进以去病之剂，从容调理，俾其自化，夫然后病去而人亦不伤。”首届国医大师何任更是提出“不断扶正，适时攻邪，随证治之”治疗肿瘤的十二字法则。

通过多年临床实践，徐经世认为，“扶正”一法确为中医治疗本病的关键，然如何扶正的问题，又须因人、因病而异。扶正不等于蛮补，要根据临床实际，具体分析，既要看到整体，又要注重局部，权衡缓急，掌握病情虚实、寒热的演变，适时调整脏腑功能，这才能最终达到扶正祛邪的目的。

徐经世强调，中医治疗肿瘤的着重点应放在肿瘤术后和恶性肿瘤中晚期，用中医疗法可以减轻患者病痛，改善生存质量，并在一定程度上控制肿瘤的进一步发展，延长患者生命。其临床治疗肿瘤患者时，注重脏腑生理功能的协调，使得“阴平阳秘”，只有正常的生理功能恢复，才能更好地祛病。徐经世治疗肿瘤术后患者，皆根据患者自身阴阳气血、寒热虚实的实际状况，纠其所偏，而不是一味用活血化瘀、软坚散结、清热解毒等法以攻伐；亦不专倚四君汤、四物汤、参芪、龟鹿之类以妄补，而是兼用小金丹、犀黄丸以泻实。术后患者正气已虚，滥施清解，必会伤正，更不可能达到患者想要的效果，这样患者就会对中医失去信心。

但不论是扶正还是祛邪，皆处处顾及脾胃的运化功能，因脾胃为后天之本，生命之根，十二经气机升降变化，都以中气为中心，故临床辨治疾病，重点在于图治中气，使其复原，则气机升降正常，阴阳平衡，病可获愈，正如明代新安御医徐春甫《古今医统大全》所言“调理脾胃，以安五脏”，也如明代张介宾《景岳全书·论治脾胃》所述“善治脾者，能调五脏，即所以治脾胃也，能治脾胃，而使食进胃强，即所以安五脏也”，肿瘤之证亦不出其右。

一、“扶正祛邪”论治肿瘤

（一）扶正祛邪合法则

1. 五脏六腑须权衡

人体之五脏六腑是一个有机的整体，因此在肿瘤的诊治过程中，正确权衡相互之间的关系，分清轻重主次，亦是治疗取效的关键所在。徐经世认为，五脏六腑之中尤以脾胃为重中之重。盖坤土为万物之母，四运之轴，五脏之中心，脾胃健旺，可以权衡五脏，灌溉四旁，生心营，养肺气，柔肝血，填肾精。

明代张介宾《景岳全书·论脾胃》说：“凡先天之有不足者，但得后天培养之力，则补天之功亦可居其强半。”明代周之干《慎斋遗书》说：“诸病不愈，必寻到脾胃之中，方无一失。”明代新安医家吴崐《医方考》亦指出：“若治杂证者，宜以脾胃为主。”

肿瘤的病理演变，往往不是脾胃直接受纳，就是他脏所累及，其之所见症状，常兼有纳谷不香、胃脘痛胀、大便稀溏或干燥秘结等，故此时当先着治于脾，使胃之受纳消化功能修复，尔后才能得顺投药，方可发挥中药的治疗作用。

2. 重视扶正，尤重培护中气

近年来肿瘤的发病率明显增加，手术虽为去除肿瘤病灶的最主要方法之一，但手术本身对人体也有较大的损伤。肿瘤术后患者多表现为体质虚弱，体力下降，不思饮食，焦虑失眠等症状。对于此类患者，徐经世在诊治方面具有独到之处。考之手术、肿瘤毒邪等因素，可以导致气阴两伤，脾胃受损，心神受扰，致使中州不和，而呈现出正衰或邪盛之势。

徐经世认为，术后无需再用猛峻之剂攻伐，而宜用扶正安中的方法，以助患者脏腑调和，阴阳平衡，从而达到“正气存内，邪不可干”的状态，其功效同放化疗，可视为“中医放化疗”。与之相比，西医化疗虽可杀死部分肿瘤细胞，但同时破坏了人体自身清除肿瘤细胞的能力，副作用很大，患者亦无法耐受。

中医治病并非单纯从病位考虑，而是从整体出发，调理内环境，增强机体的抵抗力，既可治病患者，又能延年益寿，所以如何使邪去正安，处于常态，当有赖于脾胃肝胆的功能调和与健全，故徐经世尤为推崇“安中”之法。

脾为后天之本，生化之源，灌四旁，主运津液与输布水谷精微，充足先天，供养机体，故培护脾胃，使正气内存，乃为关键。培护脾胃，首要为“中气”。近代彭子益《圆运动的古中医学》提出“人与天地圆融相参”的论点，认为“人身中气如轴，四维如轮，轴运轮行，轮运轴灵”，指出“人身上下左右俱病，不治上下左右，只治中气”，治病强调“中气”。

徐经世认为，中气者，脾胃二经中间之气也，而人身之十二经气机升降变化，皆以中气为轴心。中气可以反映脾胃功能的强弱与协调，以和则安，因此临证识辨当注于“中”，使升降平衡，病转为安，可谓安中是为祛邪，邪祛则正安，故提出“安中”观点。

3. 随证化裁，首当顾护脾胃

至于如何调理脾胃，徐经世提出了自己独到的见解。一要掌握证治规律，依据脾胃生理特性，遵照理脾守东垣，和胃效天士之旨，在临床治疗过程中掌握补不峻补，温燥适度，益脾重理气，养胃用甘平的原则；二要掌握方药选择，治疗用药盖不能克伐太过，有伤脾胃，又要适度掌握方药配伍及剂量大小，针对不同病情，因人而异，因时而异，因地而异，常以平和多效方药，并采用双向调节，使脾胃升降平衡，五脏随之而安。

同样，徐经世在治疗肿瘤时，每以扶正安中为先。然补气不唯四君，补血不任四物，重在调整五脏六腑之功能，而五脏六腑之中，尤以脾胃的功能最为关键。肿瘤手术及放化疗后，每见有纳呆、腹泻、呕吐、腹胀等脾胃受损之象，故但先调其脾胃，方可言之扶正。调理脾胃，却非仅以四君子汤、归脾汤、补中益气汤等，若湿阻则重以宣化，气滞则先以理气，阴伤则须甘寒养阴，唯有气弱方可进以人参、黄芪大补中气。

若言治本病，徐经世认为对肝的调理亦为必要，因肿瘤患者，每有忧思惊恐过度而致肝郁，此即由病而郁，医者须及时予以调治，切不可再因郁而致他患，务必使肝条脾健，制木安中。

徐经世用药取旨醇正，每以轻灵变通，不伤正气为度，因势引导，每以发挥机体抗病力为要点，和缓治之，并提出治疗要时刻顾护脾胃，轻药重用效佳，养胃和阴重养护，补益胃气用甘味，以甘味之药调补，而随证化裁，不拘一格，仿意用之，每每收效。

脾胃虚弱，随时为病，随病制方。其用药不仅重视补气、补血、滋阴、壮阳、益精、生津，还需注意其体内之所偏，详察病情，谨守病机，分气血，辨寒热，知开阖，分缓急，别脏腑。

一般说来，气虚者以补气为主重在健脾益气，徐经世常用药物为生黄芪、炒白术、茯苓、当归、陈皮、杭白芍、桂枝、麦冬、五味子、防风、炙甘草等；血虚者以补血为主，重在补脾益肝肾，常用药物为怀山药、熟地黄、阿胶等；阴虚者以养阴为主，重在滋养肝肾，常用药物为枸杞子、杭菊花、生地黄、怀山药、山茱萸、炒牡丹皮、泽泻、石斛等；阳虚者以温阳为主，重在温补肾阳，常用药物为补骨脂、菟丝子、淫羊藿、巴戟天、肉苁蓉等；痰湿者以化痰为主，重在健脾利湿，常用药物为党参、清半夏、扁豆、砂仁、莱菔子、紫苏子等；湿热者则以分消湿热、清泻伏火为原则，常用药物为藿香、栀子、石膏、龙胆草、茵陈、大黄等；气郁者宜疏肝解郁，安神定志，常用药物为淮小麦、炙甘草、柴胡、枳壳、制香附、绿萼梅、合欢皮、酸枣仁、佛手、延胡索、川楝子等。

（二）选方用药巧揆度

徐经世常谓“医乃仁术，身心性命攸关”，故其用药，细极微芒，斟酌尽善，尤其是药对之宜，生制之异，唯求协同以增其效，制约以矫其偏颇。观其处方，每于证后提示病机，明申其法，据证投药，又于每证后加“宜”“拟”“仿”等之语，从不轻易用“主之”之语，寓有斟酌之意。

肿瘤大多属于疑难杂症，多缠绵难愈，或因病邪峻厉，或因正气不支，或因症情复杂，宿疾而兼新病，内伤而兼外感，寒热错杂，虚实互见，多种因素，凑合而成。徐经世认为，病因、病机主要应从中医辨证施治出发，而不能局限于西医诊断之某种肿瘤之病名，应联系临床实际抓住主要病机进行分析，强调分型合理、立法严谨、辨证清晰，处方用药融入自己独特的经验，将多种治疗方法有机结合，充分体现中医治疗肿瘤的特点和“秘要”之所在，即针对不同的情况，采取灵活多变的治疗对策。诚如喻昌所言“病千变，药亦千变”，但这个“变”绝不是漫无边际地乱变，而是要有“准则”，是“万变不离其宗”。

针对肿瘤选方用药，因肿瘤大多病势缠绵，治疗切不可操之过急，只要辨证不误，治疗方向正确，方药能切中病机与病位，就不必轻易改弦更张，而应守法守方，缓以图之。正如前贤岳美中所言，若病情相对稳定不变，审证既确，守方勿替，是不悖于辨证论治的。

徐经世鉴于肿瘤病因病机复杂，在治疗中往往能超越常规，另辟蹊径，取以“兼备”及“反佐”，正如古人有“假兼备以奇中，借和平而藏妙”之说，所谓“反佐”一法，即是上病取下、下病取上、左病治右、右病治左、欲升先降、欲降先升等等，都是反佐法的具体运用规律。实是反治的发展，名异实同，是一种更具艺术性的配伍应用方法。治疗时往往尚需别开生面，有一方一病、一病多方、一方多病的治疗用药，而且在遣用药物及其用量时既要到位，又不过位，要配合得宜，主辅佐使结构缜密，则不难取到以少胜多、一药多效的作用。

但要达到运用自如、得心应手之境界，徐经世认为，在临证时必须察细析疑，一丝不苟，对疾病的认识不但要了解现在的症状，还要顾及过去的症状，更要预测其发展及转归，这样才能在立法选方及用药时做到主次分明，既击中本质又顾及现象。

经统计，徐经世治疗肿瘤常用药物有灵芝、仙鹤草、无花果、杏桃仁、丹参、太子参、西洋参、石斛、黄芪、女贞子、白花蛇舌草、半枝莲、山慈菇、䗪虫、炮山甲、马齿苋、鱼腥草、蒲公英、薏苡仁、山豆根、甘青果、麝香、冰片、沉香、蜀羊泉等。

徐经世在临证中，不仅注重肿瘤所涉及的具体脏腑，而且常须根据药物特定的药性和归经而灵活选药施用。如癌瘤在肺者，常选用芦根、杏桃仁、桔梗、浙贝、鱼腥草、山豆根、三七等；在胃肠者，常用半枝莲、蒲公英、薏苡仁、马齿苋、三七、五谷虫等；在肝者，常用丹参、山慈菇、白花蛇舌草、鳖甲、䗪虫等；在胆胰者，常用山慈菇、丹参、制大黄、茵陈、竹茹等；治乳腺，用蒲公英、炮穿山甲、瓜蒌仁、荔枝核；鼻咽用山豆根、青果、桔梗等。

此外，徐经世在治疗癌症疾患中发现，很多患者在接受现代医学化疗和放射治疗后，出现气阴两伤或阴虚内热，对朱震亨“阳常有余，阴常不足”和张介宾“阳非有余，阴常不足”的观点感悟颇深，故临证时尤重于顾护阴液，不主张以毒攻毒之法，培护脾胃使正气内存，乃为治疗关键。

肿瘤患者化疗后，脾胃阴虚者治宜甘寒滋润，徐经世常用药如天花粉、葛根、五味子、山药、石斛、麦冬、沙参、玉竹、莲肉、扁豆、甘草、糯米等。脾主升，胃主降，脾得阳始运，胃得阴始和。甘味补中，故以甘温之剂运其气，辛甘之剂助其阳，甘寒之剂滋其液，酸甘之剂化其阴。同时滋阴切防滞腻，即使是胃阴虚证用阴药也只宜清补、平补，忌用滋腻之剂。徐经世喜用沙参、麦冬、石斛、玉竹、扁豆、粳米之属，补而不腻。同时，还须避香燥耗阴和消导苦寒之品，常用熟地黄拌砂仁，及黄柏、陈皮等，以防滋腻伤中。

（三）辨证食疗有章法

食疗治病、补虚扶正乃徐经世辨证治疗之特色，侧重饮食调摄，藉谷、肉、粱、蔬以分类治病补虚。食养补虚扶正气，调气和中重平衡。饮食疗法为增强体质、提高免疫功能、预防保健、治疗疾病的重要方法。

肿瘤患者宜辨证施护、辨证食疗，其临证以灵芝、西洋参为肿瘤患者益气养阴之佳品。放化疗后体质阴虚，虚热内生者则以甲鱼、海参、鸭肫之辈为治，阳虚胃冷则以羊肉、牛肉、红枣、煨姜之属食之。肥胖者多吃海带，用其煮汤又有护胃之功，尤其对肿瘤正虚久病者适宜。

徐老提倡善用食疗治疾，食疗治病无毒药之害，如直肠癌宜饮蚌肉汤、大肠汤；肺癌应进淡菜、石决明肉；放化疗后食养用炒米花、肉苁蓉以和胃益气；肾癌酌饮腰子汤、黑鱼汤、山药薏苡仁汤益肾气之虚。简便易行，既能防病，又能治病，注重调整饮食食谱，讲究营养食疗，贵在药食养护，以达防病祛疾、康复保健之效。

二、扶正安中治疗消化道肿瘤

（一）胰腺癌改善症状调脾胃

胰腺癌是消化系统常见的肿瘤之一，其恶性程度较高，临床上许多早期胰腺癌患者缺乏特异性症状和体征，此时很难仅依靠中医辨证论治来指导临床实践，必须结合中医辨病论治，通过对疾病形成的核心病机进行分析，从而针对其核心病机来拟方用药。

胰腺癌发展到晚期，由于邪正交争，精气渐夺，多呈现出邪盛正虚、虚实夹杂的局面，特别是胰腺癌晚期患者常伴有发热、腹痛、腹胀纳差、黄疸等主要表现，这些症状不仅影响了患者的生活质量，而且严重阻碍了胰腺癌治疗的进程，此时若一味地关注癌瘤本身，则对于疾病的预后百害而无一利，故徐经世往往从横向出发，坚持辨证论治为主，依症施治，以改善和缓解全身症状，使晚期胰腺癌患者不断恶化的病情得到扭转，以稳定病情，延长生命。

但在晚期胰腺癌中，其临床证候多错综复杂，而各证型又相兼为患，故在具体治疗时，必须在诸多复杂的临床证候中准确把握其核心病机，针对其核心病机的主次矛盾来指导用药，而不是单纯地依症施治。

徐经世认为，晚期胰腺癌邪正交争激烈，病情进展迅速，患者多呈现邪盛正虚、正不御邪的局面，加之手术及放化疗综合治疗后，患者多处于风烛残年之境，故对晚期患者的治疗首务在于扶正培本。

然如何扶正施补，徐经世认为，胰腺癌患者每见有腹胀纳差、呕吐、腹泻等脾胃直接受累的表现，故先调其脾胃，方可言之扶正。临床常以黄芪、太子参、白术、灵芝等补中益气；陈皮、半夏、枳壳、厚朴、绿萼梅、苍术、砂仁等以理气燥湿，降逆和胃；石斛、白芍、枸杞子、麦冬、北沙参等以养阴益胃；若脾损及肾，少阴寒象初现，则又可予煨姜、吴茱萸、桂枝、益智仁、干姜等温肾暖脾，补先天以益后天。

（二）胃癌健运脾胃为大法

胃癌的发病率有逐年上升的趋势，目前临床多用手术切除结合化疗抑制或杀灭肿瘤细胞。但在临床上，前来就诊者大多已是中晚期患者，有的甚至失去了手术及放、化疗的机会。而中医药治疗对手术患者具有促进机体恢复、预防复发的作用，对放、化疗患者，能够减轻毒副作用、增加放化疗敏感性，并提高晚期患者生活质量，延缓肿瘤进程，延长患者生命，从而改善全身状况，调动机体的抗癌能力。

徐经世认为，胃癌的发生与发展与正气的强弱密不可分。正如

《黄帝内经》所谓“壮人无积，虚人则有之”，正气的强弱、体质因素与肿瘤发生有着密切的关系，而人之正气强弱关键在于脾胃。因脾胃为后天之本，气血生化之源，故健运脾胃、扶正安中是治疗胃癌的根本大法之一。晚期胃癌患者因癌毒久侵，加之放、化疗的毒副作用以致脾胃受损，纳运失健，气机升降功能失职，湿浊内生，故多数患者表现有神疲乏力、食欲不振、少气懒言、脘腹胀满、面色萎黄、消瘦、大便溏等脾胃虚弱症状。

胃癌的病变部位多涉及脾胃，亦与肝胆相关，病久及肾，更易因进食量的减少、消化吸收的障碍，导致人体的消瘦与虚弱，所以健运脾胃、扶正安中尤显重要。西医学亦证明，许多健脾益气药物有提高人体免疫功能和自然修复能力的作用，有利于抑制肿瘤的生长，改善患者的体质，促进康复，延长生存期。

三、从肝脾肾扶正调郁论治恶性肿瘤

（一）毒邪之伤，抑木扶土

临床上肿瘤病患愈发多见，其致病病机病因繁多，在徐经世来看，病由肝起者不乏其数，诸如恶性淋巴瘤、乳腺恶性肿瘤、腮腺肿瘤、甲状腺恶性肿瘤等，皆因肝气郁滞，气血不调，生痰浊瘀聚而为瘤。再者，肿瘤患者每有忧思惊恐之患，常郁而为病，故其论治肿瘤疾患每从调治肝郁入手，而非一味攻伐祛邪，时时顾及正气的强弱。

如一结肠恶性肿瘤患者，经手术切除治疗后，大便次数增多，多时每日可见 10 余次，他医予以健脾、燥湿、升清止泻、益脾固肾等诸多方法，药服 60 余剂而腹泻未见停止。徐经世诊视，其平素急躁易怒、忧郁不悦，加之罹患恶疾，情志不遂，郁而为病，故宗痛泻要方之意，抑木扶土，药服 20 余剂而腹泻渐止。

徐经世对于恶性肿瘤的治疗，非常注重脾胃的调治，因肿瘤患者经过手术、化疗及放疗等治疗后，每能损伤脾胃而见纳谷不香、恶心呕吐、胃脘胀痛、大便溏稀等症，故此时必当先着眼于脾胃的护卫，使胃受纳，

消化功能修复，即能应时投药，发挥中药的治疗作用。何况肿瘤患者，每见有郁的问题，木郁克土，则脾胃纳运功能失健，此时如一味施用清热解毒、软坚散结之品，必更伤脾胃，而使土虚木枯。此即张仲景《金匮要略》所谓“见肝之病，知肝传脾，当先实脾”。

临床治疗，徐经世仿先贤逍遥散、越鞠丸等方剂，务必使肝气调达，脾胃健运，肝脾和谐，则正气旺盛，精神愉悦，方是治疗肿瘤疾患的关键。

（二）瘤后正伤，圆木和土

恶性肿瘤多以手术切除为主要治疗方法，术后多见有正虚之象，不外乎气虚、血亏、阴伤、阳弱数端。世人皆知以四君子汤治一切气虚之证，以四物汤补阴益血，然单纯以补益之法，多难获良效。

究其因，清代李中梓《医宗必读·古今元气不同论》曰：“用古方疗今病，譬之拆旧料改新房，不再经匠氏之手，其可用乎？”当今之人或养尊处优，动则人参、大枣、桂圆以自补，或工作、生活压力强迫而致精神紧张难缓，或痴迷于夜间各种活动常至子丑之时，甚则通宵达旦，徐经世有察于古今生活方式之不同，故言临床诸多疾病都蕴含“郁”之问题。

肿瘤术后患者，虽每见正气虚损之象，但肝气郁滞必寓于其中，盖因肿瘤患者每有忧思惊恐过度而致肝郁，肝郁则气滞，气滞则一身气血失调，阴阳失和而诸病群起，此即张介宾所谓“因病而郁，因郁而病”，故要求医者当须识此，且及时予以调治，切不可再因郁而致他患。

就治疗而言，肿瘤术后患者扶助正气固为重要，但从何入手，才是问题关键。徐经世认为，“正”即人体的正气，也谓之真气，是生命功能的总称，但相对病邪来说，是指人体的抗病能力。如具体而言，人之五脏六腑和奇恒之腑的精神气血、营卫、津液、元阴元阳、经络运行等，均为“正气”范畴，如何使其保持平衡，处于常态，常有赖于脾胃和肝胆。因脾为后天之本，为生化之源，以灌四旁，主运津液与输布水谷精微，充足先天，供养机体，故培护脾胃，方能使正气内存；肝主一身之里，人身气血调和则正气内守，故圆木和土方为解决问题的关键。

徐经世曾根据这一病症特点，自拟一方调治肿瘤术后患者，药用生黄芪、仙鹤草、怀山药、橘络、石斛、灵芝等，以健运脾胃、益气养阴；绿萼梅、无花果、酸枣仁、谷芽、姜竹茹等，以调达木郁、悦心安神。本方药平淡无奇，简而不繁，治养结合，紧慢有序，在方药配伍上真可谓用心良苦，切中病机，收效可见。

（三）瘤久阴伤，滋水涵木

中医学理论认为，肿瘤疾病的形成有责于痰结、湿聚、气阻、血瘀、郁热等因素，但不论是何因，本病的最终归宿乃气耗阴伤，故徐经世指出，肿瘤疾病发展到后期每见津液受损、气阴两伤之象。的确，从临床实际来看，许多肿瘤患者在经放、化疗等内科治疗后，出现口舌干苦、五心烦热、失眠多梦、烦躁易怒、夜间盗汗等诸多阴伤证候，而从脏腑论治，此诸多征象皆有责于肝肾。盖肿瘤患者每多兼郁，郁久化热，热灼津液而见阴虚火盛之象。清代新安医家叶天士《临证指南医案·郁》曰："郁则气滞，气滞久则必化热，热郁则津液耗而不流，升降之机失度，初伤气分，久延血分。"

徐经世针对本病的征象特点，常以滋水涵木之法应对之，药用淮小麦、杭白芍、杭麦冬、石斛、熟女贞子、旱莲草、干枸杞子等凉润灵动之品，以滋水涵木、清养肝肾；另予合欢皮、郁金、绿萼梅、竹茹等甘平微辛之品，以宣达肝气，而非香附、川芎、柴胡等辛香燥烈以伤肝阴。此细微之处，徐经世每多顾及，且视其具体情况而灵活加减，做到"病千变，药亦千变"。

四、"母子三法"论治肺癌

肺癌是严重威胁人类生命健康的恶性肿瘤之一，中医药对肺癌的治疗有独特优势。徐经世擅长治疗疑难杂症，对肺癌的诊治也有独到见解和丰富的临床经验。目前早期肺癌的治疗以手术切除为最佳选择，部分辅以放、化疗，中晚期治疗则以放、化疗为主。临床上多数患者在确诊时已属中晚期，失去了手术机会，又有相当一部分患者不能耐受放、化疗的不良反应，求助于中医药调治已成为越来越多患者的要求。徐经世强调，肺癌属临床疑难杂症之一，要发挥中医药的作用就需要先从中医角度去认识肺癌的病因病机，然后提出诊疗方案，方可有效地缓解病患的痛苦，使病情趋于稳定从而延长生命。

（一）肺癌形成，本虚标实

徐经世分析，肺癌的形成多因正气内虚，且尤以气阴两虚为多见。这是由肺的生理特性所决定的，肺为华盖之脏，主司呼吸，其性娇嫩，易受邪侵。烟毒为公认的首要致病因素，且“烟为辛热之魁”，烟毒随气入肺，邪毒蕴积，耗气伤阴，易生癌变。肺失清肃，则出现咳喘及咯血等症状。此外，肺结核、慢性支气管炎等病都会耗伤肺之气阴，也是使肺癌变的因素。

女性少有烟毒却也患肺癌，则多是由气郁伤肺所致。“郁”虽有多种，气郁为首，且先犯于肺，同时女性的生理特征易生气伤情，情志抑郁，由木刑金，肺失其清肃则致气血瘀结，胶结日久转化癌变，可认为是女性肺癌之因。

正如《素问·通评虚实论》“气虚者肺虚也”之言，提示肺气一旦虚弱则无力通降，进而影响整体气机循环，因虚而得病。此乃因虚致实，邪实在肺，全身属虚，凡积聚性疾病多因痰浊和血脉瘀阻而形成。如从阴阳角度来看，是由阳不化气、阴不成形所致。肺癌的形成，徐经世从临床分析，多呈现出气阴两虚、本虚标实之势，且与肝、脾有着紧密关系。

（二）治求母子，三法论治

徐经世强调，治疗肺癌不得以肺治肺，而需谨慎地从肝、脾和肾着手，以求达到协调和制化的目标，使肺之功能得到改善和修复。中医治疗方法有“子病求母”或“母病求子”的说法，用五行学说来解析即可明知。

徐经世强调，肺为金，其母为土（脾），而生化之源赖于脾，一旦产生病理变化即需求母。临床的“培土生金”和“滋养化源”就是子病求母的一种常法。明代陈士铎《石室秘录》言：“治肺之法，正治甚难，当转治以脾，脾气有养，则土自生金，咳嗽自已。”明代李中梓《医宗必读》也提到“脾有生肺之能……土旺而金生”，这都是以补脾而达到疗肺之目的的论述。况且脾为后天之本，乃气血生化之源，其位居中焦，又为五脏气机升降之枢纽，肺居其上，所主之气来源于脾，肺又有“通调水道，下输膀胱，水精四布，五经并行”的水液代谢作用，可见脾土所化的精气首先充养于肺，金受土养方能化水下降，泽及百脉。

同时，这里也涵盖着肺与肾的母子关系，滋肾水以养肝木也可防止木火刑金，正是母病求子。肝为五脏之动力，主条达，有制化作用，一旦失其条达，上刑于肺，中克于脾，下制肾水，可出现诸多不同病理表现，故治肺也要着力于肝。由此可见肺之为病，求之于脾、肝、肾，以达到平衡为上策。

就此徐经世提出以下论治三法。

1. 治脾之法——益气健脾，培土生金

徐经世此法意在健脾以治肺，培土以生金，这是治肺系疾病的总原则。因为肺病多见咳嗽症状，而痰是由脾所产生，有“脾为生痰之源，肺为贮痰之器”之说。治痰当需理脾，且肺癌成因多与痰浊瘀结有关，故需着眼于脾。此外，脾为后天之本，可助运水谷，上济于肺，肺脾二脏对水液调控有协同作用，所以治脾亦可达到治肺的目的。

徐经世常常拟用黄芪建中汤合六神散投之。六神散方源于南宋陈无择《三因极一病证方论》，药以人参、茯苓、白术、山药、扁豆、甘草等味，以达益气健脾、培土生金之效。

2. 治肝之法——滋阴养肝，防木刑金

肺癌治肝法则是从经络循行的角度提出的。《灵枢》记载：“肝足厥阴之脉……其支者，复从肝别，贯膈，上注肺。”由此可见肝、肺二脏在经络上有密切联系。今在肺癌的发生发展过程中，两脏病变亦相互影响，特别是肝具有调控情志的作用，肺癌患者在心理上常有焦虑不能自解，欲求条畅，当需有求于肝。因肝体阴而用阳，是五脏生理活动的动力，其性常盛，肺为娇脏，易受其侵，即谓之“木火刑金”。肺癌又属虚多实少，一旦肝阴亏虚，虚火内生，上侵于肺，即可出现干咳、咯血、口干咽燥等肝阴不足症状。

徐经世认为宜当从肝论治，法以滋阴养肝、调畅气机，方选一贯煎，药取北沙参、麦冬、生地黄、牡丹皮、夏枯草、炒桑叶、白茅根、藕节、三七、芦根、丝瓜络、金蝉花、甘草等，紧扣病机，以达到从肝治肺的目的。

3. 治肾之法——补肾滋阴，金水相生

人到中老年，肾气逐渐衰退，此年龄段正是肺癌高发期，提示肾气衰退与肺癌的发生关系密切。肺癌患者如见气短喘促、动则加剧、腰膝酸软等症状，都是肾不纳气的表现，临床上也多见患者出现潮热盗汗、五心烦热等肾阴亏虚之症。“肺为气之主，肾为气之根”和“金水相生，肺肾互用”等理论均说明了两者病变的相互影响。

徐经世认为，在治疗上应求于肾，立以补虚肾气、滋养肾阴之法，方取六味地黄丸合二至丸，或加以血肉有情之品更有助补益。他强调，要深知方药之效还在于临证应变，亦无须拘泥一方一药。

（三）用药轻灵，注意翕辟

因肺居于上，其形如羽，非轻不举，徐经世一直主张治肺病用药以轻灵为贯，不主张药量过大，妄投辛散、酸敛或重浊之剂。祛邪宜彻底，若邪气未清，即投以大剂养阴或止咳之品，则邪气必然恋肺，滋生他变。治肺疾在治法和用药上要注意翕辟，过于散则有碍于翕，过于敛又有碍于辟，药重则易过病所而不中的，故临证要注意以下两点。

1. 注意透邪，不可留寇

肺主卫气，担负人体抗邪护卫之职，故外界各种病邪毒气侵袭人体，肺常首当其冲。外感之病，邪犯肺卫在所难免，特别是肺气不足、胃气虚弱之时，最易受邪。故而治疗肺病新邪要注意宣透外邪，切不可过早运用收敛固涩药物，造成闭门留寇之弊；即使是久病宿疾、慢性咳喘、虚劳久咳也要注意是否有外感新邪的可能，一旦发现外感新邪必须先治新感，或宣散外邪，或采用扶正祛邪之法，如一味地强调补虚扶弱，则会致外邪留恋，酿成后患。

2. 性宜和缓，不可伤正

肺为娇脏，不耐寒热。肺脏对药物反应较为灵敏，耐受力较差。肺经之用药，其药性不宜过偏过峻，应选用和缓之法。如治热用寒，不可过寒；治寒用热，不宜过热。若是微热、微寒之证更需辨准，采用微凉、微温之药，一旦纠正，即当停药。否则，过寒则伤肺气，致使津液凝聚，形成肺寒痰饮；过热则易伤肺阴，阴虚则火旺，火灼金体，肺叶枯槁，变化莫测。肺之为病在取方用药上，要紧紧扣住“翕辟”两字，做到有翕有辟，翕辟相用，方可避免偏颇，以平为期。

肺之癌疾乃临床之难症，症情复杂，病位在肺，可累及肝、脾、肾多脏，故临证多见寒热错杂、虚实并见之证，稍有偏颇则收效甚微，有时甚至适得其反。

（四）验案

患者孙某某，男，74 岁，2011 年 12 月 18 日初诊。患者年逾七旬，月前罹患肺癌，行介入术及局部放疗多个疗程，现求治中医。刻诊：时见咽痒而咳，咯吐白黏痰，咽干夜甚，偶感胸闷，食纳如常，近日腹中嘈杂，大便稀溏，夜眠尚安，舌质暗淡偏胖，苔白滑。

按其病证，当以滋养化源、清化痰浊之剂，继以调之。拟方如下：北沙参 20g，竹茹 10g，橘络 20g，远志 10g，鱼腥草 10g，蝉蜕 6g，炒川黄连 3g，芦根 20g，杭麦冬 12g，薏苡仁 30g，仙鹤草 20g，杜仲 20g。10 剂，1 日 1 剂，日 2 次。另三七粉 60g，每次 3g，每日 2 次。

后感药用颇好，先后复诊，间断服药。直至 2017 年 5 月 25 日，又前来复诊，时已 6 年。患者年届八旬，经介入及放疗后长期服中药调治。刻下：一般情况良可，唯体力下降明显，动易汗出，咽痒而咳，咳则痰多，黄白黏痰，头昏，眼目胀涩，口腔溃疡多发，食纳稍减，大便日 2 行，尚成形，小溲尚调，夜眠且安，舌质暗红，苔薄滑，脉来弦缓，左关偏滑，下肢轻浮。此为化源不足、痰浊壅塞之征，予以滋养化源、清化痰浊以图之。方药：北沙参 20g，炙桔梗 10g，竹茹 10g，鱼腥草 10g，杭麦冬 12g，丝瓜络 20g，瓜蒌皮 12g，炒川黄连 5g，芦根 20g，炒桑叶 10g，甘草 5g。10 剂，1 日 1 剂，日 2 次。

【按】本案患者年近八旬，肺癌术后长达 6 年仍维持常态，先后予以清化痰浊、滋养化源、化痰肃肺之剂，未见复发。考之肺为华盖，临床用药以轻灵为贵，过用酸敛重坠之品则药过病所。另外，肺经受邪，祛邪宜彻底，若邪气未清，即投以大剂养阴止咳或苦寒清热之品，则邪气必然恋肺，易滋生他变。因此，要注意非轻不举，药重则易过病所而不中的。

第四节　妇科诸病从肝论治

妇科疾病，重在调肝。女子以气血为本，以肝为先天，气血是经、带、胎、产、乳的物质基础。治肝往往又需实脾。徐经世多年来从事脾胃学说研究，并运用于临床，对妇科月经异常、带下异常、妇科杂病、妊娠疾病、产后诸疾等妇科疾病积累了丰富的临床经验。他认为，妇科疾病病因较多，内伤脾胃、肝失条达是妇科疾病的病因之一，临证时要详查病情，凡属实证者忌用健脾益气法。施治过程要注重审证求因原则，使用健脾益气法时，要辨清病因，如为素禀不足，脾肾俱虚者，则宜健脾补肾，使先天之本与后天之本强盛；如为七情损伤，肝郁脾虚者，则宜疏肝健脾，使气机调畅，气血调和；如为产时出血损伤，则宜益气养血并重。

在治疗中应注意有无其他兼证，因病日久，继之出现兼痰、兼湿、兼瘀、兼热等证，如不孕者多兼痰浊，治疗时应兼燥湿化痰；带下多兼湿热，治疗时应兼清热除湿止带；月经诸疾多兼血瘀、血热，治疗时应兼活血化瘀、清热止血等。

对于月经诸证，要根据月经周期的变化调整治疗，一般在月经干净后以健脾益气、理血调冲为主，尽可能恢复患者自身调节月经的功能。

经前1周和月经期则宜健脾益气、理气活血并用，使胞宫血海藏泄功能正常运行，月经自调。徐经世在治疗疾病时，着重恢复患者本身元气，使气血升降调畅，增强患者本身的机能，以达到从根本治疗疾病的目的，体现了中医治疗疾病强调“治病求本”的治疗原则。

一、女子生理病理特性

（一）女子器官特异性

男女有别，器官有异。徐经世指出，女子在解剖上有胞宫，经络上有肝经与胞宫及冲任二脉相贯通，调节着胞宫的生理功能。女子胞宫，其为奇恒之腑（包括女子整个内生殖器官），主月经及孕育胎儿，它的作用又当寄于肝、肾、心、脾等脏的相互协作，以维持正常状态。所称“奇恒”，系冲任二脉皆起于胞中，冲为血海，任主胞胎，发育成熟，冲任旺盛，就有月经和生育能力。早在《素问·上古天真论》中有云：“女子……二七而天癸至，任脉通，太冲脉盛，月事以时下，故有子。”这说明女主冲任，以月事为准，年至十四，月事当应月而至，按其生理规律，月事应持续至七七（四十九岁）方绝，但也存在个体的差异，在临床上遇有未至七七则天癸断，形成闭经，常带来妇科杂症，这正是女子器官特异所在。

（二）妇科诸病与肝的关系

妇人之病，徐经世每从肝论治，获效颇多。究其原因，盖女体属阴，血常不足，心神柔弱，不耐情伤，经期、孕期、产后、更年期等生理变化之时，易情志内伤，加之性格内向，不善外露，多思多郁，不言而喻。明代万全《万氏妇人科·济阴通元赋》中曰“体本娇柔，性最偏颇”，所言为确。清代新安医家叶天士《临证指南医案》谓“女子以肝为先天”。因此对女子未绝期而出现的病理变化，尽管病证不一，其实在“经”，致因在肝。因为肝脏具有贮藏血液和调节血量的功能，而女子器官能否保持常态，无疑有赖于肝。至于年过五旬月事已绝所出现妇科疾病，虽与经血无直接关联，但问题的出现仍责之于肝。

清代张景焘在《馤塘医话》中谓：“妇人善怀而多郁，又性喜偏隘，故肝病尤多，肝经一病，则月事不调，艰于产育。”因肝首主疏泄，人的情志、气血、消化、水液代谢、冲任等方面都要依之于肝来制化调节，今以“冲任”而言，女子以血为重，行经耗血，妊娠血聚养胎，分娩出血，以致女子有余于气而不足于血的偏颇之象，更需赖于肝之疏泄来纠其偏以保持正常。肝喜条达而恶郁滞，郁则气血不和，血脉瘀滞而痛经、经闭、月事紊乱之症皆起，他如肝郁则脾虚，脾失运化则湿邪内生而致带下，肝郁化火，热扰血室而生崩漏，莫不关乎于肝。

故明代张介宾《景岳全书·妇人规·论难易》云：“宁治十男子，莫治一妇人，此谓妇人之病不易治也。何也？不知妇人之病，本与男子同，而妇人之情，则与男子异。盖以妇人幽居多郁，常无所伸，阴性偏拗，每不可解。加之慈恋爱憎，嫉妒忧恚，罔知义命，每多怨尤。或有怀不能畅遂，或有病不可告人。”故徐经世临床治疗妇科之疾患，皆寓有治肝之法。

现代李逸山曾云：“妇科病最为复杂，而以治肝为主，懂得调肝、疏肝、养肝、平肝诸法，则思过半矣。”徐经世认为此言极是，妇人之病，每从肝郁论治，而四逆散、逍遥散等药又在所必用，调肝一法确是临床治疗妇科诸疾实践心得。

二、妇科常见疾病诊治

（一）月经不调

女子在经期之年，首当注意月经是否正常。所谓经者，常也，一月一行，循乎常道，以象月盈则亏。正如《黄帝内经》云“太冲脉盛，月事以时下”，明代张介宾《景岳全书·妇人规》又云“脏腑之血，皆归冲脉，而冲为五脏六腑之海”，可见冲脉为月经之本。《傅青主女科·调经门》直言：“妇科调经尤难，盖经调则无病，不调则百病丛生。”对于调经的治法，又分先期后期和先后不定期及来量多少，以辨明虚实寒热，然后用药，始能见效。

徐经世经验，具体可选逍遥散、定经汤、四物汤、归芍六君子汤、六味地黄丸、四逆散等，其中逍遥散为首选之剂。方中所取柴胡、白术、白芍、当归、茯苓、薄荷、甘草、煨姜等八味，均属平淡之品，其功为疏肝解郁、健脾和营。如以配伍而言，既补“肝体”，又助“肝用”，气血兼顾，肝脾并治，立法全面，用药切题，故为调和肝脾之名方，并获有“一方治木郁而诸郁皆解”之誉。今主以调经，当须增减。如胁痛，加香附、玄胡、郁金；乳房胀痛，加青陈皮、川芎；腹胀，加枳壳、佛手；腰腹痛，加杜仲、桑寄生、乌药；纳呆，加山楂、谷芽；心烦，加川黄连、生地黄、牡丹皮；滞下，宜加桃仁、红花、丹参、益母草等。

至于经久不调又当辨明虚实寒热，所谓“虚者补之，实者泻之，寒者温之，热者清之”，不过对于调经而言，不是单一的虚补实泻，而要以双向调节的方法予以补偏救弊，达到调经的目的。由此徐经世教授强调要深知女子之疾，如以月经失常所致，当先调经，这是对防控其他病变的重要环节，为医者如能谨守，临证时自有精进。

（二）痛经

痛经是指妇女以伴随月经来潮或其前后出现周期性的下腹疼痛为主症的月经病，可伴有其他不适，以致影响工作及生活。痛经首见于《金匮要略·妇人杂病脉证并治》：“带下，经水不利，少腹满痛，经一月再见。”其病因病机不外乎虚、实，虚者多为气血虚弱或阴阳失调，导致冲任、胞宫、胞脉失于温煦或濡养而出现“不荣则痛”；实者可因气滞、寒凝、血瘀、痰饮等内外因相加为病而致脉络受阻，即“不通则痛”。

临证所见纯虚为少，而以实者多见，或虚实夹杂。《黄帝内经》中认为肝主痛，且肝藏血，与女子月经密切相关。清代傅青主也认为痛经多由于肝气不舒，血行不畅，不通则痛，所以很重视调肝止痛，其代表方主要有宣郁通经汤、调肝汤、加味四物汤等。徐经世治疗痛经时，在辨证施治的基础上也总不忘加些疏肝柔肝之品，如柴胡、白芍等，二者相伍既可应肝之体用，又可助开阖，疏肝郁。同时还强调在妇人行经之际，权衡利弊，不宜用药力峻猛之品，恐伤女子阴血。

(三) 带下病

带下病为妇科病中的常见病、多发病,是为病邪伤及任、带二脉,而致带下绵绵不断,有伴异味的单一或附于其他疾病的女性特异证。《傅青主女科》开宗明义指出"带下俱是湿证",并分为白、青、黄、赤、黑五种,言"白带乃湿盛而火衰","青带、黄带分别为肝经、任脉之湿热","赤带乃肝郁克脾,肝失藏血而火炽,脾失运化而湿聚","黑带是湿热郁阻下焦,乃火热之极,煎熬津液所致",可见带下乃由"脾气之虚,肝气之郁,湿气之侵,热气之逼",损伤任带,发为带下之病。

徐经世反复告诫弟子,要认清此"湿"的病机是肝郁脾虚,脾失健运,水谷之气不得化生精微,反聚为湿,湿性重浊趋下,聚于下焦则为"带下",但由于病体变化不一,而出现不同颜色,故有"五带"之称。因此治疗带下要按味、色去区分属性而识虚实,论治常以完带汤、补中益气汤、丹栀逍遥散、导赤散、六味地黄丸等加减为用。

(四) 不孕症

女子不孕症是妇科常见病之一,它不同程度地影响了女子的身心健康,甚至家庭和睦。女子不孕症是以时间为定义,指夫妇有规律性生活 1 年以上,未采取任何避孕措施,并排除男方因素而未孕者;或曾生育,或经流产,未避孕而又 1 年以上不再妊娠者。前者称"原发性不孕",后者称"继发性不孕"。

徐经世认为,女子不孕虽与冲任有关,但冲任充盛,又有赖于肾,肾功无损,冲任充盈,自能有子。女子不孕症常出现虚实寒热错杂的情况,治疗用药不可偏执一端。临床治疗常以六味地黄丸合五子衍宗丸加暖宫之品,以治肾调经;逍遥散疏肝解郁;归脾汤、补中益气汤或归芍六君汤健脾胃、补气血、调冲任;温经汤、益母胜金丹之剂虚实并治、寒热兼施。

(五) 乳癖

乳癖为中医病名,属于西医"乳腺增生"范畴。主要的临床表现是乳房肿块和乳房疼痛，常为胀痛或刺痛，可累及一侧或两侧乳房，以一侧偏重多见，疼痛严重者不可触碰。本病常因情志内伤，肝郁痰凝，或肝脾两虚，冲任失调，气滞痰凝血瘀，郁结不通而发病。如以经循而论，足厥阴肝经循行上膈，布胸胁绕乳头而行，乳房乃肝经循行之处，经络滞涩则化为乳内肿块。

清代顾世澄《疡医大全》曰："乳癖乃乳中结核，形如丸卵，或重坠作痛，或不痛，皮色不变，其核随喜怒消长，多由思虑伤脾，怒恼伤肝，郁结而成也。"可见，肝郁脾虚是乳癖发生的主要病机。徐经世在治疗乳癖时以疏肝理气解郁、健脾祛湿化痰为主，兼以软坚散结、活血祛瘀，方以柴胡疏肝散、逍遥散、鳖甲煎丸等加减为用。

（六）癥瘕

所谓"癥"，是有聚可及；"瘕"，可聚可散，触之不坚。这是对"癥瘕"的形象描述。从性质上来说，有良性、恶性之分，其之致因，多由肝失条达，离经之血不及疏出，或肝郁气滞，久则酿痰蕴瘀，滞留于内则成"癥瘕"。既然病机病因在肝，治病必求于本，虽有化痰祛瘀之法，但古人谓治痰先治气，化瘀先行气，故治疗必着眼于调理气机。对其治疗可以说"良"者易治，"恶"者难图。尽管疑难，但病者有求，应敢于应对，临床时要辨疑不惑，治难不乱，即使属于恶性，接受手术或无法手术者，均可施用中药。

徐经世曾接诊一位安姓老人，身患乳腺癌，宿有高血压、冠心病、消化道出血等数种基础疾病，他院要其住院手术治疗，但患者畏惧，而有求于中医。根据本病，其发病部位在乳房，隶属于肝，治当从肝立论，故以条达肝气，软坚散结，把握源头，注重整体为始终，续诊年余，经复查癌细胞坏死，无扩散病理变化，随访近10年，安然如常，后因年迈多病，死于心脏病。

由于近年来接诊肿瘤患者与日俱增，但多数为手术及放化疗之后的患者，其临床证候多属于本虚标实之象，治疗当以扶正为先，调之于肝亦为必要。因肿瘤患者，每有忧思惊恐过度而致肝郁，即由病而郁，应及时予以调治，以防再因郁而致他患，对郁证当首选逍遥散、越鞠丸之类，以使肝调脾健，正气得复，精神愉悦，处于常态。况且女子器官病变本应治肝，实践证明正是如此。

（七）更年期综合征

更年期综合征属于中医“脏躁”“郁证”范畴，是女性卵巢功能衰退直至消失，引起内分泌失调和自主神经功能紊乱的症状，如月经紊乱至绝经、性欲下降、潮热出汗、烦躁、睡眠不好、关节疼痛等症，严重者还可引发心血管疾病、萎缩性尿道炎、阴道炎、骨质疏松、骨折等。

《素问·上古天真论》谓：“七七任脉虚，太冲脉衰少，天癸竭，地道不通，故形坏而无子也。”盖因妇人七七前后，肾气渐衰，冲任二脉虚衰，天癸渐竭，肝藏血无源，加之来自疾病、家庭及竞争激烈的社会环境、工作环境等多重压力、各种因素导致情志抑郁，使肝失条达，一旦不能及时调整和适应，使阴阳失衡，脏腑气血失调，而出现以肝肾阴虚、心肝火旺、心肾不交为主的一系列证候。

徐经世在临床治疗上，常用调肝解郁配合清肝泻火、滋水涵木、交通心肾之法。同时引导患者正确认识更年期是女性由中年向老年转变的必然阶段，鼓励患者适当锻炼，调养身心，调整心态，有可修复如常。

三、五大常用治法

（一）疏肝解郁，理气调冲

临床上适用于肝气郁结证，此法在妇科甚为常用，因女性阴柔，多愁易怒，有伤于肝，一旦致失疏泄，失其条达，气机郁滞，经脉不利，血行不畅，冲任受阻，可出现月经不调、痛经、闭经、经行乳胀、不孕、产后乳汁不通、脏躁。治则郁者宜疏，结者宜散，使肝木条达，气机通畅，疏肝解郁，理气调冲。代表方用柴胡疏肝散、逍遥散、四逆散、甘麦大枣汤等。

（二）疏肝健脾，化湿止带

临证时常用于肝郁脾虚证，临床可见月经经期不定、经量异常、带下等，同时可伴有胸胁胀满疼痛、纳差、嗳气、大便稀溏，舌质淡、苔薄白、脉弦。本证多因情志不遂，郁怒伤肝，肝失条达，横乘脾土。该证病位在脾，致因在肝，故徐经世先生在治疗上注意疏肝健脾，畅通气机，调理脾胃，化湿止带。常用完带汤、温胆汤、四君子汤加四逆散、参苓白术散等治疗，均收效。

（三）清肝泻火，调和气血

本法适用于肝郁化火证，本证因情志不畅，肝气郁结，肝郁化火，肝火炽盛则灼伤冲任，迫血妄行，常见月经先期，量或多或少，经色紫红，质稠有块，经行不畅，经前乳房、胸胁、小腹胀痛，心烦易怒，口苦咽干，便干溲黄，舌红苔黄，脉数。治宜清肝泻火、调和气血，方用丹栀逍遥散、龙胆泻肝汤等加减，即可应手而收功。

（四）滋水涵木，补血填精

临床上常用于肝肾阴虚、阴虚阳亢之证。本证因肾阴虚，肾水不能滋养肝木，及气郁化火，内耗肝阴，肝阴不足，阴不制阳，即出现月经不调，月经前后诸症及更年期综合征等，可伴有头目眩晕、眼燥干涩、两颧潮红、烦热多汗、耳鸣咽干、腰膝酸软等，舌质红或绛，苔薄黄，脉细弦而数。针对病机，徐经世先生常采取滋肾养肝、补母壮子之法，方仿二至丸、杞菊地黄丸、大补阴丸、一贯煎等，以达补肝体之目的。

（五）妇人妊娠，遵经调治

对于治疗妊娠期妇人时，徐经世遵循《素问·六元正纪大论》要义，“有故无殒，亦无殒也”，有该病即用该药，即使是孕妇，也不会受到损伤。徐经世初入中医之门时，亲视其祖父治疗一位 26 岁有 4 个月身孕的妇人。此患者忽感夜半恶寒咳嗽，口张目突，喉中有鸡鸣音，不得平卧，气急喘促，不思饮水。急诊视其舌淡苔薄，脉象浮滑。诊其属内伏水饮，外感风寒，内外相搏，诱发哮喘，病为冷哮，治用小青龙汤。但方中麻黄、桂枝、细辛、半夏皆为妊娠禁忌，拟用中药又须此方不可，故先以半剂试之，遂尽其剂，身得小汗，并唾白色痰涎十口，喘促顿平。后再进健脾化痰、和胃安胎2剂，病除体安，恢复正常。此病例使徐经世领悟“有故无殒，亦无殒也”，后常用于临床实践。

四、常用方剂11首

1. 四逆散

四逆散首见于《伤寒论·辨少阴病脉证并治》，原治气机不利、阳郁于里不能外达而见的四肢厥冷证，后世医家将其应用范围扩大，广泛用于肝郁所致诸证。其药物组成十分精炼，配伍巧妙，仅由柴胡、白芍、枳实、甘草4味药组成。柴胡入肝胆经，升发阳气，疏肝解郁，透邪外出，为君药；白芍味酸微苦，性凉，敛阴养血柔肝，为臣，与柴胡合用，以补养肝血，条达肝气，可使柴胡升散而无耗伤阴血之弊；枳实理气行滞，与柴胡配伍，一升一降，共达疏理气机之效；甘草性平味甘，补益脾胃，调和诸药，与白芍相合，又有芍药甘草汤酸甘化阴、柔肝缓急之用。同时，枳实与白芍合用，即是《金匮要略》中的枳实芍药散，其可行气和血，缓急止痛。四药合伍，具有疏肝解郁、调和肝脾之功，使邪去郁解，气血调畅，清阳得伸，四逆自愈。

徐经世认为，妇女的疾患多责之于肝，若肝气平和，情志舒畅，则气血通调，冲盛任通，体健经调，自然无恙，故其在治疗妇科疾病时善于调肝，常以四逆散加减，以转枢少阳，各司其职。

2. 二至丸

此方已知最早见于明代吴旻所辑《扶寿精方》，又名女贞丹，药由熟女贞子、旱莲草2味组成，旱莲草水煎熬制(新安一地又往往加桑椹子同煎，以加强补肝肾之功)，浓缩后加入熟女贞粉，和蜂蜜为丸。清代新安医药学家汪昂《医方集解》谓：“女贞甘平，少阴之精，隆冬不凋，其色青黑，益肝补肾；旱莲甘寒，汁黑入肾补精，故能益下而荣上，强阴而黑发也。”功能补肾养肝，滋阴凉血。

徐经世常用此方治疗绝经前后诸症，盖因妇人七七前后，冲任渐虚，天癸将竭，经亏血少，阴不敛阳，加之妇人多忧愁思虑，每见情志郁结，久而化热，致使龙雷之火失于潜藏，而诸症丛生，每治此病，肝肾之阴为其用药关键。因此方小而精，多与他方合用，取之“补左制肝”之效，可治疗木火刑金、络伤咳血之证。故徐经世常用补左制右之法止咳血，滋阴润燥，直折肝火，使水济火降则咳血自止。

3. 柴胡疏肝散

柴胡疏肝散由陈皮、柴胡、川芎、香附、枳壳、芍药、甘草组成。方中以柴胡为君，疏肝解郁；香附理气疏肝而止痛，川芎活血行气以止痛，二药相合，助柴胡以解肝经之郁滞，并增行气活血止痛之效，共为臣药；陈皮、枳壳理气行滞，芍药、甘草养血柔肝，缓急止痛，均为佐药；甘草调和诸药，为使药。诸药相合，共奏疏肝行气、活血止痛之功。临床上因肝郁气滞导致的妇科疾病，可谓变化多端，经、带、胎、产均可涉及。

徐经世在治疗妇科杂时总离不开调肝、疏肝，常采用柴胡、枳壳、香附、陈皮理气为主，白芍、川芎和血为佐，再用甘草以缓之，系疏肝的正法，可谓善用古方。

4. 逍遥散

逍遥散为和解剂，具有调和肝脾、疏肝解郁、养血健脾之功效。主治肝郁血虚脾弱证。今主以调经，脾虚气弱则统血无权，肝郁血虚则疏泄不利，所以月经不调、乳房胀痛。此时疏肝解郁，固然是当务之急，而养血柔肝，亦是不可偏废之法。经前期紧张症、乳腺小叶增生等属肝郁血虚脾弱者也可用之。本方既有柴胡疏肝解郁，使肝气得以条达，为君药；当归甘辛苦温，养血和血，白芍酸苦微寒，养血敛阴，柔肝缓急，为臣药；白术、茯苓健脾去湿，使运化有权，气血有源，炙甘草益气补中，缓肝之急，为佐药；用法中加入薄荷少许，疏散郁遏之气，透达肝经郁热，烧生姜温胃和中，为使药。徐经世强调月经失常当先调经，逍遥散当是首选。

5. 甘麦大枣汤

该方出自《金匮要略》，张仲景云：“妇人脏躁，喜悲伤欲哭，象如神灵所作，数欠伸，甘麦大枣汤主之。”原方剂量甘草三两，小麦一升，大枣十枚，有养心安神、和中缓急之功，亦可补脾气。本方主治脏躁，症见精神恍惚，悲伤欲哭，睡眠不安，呵欠频作，甚则言语失常，舌红少苔等，临床上常将其用于更年期妇女出现之失眠、心悸、烦躁易怒等。

徐经世使用甘麦大枣汤旨在柔肝养心，但因考虑大枣有助肝火之弊，所以常舍大枣不用，仅取淮小麦和甘草，以养心安神，和中缓急。这也是徐经世尊古而不泥古，用经方善于应变的领悟所在。

6. 四物汤

四物汤为方剂学中补血养血的经典名方，本方历来被誉为补血要剂、血证通用方，临床上很多方剂都是在此方的基础上加减应用的。方中当归补血养肝、和血调经为君；熟地黄滋阴补血为臣；白芍养血柔肝为佐；川芎活血行气、畅通气血为使。四味合用，补而不滞，滋而不腻，养血活血，为补血调血的基础方。无论是在月经病、妊娠病，还是产后病、妇科杂症中等都得到了广泛的应用。

气血失调是妇产科疾病中一种常见的发病机制，由于经、孕、产、乳都是以血为用，而且皆易耗血，所以机体常处于血分不足、气偏有余的状态。正如《灵枢·五音五味》说："妇人之生，有余于气，不足于血，以其数脱血也。"徐经世在治疗妇科诸病时常采用养血柔肝之法，善用四物汤加减为用。

7. 温胆汤

温胆汤出自孙思邈《备急千金要方》，原用于"治大病后虚烦不得眠"证，组方升降清和，温凉相伍，化痰而无太燥，清热而不过寒，多年来，用于治疗痰热上扰之妇科疾患显效卓著。方中半夏辛温，燥湿化痰，和胃止呕，为君药；臣以竹茹，取其甘而微寒，清热化痰，除烦止呕；半夏与竹茹相伍，一温一凉，奏化痰和胃、止呕除烦之功。陈皮辛苦温，理气行滞，燥湿化痰；枳实辛苦微寒，降气导滞，消痰除痞；陈皮与枳实相合，亦为一温一凉，而理气化痰之力增。佐以茯苓，健脾渗湿，以杜生痰之源；煎煮时加生姜、大枣调和脾胃，且生姜兼制半夏毒性；以甘草为使，调和诸药。

徐经世认为，妇人常因肝失条达，导致肝郁脾虚，郁久化热，湿聚成痰，痰热互结，诸病乃生，故治疗常选用黄连温胆汤，疗效颇佳。

8. 温经汤

温经汤为东汉张仲景所创，载于《金匮要略》，有温经散寒、养血祛瘀之功。方中吴茱萸、桂枝温经散寒，通利血脉，其中吴茱萸长于散寒止痛，桂枝长于温通血脉，共为君药。当归、川芎活血祛瘀，养血调经；牡丹皮既能助诸药活血散瘀，又能清血分虚热，共为臣药。阿胶甘平，养血止血，滋阴润燥；白芍酸苦微寒，养血敛阴，柔肝止痛；麦冬甘苦微寒，养阴清热，三药合用，养血调肝，滋阴润燥，且清虚热，并制吴茱萸、桂枝之温燥；人参、甘草益气健脾，以资生化之源，阳生阴长，气旺血充，并达统血之用；半夏、生姜辛开散结，通降胃气，以助祛瘀调经，其中生姜又温胃气以助生化，且助吴茱萸、桂枝以温经散寒，以上均为佐药。甘草尚能调和诸药，兼为使药。诸药合奏温经散寒通脉、祛瘀养血之功。此方配伍注重阴阳，一寒一热，一滋一燥，一补一泻，经少能通，经多能止，子宫虚寒能孕。

徐经世在治疗妇科疾病时尤重调经，强调月经调而病自解，调经时常仿温经汤随证加减为用，如功能性子宫出血者，热甚当去桂枝；寒甚则去牡丹皮；气虚重用人参；血虚重归芍；血多去川芎，加侧柏叶、藕节合棉子棕炭散；然淋漓不尽则以参为重，去川芎，加白术、熟地黄和茜草；腹痛加醋五灵脂、炒蒲黄；低热加白薇、玉竹。以上确为真实之言，无愧谓之调经良方。

9. 五子衍宗丸

五子衍宗丸由枸杞子、菟丝子（炒）、覆盆子、五味子（蒸）、车前子（盐炒）组成，故名五子衍宗丸。五子共奏补肾益精之大功，在临床妇科中，主治肾气不足，而致精亏血少，胞宫失养，冲任气血失调。肾藏精而系胞，肾虚则冲任不固，带脉失约而致胞宫脱出，故治疗坚持以补肾为先，使肾气实则冲任固，胞宫有所养、有所系，为女子不孕、男子不育的左右逢源良方。

10. 一贯煎

本方出自魏之琇《续名医类案》,由北沙参、麦冬、当归身、生地黄、枸杞子、川楝子6味合制而成。功效滋阴疏肝,适用于阴虚肝郁所致胸胁脘腹疼痛,尤善肝阴虚所致肝胃不和、吞酸吐苦诸证。此方以“一贯”为名,围绕肝为核心,针对肝阴不足证,采取滋水涵木、佐金制木、培土益木三法调补肝阴。用川楝子既能够清肝,清肝郁所化之火,又能够行气,还能止痛,防止滋腻碍胃,既是佐助药又是佐制药,可谓点睛之笔。徐经世于经前期紧张综合征、更年期综合征常用之。

11. 益母胜金丹

本方见于程钟龄所著的《医学心悟》,由益母草、丹参、香附、白术、茺蔚子、当归、川芎、熟地黄、白芍组成。《医学心悟·求嗣》曰:“大抵先期而至,……此血热也,益母胜金丹加生地、丹皮主之;若后期而至,……此血寒也,益母胜金丹加肉桂主之。若将行而腹痛者,是气滞也,更加顺气之药,……气血两亏,既用前方减香附一半,加人参、黄芪、紫河车、茯神、枣仁、远志之属。”

徐经世在治疗不孕时善用本方,他认为不孕多伴有月经不调,故治当以养血疏肝、调经种子。方仿益母胜金丹,其中取四物汤以养血、活血,香附理气开郁,白术健脾以益生化之源,丹参活血祛瘀,茺蔚子补阴种子,益母草祛瘀生新。全方以补为主,补中有通,使肝脾得养,阴阳得调,气顺血生,气海满溢,自能孕育。正如万密斋曰:“但解开花能结子,何愁丹桂不成丛。”

徐经世对妇科诸疾病的诊治,论点在肝而不在其他。他认为先贤“女子以肝为先天”的旨言有着深刻的内涵,因为其冲、任、胞宫等器官皆属于肝,归之于肾,而生理活动全赖肝之疏泄之能来维持正常,一旦失其所常当先调肝,这也是从经验中得出的结论。对于如何图治,徐经世针对病机,按其寒、热、虚、实的不同体征,给出疏肝调冲的方药,施于临床,每每收到应手之效。

第五节　新冠防治重在宣透

中医辨“证”论治也包含有辨“病”论治的成分，中医望、闻、问、切，也会尽可能地寻找实体的病因、病位、病变所在。辨“证”论治不是忽视病因，而是通过四诊合参做出一个综合性、整体性的功能状态的证候判断之后，进一步根据这个整体性证候判断反过来推断病因，中医专业术语叫“审证求因”。

四诊合参求因与审证求因相结合，所确定的病因是与证候相统一的、相一致的，中医证候判断其实是包括病因判断在内的。中医病因分析是与证候辨析联系起来、结合起来，综合做出一个统一的判断，只有统一判断之后才能辨证论治，才能有实际运用价值，所以审证求因与辨证论治也是统一的。

新型冠状病毒感染给全人类的生命健康造成了巨大伤害，中医药全程参与了我国疫情防控救治工作。国医大师徐经世作为安徽省中医药防控新型冠状病毒感染高级别专家组专家，全程参与抗疫工作，参与制定了《安徽省新型冠状病毒感染中医诊治专家共识》，并深入新型冠状病毒感染定点收治医院诊视患者。

徐经世认为，新型冠状病毒感染是以“湿阻热蕴，热极成毒”为主要病因病机，治疗宜分轻重，分期论治；同时还要遵循“因时、因地、因人”而异的治疗原则。早期轻症患者应注意“宣透”，即恢复肺的宣发肃降之功能并透邪外出；重症患者当遵“邪之所凑，其气必虚”之旨，标本兼顾，扶正祛邪并施；危重患者则应区分闭证与脱证的不同，配合西医支持治疗，相互协同；恢复期患者则应注重饮食调养，劳逸有度，做好形神修养，实现自我康复。

一、病因探究

新型冠状病毒感染，现代医学认为是一种新型冠状病毒感染人体所致，可经呼吸道飞沫和密切接触传播，传染性极强，人群普遍易感，且重症患者病情进展迅速，极易出现呼吸系统合并多脏器衰竭，严重威胁生命健康。中医理论认为，本病可归属为有“戾气”所致“瘟疫”的一种，中医自《黄帝内经》起对此类传染病即有认知，《素问·刺法论》中明言“五疫之至，皆相染易，无问大小，病状相似”，而后历代医家多有论述，至明代吴又可在《瘟疫论》中，明确指出“瘟疫之为病，非风非寒，非暑非湿，乃为天地间别有一种异气所感”。其传染途径是从口鼻而入，发病急骤，病情重笃。

二、病机解析

根据临床一线通报病例可以看到，新型冠状病毒感染患者病情进展呈快速阶段性分化。初期患者症状主要表现为发热、乏力、干咳、咽痛，明显是“温邪上受”的表现，而相当一部分患者又伴恶心泛呕，大便溏泄等症状，徐经世认为可用《灵枢·经脉》中“肺手太阴之脉，起于中焦，下络大肠，还循胃口，上膈属肺”来解释，此为毒邪袭肺之兼证。初期治以清透宣散之剂，使疫毒透达，轻者几日后症状逐渐减轻，进入恢复期；若清透不及，疫毒入里，或者患者本身正气不足，正邪交争消耗过多，则湿浊毒邪伏于膜原，流布三焦，甚则三焦相混，而成邪甚正虚，虚实夹杂诸危症。如邪毒郁久化热，热毒壅盛，耗伤津液，则见干咳无痰，口渴欲饮，鼻干咽燥，大便秘结，盗汗，苔燥芒刺等症；若邪毒流散膜原而致三焦气机郁滞，瘀血内停，则现喘闷心悸，舌质紫暗，苔浊厚腻等；继而进入危重期，出现反复高热，口渴欲饮，痰鸣气促，胸闷气闭，腹满胀痛，手足逆冷，便闭溲干，阴竭阳脱之危症。

三、防治刍议

（一）预防原则

“治未病”是中医特色与优势，《黄帝内经》中有“正气内存，邪不可干”和“邪不能独伤人，此必因虚邪之风，与其身形，两虚相得，乃客其形”之说，已然明确预防原则，一是提高自身正气，一是趋避病邪之气。提高自身正气功夫要在平日，而不是瘟疫已经流行，再以玉屏风散等补气固表之剂填补，以防正气未充，邪热先起，碍邪之出，当顺应肺之生理，增强宣肃功能为紧要。至于趋避病邪，要注意三句话：住宅要通风，日常勤洗手，外出戴口罩。徐经世强调，在对待瘟疫的心态上，既不能无知者无畏，又不能陷入恐慌，要平和对待。

《灵枢·百病始生》曰："卒然逢疾风暴雨而不病者，盖无虚，故邪不能独伤人。"《素问·刺法论》云："不相染者，正气存内，邪不可干，避其毒气，天牝从来。"只有正气充盛，才足以与邪气抗争，御邪于外。除了提高自身抵抗力外，中医还可以运用艾草、苍术、白芷、藿香、石菖蒲、细辛、丁香、冰片等芳香辟秽、辛温香燥之药制成香囊佩戴，或于房内焚烧以避空气中的毒邪，又或以此类药物蒸煮对衣物器具消毒，以达到避邪于外的目的。必要时还可以根据疾病特点采用针对性的药物以增强肺之宣发肃降功能，因势利导，驱邪外出。

（二）预防方药

徐经世自拟双叶茶饮预防方：霜桑叶 10g，紫苏叶 5g，芦根 15g，鲜生姜 2 片，生甘草 3g，开水泡服，作茶饮，每日一剂。因本病初期属湿毒之邪侵肺，所以预防方药要具有针对性。肺脏以其宣发肃降之能，主司呼吸和通调三焦水道，预防方药就是要增强肺的生理机能，使其翕辟如常，三焦畅达，由此可防邪深入，导邪外出。方中选桑叶与紫苏叶，二者一寒一温，一降一散，有宣有降，相制为用，正合肺之翕辟之性，伍以辛散之鲜姜，更增疏解卫表及宣肺辟秽之力；佐芦根以清润肺燥，保肺生津；取生甘草调和诸药，更有清肺解毒、止咳宁心之用。

（三）分型论治

根据新型冠状病毒感染患者主要临床表现，轻症患者可仅表现为低热、干咳、乏力等症状，重症患者病情可急剧危笃，表现为呼吸困难、喘促、呼吸窘迫、脓毒症休克，甚则呼吸衰竭，且重症患者可不发热，或仅表现为低热。徐经世指出，需根据病情进展因人而异，分期论治。虽然部分患者在疾病之初可出现恶寒表现，但不可作为一般的外感疾病而误用“辛温发汗”以耗伤津液，导致“温病误表，津液被劫，心中震震，舌强神昏”（吴瑭《温病条辨》）的变证。从病位来看，新型冠状病毒感染病位主要在肺，因此选方用药的同时还应注意肺的生理特性，正如《温病条辨·治病法论》中所言“治上焦如羽，非轻不举”，因此不仅取方用药宜轻灵，煎服法同样应注意“非轻不举”的原则，不可药过病所。

清代医家徐大椿《医学源流论》强调：“病之愈不愈，不但方必中病，方虽中病，而服之不得其法，则非特无功，而反有害，此不可不知也。”温病邪在肺者，宜少量频服，少而频则质轻如羽而走上，使药效流连胸中，有利于邪从上宣透而解。该病病性以湿热为主，治疗应注重清化、宣透以因势利导，透邪外出，恢复肺之生理功能。

1. 轻症期——清热解毒，宣肺透邪

轻症常表现为发热但热势不高，咳嗽亦不明显，或出现恶寒、乏力等不适症状。疫毒之邪自口鼻而入，首先袭肺，而此时为犯肺之早期，故主要出现卫分证。湿阻热蕴、热极成毒，湿热疫毒之邪犯肺，导致肺气不宣，影响卫气达于体表，故可出现低热不退、咳嗽、恶寒等表现。其发病机制正如清代新安温病学家叶天士《温热论》所说：“肺主气，其合皮毛，故云在表。”因此，治疗的重点应宣肺透邪以恢复肺之宣发肃降功能。

治疗原则当防微杜渐，因势利导，逐邪外出。徐经世自拟双叶芩连加味方：南沙参 12g，炙桔梗 10g，冬桑叶 10g，连翘壳 10g，枯黄芩 10g，绵马贯众 15g，大青叶 15g，净蝉蜕 6g，藿香叶 10g，前胡 10g，车前草 12g，生甘草 5g。水煎服，每日 1 剂，早、中、晚各服 1 次，每次 150～200ml。

方中针对发热咳嗽症状，取大青叶、黄芩、连翘及桑叶，特别是大青叶对发热特别有针对性，其性味苦寒，具有清热解毒，治肺炎高热之效。另，凡叶类药物，多清轻走上，而肺居于上，故同气相求，以桑叶清燥，佐藿香芳香辟秽而同筹取效。再以甘桔汤、前胡、蝉蜕宣肺止咳。以车前草清利下窍，使肺得以清肃，而诸症得解，转为常态，取得本病轻者得治之效。此外，中药煎煮方法也很重要，如方中宣透功效之冬桑叶、净蝉蜕、藿香叶之类取其性而舍其味，只需后下一沸即可，不可使其药过病所。

2. 重症期——益气养阴，透邪外出

重症或快速进展期患者临床常表现为发热、咳嗽、气喘、胸闷，甚则高热神昏等。正如《素问·评热病论》所言："邪之所凑，其气必虚。阴虚者，阳必凑之，故少气时热而汗出也。"由于湿热久羁，热极成毒必然耗气伤阴，如患者素体气阴不足则可表现为正虚邪陷、气不摄津之候。《温热论》言"气病有不传血分而邪留三焦"，入营血较晚则伤气阴较重，久则正气亏虚，邪必内陷而出现神昏。针对此类本虚标实患者，宜虚实兼顾，徐经世采用益气养阴、清燥除秽之法。

方一：生脉竹叶石膏汤加味。北沙参 20g，杭麦冬 15g，炙桔梗 10g，连翘壳 10g，生石膏 30g(先煎)，淡竹叶 10g，鲜菖蒲 10g，远志筒 10g，鲜芦根 20g，薏苡仁 30g，甘草 6g。水煎服，每日一剂，早、中、晚各服 1 次，每次 150～200ml。本病传变呈本虚标实之势，"邪之所凑，其气必虚"，此时当注意邪闭，影响心脑，故投以益气养阴、清燥除秽法。方以生脉散合竹叶石膏汤加减，以益气生津、透邪外出；石菖蒲、远志辟秽。如症见喘促、高热不退之正盛邪实的患者则宜更方。

方二：麻杏石甘汤加葶苈子。麻黄 5g，生石膏 30g(先煎)，杏仁 10g，北沙参 20g，瓜蒌皮 12g，炙桑白皮 10g，炙桔梗 10g，葶苈子 15g，连翘 10g，黄芩 10g，鲜竹沥 10g，甘草 6g。水煎服，每日 1 剂，早、中、晚各服 1 次，每次 150～200ml。本方以麻杏石甘汤为主，针对患者喘促症状而设，方中麻黄、石膏，一寒一热，相制为用，而辛凉倍于辛温，使得宣肺而不助热，清肺而不留邪。为求速效，伍以葶苈子，以助泻肺平喘之力，肺气得以肃降，喘促得以平息。此外，葶苈子还有强心之效，取之得当，可取应手之效。

3. 危重期——清热解毒，回厥固脱

新型冠状病毒感染重症患者常常出现呼吸衰竭，或同时伴有多器官功能衰竭、休克等症状。从中医的角度来看，需要辨别闭证与脱证的不同，甚至有患者表现为内闭外脱的复杂证候，单纯中医治疗颇为棘手，常常需要中西医结合协同治疗。闭证患者临床常表现为高热、气促、肢冷等，呈现“热深厥亦深”之势，徐经世认为宜急用凉开，方用安宫牛黄丸或至宝丹以清热解毒、豁痰开窍。脱证患者临床常表现为喘息鼻煽、气短息促、烦躁、汗出肢冷等，此时则应扶正固脱，方用参附汤、四逆加人参汤等益气固脱以救其急。此外应注意到肺主清肃、主司通降，痰浊壅塞，肺脉不通，则可出现呼吸衰竭危象，应采用“温通”的方法，即“热主宣通”之意，可采用辛香开窍之苏合香丸。本方具有行气解郁、化浊辟闭、清热解毒之功效，同时可采用通关散（细辛、猪牙皂等量研细末）吸入以豁痰开窍。

治疗危重期患者，应当中西医有机协作，发挥各自的优势，西医在患者生命支持如吸氧、输液、输血、鼻饲、灌肠等技术，及控制并发症、多器官功能衰竭、休克、呼吸衰竭等方面，都能起到重要的作用，使中医的治疗更少禁忌，更加便捷，也提供了更多机会。对于重症期，配合中医的辨证论治，能更好地提高抢救成功率，降低死亡率。单纯用中医或西医治疗危重症患者，都不能独自完成救治重任。

4. 恢复期——形神修养，药食同疗

针对恢复期患者，徐经世强调应根据患者年龄和平时身体状况进行饮食起居的调养以恢复常态，注意饮食清淡，劳逸有度，做好形神修养以实现自我康复。在疾病的恢复阶段，人体的生理状态以“正虚”为主，在扶助正气的同时也要注意生活方式的调摄。他分析说，此次新型冠状病毒感染的病位主要在肺、脾两脏，病理因素尤以“湿邪”为重，恢复阶段若是余邪未尽，湿邪困脾，脾胃气弱，再妄以肥甘厚味而补之，便有脾胃运化不及，又耗之于气，而致正气虚之又虚，机体对疫毒之邪便毫无防御之力，最终易复感病邪而致病情复发。如《类经》云:“凡病后，脾胃气虚，未能消化饮食，故于肉食之类皆当从缓，若犯食复，为害非浅，其有挟虚内馁者，又不可过于禁制，所以贵得宜也。”

除了饮食节制，还需要注意劳逸有度，因劳神、劳力、房劳而致病情复发者，称之为劳复。隋代巢元方《诸病源候论》曰:“夫病新瘥者，血气尚虚，津液未复，因即劳动，更成病焉。若言语思虑则劳于神，梳头澡洗则劳于力，未堪劳而强劳之，则生热，热气还经络，复为病者，名曰劳复。”可见在大病初愈、身体虚弱之时，应以静养调形、安神休息为主，勿过劳而耗气、伤神而损正。对于恢复阶段气阴两虚明显者，可配合服用生脉散成药或茶饮进行调养，同时要保持心情舒畅，条达气机。在疾病的恢复阶段，由于气虚血弱，正气大伤，往往虚则致“郁”,“郁”又常常伴随着气机失调，“百病生于气”,气机的调畅在疾病的治疗及康复过程中都极为重要。

徐经世指出，针对恢复期患者，在辨证上当以虚实来分治。虚以气阴两虚为治，实责本虚标实，在取方用药上，宜立大方、复方。如此既利于“一人一策”,又可按患者普遍存在的症状体征一方同治，以达到扶正祛邪、清除余毒的目标，康复之意寓于其中。

(1) 虚证方:按虚象的症状表现，多见神倦乏力，头昏目眩，睡眠表浅，口干不欲饮水，干咳少痰，大便溏薄等症。析其病机，则为气阴两虚，脾运不良，清阳不升，肺失肃降所致。立法处方，当予以益气养阴、升清降浊，徐经世方选生脉饮、补中益气汤、酸枣仁汤、甘麦大枣汤等方加减为用。

处方:太子参，生黄芪，杭麦冬，北五味子，川干姜，仙鹤草，制远志，茯神，苍术，煨葛根，酸枣仁，姜竹茹，芦根，淮小麦，绿萼梅，干荷叶，甘草等。

本方以气阴两虚为主要考量，有补偏救弊之义，所选方药既有相须协同，又有相互制约，如干姜和五味子相伍，一敛一散，起到敛肺止咳之功;黄芪与仙鹤草互助,则有益气养血、活血通络的双重作用,两药同用,则可增多白细胞,增强免疫功能,已在临床得到验证。黄芪生用,既可益气固表,又能托里排毒。方中用甘麦大枣汤,则有宁心解郁,调治“疫”郁之效,将起到潜移默化的功用。方中其他药物配伍,在此不作一一剖析,临床用之自能领悟。

(2) 实证方:病毒袭肺,三焦相混,病情进展中虚实寒热相互交织,其至恢复期易于出现心烦郁闷,胸痞满,舌质暗淡苔腻,纳呆,大便黏滞等症状。析其病机,当责郁热内蕴、寒热交错、痰浊阻络、湿邪阻滞、腑气失利等缠绵不清。立法处方,取以开郁醒脾,辛通苦降,化痰通络,化湿导滞为治,徐经世方选黄连温胆汤、半夏泻心汤、葛枳三仁汤、达原饮加减为用。

处方:北沙参,枳壳,姜半夏,炒黄连,炒黄芩,干姜,杏、桃仁,瓜蒌仁,浙贝母,橘络,苍术,鲜菖蒲,草豆蔻,仙鹤草,槟榔,藿香,佩兰,葛根,甘草等。

此方是复方,即多方组合而成,其功效既有组合性,又有针对性,合而为用,则可起到开郁醒脾、化痰通络、辟秽解毒、化湿导滞之效。方中所寓半夏泻心汤,辛通苦降,对寒热格拒之证可应手取效;葛枳三仁汤,是徐经世自拟处方,功能升清举陷,宽肠导滞,临床运用多年,对大便滞下疗效确切;组入“达原饮”,意在辟秽,防止逆传,此方为吴又可《瘟疫论》中首方,药选七味,量也较小,轻灵走上,同时又能畅达中焦,可谓用心良苦;浙贝母、瓜蒌仁则对润肺化痰更有针对性。

四、医案赏析

患者张某,女,65 岁。主诉:咳嗽 10 天,加重伴发热胸闷 1 周。病史:患者 10 天前无明显诱因下开始出现咳嗽,以干咳为主,无明显咳痰,2020 年 1 月 30 日开始出现发热,并伴有胸闷、心慌,咳嗽较前加重。2020 年 2 月 1 日肺部 CT 提示两肺多发感染性病变,肺炎支原体及甲型流感病毒抗体免疫球蛋白 M 阳性,予以奥司他韦、干扰素、莫西沙星等治疗后仍反复高热、胸闷。2020 年 2 月 4 日肺部 CT 提示肺部炎症较前明显进展，新型冠状病毒核酸检测结果阳性，加用甲泼尼龙、丙种球蛋白等对症治疗后症状虽有减轻，但患者肺部 CT 显示病变进展，遂转入合肥市某医院。2020 年 2 月 7 日辅助检查结果显示：淋巴细胞 4.5%，中性粒细胞 89.7%；白细胞介素 66.87pg/ml；B 型钠尿肽前体 1 559.0pg/nl；丙氨酸氨基转移酶 311U/L，白蛋白 32.9g/L，血糖 16.17μmol/L。其他指标检测结果无明显异常。西医予以洛匹那韦利托那韦片、甲泼尼龙、莫西沙星、丙种球蛋白等综合治疗。患者经上述治疗后症状未见缓解，并逐渐出现胸闷、气喘、稍活动后加重，剧烈咳嗽、痰少难出，高流量鼻导管吸氧，氧浓度 74%，流速 50L/min，心率 74 次/min，呼吸 19～39 次/min，经皮血氧饱和度 93%～99%，服用降压药后收缩压 111mmHg，舒张压 71mmHg。2020 年 2 月 12 日患者仍胸闷气促，吸氧参数稍微下调即出现呼吸急促、血氧饱和度下降，需用多巴酚丁胺维持正常血压。2020 年 2 月 16 日复查肺部 CT 提示大片磨玻璃样改变。

2020 年 2 月 18 日患者在重症监护病房经抗病毒、抗感染、抗炎等综合治疗 1 周余，病情缓解仍不明显，遂邀徐经世会诊。刻下：胸闷，咳黄痰，纳差，时有心慌，乏力，舌质紫暗，苔薄滑。辨为气阴两伤、痰浊阻滞之证，予以益气养阴、清化痰浊之剂。方药：仙鹤草、橘络、芦根各 20g，麦冬 15g，瓜蒌皮 12g，西洋参、桔梗、川贝母、竹茹、炒桑叶各 10g，甘草 5g。每日 1 剂，每日 2 次。另予鲜竹沥口服液，每次 10mL，每日 3 次。

2020 年 2 月 20 日患者诉咳嗽咳痰症状明显减轻，无胸闷，精神转好，前方继服。6 天后患者生命体征平稳，转入普通病房继续治疗，并可下地床边行走和轻微活动，两次新型冠状病毒核酸检测结果为阴性，肺部 CT 较前明显吸收，遂出院带药，回当地医院吸氧观察，渐转为安。

【按】新型冠状病毒感染的主要病理因素为湿热，因湿性黏滞，易阻气机，气不行则湿不化，因此病程常常缠绵难愈。若人体正气充足，尚可抗邪外出，预后尚可；如素体正气不足，病至后期湿郁生热，热极成毒，进一步耗伤气阴，则可使病情转为危重。因此需针对病因病机早防早治，以免转为危候。

本案患者历经数周，病势缠绵，病情逐渐加重，中医会诊时已呈气阴两伤、痰浊阻滞的本虚标实之势。徐经世采用扶正祛邪、标本兼顾治法，拟用生脉散合贝母瓜蒌散、甘桔汤加减。以生脉散益气养阴，去五味子之酸收，以防其碍邪外出；桔梗、桑叶一宣一降，以恢复肺之宣发肃降功能；瓜蒌皮、竹茹、鲜竹沥、芦根、川贝母清热润肺化痰，引邪外出；橘络宽胸理气；温热病热入营血可出现耗血动血之象，患者舌质紫暗即为明证，故加用仙鹤草以活血止血，并能补虚扶正；甘草为使，既可调和诸药，又可清热解毒，合桔梗等药又可祛痰止咳。可见药效在于配伍，治急症要灵活应变，方可得到有效救治，这是中医应对急病的基本规则。

第五章 特色组方用药

第一节　配伍运用新悟

徐经世认为,“和”是中医文化的精髓,其临床用药多采取“调养”“调节”的方法,常用平和之剂,绝少选用偏性过强或者毒性药物,且善用反佐之法治疗错综复杂的病证。强调辨治要准确,用药要守法度,方药对症当遵循“守方不更,症不变法亦不变”原则。而“冬令进补”,辨证施治灵活加减运用膏方,即是其组方用药尚平和、善反佐、守方有法度的体现。

一、药尚平和善反佐

简便廉验是中医药的特色与优势,疗效是中医立足的根本。徐经世处方用药向来慎重,无论是普通常见病还是疑难顽疾,从来都是诊询入细,明审病机,所选用方剂虽然药味不多,也不曾见偏怪之药,却能屡屡治愈疑难顽疾。鉴于疑难病症病机病因复杂,徐经世在用药中往往超越常规,另辟蹊径,取以“兼备”及以“反佐”,正合古人“假兼备以幸中,借和平而藏拙”之说。

徐经世常说,人身是一个整体,人之所以生病,就是整体功能的协调出了问题,失去了常态,无论是外感还是内伤,无论器质性病变还是功能紊乱,用药之时都应从整体着眼。中医治病就是以具有不同寒热温凉偏性的药物通过组方配伍,来纠正人体偏颇失常之处。但在这个“以偏纠偏”的过程中,又应注意不能矫枉过正,因药致病,造成新的失常,需以平和之剂,既治疗疾病,又不伤及本体。其所说的“平和”之剂,并非单是指方剂配伍的药味少、剂量轻,而有其更深层次的含义。

(一)“平和”之义

“平”,大而言之就是《黄帝内经》所言人身“阴平阳秘”的平衡状态,其义重在各脏腑本身的阴阳平衡状态及机能活动的正常,因脏腑各有其阴阳,阴阳没有“太过”或“不及”,则能发挥其正常功能。如对肝脏而言,肝阴不足则易出现肝阳上亢,从而出现自身系统的功能障碍,如头昏头胀、眼目胀涩、口干苦、胁肋胀痛等症状；肝阳上亢又会反过来导致肝阴的损耗，出现恶性循环，最终使得脏腑功能及本体受损。

“和”是中医文化之精髓，具体到人之脏腑来说，即指其功能之间的和谐，即五脏六腑之间的制化如常。主要是指脏腑之间“五行生克制化”关系没有“太过”或“不及”的偏颇情形，没有“相乘”或“相侮”现象。比如按照五行生克关系，“木克土”，即肝木太过则克伐脾土，在临床上则表现为肝病患者会出现脾胃消化功能的异常，胃脘胀痛、嗳气不舒、便前腹痛、泻后痛减等；“木生火”，肝木太旺则扰动心火，则会出现情绪烦躁、口腔溃疡、小便短涩黄赤、失眠等症；肝木太过反侮肺金，即是所谓“木火刑金”，易出现咳嗽咯血等症。

徐经世所言“平和之剂”的配伍，即是建立在对人体正常生理把握之上的，明确人体脏腑生理特性与功能、脏腑之间的相互制化关系，然后在诊疗过程当中去抓住患者所述异常症状进行分析，归纳出疾病的病机，针对病机来拟定治疗大法。①治肺系疾病重“翕辟”。中医认为，肺为华盖，翕辟之脏，主司呼吸，以宣降通调为顺，并认为“上焦如羽，非轻不举”，故治疗用药宜轻而不宜重，重则易过病所。因此，用药上应敛散结合，复肺之宣发肃降。②治肝系疾病重“体用”。肝脏为升发之机，主司疏泄，又主藏血，体阴而用阳，用药宜条达肝气、柔养肝体同施，根据临床症状的不同，又有疏肝、调肝、清肝、平肝、柔肝、养肝之不同。③治脾胃疾病重“升降”。脾胃为一身气机升降之枢纽，用药应注重升脾气与降胃气的结合，脾胃的气机升降功能正常，有赖于肝胆的制化，升降要有“度”，应以“效”为“度”，升降不过位，用药要把握平衡，“治中焦如衡，非平不安”。④治心系疾病重“通养”。心主血脉，心脉要通畅，又要重视心阴，治疗上以温通心脉、益养心阴为用。⑤治肾系疾病重“补泻”。因肾为“水火之脏”，内寓先天之“元阴、元阳”，主司封藏，宜补不宜泻，但又要注意实中有泻、泻中有补。

“平和之剂”的配伍，离不开对中药性味功效的纯熟掌握。因每味中药本身就含有多种成分，兼具多个功效，可以说一味中药即是一个“复方”。徐经世临床上常采用一药多效的中药，通过精当配伍，使其多种功效得到有效发挥，既减少了使用的药味，更是达到了全身调整的目的，提高了整体疗效，这也是中医“整体观念”所在。

如其临床善用竹茹，以其性微寒而味甘，既入胆、胃二腑，又归心、肺两脏，为治上、中二焦疾病之要药，善开胃郁，降逆胃气，具有止呕和胃、清肺祛痰、通利三焦之功，为宁神开郁最佳之品。如脾胃虚寒，兼有他疾，以姜炙竹茹，无碍于脾，反可起到和胃健脾，使胃受纳，药半功倍之效。临床中发现，竹茹能调和诸药，功过甘草，又可起到治疗性作用，可谓有益无弊，一举两得。

正因对药性的纯熟，徐经世临床用药之时，多以平和多效之药组方，而绝少选用偏性过强或者毒性药物。在药物用量上，或“重拳出击”，或“点到为止”，或“润物无声”，或“多管齐下”，十分灵活，以临床取效为目的。如针对肝郁不达导致肝胃不和的患者，他常用绿萼梅开郁和胃，绿萼梅的用量一般为 5g，而徐经世教授用量多在 15～20g，因其芳香开郁之功非小量可达。他开具的处方多是 12 味药左右，但仔细分析则能发现，其一方之中有多方，一方之中有多法，有时方中只取成方中某几味药，有时只取方义而另组新方，是师前人之法，而不泥前人之方，为善学古人之意者。

徐经世用药非常注重药物的炮制，认为药材的生制不同，其性味与功效则大有区别，古人对药物的炮制确是有其深刻临床意义的。如“九制地黄”，即通过九蒸九晒所得到的熟地黄，其滋阴补血的功效与当前药房中所售熟地黄可谓有“霄壤之别”。在治疗肝胆有热、脾胃虚寒的患者时，他喜用“煨姜”，生姜煨用，减其辛热之性，留其温胃暖中之功，疗效颇佳。又有古人常用的“砂仁拌熟地”滋补而不碍胃，“熟地捣麻黄”以疗阴疽，“蒲黄炒阿胶”补血止血兼得等，可惜如今都只存在于书籍中，医疗机构的中药房里已经很难见其踪影了。

（二）“反佐”之法

反佐法主要针对病症错综复杂，如真寒假热、真热假寒、大实有羸状、至虚有盛候等情形。徐经世指出，如真寒假热者，处方当以大辛大热之品治其寒，是治其本，但常因病灶真寒格拒，药难达病所，疗效多不佳，须有向导引之，避实就虚，巧寻经隧，直达病灶。这个向导就是引药，如真寒假热者在大剂量热药中加一点寒药，真寒病灶受到同气相吸之因，就会很容易接受热药，从而使热药长驱直入，直达病所，其治当效如桴鼓。

徐经世指出，反佐之法，肇始于《黄帝内经》。《素问·五常政大论》曰：“治热以寒，温而行之；治寒以热，凉而行之。”《素问·至真要大论》曰：“奇之不去则偶之，是谓重方，偶之不去，则反佐以取之，所谓寒热温凉，反从其病也。”至汉代张仲景《伤寒论》，有“白通加猪胆汁汤”的用法，其中以苦寒的猪胆汁加入大辛大热的白通汤中，防止寒热格拒不受，引药破阴，是为善用反佐之典型方剂。

徐经世临床常用治疗肝火犯胃证之方，为元代朱震亨名方“左金丸”，所治之证，见胁肋疼痛，呕吐口苦，嘈杂吞酸，舌红苔黄，脉弦数，治以清泻肝火、降逆止呕。方中用黄连为君，清泻肝火，治病治本，肝火得清，则不再横逆犯胃。但方中以少量吴茱萸配伍（黄连：吴茱萸=6：1），一者取其辛热之性，以制黄连苦寒，防止苦寒伤胃；二者吴茱萸可疏肝降逆，疏肝则肝郁得解，降逆则呕吐得止，又吴茱萸性热，可入肝经区，引黄连直入肝经以泻其火。

徐经世认为反佐之意有二：一是指药物寒热之性的反佐，即大队温热之药中加入苦寒之品，或诸多寒凉药队中加入少许辛热之味，以佐制其性；二是指药物升降之性的反佐，即针对病位及病性，在沉降药中加入升提药味，防其过于重坠，或在升发之品中制以重镇之药，防其升发太过，并以此发明了诸多升降相制的药对，如在治疗“眩晕”时，徐经世教授喜用葛根配代赭石，两者一升一降，相反相成，共同达到平衡气机的作用。

徐经世指出，反佐法不仅体现在药物配伍上，还有药材饮片制法的“反佐”。如治真热假寒药，将寒凉药适当经火炒制，这样取其火性，使热性附于寒药，从而使寒药趋之病灶而不会产生格拒。服药时的“反佐”，即热药冷服，寒药温服，以免出现格拒现象。总之，反佐法的运用意在防止配伍偏颇，进而使人体升降气机趋于平衡，恢复正常生机。

徐经世认为，“引火归原”法也可以列入反佐之列。“引火归原”也称“引火归源”或“导龙入海”，即是指引虚浮之火归于本源，是针对虚火上浮、火不归原而设的一种中医特色治法。《素问·至真要大论》有“微者逆之，甚者从之”之说，开其先河。清代新安医家程钟龄《医学心悟》言：“肾气虚寒，逼其无根失守之火浮游于上，当以辛热杂于壮水药中导之下行。所谓导龙入海，引火归元。”因肾水亏于下，心火炎于上，多见口干唇裂、频欲饮水的症状，而患者舌脉均无阳证之象。若是独用滋阴降火之法，往往见效不明显，这种情况可于滋阴降火方药中少佐肉桂，以“引”浮越之“火”下“归”其“原”。

徐经世指出，“火不归原”尚有一种“阴盛阳衰，阴格阳于外”之证。如清代郑钦安《医理真传》载有“潜阳丹”，治疗少阳之真气为群阴逼迫，不能归原出现的“头面忽浮肿，色青白，身重欲寐，一闭目觉神飘扬无依者”。方中龟板“有通阴助阳之力”，用以引游龙归位；附子与生龙牡、磁石同用，咯血、失眠、心悸、男子遗精、女子梦交等属于虚阳上越者，以介齿质重之品交通阴阳，防止大热之药难以入阴。仲景名方“金匮肾气丸”中有“三补三泻”的配伍，即是泻肾中格阳之阴，更防止桂、附补火引起上焦火旺之偏。

徐经世临床常用反佐药物，首推黄连与肉桂。肉桂，辛甘大热，入肺、脾、心、肾、胃诸经，有温中补阳、散寒止痛之效，还有温通经脉，鼓舞气血生长之功，其浑厚凝降，守而不走，偏暖下焦，能助肾中阳气，并能纳气归肾，引火归原。清代吴仪洛《本草从新》中称其能“引无根之火，降而归原”。为历代医家引火归原的常用药。但作为反佐药使用时，在大队滋阴壮水药中仅需少佐几分(其常用量为 1～3g)，肉桂要选上等的官桂，只有官桂才是酸甜苦辣诸味俱全，引火下行之功才能有效发挥。黄连苦寒，归心、脾、胃、肝、胆、大肠经，清热燥湿，泻火解毒。苦以降阳，寒以清热，善去中焦湿热而泻心火，徐经世常用炒黄连 3～5g 以制药性，防其过多则处方之性为之改变，这是其临床经验所得。

徐经世曾治一糜烂性结肠炎患者，其反复腹痛腹泻夹白色果冻样黏液，服用西药糖皮质激素治疗多年，症情反复发作，兼见口干咽痛不欲饮，眼目干涩，头胀痛，腰膝酸软，足胫怕冷，小溲频数，时有排解涩痛感，入睡困难。求诊于徐经世，初以健脾除湿、通利腑气之法治疗，药后腹痛消失，大便每日 1～2 次，尚成形，但其兼症未见明显改善。按其病症非一腑之疾，而心肾亦有受及，故出现诸多症状，诊其脉来细弦，舌淡红苔薄白，予以引火归原、调和胃肠继之。方药：北沙参 20g，怀山药 20g，石斛 15g，干枸杞子 15g，茯神 20g，远志 10g，炒川黄连 3g，肉桂 2g，淫羊藿 15g，酸枣仁 30g，琥珀 10g，灯心草 3g。药进 3 剂，患者即反馈其腰膝酸软及足胫畏寒改善，睡眠亦有好转，唯咽干痛加重，眼目干涩仍见。嘱其余药肉桂减至 1g，续进 4 剂，则咽干眼涩大减，他症亦未见反复。因其久泻之下阴阳俱损，现阴虚阳浮之象，予引火归原之法，只宜滋阴药中稍佐辛热之味以为引导，且不宜久用，故于方中仅减 1g 肉桂用量，其效立殊。

二、效不更方守法度

徐经世临床日久，识病渐多，深切体会到诸多杂症之治，诚非旬日见功。然病家恨病心切，往往不耐久治，甚者更医无数，劳心伤财，终致病情迁延，悔之晚矣。今有其临床所积验案遴选两则，可以证其守方之重要。

张某，男，现年 70 岁，曾于 1986 年 4 月 17 日来诊。时诊：萎缩性胃炎伴糜烂出血。脘腹胀满，进食不易消化。舌淡红，苔薄白，脉来弦缓。证属肝木横恣,脾胃受侮。治以条达木郁,理脾和胃。方药:姜竹茹 5g,北条沙参 15g,茯神 20g,陈皮 10g,佛手 10g,绿萼梅 20g,山楂 20g,沉香曲 5g,枸杞子 12g,蒲公英 15g,谷芽 20g,神曲 5g。7 剂,水煎服。药进半月,诸证悉减。月前陪同家人就诊,出此方示于徐经世,视其病历已破损不堪,方纸泛黄,墨迹依稀。患者自言此方甚效,于首诊之后将此方收放妥当,15 年间每遇脘腹不适,即按原方取服几剂,皆可获效。

方某,男,13 岁,2011 年 12 月 1 日首诊。患儿检查示过敏性体质,易感咳嗽,5 年前出现口唇破裂,渐次加重红肿流血,皮肤科经治乏效,视其唇周围红肿伴有瘙痒症状,舌红便燥,脉来细数。按其症情,分析系由心脾积热,风毒上炎所致,证属"唇风"。拟予祛风透邪,清热解毒。方药:干生地黄 12g,赤芍 10g,连翘 10g,蝉蜕 6g,防风 10g,黄芩 10g,野菊花 12g,蒲公英 15g,飞青黛 3g,人中黄 10g,大黄 2g。7 剂。另嘱日服羚羊角颗粒 1 包。10 后日复诊,药进 1 周,患儿症情不减反重,大便干燥,2~3 日一更,舌红苔薄,脉来细数。考虑病析无疑,虽未应效,但仍应遵守不更,令再服药 1 周,药后症状减轻,又连服 2 周,局部病灶消失如常。

徐经世体会,守方即是守法,症不变法亦不变,似浣纱浆衣,必以长流水缓除陈垢,方可收功。效不更方,是为守方要点之一,此是言其常,但须知顾脾胃当贯彻始终。倘若服药中病之后,症情有变,甚或加重,病家必责难,医者当此之时,应不为所扰。又当知守方即是守"机",识"证"为要!识证既准,用药又守法度,即可守方勿替,以待病愈。他指出,《尚书·说命》所言"药弗瞑眩,厥疾弗瘳",即是药中病所可能出现的情形,可谓至理,医者须了然胸中。

三、"冬令进补"经典方

中医遵循天人合一的整体观念,强调顺应四季气候变化进行调摄,春生、夏长、秋收、冬藏是自然界的基本规律,养生者必须顺应这一四时节律。徐经世认为,“冬三月,此为闭藏”,冬令进补才能使营养物质转化的能量最大限度储存于体内,滋养五脏,抗病延年。其适宜人群较为广泛,除对慢性病患可予以调治外,对少者可助长发育,提高智力;对中青年可增强体质,青春常驻;对老者可延缓衰老,保持健康。冬令进补具有中医的鲜明特色,传承千年,至今仍为人们所需求。

如何进补求得疗效,关键在于选方用药。徐经世认为,写一张膏方处方,首先要针对症状用中医的理论进行分析判断得出证候诊断。正如清代新安医家叶天士《临证指南医案》所云:“医道在乎识证、立法、用方,此为三大关键。……然三者之中,识证尤为紧要。”所以在识证的前提下,必须要注重选方用药,做到双向调节,一药多效,平中见奇,清上补下,升降平衡,通补结合,温凉适度,顾护脾胃,为之至要。徐经世推荐几个常用的有效方剂以做进补之方,以求进一步升华从而发挥这一特色优势。

（一）人参养荣汤

人参养荣汤出自宋代官修《太平惠民和剂局方》,由黄芪、人参、白术、茯苓、白芍、当归、熟地黄、陈皮、五味子、远志、肉桂、炙甘草共 12 味药组成,功效为益气补血、养心安神。

徐经世常用此方治疗气血双亏、心悸失眠、眩晕口干等症,临证时灵活变通,加减运用。对阴血暗耗、偏血虚阴虚者,常去肉桂以防温燥,加石斛、沙参等养阴之药;对脾胃虚弱、运化不良者,常去当归、熟地黄以防滋腻碍胃,并加入谷芽、竹茹等和胃助消;对血压偏高有眩晕等症者,常去黄芪,加天麻、钩藤等平肝潜阳息风之品;对伴有嗳气呃逆者,常加代赭石、枳壳、绿萼梅等降逆和胃;对便干者,常加无花果、杏仁、桃仁、决明子以调畅气血、润肠通便;对便秘偏热者,常加少量番泻叶或芦荟以泻热通便;对便溏者,常加薏苡仁、无花果、炒诃子以健脾利湿、收涩止泻;便秘者,要去五味子,湿邪阻滞者也应去之,并要去当归、熟地黄,加半夏、枳壳、苍术等化湿理气之品;对思虑过度、心悸失眠者,常加酸枣仁、合欢皮、淮小麦以养心安神、调整精神；对咽干口燥者，可加二至丸；对咽有异物感者，加青果、木蝴蝶；对白细胞计数低者，加仙鹤草；对免疫功能低下者，加灵芝以补肝肾、提高免疫力。

现代医学证实，人参养荣汤对气血两虚体征的改善，不仅限于传统的机体外在表现，还包括对衰老机体组织器官、细胞结构的保护与改善。中医学调和气血、“后天以养先天”、从脾论治的传统抗衰老理论，得到了科学的论证。现代临床研究证实，人参养荣汤具有较好的抗痴呆作用。

（二）大补阴丸

本方出自金元朱震亨《丹溪心法》，由炙龟板、熟地黄、知母、炒黄柏共 4 味药组成，功效为滋阴降火。

徐经世常用以治肝肾阴虚、虚火上炎而致的骨蒸潮热、盗汗遗精、腰酸腿软、眩晕耳鸣，或咳嗽、咯血，或心烦易怒以及失眠多梦等症。此为清上补下之代表方，补肝肾、填阴精、泻相火，加减用以治疗男性梦遗失精、早泄等症，常加炒川黄连与少量肉桂、山茱萸、覆盆子等以泻火滋阴固精、交通心肾；女子更年期综合征属阴虚火旺者，常加沙苑子、枸杞子、菟丝子、杜仲、二至丸、天麻、钩藤、代赭石、磁石等，以补肝肾、平肝潜阳；及肺痨骨蒸潮热、盗汗、咳嗽、咯血等症，常加田三七粉、仙鹤草、藕节炭、醋鳖甲等。

现代研究表明，滋阴降火法有调整内分泌特别是性腺轴的功能。

（三）二至丸

本方出自明代吴旻所辑《扶寿精方》，由熟女贞子、旱莲草 2 味药组成，旱莲草水煎浓缩后加熟女贞粉，和蜂蜜为丸；为强化补肝肾作用，新安一地往往加桑椹子与旱莲草一同煎熬。功效为补肾养肝、补腰膝、壮筋骨、乌发，被誉为滋补肝肾的价廉而功大之方。

徐经世指出，此方与六味地黄丸、杞菊地黄丸、知柏地黄丸同属滋阴补肾之方，但后三方有滋腻碍胃之弊，故在临床上最为常用的是二至丸，因其补肾柔肝效果确切，而且补而不滞，滋而不腻，无碍肠胃运化之弊，对诸多肝肾不足、阴虚火旺者较为适合。此方也为清上补下之代表方。

此方加减可广泛应用于临床各种疾病，如阴虚、阴虚火旺、气阴两虚等证，不论肝肾虚损，还是脾胃虚弱，也不论是肺部疾病，还是心脑疾患，男科精伤、女科不孕、老人体弱、幼儿不足都可以此为基本方，在益髓填精的基础上，加用与各证相适合的药进行治疗，无不屡屡见效。

药理研究表明，二至丸具有免疫调节、抗衰老、保肝降酶、抗骨质疏松、抑瘤及抗炎等多种作用。随着对其作用机制的深入研究，古老的制剂必将具有广阔的开发前景。

（四）还少丹

原方出自南宋杨士瀛《仁斋直指方论》，后世作了改良，现代常用通行的方子为清代新安医药学家汪昂所著《医方集解》所载的还少丹，由山药、茯苓（乳拌）、山茱萸、杜仲（姜汁炒断丝）、巴戟天（酒浸）、肉苁蓉（酒浸）、五味子（炒）、远志（去心）、熟地黄、枸杞子（酒浸）、楮实子（酒蒸）、石菖蒲、小茴香（炒）、牛膝（酒浸）14 味药组成。功效为温补脾肾，养心安神，交泰水火。

徐经世根据多年临床经验，再加上川续断、菟丝子 2 味药使用，认为本方的主治较多，如耳鸣耳聋、健忘怔忡、阳痿遗精、性功能减退、糖尿病、神经衰弱、视网膜色素变性、不育症、抗衰老等，可谓是一张适合中老年常服的保健良方，特别适合中老年人未老先衰而见肌体瘦倦、腰足沉重、脉象细弦者。药虽为一派温肾暖脾之品，但温而不燥。

金元朱震亨、清初喻嘉言都用还少丹治疗过许多疑难患者，朱震亨之滋阴大补丸即为《医方集解》还少丹去楮实子。现代焦树德在其《方剂心得十讲》中介绍用此方加减治疗慢性脊髓炎、脊髓痨、脊髓硬化症。本方具有防治的双重作用，灵活加减，知常达变，广泛用于内科诸多杂病，可起沉疴；久服身体健壮，精血充足，故有“还我少年”之誉。

动物实验表明，还少丹（《医方集解》方）具有较强的抗氧化能力，并能促进机体清除积累在细胞内的有害物质，从而达到延缓衰老的目的。临床研究表明，还少丹(《医方集解》方)有降低血脂、降血糖、降低血液黏滞度，兴奋垂体-肾上腺皮质功能，增强下丘脑-垂体-性腺轴功能，增强免疫力，抗衰老、健脑、抗疲劳、抗缺氧、抗凝、抗动脉硬化、扩张血管等作用，是一首疗效显著的强健方剂。

(五) 龟鹿二仙丹

本方出自清代新安医药学家汪昂《医方集解》，由人参、枸杞子、龟板、鹿角 4 味药组成，功效为填阴补精、益气壮阳，治瘦弱少气、梦遗泄精。清代御医吴谦《医宗金鉴·龟鹿二仙胶》引明代李中梓言“人有三奇，精、气、神，生生之本也”。《医方集解》云：“五劳之外，又有六极，谓气极、血极、精极、筋极、骨极、肌极也。精生气，气生神，精极则无以生气，故瘦弱少气；气弱则不能生神，故目眊不明；精气不固，水不能制火，故遗泄而精愈耗也。”精不足者补之以味，鹿得天地之阳最全，善通督脉，足于精者，故能多淫而寿；龟得天地之阴气最厚，善通任脉，足于气者，故能伏息而寿。人参为阳，补气中之怯，枸杞子为阴，清神中之火。由是精生而气旺，气旺而神昌，庶几龟鹿之年矣，故曰二仙。

现代研究证实，龟鹿二仙丹加味能有效减轻及预防化疗后骨髓抑制。章亚成以龟鹿二仙汤化裁治疗再生障碍性贫血取得了好的效果。

另外，还有补心之剂如明代新安医家洪基《摄生秘剖》所载的天王补心丹(人参、玄参、丹参、生地黄、茯苓、柏子仁、酸枣仁、桔梗、五味子、天冬、麦冬、当归、远志，炼蜜丸，朱砂为衣)；唐代孙思邈《备急千金要方》孔圣枕中丹(龟板、龙骨、远志、石菖蒲)等。徐经世认为，如从中调治，补益中州，养益心脾，补中益气、归脾之剂也是常用有效冬令进补良方。

四、膏方处方治案三则

中医膏方充分体现了传统特色，富有深刻的内涵，相传千年，至今仍为广大人群所需求。徐经世强调，膏方是从辨证分析和临床实践而得出的，并不是简单罗列一些症状。膏方处方要求理论与实践相结合，体现中医理、法、方、药的一致性和完整性，方可达到有效的目的。

徐经世指出，一张膏方处方，还反映了医家的文学水平和书法功底。翻开历代名家医著，不难看出其膏方书写非常严谨，从认证到立法、从处方到用药都紧扣首末，一丝不苟。好的膏方处方，不仅是一个医案，实际上也是一帧艺术品。如何拟出一张好膏方，徐经世认为，一要注意以平为期，不宜太过；二要通补结合，不能只补不通；三要温凉适度，不能一味温补；更为关键的是第四点，即不管如何调补，在方药中必须顾护脾胃，否则胃不能受纳，影响疗效。临床上，针对具体病证拟方，才能发挥出中医这一传统特色。

（一）冲任失摄，以膏为用

某女，45岁，干部。初诊时间：2009年11月10日。患者年近七七，天癸应渐次向绝，反之潮时量多，缠绵不净，有属“漏”象。诊见舌红少苔，夜寐盗汗，五心烦热，神倦乏力，脉象细数。徐经世认为，女子以肝为先天，因肝主冲任，司调经血，若失条达，则月事紊乱，先后不一，所以调经当须调肝，此乃图治妇科诸多疾病的基本原则。今患者潮延日久，肾阴不足，阴火内动，迫血下行，正如《黄帝内经》所言“阴络伤则血下溢”是也。

本案证属肝肾阴虚、冲任失摄，治以滋阴降火、填冲摄血之剂，经血转为常态，兼证也顺应而愈，现值收藏之际，适宜进补，以膏为用，可望收全功。方药：熟女贞子200g，旱莲草150g，炙龟板150g，炒知母120g，杭白芍200g，炒熟地黄250g，北沙参200g，枸杞子150g，石斛150g，覆盆子150g，怀山药200g，川杜仲200g，酸枣仁300g，灵芝片100g，仙鹤草150g，碧桃干300g，银牙燕窝50g（另钝化和膏），贯众炭150g。上药熬尽汁，用木糖醇收膏。每日早、晚各服1匙，开水冲服。

（二）虚劳受损，以膏补之

某女，60岁，干部。初诊时间：2009年11月10日。徐经世诊见：患者年逾花甲，形体素弱，病始于下，肝肾受及，冲任失调，天癸无定，来潮量多，延及日久，病变难复，故行术治疗，后致诸脏受损，形成虚劳。症见咳嗽，嗳气，纳呆，脘胁痛胀，时而口苦，头晕心悸，睡眠欠安，咽干眼涩，形寒肢冷，时起时伏，每每求治，拟在辨证基础上，随机应变予以施治，经治多时，虽偶有不适，但已转好。

徐经世纵观病情，认为实为母子相传，阴阳失衡，中州失司，木来乘之，致成虚实夹杂、寒热互见之证，选方用药，不可偏颇，既要图补，又要泻之，如以补之，当须遵循“滋补先天者，必补后天，善补后天者，必滋先天”理论。今以膏补之，拟需辨证，药以甘温，方可应效。

方药：生黄芪 300g，熟女贞子 150g，杭白芍 200g，桂枝尖 60g，广陈皮 100g，姜半夏 120g，陈枳壳 120g，明天麻 150g，绿萼梅 200g，灵芝片 100g，酸枣仁 250g，石斛 150g，炒丹参 150g，远志筒 100g，青果 150g，姜竹茹 100g，甘草 50g。熬尽汁，以饴糖收膏。每日早、晚各服 1 匙，开水冲服。

（三）下元不足，以膏调治

某男，46 岁，干部。患者年未半百，下元不足早已显示，常见下肢关节酸痛，入夜尤甚，眼干、溲黄、房事早泄、腰酸足浮等症缠绵有时，近又感背之左侧入卧隐痛，活动可止，诊见舌暗红，苔薄黄，脉虚弦。徐经世分析，天人合一，人为小天，健康长寿，赖之于肾，因肾为先天之本、封藏之脏、阴阳之根，而气血津液的来源又当归之于脾，故称脾为后天之本，二者互为依托，不得有损。

徐经世认为，本案乃损之于下，气阴两伤，脉络不和之证，前以补益气阴、滋养肝肾，所谓“形不足，温之以气，精不足，补之以味”是也。制膏两料，药尽好转，今值冬令，再求以膏调治，故应允执方，有望修复。

药用：小红参 100g，鹿角胶 159g，龟板胶 200g，枸杞子 150g，怀山药 200g，熟女贞子 150g，覆盆子 150g，山茱萸 100g，巴戟天 150g，肉苁蓉 150g，酸枣仁 250g，仙鹤草 200g，远志筒 100g，灵芝片 100g，川杜仲 200g，杭麦冬 120g，海马 50g，藏红花 30g，丝瓜络

150g，粉甘草50g。熬尽汁，化胶炼蜜为膏。每日早、晚各服1匙，开水冲服。

徐经世记录，以上3例膏方患者服后都有回应，诸多症状均在不同程度上得到有效的修复，并要求再作服用。膏方既方便又治病，很适合大家求治病、保健康的要求，也大大展示了中医的特色。

第二节 单味药效新识

徐经世指出，中医临床过程无非诊断、治疗二者，诊断须深谙望闻问切、四诊合参，治疗要熟知药物寒热温凉、七情乖顺，二者不可偏废。诊断尚有成规可循，而用药多由医者临床积验，方能明辨诸多方书药性之说的真伪，进而处方遣药取舍得当。常用药物不过百余种，用“熟能生巧”一词来形容，最是贴切不过了。中药来源甚广，同样性味功效的药物远不止一两味，临床选用除根据古籍记载之外，前辈口耳相传也是很值得重视的，再加上临床自己的体会，就会对中药的使用形成更加深刻的认识，从而在处方遣药之时能够得心应手。

一、葛根煨用醒脾鼓胃气

葛根原本为发散风热药，性味甘、辛、凉，归脾、胃、肺经，有解肌退热、透发麻疹、生津止渴、升阳止泻之功。徐经世认为，葛根还具醒脾和胃、除烦止呕、蠲痹止痛、调节内环境、平衡升降之效。临床已将此药广泛用于胆心综合征、颈椎病、痉挛性斜颈病、糖尿病、高血压、冠心病、神经性头痛、重症肌无力、慢性结肠炎、上呼吸道感染、痢疾等病症。现代药理研究也证明，葛根具有扩张冠状动脉、抗凝、扩血管、降压、解痉、解热和降血糖等作用。临证使用，凡病症兼有胃酸过多或脾胃虚寒证者，如需用煨葛根，应加炒黄连5g、煨姜5g以反佐，无伤于胃，亦别无其他副作用。

徐经世临床常以该药为主，配伍药物进行治疗，每每应效。①胆心综合征：煨葛根15g，枳壳12g，白芍20g，合欢皮20g，酸枣仁25g，谷芽25g，郁金10g，竹茹10g。②颈椎病（并发高血压病）：葛根30g，白芍20g，桑寄生30g，代赭石12g，明天麻15g，夏枯草12g，干地龙10g，竹茹10g，怀牛膝10g等。③冠心病（胸痹）：葛根30g，枳壳12g，远志10g，橘络20g，丹参15g，佛手15g，郁金10g，竹茹10g等。

清代张璐《本经逢原》云："葛根轻浮，生用则升阳生津，煨用鼓舞胃气。"徐经世在遇到面肌痉挛、头晕、胸闷、头昏（额部痛）、泻痢等症时，必撷取煨葛根，是取煨用壮阳止泻、解肌之效。对煨葛根的临床使用，徐经世每剂用量可大到30～50g。

另外，徐经世常把葛根配以代赭石，用治胆汁反流性胃炎，取其一升一降，俾使脾胃健而御肝乘，肝不乘而诸病愈。有云"升清可以降浊，欲降必先升之"，此言甚是。

根据《本草纲目》记载，葛根具有解酒毒的作用，且葛花解酒毒功效尤佳。现代社交场合若需饮酒，可预先以葛花煎水代茶饮，或在饮酒时同饮葛花茶，均有很好的解酒效果。葛根还可用于治疗糖尿病（消渴），《本草纲目》认为葛根可以散郁火，并引用金代张元素之言"升阳生津，脾虚作渴者，非此不除，勿多用，恐伤胃气"。临床上应当适量选用。

无论是从传统中医认识，还是从临床应用及现代研究来看，葛根还有很明确的降脂作用，但临床少有单味葛根降脂的报道，因此有必要对葛根治疗血脂异常的常用配伍结构进行研究，对于单味葛根也有必要进一步明确降脂作用的物质基础，这必将为我们防治血脂异常、动脉粥样硬化及其引起的心脑血管疾病等疑难杂症提供新的手段。

二、代赭石镇降胃逆最有效

代赭石味苦，性寒，入肝、胃、心经，具有平肝潜阳、重镇降逆、凉血止血之功。临床虽主治实证，若遇兼虚者，佐以人参，亦可起疴。如近代张锡纯《医学衷中参西录·治阴虚劳热方》云："（人参）与咳嗽上逆者不宜，故又佐以赭石之压力最胜者，可使人参补益之力下行直至涌泉，而上焦之逆气浮火，皆随之顺流而下，更可使下焦真元之气，得人参之峻补而顿旺，自能吸引上焦之逆气浮火下行也。”以达到补虚止咳、平衡阴阳之功。

徐经世常用代赭石治胆汁反流性胃炎。《灵枢·四时气》有云:“邪在胆，逆在胃。”徐经世分析，胆为六腑之一，宜通宜降，其通全借肝之疏泄，其降依胃气之下行。若胃气上逆，胆则无下行之路，湿重胃气更逆，愈阻胆经降路，胆邪上犯于胃而引起胃病。徐经世药取代赭石镇逆胃气，使胆汁顺势而下，转为常态。他认为，临床诸证，病因虽有不同，治疗需以代赭石为主者，只要随证制宜，佐以他药，以降取升，无不应效。

《医学衷中参西录》记载:“赭石……能生血兼能凉血，而其质重坠，又善镇逆气，降痰涎，止呕吐、通燥结。……治吐衄之证，当以降胃为主，而降胃之药，实以赭石为最效。”徐经世认为这是对代赭石最好的概述。

本品主要成分是 Fe_2O_3，其中铁元素含量约 70%，氧元素约 30%。现代研究表明，其所含铁元素可促进红细胞生成及血红蛋白合成，证实代赭石确有“生血”之功。代赭石为药，宜打碎先煎，用于降逆平肝，生用；用于凉血止血，煅用。明代新安医家陈嘉谟《本草蒙筌》载:“孕妇忌服，恐堕胎元。”因其含有微量砷元素，故孕妇慎用，他病患者也不宜久用不殆。

三、生黄芪补而不滞有宜忌

黄芪，药性微温，味甘，归脾、肺二经，具有补气升阳、以阳求阴，补土生金、以养化源的作用。其补气之功应用甚广，非他药所能替代。徐经世强调，如今人们生活水平普遍提高，饮食多有膏粱厚味，故常有伤脾之运化，湿邪内生，阻滞于中，热化多见，致使气血瘀阻，又伤及胃阴。所以在治疗气虚证时，当取用黄芪，且宜生用，不宜炙取，因生品补而不滞，补中有消，炙则滞之，有碍于脾。

临证见低血压、贫血、颈椎病、神经衰弱等引起的眩晕，以及慢性胃炎、胃下垂、白细胞减少症、瘿病、类风湿性关节炎、糖尿病、功能性子宫出血、缺血性心律失常、脱肛、内脏下垂、慢性支气管炎、慢性肾炎浮肿、脑血管病后遗症等病，凡以气虚为主，或清阳不升，或中气下陷，或气虚血亏，或气不摄血，或气虚血滞不行，或气虚水湿失运，或气虚卫表不固，或气虚中寒等者，皆可选用黄芪。徐经世常用剂量在15～30g之间。

然高血压所致眩晕者，用黄芪尤须详辨虚实。徐经世指出，高血压眩晕多属功能失调、下虚上实之证，临床以肝阳上越、痰浊上蒙为多见。黄芪虽具升降之能，然其性甘温，恐助热生火，易使肝风鸱张、痰火上壅，反令血压居高难下，故当慎用。凡属表实邪盛、内有积滞、阴虚阳亢、疮疡阳证等证候，皆不宜选用黄芪。

徐经世常用黄芪辨证组方主治如下疾病。①慢性胃炎胃脘痛：黄芪20g，桂枝10g，白芍20g，白术15g，陈皮10g，山药20g，砂仁10g，绿萼梅20g，炙甘草10g，煨姜5g等。②类风湿性关节炎肢体疼痛：生黄芪30g，桂枝5～130g，白芍30g，熟女贞子15g，桑寄生30g，鸡血藤15g，薏苡仁30～50g，甘草5～10g等。③颈椎病眩晕(低血压者)：生黄芪30g，煨葛根30g，白芍20g，桑寄生30g，茺蔚子15g，白芷10g，竹茹10g等。

四、竹茹宁神开郁调和诸药

竹茹，异名竹皮，为禾本科植物淡竹、青竿竹、大头典竹等的茎秆去外皮刮出的中间层。其性微寒而味甘，既入胆、胃二腑，又归心、肺两脏，为治上、中二焦疾病之要药。竹茹根据炮制方法可分三类：竹茹、姜竹茹和炒竹茹。明代倪朱谟《本草汇言》言其“清热化痰，下气止呃”，故善开胃郁、降逆胃气，具有止呕和胃、清肺祛痰、通利三焦之功。其性虽寒，而滑能利窍，可无郁遏客邪之虑。

徐经世指出，古方所云“竹茹性寒，虚寒忌用”有属偏见。如脾胃虚寒，兼有他疾，用以姜炙则无碍于脾，反可起到和胃健脾、使胃受纳之效，药半功倍。竹茹轻可去实，引药入胃，凉用可清热、和胃、降逆，兼有清化痰热之效。徐经世强调，竹茹实为宁神开郁最佳之品，临证不可不选。

徐经世体会，今日使用中药以汤药为主，入药途径单一，如用药味重，很难受纳，更有伤于胃，所以要取之有效，首先要使胃受纳，在药中配竹茹之别意，也在于此。竹茹既能调和诸药，功过甘草，又可起到治疗性作用，可谓有益无弊，一举两得。当今社会，膏粱厚味流行，一旦为病，多为湿邪化热，郁蕴于内，亦正合竹茹之证，斯是徐经世善用本品矣。历代医籍，屡有记载，早见东汉张仲景《金匮要略》，首方竹皮丸以治产后烦呕，后世如竹皮汤、竹茹石膏汤、竹茹橘皮汤等至今均为临床常用。徐经世临床常将竹茹用于治疗以下诸症：咯血（竹茹有凉血止血作用）、痰喘、呕吐、胁痛（胆囊炎、胆石症、胆心综合征所致），胃脘痛（胆汁反流性胃炎）、失眠（治痰火内扰心烦不眠者）、眩晕（包括梅尼埃病）、郁症（忧郁症）等。

五、远志入肾养肺安脏腑

远志系多年生草木，自生于山野，根由多数细根丛生而成，根、皮供药用。其性偏温，味属苦、辛，入经有说心、肾，有言心、脾，而明代李时珍《本草纲目》云“远志，入足少阴肾经，非心经药也”。徐经世认为，按其功效，归于肾经是有实践依据的，因为肾为先天之本，安治五脏当先图之于肾。《神农本草经》中记载：“主咳逆伤中，补不足，除邪气，利九窍，益智慧，耳目聪明，不忘，强志倍力。”李时珍说此药服之能益智强志，故有“远志”之称。其应用之广，功效之多，概括起来可归纳为“安神益智，芳香开郁，通行气血，理肺化痰，举陷摄精，交接水火”这 6 句话，24 个字。

具体而言，徐经世认为远志可治健忘、梦遗、失眠、忧郁、胸痹、耳鸣、自汗、盗汗、咳嗽等。如健忘，则以远志用于归脾汤、六味地黄丸、枕中丹等方中，即可应效；如治梦遗、失眠、忧郁诸证，治当交通水火、制约相火，使水火相济，开郁畅怀，远志寓于方中收效更捷；远志为开胸蠲痹之良药，善通行气血，苦而入心，故治胸痹效佳；若治疗耳鸣，则配左磁丸、还少丹为要；自汗者，宜入黄芪建中汤或玉屏风散，盗汗则当选用参麦六味丸。

徐经世用之治咳嗽，颇具卓效。咳嗽病位在肺，而病因有外感、内伤之别，证候有寒、热、虚、实之分，要治愈此证，首先要深知肺之生理特性。中医认为，肺为华盖，翕辟之脏，主司呼吸，以降为顺，并认为“治上焦如羽，非轻不举”，肺喜宣通，而恶壅塞，故治疗用药宜轻而不宜重，重则易过病所。远志能翕能辟，善理肺气，能使肺叶之翕辟纯任自然，用之可使呼吸自和，痰涎自化，而咳嗽自止。若以甘草辅之，诚为养肺要药；伍以桔梗，更为有效之剂。

远志祛痰止咳之效，主要因其含植物皂苷，能刺激胃黏膜，反射性地增加支气管分泌，使痰液稀释而易排出。不过，远志往往可引起轻度恶心，若配用姜竹茹以和胃气，即可制其偏性而增疗效。

徐经世认为，远志还有安脏腑之功，因其有酸敛之力，入肝能敛辑肝火；入肾能固涩滑脱；入胃又助生酸汁，促进食欲；入心则定志安神；入肺能理肺止嗽，使肺翕辟自然，真可谓和平纯粹之品，无所不宜也。

远志的炮制方法亦有多种，如制远志、蜜远志、朱远志、炒远志。《雷公炮制论》曰：“远志凡使，先须去心，若不去心，服之令人闷。”

六、灵芝抗癌扶正治虚劳

灵芝，又名木芝，生于腐朽木桩旁，分布浙江、江西、湖南、福建、广西等地。其性味甘平，具有益精气、强筋骨之效，常用于治疗虚劳、失眠、消化不良等症。现代药理研究表明，灵芝对白细胞减少症、冠心病、高脂血症等疾病均有较好疗效，在抗肿瘤方面更能发挥扶正祛邪、提高免疫、增效减毒的作用。随着人们对天然药物的重视，灵芝已成为中医药保健品中的佳品。

徐经世据临床实践，常用灵芝调治食管癌和胃癌术后患者，疗效确切。如一位食管癌患者，在四年前行手术治疗，因居于农村，以农为业，家庭人口众多，经济来源不足，故术后未作任何治疗，只每天以灵芝10～15g作为常规服用，身体恢复如常，现务农与往日未减，复查未见异常。另如徐经世以甘麦大枣加味方配灵芝治疗抑郁症或不寐，亦收效迅速。灵芝补而不滞、温而不燥，配伍得当时常胜参、芪。

七、石斛和缓养阴防温燥

石斛原植物有五种（金钗石斛、霍山石斛、鼓槌石斛、流速石斛、铁皮石斛），主要产于四川、广西、云南等地，其中铁皮石斛主要产于安徽霍山。其性平味甘，入肺、胃、肾三经，功效如明代张介宾《本草正》所云“其性轻清和缓，有从容分解之妙”。清代赵学敏《本草纲目拾遗》曰：“清胃除虚热，生津，已劳损。以之代茶，开胃健脾，功同参芪。定惊疗风，能镇涎痰。解暑，甘芳降气。”

徐经世通过临床运用认为，石斛具有滋阴润肺、健脑明目、益精定志、强健筋骨、生津止渴、补虚除烦、调节代谢、抑制病邪、开胃健脾、厚理肠胃等功效。治疗肺热干咳多与枇杷叶、瓜蒌皮、甘草、桔梗相伍；治疗雀目（昼视精明，夜暮昏暗不见物），多与淫羊藿、苍术为伍；治疗病后虚弱口渴，多与麦冬、五味子煎水代饮。

徐经世指出，当今疾病谱发生变化，在内科杂病中不少属阴虚烦热、阴阳失调的病证，拟用石斛配伍为方，颇为切题，可收和缓取胜之效。如配入养益气阴方则可起到滋而不腻、补而不滞的作用，用于温阳方中又可防温燥伤阴之弊，为消渴（糖尿病）治疗最佳药选。

八、沉香温而不燥降气逆

沉香为瑞香科植物沉香或白木香含树脂的木材。其气香、色黄、质坚、沉水不浮，故名沉香。其性温，味辛、苦，入肾、脾、胃、肺经，具有降气温中、暖肾纳气、止呕降逆、摄火归原之功。正如清代张璐《本经逢原》上所说“沉水香……专于化气，诸气郁结不伸者宜之”。其性温而不燥，行而不泄，为治虚秘、气淋、痰涎、出血之要药。

徐经世临床用之，确信其然。如配川黄连 3g，肉桂 2g，远志 10g，酸枣仁 30g，可治心肾不交的不寐（失眠）；用于治疗胃寒疼痛，佐以良附散即可；呕吐、呃逆乃为寒热错杂、二气相搏之征，属于虚寒者配以人参 5g，丁香 2g，肉桂 2g，姜汁（半酒杯）治之；若与肉苁蓉 15g，麻仁 15g，升麻同伍，则治虚秘；取其降气之力，配枳壳 15g，杏仁、桃仁各 10g，麝香（每用 0.2g，和药冲下），治疗不同病因的不完全幽门梗阻；配补骨脂 15g，海金沙 15g，金钱草 30g，川杜仲 20g，琥珀 9g，治疗石淋（泌尿结石），均有验在录。每证取用沉香以 6～10g 为度，可见药之收效，既要掌握计量，又要注重配伍，方可取得满意的效果。

九、贯众崩漏带下奏良效

贯众，性寒，味苦，入肝、胃二经，具清热解毒、驱杀三虫（蛔虫、绦虫、蛲虫）、破瘀散结、祛除头风、收敛止血、收涩止带等功效，而且有收而不滞、敛而不涩的特性，用于治疗女子崩漏确胜于其他活血止血之剂，是治疗女子经带诸疾的一味有效良药。近代张山雷《本草正义》云："贯众，苦寒沉降之质，故主邪热而能止血，并治赤痢下血，甚有捷效。"《本草正义》载贯众除治疗头风诸疾外，若"时疫盛行，宜浸入水缸中，常饮则不传染，而井中沉一枚，不犯百毒，则解毒之功，尤为独著，不得以轻贱而忽之"。可见贯众既有治疗头风之效，又是预防时疫的一味良药。

徐经世临床常用贯众治疗女子崩漏（功能性子宫出血）。按照病因，崩漏可分为两型，一为阴虚火旺，血热妄行；二为脾不统血，冲任失摄。两者取方不一，前者当治以滋阴降火、凉血止血，方用大补阴丸加减，药用炙龟板 15g，生熟地各 15g，炒黄柏 12g，知母 10g，杭白芍 20g，牡丹皮炭 10g，熟女贞子 15g，旱莲草 15g，川续断 20g，贯众炭 20g，甘草 5g；后者拟用补中益气汤合归脾汤之意，药用黄芪 30g，太子参 25g，白术 15g，山药 20g，杭白芍 20g，炒升麻 6g，酸枣仁 25g，荆芥炭 15g，贯众炭 20g，川续断 20g，苎麻根 15g，陈棕炭 10g。

治疗调经带下，徐经世常以逍遥散加减，即杭白芍 30g，柴胡 10g，川芎 10g，当归 10g，制香附 15g，桑寄生 30g，合欢皮 20g，炒牡丹皮 10g，贯众 15g，川萆薢 15g，菟丝子 15g。方中贯众既能活血化瘀、协调诸药，又可直接清热解毒、固涩止带，乃为方中之使。治疗急慢性尿路感染时，急性者配伍柴胡、黄芩、黄柏、金银花、连翘、瞿麦、蒲公英、车前草、通草、甘草梢；慢性者治以用六味地黄丸加减，方中取贯众，必以车前草伍之，二药合用又起到清热利窍之效，收效快捷，每每用之，得心应手。

十、琥珀敷脐镇静安神见效快

琥珀为古代松科植物的树脂，埋于地下经久凝结而成碳氢化合物，其主要成分为树脂、挥发油，并还含有琥珀松香酸、香醇及琥珀酸等。其性味甘平，入心、肝二经，具有镇静安神、散瘀止血的作用，临床常用于治疗惊悸、失眠、惊风癫痫、血淋血尿、妇科闭经等症。

明代李时珍《本草纲目》有 15 个方选用琥珀，均为内服，未提外用，而徐经世取以敷脐，应效快捷。考脐内有脐动静脉连通五脏六腑、四肢百骸，实为内病外治之要穴。尤以小儿（10 岁以下）脏腑娇嫩，功能尚在发育，称为娇脏，宜顺其势，凡非急重病症（非急性传染、细菌性疾病），当优先采用外治法，最为妥善。

如徐经世治一 4 岁小儿，因在幼儿园不慎受惊，连日出现夜间惊哭不已，患儿家长前来门诊求诊于徐经世。考虑到小儿服用中药比较困难，如用药又当投以镇静之剂，并非良策，遂以琥珀贴脐以试之。拟用琥珀 10g，嘱咐家长取两层药用纱袋，将琥珀装入封口，待临睡前敷于脐穴，外用胶布稍加固定，次日晨起取下即可，若未收效，可连续再用，以观疗效。然出乎意料，第 2 天患儿家长来门诊告之，述其用之昨夜未见惊哭，安睡一夜。叮嘱再用两天，若不反弹即可，后随访果然应验。受此启发，后徐经世又接连用治小儿肩部不自主耸动（多动症）、睡眠不好、易于惊醒等症均，收到明显效果。对于忧郁性便秘（气秘），可用芦荟 3g、琥珀 9g 以开郁，用之亦得心应手。

十一、羚羊角研粉冲服治热厥

羚羊角是赛加羚羊的犄角，为传统名贵中药材之一。其性味咸寒，可入肺、心、肝经，功能清热凉血、解毒息风。徐经世常以单味羚羊角粉冲服治疗高热伴烦躁神昏、痉厥抽搐，效验非常，其清热之力尤胜西药抗生素，且无久服之弊；又以之治疗唇风、口蕈等口唇顽疾，常配伍人中黄、青黛，藉人中黄之解毒辟秽，青黛之泻肝散郁，多收意料之功；对于“小儿多动症”的患儿，嘱其早晚各服羚羊角颗粒一包，夜间以琥珀粉敷脐以安神定志，旬日即可获效。

十二、煨姜少许即治脾虚胃痛

煨姜系多年生草本植物姜的根茎炮制品，与生姜、干姜、炮姜乃是一物多用。虽源自同一植物，但因其炮制不同，所具功效亦有差别。徐经世指出，生姜，气重于味，辛散之力较强，偏于发表，走而不守；干姜，气走味存，辛散之力减弱，长于温中回阳，祛在里之寒邪，守而不走；炮姜，专于摄血，为治中焦虚寒、脾不统血之要药；煨姜是将鲜生姜洗净，用草纸包裹，放在清水中浸湿，直接放在火中煨，待草纸焦黑，姜熟为度，或直接放火中烤熟，其性味辛温，具有温中止呕、止泻作用。

清代吴仪洛《本草从新》曰：“煨姜，和中止呕。用生姜惧其散，用干姜惧其燥，唯此略不燥散。凡和中止呕，及与大枣并用，取其行脾胃之津液而和营卫，最为平妥。”故其性温而不燥，用以暖胃，既不若生姜辛温宣散，又不如干姜温热伤阴，于“肝胆郁热，脾胃虚寒”者最宜。徐经世常配以蒲公英寒热并用，虚寒重者配伍沉香，温中散寒止痛之力更宏，治疗胃脘痛症，疗效颇佳。清代罗国纲《会约医镜》曰：“煨姜，治胃寒，泄泻，吞酸。”临床运用煨姜配伍肉豆蔻、木香，可治疗脾胃虚冷，脘腹疼痛，大便泄泻；与当归、白芍同用，可治疗妇女月经不调。煨姜具有调和气血的作用，但量不宜重，一般入煎剂 5g 为宜。

十三、益母草、茺蔚子其性上行达头目

益母草，又名茺蔚，为唇形科植物益母草的全草，味辛、苦，性凉，入心包、肝、膀胱经，有活血、祛瘀、调经、消水四用，善治产前、产后及月事诸恙，故名“益母”。临床用其降压，效果可靠，其茎尚可煎汤洗浴以治疹痒。其子名茺蔚子，归经、功用与益母草相似，补而能行，辛散而兼润，兼有清肝明目作用；益母草更长于清热解毒。

徐经世认为，益母草、茺蔚子性善上行，达头目，益母草可配伍牡丹

皮、连翘、蝉蜕，以活血凉血、清热毒，治疗痤疮；两药配伍天麻，可用于治疗肝风内动之惊痫抽搐，中风之头痛头昏、语言謇涩、肢体麻木、半身不遂等症；茺蔚子配伍决明子、青葙子等药，能治疗天行赤眼、内障云翳、迎风流泪等症。

有报道说茺蔚子具有毒性，成人一次单服茺蔚子 30g 以上，可于 4~6 小时后出现中毒反应，全身无力，酸麻疼痛，下肢不能活动，重者汗多，呈虚脱状态。徐经世于临床常用 15g 配伍入药，尚未发现不良反应者。

十四、五谷虫消积导滞非同一般

五谷虫，又名水仙子，为丽蝇科昆虫大头金蝇或其他近缘昆虫的干燥幼虫。其性味咸寒，归脾、胃经，功可清热解毒、消积滞，明代李时珍《本草纲目》言其“治小儿诸疳积、疳疮，热病谵妄，毒痢作吐”，可用于治疗神昏谵语，小儿疳积等症。因其来源为医患所忌讳，现代用之者少，殊不知其确有奇用，徐经世治疗慢性结肠炎或溃疡性结肠炎泻下黏滞，体态消瘦时常配伍使用，其消积导滞之力实非他药可比，亦能开胃健脾，使患者食欲大增；以其外用于臁疮破溃，去腐生肌效果也甚满意。

十五、橘络宣通顺气用处多

橘络是橘的中果皮和内果皮之间白色筋膜维管束群，呈网状，又名橘筋、橘丝、橘瓤、橘囊，其性平，味甘、微苦，归肺、肝经，能宣通经络、顺气化痰、活血止痛，可用于胸胁疼痛，咳嗽咳血，痰滞经络。有关其药用记载可溯至唐宋，宋代唐慎微《大观本草》载“橘囊，上筋膜，治渴及吐酒，炒，煎汤饮，甚效”。历代对其功用认识不尽相同。清代陈其瑞《本草撮要》载：“橘络，味淡微苦，入足少阴经，功专通经络滞气、脉胀，驱皮里膜外积痰。”清代唐宗海《本草问答》言：“橘络……能治胸膈间之结气，取橘之筋络，……有似人胸中之膜膈，故治。”清代赵其光《本草求原》载：“通经络，舒气化痰，燥胃去秽，和血脉。”凌奂《本草害利》载：“橘络辛温，宣气通络，治络用为引经，酒炒用。”但清末张秉成《本草便读》却说“橘络，甘寒入络，无甚功用”。

徐经世验之临床，各系统疾病均可依症配伍用之。方中虽不任主药，但配伍他药常收通经络、畅气血、化痰结之用。如配伍竹茹、远志，能化痰和络，行气开胸，可酌用于治疗咳嗽气喘，胸痹心痛；配伍枳壳、梅花、半夏、柴胡，又有疏肝理气、止痛开郁之效，常用于治疗胃脘胀满、胁肋滞痛。

或有言其理气化痰力不及陈皮，论其破气消滞不如青皮之速，若是辨证精准，何不用此二药，无非是剂量多少而已，却用橘络，似有故作玄虚之嫌。徐经世不以为然，他说：“岂不知青、陈皮非不为用而偏好橘络，陈皮其性偏燥，青皮其力过猛，不唯因其用量多少而改变。选用橘络亦非单用，多配伍入药，取其疏通经络之力。”一药有一药之功用，有可替代为用者，但也有不可强为之代用者。

十六、黄连清泻心火治湿热

黄连，性味苦寒，归心、脾、胃、肝、胆、大肠经，有清热燥湿、泻火解毒之效，可用于治疗湿热痞满、呕吐泻痢、黄疸、心烦不寐、目赤吞酸等。现代药理研究发现，黄连有抗溃疡、抑制胃酸分泌、保护胃黏膜、抗炎镇痛和抑菌的作用。

徐经世多用其治疗如下疾病。①不寐：川黄连合肉桂、远志、酸枣仁、琥珀、女贞子，主治心肾不交之不寐，黄连主清泻心火，以制元盛之君火。正如清代陈士铎《本草新编》所言：“黄连，……入心与胞络，最泻火，亦能入肝。大约同引经之药，俱能入之，而入心，尤专经也”。②口腔溃疡（口疮）：炒川黄连合代赭石、姜竹茹、姜半夏、石斛、陈枳壳。正如《本草纲目》所言：“诸痛痒疮疡，皆属心火，凡诸疮宜以黄连、当归为君，甘草、黄芩为佐。”③慢性结肠炎（痢疾）：炒川黄连合马齿苋、竹茹、半夏、广陈皮、陈枳壳、木香。北宋寇宗奭《本草衍义》载：“黄连，今人多用治痢，盖执以苦燥之义。”治疗湿热、痢疾，一般首选黄连，并多与木香同用，黄连治痢，木香调气则后重自除。④反流性食管炎（噎膈、胃脘痛、反酸、胃反):炒川黄连合姜竹茹、陈枳壳、炒苍术、姜半夏,该组方实则仿黄连温胆汤之法。⑤慢性萎缩性胃炎伴幽门螺杆菌感染(胃脘痛):炒川黄连合蒲公英、广陈皮、姜半夏、延胡索。中医认为幽门螺杆菌阳性多是体内湿热内蕴产生热毒,故临床多选用清热解毒的黄连与蒲公英相伍,有明显的抑杀幽门螺杆菌的作用。

根据临床来看,虽说黄连可以清热,但久用或量大,反而有伤阴之虑,而伤阴之后,阴虚又火旺,反而致热,所谓"黄连久服反而火化",因此使用量不宜大。清代陈士铎《本草新编》云:"宜少用而不宜多用,可治实热,而不可治虚热也。"故徐经世临床多用 3g 左右。另外,在《本草纲目》中,李时珍详细地介绍了黄连的炮制方法,要求根据所治脏腑部位的不同,分别应用不同的炮制方法。临床当正确选用,以获显著效果。

十七、荷梗荷叶同为引药各有所长

荷叶梗即藕杆,性味苦平,归肝、脾、胃经,有解暑、清热、理气化湿之效,主治胸闷不舒、泄泻、痢疾、淋病、带下等病。清代叶桂《本草再新》言其有"通气消湿暑、泻火清心"之效。临床运用此药,徐经世体会颇深,总结其功用有三:其一,此物生长于暑夏之际,消暑利湿甚好;其二,本品气味轻清,能泻火解毒;其三,此物中通外直,气味相求,故有通气之功。其于临床每多作为热性疾病的药引之用,效果颇著。

荷叶,与荷叶梗同出一物,运用却略有差别。鲜荷叶,味苦性平,质清味薄,芳香化浊,醒脾和胃。徐经世认为,其性"灵动",善于升发脾胃之气而解暑祛湿,具有清热解暑、升发阳气之功。其效有二:一是升发脾胃之清气而止泻;二是清热止渴,功同葛根。

清代徐大椿《药性切用》谓其能"禀少阳甲胆之气,能升胃中清气",故临床常用其治疗脾虚气陷,或感暑湿之邪而症见便溏者,凡临床有口渴便溏者,徐经世每以为引,获效明显。明代贾所学《药品化义》云:"荷叶,中央空虚,象震卦之体。其色青,其形轻,类于风木;其味苦,其性凉,其品清,与胆腑清净之性合,用此以佐胆气。如嗽久者,肺金火炽,克伐肝胆，用小荷钱入煎剂治之，真良法也。虽取其气香，香益脾气，开胃和中。易老制枳术用荷叶煮饭为丸，滋养脾胃，然其义深远，不专补脾。盖饮食入胃，藉少阳胆气升发，脾能运化。若脾胃虚，因胆气弱，不得升上，虽用此治脾，实资少阳生发之气。东垣至晚年始悟此理，以为神奇。余特拈出，以便世用。”二药同为引，然适应症状却各有所长、各有所重。

十八、合欢皮解郁安神量宜大

合欢树之皮，可安和五脏，令人欢乐，故名。《本草纲目》引唐代陈藏器《本草拾遗》云：“其叶至暮即合，故云合昏。”味甘、苦，性平，归心、肝、肺经，有解郁安神、活血消肿之效，主治失眠、心神不安、内外痈疡、跌仆损伤。《神农本草经》曰：“主安五脏，和心志，令人欢乐无忧，久服，轻身、明目、得所欲。”可见合欢皮对心神疾病有明确的治疗效果。

当今社会，失眠、抑郁、癔症患者多见，徐经世临床上遇此类患者，多选用合欢皮配伍他药使用。如治疗失眠（不寐）者，多配伍酸枣仁、石斛、秫米、炒川黄连；治疗抑郁症（郁证）患者，多配伍竹茹、远志、杏仁、桃仁、郁金、酸枣仁、远志、琥珀；治疗癔症患者，多配伍姜竹茹、姜半夏、广橘络、木蝴蝶、广郁金。清末《分类草药性》云其可“消瘰疬”，徐经世临床亦选用其治疗甲状腺功能亢进症，多合姜竹茹、姜半夏、大贝母、煅牡蛎、夏枯草、黄药子共用。

至于临床用量，徐经世多用 20g，认为非此不足以应效，本草虽云皆不出 15g，但临床不可为书中之论所缚。正如清代黄宫绣《本草求真》所言：“合欢，……气缓力微，用之非止钱许可以奏效，故必重用久服，方有补益怡悦心志之效矣，若使急病而求治即欢悦，其能之乎？”

十九、北沙参养阴治燥治用广

北沙参为伞形科植物，药用其根，味甘、苦，性微寒，归肺、胃经，体质轻润，可升可降。清代严洁等《得配本草》曰：“补阴以制阳，清金以滋水，治久咳肺痿，皮热瘙痒，惊烦，嘈杂，多眠，疝痛，长肌肉，消痈肿。”故其有养阴清肺、益胃生津之效，主治燥伤肺阴之干咳痰少、咽干鼻燥，肺痨阴虚之咳嗽，热伤胃阴之口渴舌干、食欲不振。现代药理研究发现，其有镇咳祛痰、抗肿瘤之用。

徐经世主要用其治疗如下疾病。①发热：北沙参 20g，柴胡 10g，炒黄芩 10g，生石膏 15g，嫩青蒿 15g。温病最易伤津耗气，故发热方中均加用北沙参益气养阴。②肺燥咳嗽：北沙参 20g，代赭石 15g，杭白芍 30g，栀子炭 12g，贯众炭 20g，熟女贞子 15g。③喘证、痞满、胁痛、消渴及肿瘤疾病后期的康复治疗。由此可见北沙参适应证广泛，但见是症，就可以通过适当的配伍选用。现代可以选其治疗肺结核、急慢性支气管炎、小儿迁延性肺炎。

北沙参与南沙参功用相似，生于北方故名，然其与南沙参有所区别。清代张璐《本经逢原》曰："沙参，……有南北二种，北者质坚性寒，南者体虚力微。"清末张秉成《本草便读》曰："沙参，……甘寒入肺，清养之功，北逊于南，其润降之性，南不及北。"临床当仔细鉴别，恰当选用。

二十、仙鹤草收敛止血抗肿瘤

仙鹤草为蔷薇科植物龙牙草的地上部分，味苦、涩，性平，归肺、肝、脾经，具有收敛止血、补血调经、除湿止痢、杀虫解毒之效。明代兰茂《滇南本草》曰："调治妇人月经或前或后，红崩白带，面寒，背寒，腹痛，腰痛，发热气胀，赤白痢疾。"仙鹤草具有显著止血之功，治疗临床上所见的吐血、咯血、刀伤出血等均可选用。本品苦燥涩敛，有除湿热、止泻痢之功，故常用于治疗腹泻、痢疾，尤以久泻久痢为宜。现代药理研究发现，其有杀灭绦虫和抗肿瘤作用，据此可以用其治疗滴虫性阴道炎和肿瘤术后。

徐经世安中扶正汤组方有仙鹤草 10～20g，常用于各种恶性肿瘤术及后期的调治，该汤剂有扶正安中、滋养化源之效。仙鹤草用于肿瘤术后，徐经世另有一解，肿瘤患者多采用放化疗术治疗，会导致血小板减少，而仙鹤草有提高血小板之效，肿瘤术后采用仙鹤草配伍各种补气养血之剂，可事半功倍。

二十一、三七止血补血防血栓

三七首载于明代李时珍《本草纲目》，被称为“金不换”。清代赵学敏《本草纲目拾遗》曰：“人参补气第一，三七补血第一，味同而功亦等，故人并称人参三七，为药品中最珍贵者。”蜚声中外的中成药云南白药，即以三七为主要原料。一般采收种植3年以上的三七，8、9月份采收的称为“春七”，质量好，产量高，味甘苦，性温，归肝、胃经。

现代云南文山州卫生组编写的《文山中草药》载：“生用止血散瘀，消肿止痛；熟用补血益气，壮阳散寒，治肝癌。”三七可用于治疗各类出血证，如吐血、咳血、血淋、大肠下血、眼前房出血、外伤性玻璃体积血等，都有显著效果。还可用于治疗跌打损伤，如因运动或劳动致身体受到外伤，可服三七粉化瘀止痛。三七也是妇科良药，凡临床见血瘀经闭、痛经、产后瘀血腹痛，均可选用，如近代张锡纯《医学衷中参西录》载其“治女子癥瘕，月事不通”。三七还是一味补益良药，凡血虚头晕或气血虚弱者，都可以服三七配伍其他药物，或以食疗方法共补之。

药理研究证实，三七有抗动脉粥样硬化、改善脑缺血、提高免疫力、抗肿瘤、抗衰老之效；对物质代谢也有影响，可以调节血糖、血脂和胆固醇。如今心血管疾病是我国主要死亡病因，徐经世认为，应该提前预防，降低死亡率，他推荐三七粉做常规药服用，疗效更为显著。

二十二、麝香开窍辟秽效力宏

麝香由鹿科动物麝的雄性香腺囊分泌物干燥而成，属于动物性香料之一，又名当门子、元寸、脐香、麝脐香，性温、无毒、味辛，入心、脾、肝经，有开窍辟秽、通络散瘀之功。

徐经世常用之治疗以下病证。①不完全幽门梗阻：麝香合竹茹、杏仁、桃仁、枳壳内服，再以玄明粉、麝香用纱布装入并放置脐穴，10剂后梗阻缓解趋于明显。②小儿痫证：麝香合广郁金、石菖蒲、远志筒。③耳鸣：配合内服法之余，将麝香、冰片纳入葱管而塞耳中以外治。明代李时珍《本草纲目》言其“通诸窍，开经络，透肌骨”，耳鸣时间之久，邪乃入络，脉络瘀阻清窍而不用，以常治法收效甚微，必求透关通气之药，方能取胜。④瘿瘤：内服药方之外，取麝香 0.5g、冰片 5g，将 2 味药放入瓶中，用米醋 300g 浸泡旬日后，用药棉蘸之搽于局部，日搽 3～4 次，以消为度。这两味药可以改善病位的血脉阻滞和散结消肿，与内服药相合，效果显著。⑤气厥：可取麝香、猪牙皂、细辛、薄荷、苦参研成细末，装入瓶中以备用。

此外，《名医别录》记载麝香可用于"妇人产难堕胎"，故可用其治疗难产死胎，但目前已经成为一个临床运用应予注意的副作用。

二十三、官桂小量即可引火归原

官桂即肉桂，"曰官桂者，乃上等供官之桂也"（明李时珍《本草纲目》引苏颂之言），味辛、甘，性热，归肾、心、脾、肝经。香辣气厚，降而兼升，能走能收，有补火助阳、散寒止痛、温经通脉、引火归原、鼓舞气血生长之效，主治肾阳不足、畏寒肢冷、腰膝酸软、阳痿遗精、宫冷不孕、命门火衰、火不归原、口舌糜烂、虚寒腰痛、痛经、阴疽流注等。现代药理研究证明，其有改善心肌缺血、降血压、抗惊厥、抗溃疡、提高免疫力的作用。

徐经世解说其引火归原之效曰："所谓引火归原，指的是治疗因虚火上炎导致的口舌生疮、咽喉肿痛。"根据现代研究来看，官桂此作用，剂量不宜太大，徐经世临床所用，限于 3g 以下。若剂量过大，其辛热、温里作用强，又善走血分，易助火伤阴。治疗口腔溃疡时，又须与炒黄连相伍。此外，临证时需要配伍养阴药物同用，否则达不到引火归原的目的，如其治疗咽喉肿痛时，一般肉桂配伍六味地黄丸一起使用。

二十四、芦荟少少入汤镇心脑

芦荟味苦，性寒，入肝、心、胃、大肠经，《中华本草》引北宋《开宝本草》曰："主热风烦闷，胸膈间热气，明目镇心，小儿癫痫惊风，疗五疳，杀三虫及痔病疮瘘，解巴豆毒。"可见芦荟有清热凉肝、泻下通便、消疳杀虫之效，主治肝火头痛、目赤肿痛、烦热惊风、热结便秘、虫积腹痛、小儿疳积、湿疮疥癣、痔瘘。

徐经世在临床上运用广泛：治小儿惊风，多配伍胆南星、天竺黄、雄黄；治疗小儿脾疳，多配伍使君子；治疗脑痈头痛，多与龙脑、瓜蒂、滑石为伍，临床此类不胜枚举。自古芦荟多丸剂为用，如当归龙荟丸、肥儿丸、更衣丸，以避其苦寒之性，然徐经世阅清代新安医家叶天士医案，见案中多将此药入煎剂治疗热郁气结之便秘，故亦将其入汤剂来用。徐经世临床运用多年，未见任何不适反应，唯此药泻下通便之力强，量2~3g为宜，且多以另包，若患者大便次数多，可置之不用。

二十五、赤小豆利水退黄效颇著

赤小豆以颗粒饱满、色紫红发暗者为佳，味甘、酸，性微寒，归心、小肠经，质坚降泄。清代新安医家汪绂《医林纂要探源·药性》曰："清热解毒，去小肠火，利小便，行水，散血，消肿，通乳下胎。"故赤小豆有利水消肿退黄、清热解毒排脓之效，主治水肿、黄疸、脚气、淋证、小便不利、乳痈、难产、产后乳汁不下等。

徐经世临床遵王好古之言："治水者惟知治水，而不知补胃，则失之壅滞。赤小豆，消水通气而健脾胃，乃其药也。"（明李时珍《本草纲目》引）其选用赤小豆治疗黄疸，疗效颇著。此外，赤小豆寒降之性，又有催生下乳之功，可用于难产及产后乳汁不下等症。有临床报道，赤小豆可以治疗慢性血小板减少性紫癜，多配伍带衣花生仁和冰糖服用。陶弘景云："小豆逐津液，利小便，久服令人枯燥。凡水肿胀满，总属脾虚，当杂补脾胃药中用之，病已即去，勿过剂也。其治消渴，亦借其能逐胃中热，从小便利去，若用之过多，则津液竭而渴愈甚，不可不戒也。"

二十六、人中黄对症治热不可弃

人中黄性味甘寒，功专清热凉血、泻火解毒，善疗热毒斑疹、丹毒、疮疡等。徐经世先生临床用其治疗发热、口疮、荨麻疹等热性病。另有一味人中白，明代缪希雍《本草经疏》曰："伤寒、温疫，非阳明实热者不宜用，痘疮，非火热郁滞，因而紫黑干陷倒靥者，不宜用。"

对于此两味药，徐经世有两点体会：一则用药不可拘泥于药之来源，只要临床有效果即可使用，不要因患者嫌其秽浊而弃之不用，但要与患者沟通；二则用药必须对症对病，不可为求怪异方药而用之。

第三节　巧用药对有新得

临床遣方用药在于灵活，徐经世巧用药对，得心应手，以效为期。所取“药对”确属其经验之谈，可能有些药对从理论上解释似有牵强，但只要辨证准确，效果明显，同行不妨试之，以验其效。

一、葛根配代赭石治胆汁反流性胃炎

徐经世认为，葛根原为解肌退热、透发升阳之品，但尚具有醒脾和胃、除烦止呕之用，配代赭石取以入肝胃而重镇降逆，二者相伍则一升一降，俾使脾升胃降，胆汁顺应而不逆流，则胃部炎性症状即可得解。这正是按照五行生克之理，其病虽在胃，治当抑肝，以御木乘，方可使胃和而安，若以胃治胃，则焉能安矣！用葛根时必以煨之。清代张璐《本经逢原》有云：“葛根轻浮，生用则升阳生津，熟用(煨)鼓舞胃气”。徐经世用量可大至 25～50g，其临床未见任何不良反应，只要配伍得当，则平药亦可见奇功。

二、黄连配红豆蔻止呕逆、吐酸

临床治疗慢性胃炎、消化性溃疡等疾病，若出现呕逆或吐酸水之证，徐经世喜用黄连配红豆蔻。《素问·至真要大论》云：“诸逆冲上，皆属于火。……诸呕吐酸，暴注下迫，皆属于热。”可见呕逆吐酸皆由火热上冲所致。黄连性味苦寒，入心、肝、胃、大肠经；红豆蔻辛温，归脾、胃经，南朝陶弘景辑存的《名医别录》载其“主温中，心腹痛，呕吐，去口臭气”。

徐经世假借左金之意，取红豆蔻散寒燥湿、醒脾和胃，佐黄连以辛通苦降，抑制肝木，如是寒热相配，则呕逆吐酸可止。徐经世认为，临证中凡遇到患者因胃热出现呕逆吐酸之证，用红豆蔻 10g、黄连 3g，疗效胜于左金丸。当然，须配其他药物辨证施治。

三、薏苡仁配蒲公英治湿热蕴结胃肠溃疡

蒲公英性寒，味苦、甘，能清热解毒、散结消痈、利尿。清代陈士铎《本草新编》载其为泻胃火之药，但其气甚平，既能泻火，又不损土，可长服久服而无碍。薏苡仁健脾渗湿、清热排脓、除痹。明代李时珍《本草纲目》云："薏苡仁……，阳明药也，故能健脾益胃。"二者相合，最善清热利湿、消痈排脓，祛湿而不生热，清热而不伤脾胃。

徐经世临证中常取蒲公英与薏苡仁相配，用于治疗湿热蕴结胃肠而致的胃肠溃疡，获效良多。早在《金匮要略》一书中，仲圣就用薏苡附子败酱散以治疗阴证肠痈，徐经世遂仿其意，选用具有清热解毒、消肿利湿之蒲公英与薏苡仁相配，以清热利湿、消肿止痛。因薏苡仁效力缓和，用30g的薏苡仁配伍20g的蒲公英，则足以见其功效。

四、杏仁合桃仁治气血瘀滞肠枯便燥

桃仁味苦、甘，性平，入心、肝、大肠经，擅破血行瘀、润燥滑肠。杏仁味苦，微温，而入肺、脾、大肠经，擅止咳平喘、润肠通便。清末张秉成《本草便读》云："桃仁杏仁，其性相似，一入肝经血分，一入肺经气分。"可见桃仁入血分，偏活血；杏仁入气分，偏行气。两相配伍，一气一血，气血皆得行矣。徐经世认为，二者皆为辛润苦降之品，可润腑通窍，调畅气血，下气通便。对于临床上常见的肠枯便燥、气血瘀滞诸证，徐经世常用桃仁、杏仁各10g，收效显著。

五、生黄芪配仙鹤草补虚止血治虚损

黄芪乃治虚证之要药，擅补气升阳，以阳求阴，补土生金，以滋养化源，其补气之功非其他药所能替代。仙鹤草又名脱力草，治贫血衰弱、精力委顿，用之即可补虚回力；又因其味酸、性涩，功善收涩止血，用之以收止血之功，一药两用。黄芪补气，佐仙鹤草以养血，二者合用，气血皆得补，正如清代新安医家吴澄《不居集》所言"气中有血，血中有气，气血相依，循环不已"。

徐经世认为，黄芪在临床上使用时宜生用，不宜炙取，因生用则补而

不滞，补中有消，炙则滞之，有碍于脾，对肿瘤术后调治更应以生用为宜。徐经世一般在治疗“虚损”诸证时，用生黄芪 30g，仙鹤草 20g，药虽平淡，而收效颇著。

六、麻黄配熟地黄治阴疽、鹤膝风

徐经世认为，治疗“阴疽”“鹤膝风”诸证时，可用麻黄配伍熟地黄来进行治疗。麻黄入肺经，有发汗、平喘、利水之功；熟地黄入肾经，有养血滋阴、补益精髓之效，二者一肺一肾，肺肾兼补。且麻黄乃辛温发散之品，熟地黄乃味厚腻之品，二者配伍可以制其短而展其长，有补而不滞、温散而不伤正的效果。正如清代王洪绪《外科证治全生集》所述：“麻黄得熟地不发表，熟地得麻黄不凝滞。”在临床应用时，因麻黄发汗力较强，为防其伤正，用量不宜过大，一般用麻黄 3g，熟地黄 13g，即可达到温经养血、散寒通脉的治疗效果。

七、远志配竹茹、石斛治失眠

徐经世指出，失眠的原因众多，治疗首当交通水火，制约相火，使水火相济，开郁畅怀，用远志颇为切题。因远志具有安脏腑之功，所谓脏腑和谐则失眠可愈。然安脏腑又先安胃，《素问·逆调论》所谓“胃不和则卧不安”，故用远志配竹茹以和胃气，则安卧可期矣。如患者烦渴欲饮，口燥咽干，食少便秘，舌红少苔，脉现细数等一派胃阴不足之象，用石斛配竹茹治失眠更胜一筹。明代张介宾《本草正》言石斛“其性轻清和缓，有从容分解之妙”，配竹茹以寒能清热、滑能利窍，二药相伍，滋而不腻，补而不滞，治胃阴不足颇为切题，可收和中安眠之效，而无郁遏客邪之虑。

八、凤尾草配车前草治急慢性尿路感染

凤尾草用于治疗急、慢性尿路感染，既清热解毒、活血化瘀，又可协调诸药，为方中之使。临证伍以车前草通利水道，二药合用，则清热利窍，收效快捷。徐经世每每用之，得心应手。以此二药为主，伍以别药，制成院内制剂使用，治疗尿路感染，无问新久辄用之，皆取效良可。

九、琥珀配芦荟治气秘

琥珀具有镇静安神、散瘀止血之功,《名医别录》载其“安五脏,定魂魄,……消瘀血,通五淋”。芦荟苦寒,归大肠经,明代倪朱谟《本草汇言》谓其“味极苦,气极寒,诸苦寒药,无出其右者,其功力主消不主补,……因内热气强者,可用”。临床上遇到患者兼有忧郁性便秘(气秘)时,徐经世常用琥珀 9g、芦荟 3g 以开郁通便,屡用屡验。但注意芦荟用量宜小,并嘱咐患者便通为度,以防伤其正气。

第四节 成方运用有新解

一贯煎、二至丸、逍遥丸、安宫牛黄丸、桂枝汤、痛泻要方、甘麦大枣汤、交泰丸、黄连温胆汤等方剂为徐经世临床常用之方。徐经世临床多年,运用颇有疗效,从成方出处、适应证、禁忌及其他注意事项、加减运用方面给出了自己独到的见解。

一、一贯煎

本方出自《续名医类案》,为清代魏之琇所创著名方剂,由北沙参、麦冬、当归身、生地黄、枸杞子、川楝子 6 味药合制而成,功效滋阴疏肝。此方虽与人参固本丸、集灵膏同出一源,皆可补肝肾之阴,然则独加一味川楝子,使肝气条达,无后两方滋腻碍胃、遏制气机之虞。适用于阴虚肝郁所致胸胁脘腹疼痛,尤善治肝阴虚所致肝胃不和、吞酸吐苦诸证。

肝藏血,主疏泄,朱震亨《格致余论·阳有余阴不足论》有云“司疏泄者,肝也”。肝气郁结不舒,上犯胃脘,横逆胁痛,下聚小腹,因此胁痛、吞酸、吐苦、疝气、瘕聚诸症皆由此而来,而以胁痛为最重要的症状。徐经世认为,一贯煎所治胁痛吞酸不同于左金丸,左金丸所治胁痛吞酸乃由肝火旺盛所致,此为实火,治以辛开苦降为主;而一贯煎所主胁痛吞酸为阴虚,治以养阴行气、柔肝解郁为要,临床运用自当明辨虚实。

此方以“一贯”为名,以肝为核心,针对肝阴不足证,采取滋水涵木、佐金制木、培土益木三法调补肝阴。大队养阴药配少量行气药，既体用并调，又补而不滞。用川楝子既能够清肝，清肝郁所化之火，又能够行气，还能止痛，防止滋腻碍胃。所以既是佐助药，又是佐制药，可谓点睛之笔。

此方临床运用甚广，可用于治疗慢性肝炎、慢性胃炎、胃及十二指肠溃疡、肋间神经痛等证属阴虚肝郁者。此外，近年来也广泛应用于治疗经前期综合征、更年期综合征、带状疱疹等。还可被用于治疗小柴胡汤疏肝太过，损及肝阴者。徐经世认为，小柴胡汤以理气疏肝为主，善治肝气不舒如舟行暗礁之间，梳理则一帆风顺；一贯煎养阴疏肝解郁，善治肝阴虚如舟行旱地，补阴液则如鱼得水，来去自如。辛芳疏肝之法多损及肝阴，故用滋水涵木，使肝木逢春霖，其弊自除。

徐经世治疗肝阴不足，常加郁金、玫瑰花、白芍、绿萼梅等滋水涵木、芳香开郁之品；治疗胃气上逆，加陈皮，在行气的基础上，又理气化湿，肝胃同治，相得益彰；治疗肝阴虚之梅核气，加桔梗、甘草利咽喉，有时加陈皮、竹茹祛痰，均有很好的效果。若在肝虚的基础上兼见脾虚，还需加补气健脾药，如山药。

二、二至丸

此方出处素有争议，然同仁考证出自明代吴旻《扶寿精方》(刊于1530 年)，原名女贞丹，明代《医便》《证治准绳》和清代新安方书《医方集解》皆为其薪火相传。本方由熟女贞子、旱莲草 2 味药组成，新安一地有用桑椹子与旱莲草适量同熬制，浓缩后加入熟女贞粉，和蜂蜜为丸。《医方集解》谓："女贞甘平，少阴之精，隆冬不凋，其色青黑，益肝补肾；旱莲甘寒，汁黑入肾补精，故能益下而荣上，强阴而黑发也。"

本方功效为补肾养肝、滋阴凉血，用于治疗肝肾阴虚、虚火上炎所致的骨蒸潮热、盗汗、咳嗽、咯血、吐血，或烦热易饥、足膝疼痛、舌红少苔、尺脉数而有力等症。徐经世以此方加减，广泛应用于临床各种疾病，如阴虚、阴虚火旺、气阴两虚等证，无论肝肾虚损、脾胃虚弱，还是肺部疾病、心脑疾病、男科伤精、女科不孕、老人体弱、幼儿不足都可以此为基础方，在益精填髓基础上，加用与各证相应的药物进行医治。

徐经世常用此方治疗绝经前后诸症，盖因妇人七七前后，冲任渐虚，天癸将竭，经亏血少，阴不敛阳，加之妇人多忧愁思虑，每见情志郁结，久而化热，致使龙雷之火失于潜藏，而诸症丛生，每治此病，肝肾之阴为其用药关键。朱震亨《格致余论》有言，“阴常不足而阳常有余”，肾阴为一身之阴，为肝血之来源，可滋养肝木，同时肾阴借肝气升发，故肝肾之阴常相互影响。女贞子冬至之日采，旱莲草夏至之日收，二药伍用为君，有交通季节、顺应阴阳之妙用。同时辅以潜阳、清泄、开郁、通络之法，滋阴潜阳，调节内环境，屡屡见效。因此方小而精，多与他方合用。《景岳全书·咳血论治》有云：“凡病血者，虽有五脏之辨，然无不由于水亏，水亏则火盛，火盛则刑金，金病则肺燥，肺燥则络伤而嗽血……此其病标固在肺，而病本则在肾也。”故徐经世常用补左制右之法止咳血，滋阴润燥，直折肝火，使水济火降则咳血自止。以此方配伍北沙参、麦冬、石斛、白芍等诸药，加以代赭石镇火降逆止血，可收良效。

三、逍遥丸

此方出自北宋官修《太平惠民和剂局方》，原剂型为散剂，现在还有丸剂、口服液或汤剂等，方含柴胡、当归、白芍、白术、茯苓、生姜、薄荷、炙甘草 8 味。此方源于仲景之四逆散、当归芍药散，其组成为四逆散易枳实，合当归芍药散去泽泻、川芎，加薄荷、生姜组成。功用疏肝解郁，健脾和营。逍遥散中含有生姜，但后世成方制剂——逍遥丸却有两种处方，一种含有生姜，一种不含生姜，其功能主治相同。行为学实验及相关研究结果表明，逍遥丸对肝郁脾虚证有较好的治疗作用，是否含有生姜对其整体疗效无显著影响。

逍遥丸的主证既有肝郁，又有脾虚，还有血虚。徐经世认为，临证时务必辨明是血虚导致肝郁，还是肝郁导致血虚，随证加减。在治疗一些内科杂症，常规方法取效不显著时，当以疏肝为先，理脾为主，正如《素问·至真要大论》所言“疏气令调”，此论不仅对治疗肝脏病症有指导意义，对于治疗其他脏腑病症同样具有意义。

徐经世曾治疗梅尼埃病女性患者，症见头晕目眩，泛泛欲吐，动则欲仆，心悸自汗，月事血紫兼有血块，脉象弦涩，舌见瘀斑，治以逍遥丸加减。此乃肝郁而气逆，升降失衡为患，何以用逍遥丸治之？《素问·至真要大论》云：“诸风掉眩，皆属于肝。”此患者既有清阳不升，又有气血失调的征象，以逍遥丸疏肝开郁、调气和血，重用葛根、代赭石平衡升降，佐以泽泻、竹茹、天麻、茺蔚子诸药祛风活血、调和经脉，疗效较为显著。今人也用此方治疗更年期综合征、乳腺增生、高泌乳素血症、黄褐斑等内分泌紊乱疾病，现代研究表明，逍遥散选择性地作用于中枢儿茶酚胺神经系统，这种作用与其可治疗神经、精神疾病及内分泌功能失调关系密切。

后世使用逍遥丸有了极大拓展，最著名的就是加味逍遥丸，加用牡丹皮和栀子以治疗血热相搏之月经不调。徐经世指出，血热中有血虚和肝郁化火两个问题，肝郁化火的问题就隐藏在血热相搏中，此热不是外来的，不能理解为外邪引起的热，或像小柴胡汤所治的“热入血室”，所以用牡丹皮凉血散血，用栀子清三焦之火，引其下行。栀子的特点就是清三焦之火和心包络之火，可以清胸膈之热，引火、引热下行，从小便而出，对月经不调而确实属于血虚肝郁脾虚的见症可以应用。逍遥散的作用虽较平和，但理气之品较多。性多辛散香燥，重用久用多用，在不同程度上有破气、耗气之嫌，进而有耗伤阴液之弊，因此在使用本方时应中病即止。

四、安宫牛黄丸

该方出自清代吴瑭所著《温病条辨》，是中医治疗高热的“温病三宝”之一，素有“救急症于即时，挽垂危于顷刻”之美誉，具有醒脑开窍、清热解毒、芳香开郁、透邪外达之功，适用于热厥，如颅脑损伤、病毒性脑炎、脑缺血、脑出血及其所导致的高热昏厥之证。原文云：“郁金草之香，梅片木之香，雄黄石之香，麝香乃精血之香，合四香以为用，使闭锢之邪热温毒深在厥阴之分者，一齐从内透出。”此四香大大拓展了本方的临床应用范围。就其药理分析，其功效并有通行经络、解痉止痛之力，可见本方不仅局限于治疗厥证，临证发现其亦能治疗精神分裂、抑郁症、中毒性菌痢、败血症、不明原因低热等病。

徐经世常用此方治疗郁症患者，症见哭泣、摔物、烦躁不安等实火扰心之象。郁证是以气机郁滞为主要病理变化的病症，《黄帝内经》有云“木郁达之”，世人多从行气解郁入手，然对于痰浊蒙窍、郁火扰神者，巧用安宫牛黄丸芳香开窍、清热散瘀、镇静安神，配合清代新安医家叶天士氏“苦辛凉润宣通”之旨，合以黄连温胆汤化痰热，甘麦大枣汤、酸枣仁汤养心神，诸法兼备，尊古不泥古，疗效甚佳。

作为救急常备药，它的制作及服用方法都是极为讲究的。用金箔包药丸，一方面可以增加坠痰镇固的效力，另一方面也可以抗氧化，让药丸的效力得到长久的保存。应用一般是口服，神昏者鼻饲，每次 1 丸，每日 1～3 丸，孕妇须谨慎使用。清代吴瑭《温病条辨》用清宫汤送服，可加强清热解毒之力；温病初起，逆传心包者，加金银花、连翘煎汤送服；若邪陷心包，兼有阳明腑实，加生大黄末共服；热闭兼有脉虚，内闭外脱者，以人参汤送服。

徐经世强调，在使用之前一定要掌握安宫牛黄丸的适应证、禁忌证及其他注意事项。热扰心神乃为其应用关键，如热入心包、中风阳闭等证，若寒闭证、中风脱证、中风后遗症的患者，服用则适得其反。另外，由于其组方中含有朱砂、雄黄，主要成分为硫化汞和硫化砷，现代药理实验表明，硫化汞、硫化砷等在体内有不同程度的蓄积，主要分布于肝、肾、脑等组织，因此不宜长期服用，对于肝、肾功能不全者，更不宜服用，以免造成中毒而加重病情。同时，朱砂不宜与西药中的酶类制剂，或者具有还原成分的药物（如硫酸亚铁、亚硝酸钾等）合用，否则会产生有毒性的汞盐类化合物；硫黄不宜与含硫酸盐、硝酸盐的药物合用，会生成剧毒的三氧化二砷。

五、桂枝汤

该方出自东汉张仲景《伤寒论》。原文云:“太阳病,头痛,发热,汗出,恶风,桂枝汤主之。”本方为治疗太阳中风表虚证的方剂,运用以发热,汗出,恶风,苔白滑,脉浮缓为其要点,由桂枝、芍药、生姜、大枣、炙甘草5味药组成,功效解肌发表、调和营卫。清代柯琴在《伤寒附翼》中赞道:“仲景群方之魁,乃滋阴和阳,调和营卫,解肌发汗之总方也。”此方虽为太阳中风所设,在阳明、太阴、厥阴病兼有表证之时亦多有应用,可见此方之灵活多变,不仅是一解表方、汗方,也是一补方、和方。清代徐彬《金匮要略论注》曰:“桂枝汤,外证得之,解肌和营卫;内证得之,化气调阴阳。”

在《伤寒论》《金匮要略》中,仲景方有200余首,桂枝汤及其加减变化而出者,有30方左右。桂枝加龙骨牡蛎汤原为虚劳证而设,故可治疗男子遗精之病。如《金匮要略》曰:“夫失精家少腹弦急,阴头寒,目眩,发落,脉极虚芤迟,为清谷、亡血、失精。脉得诸芤动微紧,男子失精,女子梦交,桂枝加龙骨牡蛎汤主之。”对于临床阴虚盗汗之人,属阴虚阳浮之象者,亦可重用龙骨牡蛎以滋阴潜阳,佐少量桂枝、芍药,且芍药用量倍于桂枝,以和营敛汗,此即《金匮要略》中桂枝加龙骨牡蛎汤之妙用。黄芪桂枝五物汤原治伤风血痹,徐经世投之治疗痛痹,二诊时症见四肢关节疼痛已去,只余肢体麻木者,用此方以益气温经、和血通痹。对于糖尿病神经病变者,也常用此方温经通脉,效果甚佳。

徐经世临证中以桂枝汤为主方,略加化裁,用于治多种病症并取得显著效果,虽所治病类众多,病候表现不一,其最根本的一条,必须符合桂枝汤的机制和方义,同时还要把所治病证的机制与桂枝汤的内在联系在同一个框架内进行药物加减变化。换言之,须在桂枝汤方证的范围内,随兼症表现而灵活地配方遣药,决不可脱离桂枝汤方证这一主题。

六、痛泻要方

该方最早载于《丹溪心法》,又名白术芍药散,由炒白术、炒白芍、炒陈皮、防风4味药组成。方中炒白术为君，健脾燥湿利水；炒白芍为臣，养血柔肝止痛；陈皮为佐，理气醒脾助运；防风为使，散肝舒脾胜湿，四药共奏补脾柔肝、除湿止泻之功，主治脾虚肝旺之“痛泻”。

明代新安医家吴崑《医方考》言：“泻责之脾，痛责之肝；肝责之实，脾责之虚，脾虚肝实，故令痛泻。”明代张介宾《景岳全书》云：“凡遇怒气便作泄泻者，必先怒时挟食，致伤脾胃，故但有所犯，即随触而发，此肝脾二脏之病也。盖以肝木克土，脾气受伤而然。”也有人认为本方证多见于脾虚肝郁而性情急躁的患者，每因情绪影响而发作，若脾气虚弱，肝气不达，肝脾必不和谐，则脾之升降运化、小肠之受盛、大肠之传导均失之以常，脾虚故泻，肝郁故痛。由此可见，“痛泻”之证是由土虚木乘、肝脾不和、脾运失常所致，故白术、白芍一对药物配伍是该方的核心药组。

徐经世指出，本方主证为肝旺脾虚，其临床表现为肠鸣腹痛，大便泄泻，泻必腹痛，泻后痛减，舌苔薄白，两关不调，脉左弦右缓。综观其症，肠鸣腹痛，泻必腹痛，为肝克脾土、肠胃气机不调所致；大便泄泻是脾虚，湿滞肠道，传导失职；泻后痛减是泻后湿停气滞得到暂时缓解。所以痛多因肝旺克脾，泻则因脾虚湿盛，故治疗肝旺当泻之、抑之，脾虚湿阻则补之、燥之。

从用药的角度来看，方中仅有一味白术有补脾之效，其他3味均为柔肝散肝之品。徐经世分析，方中白术苦甘而温，长于补脾虚、燥湿土以治土虚湿盛，为君药；白芍味酸性寒，柔肝抑肝，缓急止痛，与白术相配，为土中泻木，为臣药。故白芍、白术合用共达补脾抑肝、祛湿止泻的功效。而陈皮、防风理气行气，在方中主要起到加强白术健脾燥湿和白芍止痛的功效，为方中的佐使药。如清代新安医家汪昂《医方集解》中载：“此足太阴、厥阴药也。白术苦燥湿，甘补脾，温和中；芍药寒泻肝火，酸敛逆气，缓中止痛；防风辛能散肝，香能舒脾，风能胜湿，为理脾引经要药。”

现代研究表明，痛泻要方有镇痛止泻、抗炎、抗胃溃疡、抗肿瘤等药理作用，临床常用于治疗肠易激综合征、溃疡性结肠炎、慢性泄泻等消化系统疾病。近年广泛应用于除消化系统以外的疾病，如呼吸系统、妇科、儿科、耳鼻喉科，在防治药物不良反应、过敏性疾病等方面，均取得满意疗效。

七、甘麦大枣汤

该方出自《金匮要略》，张仲景云："妇人脏躁，喜悲伤欲哭，象如神灵所作，数欠伸，甘麦大枣汤主之。"原方剂量甘草三两，小麦一升，大枣十枚，有养心安神、和中缓急之功，亦可补脾气，主治脏躁，症见精神恍惚，悲伤欲哭，睡眠不安，呵欠频作，甚则言语失常，舌红少苔等。本病的发生多为忧愁思虑、情志郁结，或劳倦过度，使心脾受损、精血化源不足；或大病久病伤及阴津，产后失血过多致精血内亏，五脏失濡，五志之火内动，上扰心神而成。本方不仅可用于女性，而且还可用于男性，对情志不遂、心情抑郁，及思虑过度，心脾两伤所导致的脏阴不足，虚躁若狂，不能静止的许多疾病，都有较好的疗效。

徐经世临床上常将其用于更年期妇女出现失眠、心悸、烦躁易怒等更年期综合征。西医学认为，更年期妇女失眠主要是由于妇女在更年期卵巢雌激素分泌呈不断减少的趋势，而垂体促性腺激素不断增多，从而形成内分泌失调，造成神经系统功能紊乱，由此产生抑郁、焦虑、失眠等症状。中医认为，本病由肾精亏虚或心虚肝郁所致。由于脏躁的病机也多与心虚肝郁有关，加之更年期综合征患者常有情绪波动，与脏躁"喜悲伤欲哭，象如神灵所作，数欠伸"类似，故后世医家亦常用甘麦大枣汤加减治之。

徐经世还以甘麦大枣汤治疗汗证、崩漏、皮疹、胃痛等多种病证属肝郁气滞、心脾两虚型者，每获良效。本方作为心脾两虚加血虚肝郁型精神类疾病的基础方，随证加减如下：肝郁，加柴胡、白芍、郁金、合欢皮等；痰湿盛，加陈皮、半夏、茯苓等；失眠，加酸枣仁、柏子仁、龙骨、牡蛎等；阴虚用百合地黄汤、百合知母汤、阿胶鸡子黄汤等；气虚，加党参、黄芪等；

血虚，加黄芪、当归、熟地黄等。

徐经世运用本方，强调必须结合患者的脉、舌、色、证的不同，加减用药，才能达到愈病的目的。如以肝热为主时，必须先泻其标热；有痰气郁结者，俟郁结除，再应用本方；如食火停滞，要先治其食火与积滞。切不可热、食、痰、郁未除，即用本方，否则疗效不佳。对于甘麦大枣汤中小麦的用量，一般医家多主张大剂量使用，但究竟用多少为宜，则仁者见仁。

徐经世使用甘麦大枣汤，旨在柔肝养心，但因考虑大枣有助肝火之弊，常舍大枣不用，仅取淮小麦和甘草，以养心安神、和中缓急，这也是徐经世尊古而不泥古，用经方善于应变的一点领悟，亦难能可贵。

八、交泰丸

该方出自明代韩懋《韩氏医通》，原文谓："黄连……生用为君，佐官桂少许，煎百沸，入蜜，空心服，能使心肾交于顷刻。"但并未载方名。直至清代王士雄《四科简效方》一书始为该方命名，书中谓："生川连五钱，肉桂心五分，研细，白蜜丸，空心淡盐汤下。治心肾不交，怔忡无寐，名交泰丸。"

交泰丸中，黄连苦寒入心，清降心火以下交肾水；肉桂辛热入肾，温升肾水以上济心火。合调阴阳，使心肾水火二气相交。阴主夜息，阳主昼作，阳入于阴则夜瞑而息，阴入于阳则昼精而作。徐经世以之治疗因心肾水火不济、阴阳不交而致的昼不精夜不瞑的失眠不寐。中医对失眠的辨证，多认为是心神失养或心神不安，选药组方多从养心安神或重镇安神入手，而交泰丸方中无一味安神之品，"生川连五钱，肉桂心一分"，两药用量比例为 10∶1，黄连为清热药，肉桂为温里药，但两药配伍确可以治失眠，此为其独到之处。

西医学对交泰丸进一步研究发现，其临床除可治疗多种失眠外，还可用于治疗多种心律失常、口腔疾病等等。药理研究证实，黄连中的主要成分小檗碱具有广谱抗心律失常作用，动物实验中发现黄连能防治各种药物及冠状动脉结扎所诱发的动物室性心律失常，临床研究也证明了小檗碱对多种原因引起的室性及房性心律失常有效。徐经世分析，交泰丸组方即重用黄连，少佐肉桂，一寒一热，一阴一阳，使阴阳相济，心主血脉功能复常，恰对惊悸、怔忡之病因病机，故在临床运用获效。对于口腔溃疡，中医讲心开窍于舌，手少阴心经从心系分出，挟食管上行。若心经火热循经上炎于口舌，热蒸肉腐，则见口舌生疮。舌根属肾，足少阴肾经直行者，从肾上行，进入肺，沿喉咙到舌根两旁。肾脏相火旺盛，虚热循经上行，亦致口舌生疮，治宜以泻火为主。徐经世认为，交泰丸方重用黄连清心泻火，少佐肉桂引火归原，以祛致病之因，故临床应用效佳。

九、黄连温胆汤

黄连温胆汤即温胆汤加黄连而成。温胆汤出自唐代孙思邈《备急千金要方》，由半夏、枳实、陈皮、竹茹、甘草、生姜组成，以其温养胆气为主要功效，用于治疗胆寒所致之大病后虚烦不得眠。后世医家在应用时不断扩展，南宋陈无择在《三因极一病证方论》中，进一步扩大了温胆汤的主治定位，拓宽了其适应范围，“痰涎”“气郁”所变生诸症都可应用温胆汤，并可随具体病情加减变化，如偏寒者加大生姜、陈皮用量，偏热者可加黄芩、黄连。单加黄连即为黄连温胆汤，首见于清代陆廷珍《六因条辨》，可治胆郁痰热、胆胃不和等证，易温胆之意为清胆之功。后世以此为基本方衍化，临床应用甚广。

徐经世切身体会到，临证应用，千方易得，但一效难求，有时根据病情变化在治方中更换一二味药，或变化药物的用量，效果就迥然不同。尤其是疑难杂症缠绵难愈，或因病邪峻烈，或因正气不支，或因症情复杂，宿疾复加新病，内伤兼外感，寒热错杂，虚实互见。临证时要充分认识病因病机的复杂性，辨证抓主要矛盾，再结合不同病情灵活加减。

如用黄连温胆汤加酸枣仁、远志筒、合欢皮、金石斛、淮小麦、琥珀粉，治疗心悸、不寐、脏躁等；加明天麻、煨葛根、杭菊花、五味子、柴胡梗、代赭石，治疗高血压、颈椎病等所导致的眩晕；加延胡索、蒲公英、广郁金、紫丹参、檀香木等，治疗急慢性胃炎、溃疡病属肝胃不和、痰热内扰证；加大黄、芒硝、瓜蒌，治疗温热病、急性胰腺炎、习惯性便秘属热结肠腑证；合三子养亲汤、葶苈汤，治疗顽固性哮喘属痰火内盛者等。

第五节　自拟效方有新意

徐经世临床对方药多有创新，自拟许多有效新方，针对胆胃病自拟“消化复宁汤”，慢性腹泻性疾病自拟“葛枳三仁汤”，胃脘痛治疗自拟“解痉止痛散”，治疗顽固性咳嗽自拟“止咳宁”，针对慢性咳喘自拟“迪喘舒丸”，治疗失眠自拟“解郁安眠方”，针对急慢性肾盂肾炎及尿路感染自拟“复方二草颗粒”，各种恶性肿瘤术后及后期调治自拟“扶正安中汤”，脾虚湿盛所致的糖尿病前期脾瘅自拟“徐氏健脾消瘅汤”，各种原因所致的黄疸及转氨酶升高自拟“降酶退黄合剂”。

一、消化复宁汤

【组成】竹茹 5～10g，苍术 10～15g，柴胡 5～10g，黄芩 6～9g，枳壳 10～15g，郁金 10～15g，延胡索 10～15g，白芍 20～30g，山楂 10～15g，蒲公英 15～20g，车前草 10～20g，谷芽、麦芽各 15～25g。

【功效】宽中理气，疏肝利胆，健脾和胃，平衡升降。

【主治】胆囊炎、胆石症、慢性胃炎、胆汁反流性胃炎等以胆腑气机通降功能失常为主的胆胃病。症见脘胁痛胀，善太息，口苦纳呆，嗳气腹胀，大便干稀不一，小溲偏黄，苔薄或滑腻或质红少苔，脉细弦等。

【用法】每日 1 剂，水煎 2 次，共取汁 400ml 左右，分 3～4 次服下。

【方解】徐经世认为，临床所见胆胃病多与肝胃不和、脾失健运、湿浊中蕴和疏泄失利有关。中医认为，胆既是属于六腑，又为“奇恒之腑”，其功能是贮藏和排泄胆汁，与肝同主疏泄以助消化，故有“禀受于肝，乘之于胃”的协调与制约作用。汤中以竹茹为君，清代新安医药学家汪昂

《本草备要》言其“开胃土之郁，清肺金之燥，凉血除热，治上焦烦热，温气寒热，噎膈呕逆”，其功长于清胆降胃，更具协同诸药引药入胃，使胃受纳之功，施用于此，最为稳妥。柴胡、郁金入肝经，疏肝理气，助肝脏疏泄功能正常；延胡索、白芍养阴柔肝，配伍柴胡、郁金具有理气止痛之效；苍术、枳壳合用可健脾、燥湿、行脾胃之气，使脾健胃降，湿邪得以祛除，与柴胡相伍，还有疏肝利胆之功；竹茹、黄芩、车前草同伍可以清热、燥湿、清热利下，引热下行，使热有去处；蒲公英清热利胆，消炎健胃；山楂、谷麦芽化食消积，帮助脾胃运化，使湿邪不能内蕴化热。用药寒热不偏，针对性强。

徐经世指出，全方合力，利胆调腑，消炎止痛，健脾和胃，具有调中有利、通调结合的特点，为阴阳转枢之剂。现代药理亦证明，方中药物具有利胆、镇痛等作用，可使药达病所，共奏修复消化之功。实验提示，消化复宁汤具有升高肝郁脾虚大鼠血清胃动素、血浆胃泌素含量，改善胃排空，促进小肠推进功能等作用，这可能是其具有较好临床疗效的机制之一。

【加减】湿浊不化，阻滞中焦，脘闷纳呆，去白芍、黄芩，加厚朴花、绿萼梅、建曲，以化湿健脾、理气和胃；湿邪热化，胃脘饱闷，大便不通，去白芍、山楂，加大黄，重用蒲公英，以清热导滞、通腑畅中；肝气犯胃，嗳气吞酸较甚，去车前草、黄芩、山楂，加法半夏、乌贼骨（海螵蛸）、代赭石，以降逆止酸；胆汁反流而致口泛苦水，去柴胡、黄芩、山楂，加葛根、代赭石、黄连，以镇逆和胃、顺气利胆；出现黄疸，加茵陈，以淡渗利湿、利胆退黄；舌红少苔，重用石斛，以益胃养阴、救护化源；有结石，可加沉香、玄明粉，以利胆排石。

本方运用之时，应充分注意调护，嘱患者做到劳逸结合，主动适应寒温变化，避免情志刺激和不舒，勿使过度劳累，保持大便通畅，寐时多取左侧卧位，禁食油腻肥厚之品，少进辛辣煎炸生冷之食，配合药疗，常可起到事半功倍的作用。

二、葛枳三仁汤

【组成】煨葛根20～30g，竹茹5～10g，苍术10～20g，枳壳10～20g，陈皮10～15g，焦山楂10～20g，槟榔10～15g，杏仁、桃仁各10～20g，马齿苋10～20g，五谷虫5～10g，薏苡仁20～30g。

【功效】理脾和胃，利湿止泻。

【主治】慢性结肠炎、溃疡性结肠炎等慢性腹泻性疾病。

【用法】每日1剂，水煎2次，早晚各服1次。

【方解】临床所见慢性结肠炎、溃疡性结肠炎等病，徐经世从症状分析，既似脾虚泄泻，又合里急后重的痢疾体征，系属脾虚湿滞、腑气失利的虚实夹杂证。按其病症，既要健脾和胃，收敛止泻，又要化湿导滞，清理肠垢。若偏于收敛，则邪留于内，若导滞过极，又伤脾胃，所以治需掌握适中，其拟本方意在如此。

徐经世所取药物皆平和多效之品，兼顾升提醒脾、启发脾机，燥湿运脾、和胃培土，宽肠导滞、推陈出新，清热解毒、健脾消饥，理脾和胃、利湿止泻，全方升降有序，寒温得当，润燥适度，攻补兼施。

三、解痉止痛散

【组成】香附10～15g，广陈皮10～15g，高良姜5～10g，延胡索10～15g，蒲公英20～30g，沉香5～10g，煨姜3～5g。

【功效】调中和胃，理气止痛。

【主治】胃脘痛。

【用法】上方为1剂量，制作颗粒剂冲服为宜(制作按每剂总量可制成6包，每包约10g，1次1包，1日3～5次，2小时左右1次，开水冲下)。无条件制作也可煎服，1日1剂，以痛消为度。

【方解】胃乃仓廪之官，主受纳水谷，以通为用，不通则痛作。胃气以降为顺，通达胃腑，顺降胃气，即是解除胃脘疼痛之常法。方中香附、高良姜配伍取意清代谢元庆《良方集腋》“良附丸”；加少许煨姜，以温胃疏肝、祛寒止痛；陈皮理气，沉香降气，延胡索解痉，诸药共奏温通理气之功。配伍蒲公英清平胃火，因其气甚平，既能泻火，又不损土，可以长服久服而无碍，意在和其寒温，不使全方失之偏颇，亦可使其适用范围更广。胃脘疼痛，无论寒热均可以此加减运用。

四、止咳宁

【组成】南沙参 10～20g，炙桔梗 10～15g，甜杏仁 5～10g，炙麻黄 3～5g，蝉蜕 5～10g，炒黄芩 10～15g，百蕊草 10～15g，佛耳草 10～15g，炙五味子 10～15g，首乌藤 15～25g，车前草 10～15g，生甘草 5～10g。

【功效】宣透清里，肃降止咳

【主治】顽固性咳嗽。常见身无寒热，咳嗽少痰，咽部痛痒，越咳越剧，久恋不已，舌红苔薄，脉浮微数。

【用法】水煎，每剂煎2次，总容量为600ml左右，日服3次(早、中、晚各服1次)。因病居于上，饭后半小时服用为宜。

【方解】徐经世分析，顽固性咳嗽既有表象，又有里证，寒热夹杂，使肺失清肃，久恋不已，辗转未效，故称之“顽固”。治疗时首先要认识到肺善宣通而恶壅塞的生理特性，又因咳不离肺、嗽不离痰，故治咳在于清肃宣通，理嗽必先涤痰。

针对“顽固性咳嗽”，徐经世拟订“止咳宁”，以宣透清里、肃降止咳。方中南沙参缓和轻清，走上直养肺阴，与桔梗、甘草为伍，起到祛痰止嗽的作用；蝉蜕与麻黄合用，以透邪达表，宣肺敛咳，与杏仁相伍以苦通辛降，顺其气机，使肺恢复宣通；佛耳草苦温甘平，轻清走上，直入肺经，祛痰止嗽；五味子配麻黄，一收一散，收中有散，散中有收，收散结合，起到翕辟之功；用黄芩与车前草以清上利下，引热下行；蝉蜕、首乌藤合用，意在祛邪而安正；桔梗与甘草谓之甘桔汤，为咳嗽一证的首选之剂，具有轻举止咳之效。纵观药组，配伍切题，功在协同，巧在“兼备”，轻清治上，效非一般。

【加减】风寒在表者，则加紫苏叶(5～10g)合杏仁(杏苏散)，以外散风寒，内化痰涎，宣通肺气；若里热痰稠，拟去五味子，取鱼腥草（15～20g）之辛寒与桔梗合用，以清热化痰，宣肺理嗽，表里同治，平衡翕辟。

五、迪喘舒丸

【组成】生黄芪 30g，熟女贞子 15g，五味子 10g，冬白术 15g，广橘红 10g，怀山药 20g，甜杏仁 10g，川贝母 10g，车前草 10g，鹅管石 10g，补骨脂 15g，淫羊藿 15g，煅磁石 30g，胡桃肉 10g，皂荚 10g，田三七 6g，粉甘草 5g，姜竹茹 10g。

【功效】补肾纳气，祛痰化瘀，益气固表。

【主治】慢性咳喘。常见咳喘不已，疲乏无力，身无寒热，咳嗽少痰，久恋不已。舌暗红苔薄，脉沉细数。

【用法】上方 15 剂，配用蛤蚧 5 对。共研细末，以水泛丸或以胶囊装入。每服 10g，每日 3 次。

【方解】徐经世经验，哮喘之病，日久则耗气伤阴，易生瘀滞，治本之中，常寓活血通络。方中磁石镇潜收纳，生化肾水，引火归原。配五味子以酸甘化阴，滋上补下，调节循环，平衡气机。取黄芪、女贞子益气养阴，固表护卫，补肾填精，两味同用，更胜一筹。白术、山药、橘红则健脾理气，补土生金，且山药还有固肾益精、益气补虚、润养肌肤、聪明耳目之功；贝母、杏仁、车前草，化痰肃降，清上利下。配用鹅管石以温化痰浊，壮阳通痹，以补骨脂、蛤蚧、胡桃仁三味并用，可收到补下治上，母子同疗之效；皂荚、田七活血化瘀，病从络治；而竹茹、甘草则以清化痰浊，调药入胃，使胃受纳，促其吸收。诸药合力，可标本兼施，缓解症状，调节整体，扶正固本。

六、解郁安眠方

【组成】炒白芍 20～30g，姜竹茹 5～10g，绿萼梅 10～20g，合欢皮 10～30g，酸枣仁 15～30g，远志 5～10g，珍珠母 20～30g，琥珀粉 5～10g（冲服），炒黄连 3～5g，淮小麦 30～50g，生甘草 5～10g。

【功效】调肝解郁，养心安眠。

【主治】失眠。

【用法】水煎服，珍珠母布包先煎 30 分钟，每剂 2 煎，每煎 200ml，口服，每日 2~3 次。

【方解】失眠，属中医"不寐"范畴，指经常不能获得正常睡眠，或入睡困难，或眠浅梦多，或醒后难再入睡。现代社会中，生活节奏快、压力大，情志难舒，肝气郁滞者极为普遍，由此而致心神受扰、不得安卧者不在少数，其治疗应重在调肝养心、安神定志、交通心肾，本方即是徐经世依此而设。调肝疏肝，用药宜于滋养肝阴之中，寓有开郁疏滞之味。方中炒白芍养血调肝；绿萼梅、合欢皮、竹茹以疏肝解郁；酸枣仁补肝宁心；远志交通心肾；琥珀粉、珍珠母镇心安神；淮小麦以养心阴、除郁烦，合甘草寓《金匮要略》甘麦大枣汤之意；黄连、竹茹并用，仿黄连温胆汤之法；而竹茹、甘草则又可调药入胃，使胃受纳，促其吸收。

【加减】嗳气不舒者，加赭石、清半夏，以降逆和胃；咽中不适者，加甘青果、木蝴蝶，以清润咽喉；口渴明显者，加石斛、北沙参，以养阴止渴；烘热汗出者，加生龙牡，或磁石，或青龙齿，以重镇敛汗。

七、复方二草颗粒

【组成】凤尾草 20g，柴胡 10g，黄芩 10g，车前草 15g，川楝子 10g，延胡索 12g，琥珀 10g，杜仲 20g，甘草 5g。

【功效】和解寒热，清利湿热，疏肝理气，通淋止痛。

【主治】急慢性肾盂肾炎、尿路感染、泌尿结石等。

【用法】上方制成颗粒剂，每包 6g，每次服 1 包，日 2~3 次，开水冲下（空腹服用为宜）。

【方解】本方以凤尾草为君，按其性寒味苦，具有清利湿热、杀虫解毒和活血止血的作用；以柴胡、黄芩和解少阳，扭转热邪。并佐以金铃子散疏肝泻热，行气止痛，特别是延胡索实为一味止痛良药，其入血分，又入气分，既能行血中之气，又能行气中之血，气畅血行，通则不痛，所以不论是气是血，瘀而不散，滞而不行所引起的一身上下诸痛，均可应用。方中取用车前草直入下窍，以清利通淋，而和黄芩相伍更有清上利下、通调水道之效；取琥珀以散瘀通淋，调和阴络；另用杜仲辛温通降，强腰益肾，以泄中有补，得以反佐，而善其后。若本方用于泌尿结石，拟加滑石15g，海金沙15～20g，取其滑利之力，以资排石。

徐经世体会，临证之时既要整体考虑，又要注意病位的情况，同时还要掌握发病季节。如炎夏时急性发作，高热不解，又需辨明是湿重于暑，还是暑重于湿，如暑重当以清暑，方用白虎汤，湿重又应以化湿清利为宜，药取香薷三仁汤之类；时至秋冬及春之际，按季节所主之气，结合体征，有针对性用药。

八、扶正安中汤

【组成】生黄芪20～30g，仙鹤草10～20g，怀山药15～20g，橘络10～20g，石斛10～20g，灵芝5～10g，绿萼梅5～10g，无花果5～10g，酸枣仁20～30g，姜竹茹5～10g，炒谷芽15～25g。

【功效】扶正安中，滋养化源。

【主治】各种恶性肿瘤术后及后期调治。

【用法】水煎服，1日1剂。服药可不拘时间，以饭后半小时服药为佳，每服以150～200ml为宜，一次药量不宜过大。

【加减】清热解毒药，取用蒲公英20g，金银花15～30g，连翘10g，白花蛇舌草15g，半枝莲15g，虎杖10～15g，山慈菇10～15g，龙葵10g，地锦草15g，芦荟1～3g，败酱草15g，凤尾草15～20g。降逆和胃加代赭石，宽肠导滞加杏仁、桃仁、炒大黄，固涩止泻用山药、莲子、山楂、川黄连、马齿苋、扁豆花、炒薏苡仁之类。

【方解】徐经世认为，安中以扶正，重在补土，盖因坤土为万物之母，四运之轴，五脏之中心。若脾健胃旺，则生化有源，水谷精气灌溉四旁，有迹可循，能护心、养肺、柔肝、补肾。徐经世根据自身多年临床经验，自创“扶正安中汤”，从扶助脾胃，调和中焦，滋养化源，提高人体抗病能力立意，解决肿瘤术后三大问题，即食欲不振，多因肝胃不和引起；心烦不寐，多有心肾不交的特点；神疲乏力，有责于气阴两伤。

本方以黄芪为君，用以补气升阳，以阳求阴，补土生金，以滋养化源，而其补气之功非他药所能替代，且宜生用，不宜炙取。因生用则补而不滞，补中有消，炙则滞之，有碍于脾，肿瘤术后调治更以生用为宜。仙鹤草以养血，且在养血中调血，具有双向调节的作用，佐以补益气血之品，提升血小板之效更彰。怀山药以产自河南焦作（古怀庆府）者为佳，系四大怀药（山药、地黄、牛膝、菊花）之首，被誉为“怀参”，素有滋养珍品之称。其味甘性平，健脾，固肾，润肺，益脑，填精，养颜，补阳消肿，补气除滞，具有抗肿瘤、增强免疫机能、调节内分泌、调节心肾功能、调节肠胃、降低血糖的作用，对高血压、心脑血管、冠心病、糖尿病、神经衰弱、健忘症、虚劳久咳、慢性肠炎、痢疾等起到治疗作用。在治疗糖尿病方面，黄芪、山药配伍为我国已故老中医施今墨的有效配伍，能较好地改善症状，降低血糖。石斛，六安霍山所出最为上品，按其性轻清和缓，有从容分解之妙，主以生津止渴，补虚除烦，调节免疫，抑制病邪，兼有开胃健脾，厚理肠胃之用；以绿萼梅、谷芽芳香开郁，醒脾和胃，直以安中；无花果，润肠通便，收涩止泻，据现代药理研究证明其具有抗癌的作用，故用之于中；取以灵芝，更可领悟其为药用在抗肿瘤方面确有扶正祛邪、提高免疫、增效减毒的作用；酸枣仁意在宁心而安五脏，加强覆盖面，更有助于“安中”；橘络以和络护胃，降逆和中；以竹茹清化痰热，宁神开郁的独特作用，以协调诸药，使胃受纳，临床用之，功过甘草。

徐经世强调，临证取方，注意应变，若病位在胃，而出现肝气横犯，嗳气、呃逆及咽膈不利等症状，当加代赭石以增强降逆和胃之力，并配用诃子以收纳，二药相伍，使降不过位，升降平衡；如肠腑有变，大便阻滞不畅，可加杏仁、桃仁、炒大黄宽肠导滞，以通为顺；若泻下为溏稀，又当止泻，药用山药、莲子、山楂、川黄连、马齿苋、扁豆花、炒薏苡仁之类以固涩而通顺。若病位在上，予以清宣肃降，滋养化源；病位在下亦当变通，清利下窍。肿瘤术后常以此方加减化裁，治以扶正安中。

全方组合，紧扣病机，药虽平淡，但是治养结合，有升有降，照顾周全，尤其对肿瘤术后患者，可以长期服用，但要注重辨证加减。

九、徐氏健脾消瘅汤

【组成】太子参 25g，煨葛根 25g，苍术 15g，姜竹茹 10g，怀山药 20g，石斛 15g，灵芝 15g，枸杞子 15g，炒丹参 15g，泽泻 12g，酸枣仁 25g，炒桑枝 20g。

【功效】益气养阴，健脾化湿，活血化瘀，消瘅止渴。

【主治】脾虚湿盛所致的糖尿病前期脾瘅。

【用法】每日 1 剂，水煎 2 次，共取计 400ml 左右，分 2～3 次服下。

【方解】苍术性味辛、苦，温，归脾、胃、肝经。其辛温发散，苦温燥湿，外能祛风除湿，内能健脾燥湿，凡湿邪为患，不论内外，均可使用。苍术用于治疗糖尿病时，适用于湿滞型糖尿病。施今墨云，用苍术治糖尿病，以其有"敛脾精"的作用，湿热壅盛型或脾虚寒湿型患者均可配伍使用苍术。姜竹茹清热化湿；葛根轻扬升发，能解肌退热，生津止渴，滋润筋脉，具有扩张脑心血管、改善血液循环、降低血糖的作用；丹参活血祛瘀，化瘀生新，凉血消痈，镇静安神，降低血糖。二药参合，相互促进，活血化瘀、去瘀生新、降低血糖的力量增强。这是名老中医祝谌予治疗糖尿病的常用对药。太子参、枸杞子、山药益气养阴，生津止渴；炒桑枝则活血利水，使气健湿祛；酸枣仁、灵芝宁心安神。方取四君子汤、六味地黄丸之意。方中太子参、煨葛根、怀山药、枸杞子、石斛、灵芝组合，健脾化湿，益气养阴。现代药理学亦证明，以上这些药物均具有降糖的作用，可使药达病所。全方合力，健脾益气化湿，具有调理脾胃的作用，为阴阳转枢之剂，共奏修复胰腺之功。

【加减】口干口渴较甚者，加北沙参、麦冬；多尿者，加浮小麦、车前草、芦根；气滞不畅者，加炒黄连、柴胡、绿萼梅；多食易饥者，加生地黄、黄连；纳差或食后饱胀者，加鸡内金；腰膝酸软者，加杜仲、熟女贞子；大便溏薄者，加白术、陈皮；短气乏力者，加黄芪、太子参等；合并高血压者，加天麻、钩藤、菊花、龙齿、代赭石等；合并血脂异常，加山楂、陈皮、茯苓、薏苡仁、合欢皮等。

十、降酶退黄合剂

【组成】杭白芍 20g，垂盆草 15g，北五味子 10g，绿萼梅 20g，茵陈 15g，赤小豆 30g，车前草 15g，生大黄 3g，甘草 5g。

【功效】利湿退黄降酶。

【主治】各种原因所致的黄疸及转氨酶升高。

【用法】每日 1 剂，水煎 2 次，共取汁 400ml 左右，分 2～3 次服下。

【方解】徐经世分析说，本方以芍药调肝为君，配垂盆草、车前草以泄利下窍，司邪外出；并以五味子之酸收敛阴，使二火潜藏，归于原位；方取茵陈、赤小豆以苦通辛降，制服相火，泻而不腾。若湿热蕴于肌肤，出现黄疸，以生大黄助茵陈，为仲景退黄首方，清利导热，收效快捷。赤小豆味甘性平，其形小质坚，动力较强，具有利水排毒之卓效。方用绿萼梅意在芳香化浊，醒脾和胃，扶护中州，邪去正安。芍药配甘草，谓之芍药甘草汤，亦是仲景之方，二药相伍可有酸甘敛阴、固护肝体、促进制化、和煦肝脾之功。方之组合，妙在配伍，全方合力以达到降酶退黄的双重作用，施于临床，疗效确切。

第六节　方药临床妙用

徐经世对方药的临床运用亦有很多出奇之处，如治疗高龄食管癌患者，运用灵芝、威灵仙煎汤代茶；治疗高热，予单味羚羊角粉退热；以菊花、车前草并用以明目；谷芽、麦芽蕴“生生之机”，常于肝郁脾虚所致诸症中重用；绞股蓝药食同源，常以之单用或配伍治疗各种疾病；桂附八味丸早晚用，治疗盗汗；中药敷脐法治疗疑难杂症；用龟板、鳖甲、牡蛎“三甲”治疗宫血暴崩，均为其方药的临床妙用。

一、高龄食管癌,“二灵”启膈开

徐经世一亲戚不幸罹患食管癌,食饮难入。家人虑其年已八旬,施以手术恐体弱无法承受,初行放疗数次亦不堪受,转求中医诊治。徐经世诊毕,嘱一小方:灵芝、威灵仙,二药等量,煎汤代茶,频频呷服,以期暂缓所苦。不意久久服之,竟收噎启膈通之效。现生活如常,已无病痛之忧。

考之“食管癌”一病,患者多食咽难下,梗阻胸中,或食入复吐,涌吐痰涎,呃逆不止,其症似同中医所言之“噎膈”。西医无非施以手术将病变部位切除,辅以放、化疗以期病不扩散;中医亦将其列入“风痨臌膈”四难治之中,预后多不善。

此病治法虽多,然所用之药必由咽入胃,始可发挥其效能,而病者食水尚难顺进,何谈诸药? 案中所用之药亦为平常,无甚矜奇,竟收此功,实有深意可寻。灵芝入药,《神农本草经》列其为上品,言“紫芝,……主耳聋,利关节,保神,益精气,坚筋骨,好颜色”;“赤芝,……主胸中结,益心气,补中,增智慧,不忘”,并言其久服皆可“轻身不老延年”。现代临床药理研究已证明,灵芝具有抗肿瘤、调免疫、降血糖、抗衰老、保肝护心、宁志安神等诸多功效。而明代李时珍《本草纲目》竟疑“芝乃腐朽余气所生,正如人生瘤赘,而古今皆以为瑞草,又云服食可仙,诚为迂谬”。徐经世思之,认为时珍之言盖因古时灵芝多野生,其产稀少,采集亦难,不得久服而效,而今科技昌明,灵芝栽培技术得以推广,其药用价值亦应受重视,惠及百姓。

威灵仙,近代张山雷《本草正义》言其“以走窜消克为能事,积湿停痰,血凝气滞,诸实宜之”。历代皆以为祛风湿、止痹痛之良药。其消骨鲠之能亦是常人皆知,古人谓其味咸,能软坚散结;现代药理研究知其煎液能使咽及食管平滑肌松弛,蠕动增强,实具利膈之能。

以此二药以治食管癌,既虑病者年事已高,正气虚惫,且癌病又易耗损,祛邪尤恐伤正,遂予服灵芝以扶益气阴,唯正气不衰,乃可言除邪去恶;又以威灵仙消克之力施于病位,以开其噎塞,畅其食管。药仅两味,却寓补消之意,扶正祛邪之法,久久用之,亦可达治病留人之效。

二、抗生素联用束手,羚羊角单味建功

李某,女,82岁,因“慢性心功能不全急性加重”收住医院内科重症监护病房。患者既往冠心病、高血压病史多年,合并2型糖尿病。患者神志昏迷,持续高热多天,最高达39.5℃。西医拟诊肺部感染,吸入性肺炎伴低氧血症,予替考拉宁、哌拉西林/舒巴坦等联合抗感染治疗。药后退热效果不佳,延请他科会诊,恰遇徐经世前往ICU探视家属,详询病情,又视患者似有动风之虞,遂处单味羚羊角粉两包,嘱鼻饲(患者插胃管),1日2次。药用两日,热退,未见复起。不日转回干部病房,继续调治。

医患见此无不赞叹中医之奇效。殊不知,羚羊角入药,《神农本草经》已有记载,中医入门读物《药性赋》,开篇即是“犀角解乎心热,羚羊清乎肺肝”,识证既准,其效必速,何来神奇!

徐经世为此感慨万千,他指出:“通览中医历史,可知危急重症的防治一直贯穿并推动着中医学的发展。张仲景创立‘伤寒六经’学说,吴又可发挥‘温疫杂气’学说,叶天士、吴鞠通创立温病‘卫气营血辨证’‘三焦辨证’,无不是针对急症的防治。世纪之初的抗击‘非典’,再次证明了中医在急症领域的优势。”

“放眼现实医疗实际,大众皆视中医为‘慢郎中’,甚至中医从业者遇急症亦全委于西医,临危处变,首先想到的是即西医的诊疗规范,极少中医思维。即使处以中药也无非是某某提取物、某某注射液,遇有效验则以现代药理分析以阐其机理,著文立说,以博名利为务,其若无效,辄责之中医之无功。置其药物成分多少且不论,弃中医辨证理法而施用之草石,何以言中医!”

“常有医生抱怨现下医疗环境之复杂,医患关系之难处,尤以急症处治为最。遇有急危重患,若按西医诊疗规程施治,无论结果如何,皆有据

可循，病家亦可接受；倘处以中医，病患生命若能挽回则皆大欢喜，其若不然，必遭病家责其未尽心力，同侪讥其矜技炫能，或有疑其业不精专。此说似道中医急诊之困，其实为托词，究其源乃中医理论之不精，临床实践之不足，本无自信以活人，安敢冒不韪而施为！”

“诚然，现代西医诊疗设备之精密，理化分析之细微，药物更代之迅速，非中医可比。然而中医治疗急症历数千年，尤其一些经方、时方反复用于临床病例不下亿万次，其重复性之确切，疗效之肯定，绝非实验室里所能验证得出。只要医者胆大心细、辨证准确、用药精当、攻补得宜，中医中药诚可治疗急重症，且收效之速，在某些方面绝不亚于西医。唯给药途径单一，实为掣肘，只得自我放弃，贻机殆尽。”

三、菊花车前草，明目润涩妙

吕某，女，2011 年 8 月 9 日来诊。胃脘隐痛，晨起口干苦，自觉眼目干涩，视物模糊，头昏，时有梦多眠差，舌质暗红，苔黄微腻，脉象细弦。综其脉证，责之肝郁脾虚，湿邪阻滞。拟开郁醒脾，化湿和中。方药：姜竹茹 10g，苍术 15g，陈皮 10g，绿萼梅 20g，佩兰梗 10g，扁豆花 15g，石斛 15g，酸枣仁 25g，杭菊花 15g，炒黄连 3g，谷芽 25g。药进 1 周，诸症有减，唯苦眼目干涩，视物模糊仍见，嘱原方加车前草 10g，再进 10 剂。三诊时已复如常。

菊花药食兼用，溯久源长。药用之菊花，本草书中常载者有河南的“怀菊”，安徽的“亳菊”“滁菊”，浙江的“杭白菊”，四川的“川菊”，和山东的“济菊”。以“怀菊”“滁菊”“杭菊”最常入药。近代张山雷《本草正义》言：“凡花皆主宣扬疏泄，独菊花则摄纳下降，能平肝火，息内风，抑木气之横逆。”其性寒，味兼苦甘，历经寒暑，得天地之清气，有清热、解毒、祛风、平肝、明目之功效。且其色白者，长于平肝明目；色黄者，多用于散风清热。然若取其清热明目之效，宜量大而不宜久用，防其性寒有伤于胃。古人尚有取其清香醒脑之力者，纳入枕中作芯，谓之“菊花枕”。

车前草，遍生山野路旁，南北皆可见之，最为寻常之物。其味甘、淡，性微寒，归肺、肝、肾、膀胱经，功兼清热利尿、渗湿止泻、明目、祛痰。明末倪朱谟《本草汇言》亦言其“主金疮、出血不止、小便不通、尿血血淋、热痢脓血、乳蛾喉痹等证。甘寒，能散、能利、能清之药也”。临床常用于小便不利，淋浊带下，水肿胀满，暑湿泻痢，目赤障翳，痰热咳喘之症。其配伍应用又当参“内伤劳倦、阳气下陷之病，皆不当用，肾气虚脱者，忌与淡渗药同用”（明代《本草经疏》）之戒。

徐经世指出，本案取效，在于菊花、车前草并用。初诊之时，拟理气开郁醒脾为主，方中虽虑其眼目干涩，视物不清，伍以菊花，但似有清无泻，郁热之邪无路以出。二诊则加入车前草，引热下行，导邪从小便出，与菊花共奏清泻之功，遂收明目除涩之效。

取方用药，圆活变通，抓住主要矛盾，施治用药有时“重拳出击”，有时“点到为止”，有时“润物无声”，有时“双管齐下”。徐经世每证后加“宜、拟、仿”等语，从不轻易用“主之”之语。

四、谷麦芽蕴“生生之机”

稻麦位列五谷，上古时期已为百姓日食充养之资，如《黄帝内经》所言“五谷为养，五果为助”，为几千年来中华民族膳食之基本组成。谷、麦芽及大麦药用之记载，在南朝陶弘景辑存的《名医别录》中亦已有之。

谷、麦芽及大麦，甘平无毒，归脾、胃二经，禀冲和敦厚之土气，医家多将其列入消导药类，临床常用于脾胃消化疾患。考其性味、功能、主治，历代不乏论述，明代李时珍《本草纲目》曰：“麦蘖、谷芽、粟蘖，皆能消导米、面、诸果食积。”清代黄宫绣《本草求真》曰：“麦芽味甘气温，……又味微咸，能软坚，温主通行，……故能消食化谷，及治一切宿食冷气，心腹胀满，……温中下气除烦，止霍乱，消痰饮，破癥结等。”明代贾所学《药品化义》言大麦“炒香开胃，以除烦闷。生用力猛，主消麦面食积，癥瘕气结，胸膈胀满，郁结痰涎，小儿伤乳，又能行上焦滞血”。

然亦有不尽然者，缘谷、麦芽皆具有一般植物“芽”的生物特性，赞化中土，开发脾胃，蕴生生之机，更有甘平而不燥，消化中有生气，平淡之中而建奇功。如明代缪希雍《本草经疏》曰："麦蘖，……其发生之气，又能助胃气上升，行阳道而资健运，故主开胃补脾。"清代赵其光《本草求原》载："凡麦、谷、大豆浸之发芽，皆得生升之气，达肝以制化脾土，故能消导。麦尤得木火之气，凡怫郁致成膨膈等症，用之甚妙，人知其消谷，而不知其疏肝也。"吴瑭《医医病书》云："盖黍稷生于刚土而性刚，长于补脾；稻生于湿土而性柔，长于补胃。"张锡纯《医学衷中参西录》亦称其"性善消化，兼能通利二便，虽为脾胃之药，而实善舒肝气。……夫肝主疏泄，为肾行气，为其力能舒肝，善助肝木疏泄以行肾气，故又善于催生"。张锡纯所创调气养神汤、镇肝息风汤、培脾舒肝汤均用麦芽，究其原因，盖此药为谷之萌芽，与肝同气相求，故能入肝经，以条达肝气，实为疏肝之妙品也。可见谷、麦芽并非纯是消导药，亦能补脾胃、疏肝郁。

徐经世常于肝郁脾虚所致诸症之中，重用谷芽或谷、麦芽、大麦，以曲运神机，健壮脾胃，又冀其疏肝解郁之能，药轻力宏，有振奋五脏之力，验之临证，每获良效。

麦芽、大麦尚兼通乳、回乳之用。至于其生用炒用，诸家所言不一。《丹溪心法》首载炒麦芽治疗"产后发热，乳汁不通及膨者，无子当消"的事实。后世明代贾所学《药品化义》载大麦"若女人气血壮盛，或产后无儿饮乳，乳房胀痛，丹溪用此二两，炒香，捣去皮为末，分作四服，立消"。清代张璐在《本经逢原》中言"产妇乳肿不欲乳哺，用麦蘖半两入四物汤，服之即断，伤耗精血可知"。徐经世验之临床，当是生用通乳、炒用回乳为是。

五、药食同源话股蓝

自古以来，众多中药里有很多属于"药食同源"者，它们既可作为药物治疗疾病，又可作日常食饮之用，绞股蓝就是其中之一。绞股蓝又名甘茶蔓、五叶参、七叶胆，系葫芦科草质藤本绞股蓝属植物，广布于亚热带和北亚热带温暖湿润的特定山地环境中。在我国主要有11个常见品种，大部分布于淮河以南诸地区。其中安徽南部大别山地区因其得天独厚的气候和相对优越的自然地理环境，成为我国优质绞股蓝主产区之一。

明代朱橚《救荒本草》载其“延蔓而生，叶似小蓝叶，短小较薄，边有锯齿；又似痢见草叶，亦软，淡绿，五叶攒生一处。开小花，黄色，又有开白花者。结子如豌豆大，生则青色，熟则紫黑色。叶味甜。”并将其列入饥荒年代粮野蔬之中。明代李时珍《本草纲目》记载绞股蓝全草皆可入药，其性稍寒，味苦微甘，主入肺、脾、肾经，功能益气养阴安神、清热解毒、止咳祛痰。其功似人参可益气阴，但对于阴虚火旺、气阴两虚体质之人，又无人参温燥之弊，故有“南方人参”之称。可见早在500多年前，就因其来源广泛，取用方便，成为民间中医喜用善用之品。

自20世纪70年代由日本学者发现绞股蓝提取物中含有类似的人参皂苷的绞股蓝皂苷成分之后，引起了学术界的轰动和广泛重视。经近几十年的临床和药理实验等多方深入研究，人们相继发现其所蕴含18种氨基酸、丰富的芦丁等黄酮类物质、维生素和人体必需的矿物营养元素。绞股蓝的“十大功效”也逐步为人们所认识，如治疗心脑血管疾病，降血脂、降血压；改善头痛、失眠、健忘等神经衰弱症状；调节内分泌，降低血糖和改善糖代谢，调节女性内分泌失调；调节胃肠功能紊乱；对免疫系统的双向调节，提高机体抗病力；抵消激素类药物的副作用；抗癌，对肺癌、肝癌、乳腺癌等多种癌症均具有明显的抑制效果；抗自由基，延缓衰老；美容护肤；消除亚健康等。2002年3月5日，绞股蓝被国家卫生部列入保健品名单。

徐经世临床上经常以绞股蓝单味药或配伍小方治疗各种疾病。如绞股蓝配夜交藤，以养心安神，用于治疗气虚心阴不足，心悸失眠，烦热不宁；绞股蓝配天麻、杜仲，以降血压，用于治疗高血压病，眩晕头痛；绞股蓝配仙鹤草，以益气养阴，用于免疫力低下，体倦乏力；绞股蓝配灵芝，用于各种癌症术后调养;绞股蓝配金钱草,用于治疗病毒性肝炎证属湿热发黄,见小便黄赤短少者。

虽然绞股蓝的治疗和保健功能已经得到科学的验证与认可,市场上也出现了不同剂型的绞股蓝保健品,但是由于其口感微苦,所加工成的绞股蓝茶、绞股蓝酒难以长期服用,一直以来未能在人们保健生活中得到充分发挥。徐经世设想,如果我们能利用现代科技改变传统的服用剂型,将其颗粒化,并辅以冰糖(冰糖味甘甜,性平和,益阴润肺,能补中益气,止渴化痰)调适口味,将绞股蓝变苦为甘,实可更名"甘股蓝",让人们更易于接受,使这味传统药草焕发新的活力,成为保健品中的佼佼者,为人类健康再作贡献。

六、早晚八味丸,半月止盗汗

六味地黄丸,出自宋代钱乙《小儿药证直诀》,方中重用熟地黄为君,滋阴补肾,填精益髓;配伍山茱萸养肝、山药补脾,共助熟地黄以复肾中阴精;又配泽泻泻肾利湿,并防熟地黄之滋腻;牡丹皮清泻肝火,并制山茱萸之温涩;茯苓健脾渗湿,以助山药之补脾。六药合用,补中有泻,寓泻于补,以补为主,肾、肝、脾三阴并补,以补肾阴为主,通补开阖并用,共奏滋肾益精之功,为平补平泻之典范。

桂附八味丸即金匮肾气丸,源于东汉张仲景《金匮要略》,具甘温、酸温、辛温而微淡、微苦之性味。其组方上比之六味地黄丸多出两味肉桂、附子。清代新安御医吴谦《医宗金鉴》有曰:"此肾气丸纳桂、附于滋阴剂中,十倍之一,意不在补火,而在微微生火,即生肾气也,故不曰温肾,而名肾气。"功擅温补下元、利益肾阳、化气利水、消肿止渴、引火归原、纳气固涩等,主治命门相火不足,症见虚羸少气,尺脉细弱,肾阳虚损所致的多种病症。

知柏八味丸原名滋阴八味丸,源于明代张介宾《景岳全书》,由六味地黄丸加知母、黄柏而成,加强了滋肾阴清相火的作用,主治阴虚火旺之潮热盗汗、口干咽痛、耳鸣遗精、小便短赤等症。

徐经世治更年期盗汗，以燮理肾之阴阳为主，认为滋养肾阴肾阳而不可过于偏颇，须以平和为准，故其方药常选用桂附八味丸合知柏八味丸。

某女，51岁，盗汗半年有余，寝则汗出，常湿衣被。时有双颊烘热，口干不欲多饮，食纳尚可，二便尚和，睡眠欠佳，月事已绝。舌红苔薄白，脉来弦细数而少力。徐经世参其症情，当属肝肾阴虚，日久又伤及气分。若依其症，当可直以滋阴补肾、敛汗安神为治，古方当归地黄汤加减即可。考虑患者已年逾七七之数，天癸已竭，月事已绝，肝肾阴虚，此为人身自然衰退之表现，补不宜峻，当缓图之，以辅助其自身安然过渡。嘱其晨起服桂附八味丸，临睡服知柏八味丸，以缓其症情。患者依法服丸药半月有余，即来电告知盗汗渐止，夜眠转佳。

晨起用金匮肾气丸，借自然与人体“平旦阳气升”之力，取肾气发旺从上之性；午后阴气渐生，入夜则阳入于阴，当服六味地黄丸以补阴和阳。应顺应阴阳变化和气血运行的规律服药，使药物可借助人体气机升降出入之势，调整阴阳平衡，从而达到治疗疾病的目的。

七、中药敷脐法治疗疑难杂症

（一）玄明粉合麝香敷脐疗不完全性幽门梗阻

玄明粉即芒硝经风化失去结晶水而成的白色粉末，《神农本草经》载其“除寒热邪气，逐六腑积聚，结固留癖，能化七十二种石”。明代贾所学《药品化义》谓芒硝“味咸软坚，故能通燥结；性寒降下；故能去火烁。主治时行热狂，六腑邪热，或上焦膈热，或下部便坚。”其质纯净，且已脱水，便于制成散剂。麝香辛、温，归心、脾经，为麝的成熟雄体香囊中的干燥分泌物，明代李时珍《本草纲目》载其具有“通诸窍，开经络，透肌骨，……治中风，中气，中恶，痰厥，积聚”之功，又云“盖麝香走窜，能通诸窍之不利，开经络之郁遏”。

徐经世临证以玄明粉和麝香外用，治疗各种原因引起的不完全性幽门梗阻，疗效较好。其曾治疗某患者，男，58岁，其身体素健，宿无胃肠疾病史，唯平时常有饮酒之好。2003 年 10 月起，每进食自感咽膈不利，并渐次加重，当地医院检查拟诊为食管癌。当年 12 月中旬于上海某医院行手术治疗，术后出现幽门梗阻，不能进食 20 余天，住院观察治疗未解。无奈求治于徐经世，除住院继续补液支持外，拟用中药通幽。徐经世根据体虚证实之情况，取小方内外结合，内服用枳壳、沉香、杏仁、桃仁、麝香，外用玄明粉 30g，麝香 0.5g，拟将两药合为一体，取 2 层药用纱布装入上药并放置脐穴，外用胶布束之加以固定，无需更换，以通气为度。内外结合，双管齐下，药尽 10 剂后嗳气明显减少，偶有矢气，显然腑气有渐转顺之势，故嘱其内服外用之剂再进 1 周，梗阻缓解更趋明显。经连治两旬，能入米汤并日渐增多，大便得通，后再配以调理脾胃之剂，月余后饮食增振，身体日趋恢复，休整 3 个月又正常外出工作。今虽时隔多年仍一切如常矣。

徐经世临证治疗不完全性幽门梗阻时，常辨证用内服之剂再配以外敷脐穴，收效显著，诊治多例外科需手术的患者，均用中药调治而梗阻得解。

（二）化痞膏外贴脐部愈脘痞

化痞膏由东垣痞气丸加麝香并改成散剂而成。东垣痞气丸者，以黄连燥湿专治心下痞，厚朴、砂仁行气以散满，茵陈、泽泻利水以实脾，黄芩清肺而存阴，川椒、吴茱萸温脾而祛寒，干姜、桂枝、川乌补命门之火以生脾土，巴豆霜性下行乃消积之先驱，加人参、白术以补脾元而后能祛邪。另加麝香，辛香走窜，能通诸窍不利，开经络之壅遏，散结止痛，引药直达病所，庶可收功。徐经世临证见年老体虚、脘痞日久不愈者，除辨证以痞气丸加减作汤内服外，外用化痞膏贴于脐部，常取不意之效。制备时取化痞丸原方酌减作散，加麝香 0.5～1g，装入药用纱布袋中，用胶布固定贴于脐部，以痞消为度，不可过剂。

徐经世还曾以琥珀敷脐治愈一 4 岁小儿夜啼，收效迅捷，前文已述，不再赘言。

八、宫血暴崩，急用“三甲”收奇功

徐经世曾治一位42岁的女性患者，其形体瘦弱，面色少泽，经水已断数年，诊脉虚细，舌淡苔薄，按其脉象体征，乃由脾虚及肾，营血少源，冲任失养所致，证属“虚劳”。然“虚”有四种(气虚、血虚、阳虚、阴虚)，本例实属气虚，不过要看到气血同源，由一虚而渐致多虚，由一脏而累及他脏的这一转变情况。从证分析，治宜补中，因为补虚从中是有深刻道理的。盖脾居于中，谓之中枢，乃为后天之本，脾胃受损，必致气血来源不足，内不能和调于五脏，外不能洒陈于营卫经脉，而渐为虚劳，用补中益气较为切题。药进旬余，收效显然，后并以饮食调之，渐可正常工作。

唯时过半年，突受刺激，郁郁不乐，倦卧不日，入夜突感小腹动气发作，筑筑跳动不已，局部板硬疼痛，心慌意乱，宫血暴下，家人未去他院，直接前来问求于徐经世。思考症情，其乃由性情刚躁，触动肝阳妄动所致。因为小腹乃厥阴肝经所属部位，而肝系藏血之脏，动伤阴络，迫血下行，治当先平其气，使肝气平则血自止，而非以血治之所能济事。但欲求速效又应以何法为好，症见脉来细促，心中憺憺大动，故思以平肝潜阳，收摄冲任，急用“三甲”(龟板、鳖甲、牡蛎)最为切题，其用量又应超过常规，每味要以60g，方可达到治疗适度，拟方嘱其作速煎服。

次日清晨家人前来告之，昨晚三味药服下一时许，气平血少，心慌得平，无需再劳前去诊视。根据转归情况，可以原方减量，每味50g为度，再服一剂，后告之痊愈。

可见“三甲”乃为血肉有情之品，而龟板为介虫之长，阴物之至灵，其味咸平，直补一身之阴，三味合用既有潜阳之力，又有补阴之功，药味虽简，但取效快捷。

第六章 医论医话选编

徐经世先生学验俱丰，勤于思考，笔耕不辍，致力于传承，留下了大量由其亲笔撰写的学术探讨、医论医话、读书笔记、讲座手稿和传承教学体会等笔墨文字，是中医药学传承发展的宝贵资料，现选择其中部分医论医话文章，仍保留第一人称的表达方式，以飨读者。

第一节　传承要在心心相印

一、德术并重，做好传承

“敬佑生命、救死扶伤、甘于奉献、大爱无疆”，16个字概括了广大卫生与健康工作者的职业精神，是对医护工作者的赞扬和鼓励，更是我们医疗从业者必须遵循的原则。每一位医生的技术和德行，关系到的不仅仅是自身，更关乎患者生死，不可不慎。医德医术的修养绝非一日之功，需要我们共同努力和坚守。

“良医处世，不矜名，不计利，此其立德也；挽回造化，立起沉疴，此其立功也；阐发蕴奥，聿著方书，此其立言也，一艺而三善咸备。”此言乃华岫云为叶氏《临证指南医案》所作序言。“良医”，若用通俗的话来讲就是“德艺双馨”的医生。在古代，对“良医”的评定是非常严格的，德行高尚、技术精良者方可名之。言“德”，先师孙思邈在《大医精诚》中明确指出“凡大医治病，必当安神定志，无欲无求，先发大慈恻隐之心，誓愿普救含灵之苦。若有疾厄来求救者，不得问其贵贱贫富，长幼妍媸，怨亲善友，华夷愚智，普同一等，……如此可为苍生大医。”德行如此者谓之“良”，此之言告，为医者当谨守。言“术”，“医之为道，非精不能明其理，非博不能至其约”，必须沉潜医道，博览群言，这是对从医者的要求，也是“良医”必须具备的基本条件。

医者，德行术先，非有志于解黎民之疾苦，愈万家之病痛者，终不得医道之真，此学医之最为重者。我国当下中西医并举，虽术有不同，各有侧重，但于医德别无二致。西医所尚之“希波克拉底誓言”与“药王”孙思邈的《大医精诚》皆当为行医者所共铭。为医而尚德，以患者之疾苦若己受，始能千方百计搜求愈病之法，久而行之，其术必日臻完备，于疑难病症尤有着力而出新意。倘使以医技仅为谋生计，持偶中之药或惜售之方以糊口，愈小恙而矜能，见疑难则推诿，其技必不能有所长进而渐衰。

医者，以祛病疗疾为务，而非矜技恃能以邀财货，古人尝有“家无百亩田者不为医”之说。业医治病，不仅是一种职业或谋生手段，而是一种修行，是一辈子的事情，若是不能超出物欲名利的羁绊，如何能够以平常心对待患者，更谈不上至精至一地钻研医术。

医生的宗旨是全心全意为患者服务，在解除患者痛苦的过程中，培育仁心，修炼品格，从而成为良医。这是修身的追求，要求从医者有强烈的责任感和奉献精神。中医的发展立足于临床，因为其研究的对象是人，需以整体观观念为本，秉承天人和谐的精神济世治病。为医治病，绝不能因患者身份不同而有差别，无论何人，无论何病，等而视之，不推诿，不敷衍，皆尽心力而为，始终秉承治病救人为宗旨，以和平中正之方祛除疑难偏怪之疾。

临床疗效是中医药立足之本，唯有真正的临床疗效才能够为社会大众所认可和接受，才能够保持中医的生命力，发挥中医药的原创优势。当前时期，中西医并行发展是我们的国情，患者就诊时对中医的疗效有双重要求，既要看到临床症状的消除，还要看到实验室分析的指标转为正常。我认为这个问题要从病的性质去作回答，如属功能性疾病，大多实验室检测指标处于正常范围，通过治疗，症状得以消除，可说治愈；而器质性病变，实验室检查指标异常，这需要我们自身的努力，坚定中医的辨证思维，从经典中去寻找方药，引为今用，有的还是能够取效的。

就临床实际而言，如何把现代科学有机地融入中医，尚存在不少潜而未述的问题，其中最常见的问题就是在处治疾病中，往往单纯依赖实验报告去处方用药，而没有很好地在为我所用上下功夫，这样当然会出现疗效不高，甚至把一些本来用中药可以治好的疾病也丢失掉，使中医接触的病种越来越少。因此发挥自身优势，保持特色，才能与时俱进，决不能在武装了自己的同时，捆绑了自己。这是必须有机利用现代科学目的之所在。

当一个人步入“杏林”之门，首先就要领悟天下至难之理莫过于医，至重之事亦莫过于医，因此从医者要有“瘦因吟过万山归”的精神，去深刻感悟治学的艰巨性，才会树立探求真理的决心，迎难而进，方可入中医之堂奥，成为良医。用贴近时代的话来说，自身的修炼，最重要的是树立正确的世界观、人生观、价值观，只有这样，才能避免出现“急功近利”、学业难成的局面。老一辈面对后学要摆好自己的位置，这将会起到潜移默化的作用，有利于中医的传承。

中医药事业蓬勃发展，需要培养更多专业的中医人才。在人才培养上，我们现有的本硕博院校教育、高级中医人才研修班、名老中医师带徒、学术培训继教班等，各有特点，也培养了很多优秀人才。但是就当前来看，所培养的能够真正运用中医传统思维处理临床问题的传承人数量上仍有很大缺口。

二、中医“师带徒”继承工作的思考

老中医药专家学术经验的继承，是传承和弘扬中医药传统文化，继承和发展中医药独到技能，拓宽中医药人才培养渠道的有效手段。将老中医药专家的学术经验完整地传承下来，并加以发掘提高，促进中医药事业的发展，从而惠及更多的民众，使中医药为人民健康事业贡献更多的力量。

“师徒授受”自古以来就是中医药传承的重要方式，在数千年来的中医药发展历程中起着重要作用。在当代，这种“师带徒”的模式是培养高级中医临床型人才的重要形式，是院校教育的重要补充，是中医特色与优势的体现，是继承和抢救老中医学术经验的重要手段，需注重医德医风与人文素养并重。

国家中医药管理局自 20 世纪 90 年代即在全国范围内开展了第一

批"师带徒"模式的"全国老中医药专家学术经验继承工作",至2021年已经开展了第七批的继承工作,我先后带了六批学员,在这20多年的中医临床和带徒过程中,深切感受到了国家对中医药事业的传承与发展越来越重视,从政策支持力度到经费和人员配置,从指导老师遴选到学员选拔,都日趋合理与完善。医院在具体安排上也是处处为"继承"工作提供便利,各批指导老师对学生的严格要求与不遗余力地教授,加之学员自身的不懈努力,已经成功培养出了一批优秀的学术继承人,为中医药事业的继承与发展做出了贡献。从前几批的带徒成果来看,虽然取得了一定的成功,但还是存在着一些问题。

(一)"师""徒"如何择选

继承工作的前提是"师""徒"的择选,在"师"的遴选上,应注重其有"术"可传,且愿意倾囊传授;在"徒"的择选上,必须要筛选那些真正为着传承中医药事业的人,并不仅仅是智商高、学问好就足够,要有一颗为着中医的"心",若其仅是为了"师名"而来,学问再好也要慎重考虑。

继承工作的重心应是"师""徒"这两个主体之间学术经验的授受,具体来说,就是"师"如何教,"徒"如何学。"师"的学术经验就是他们几十年临床诊疗过程中积累下来的对于相关疾病的独到的认知及理法方药的运用,它源于临床,也必须在临床过程中才能得到验证,"徒"只有在具体的跟师临床实践中才能够更准确灵活地学习和掌握。

(二)如何完整继承导师诊疗思维

继承工作所选拔的"徒"多是在临床上工作了多年,具备主治以上职称的专科医生,从现行的医院管理制度来看,他们大多数都是长期在病房工作,对于本科室范围内病种的诊疗已经有了自己固定的思路与诊疗方案,出于各种原因,真正运用中医药来治疗疾病的为数不多。所以,对于学术继承人的培养,应把重塑中医思维与中医信念放在首要位置。

在跟师学习过程中,继承人首先要放下其固有的思维定式,真正地运用中医的思维方式,从中医的角度来审视和治疗患者,这样就会更容易接受老师的诊疗思路与方法。中医思维和信念的重塑，不是一两天就能够达到的，要通过温习中医经典和接受中国传统文化尤其是古代哲学的熏陶，潜移默化。这远不是跟师3年就能完成的，需要平时不断地自我督促，是一个终身的学习过程。

在临床经验的具体学习上，中医内科尤为重要，它既是临床又是基础，是以整体观去分析判断疾病，防止和避免了认识疾病的局限性。然而中医临床之难，也难在内科。由于当今学科分科越来越细，不少医生追求专治一病，深入研究以成为专病名家，但专病的提高，仍在于全面掌握，广泛涉猎，由博到专，博正是专的前提。

学术经验的继承应该成立以指导老师为中心的小团队，对老师平日临床诊疗过程进行实录，运用现代技术手段比如摄像、拍照等加以记录，因为带教老师诊务繁忙，不可能把每一例患者的诊疗都详尽地分析给学生，加之学生在医院还有本科室的临床工作需要处理，也难以全程跟师学习，影像记录可为师徒以后参考，对于相关疾病进行深入细致的分析研究。

医院可以所有指导老师为主体，定期举办院内学术论坛，或讲解临床诊疗心得，或传授经典研读体会，使学生更全面地接触各位指导老师的学术特色，并开展师徒之间的教学讨论，营造中医学习的氛围。

（三）“跟师”结业后如何延续

继承工作每批定为3年，远不足以达到全面继承的目的，只能算是继承的开始。从历史经验和我自身学医历程来看，所谓“名师出高徒”，是学生跟师侍诊，在老师的指导下直接参与疾病的诊疗，反复实践，逐步深领老师的辨证思维，日久始能达到熟练地处治病情，提高诊疗水准，进而产生良好的社会效应，由此延伸下去，乃可成长为真正的中医临床工作者。目前仅以3年为期，难以达到继承目的，必须要对继承工作有延伸要求，只有如此，才能使继承工作切实有效地向前推进，真正做到后继有人！

针对继承人3年结业以后的定位，我认为，除了让他们继续本科室的诊疗工作以外，可以在门诊增设师徒特色门诊或工作室，以继承学生为主，使其能够自主运用所承之技进行诊疗，指导老师不定期给予指导。医院要对已出师继承人进行定期考核，设立奖惩机制，对于积极运用中医方法进行疾病诊疗且取得一定影响者，要广为宣传并予以奖励，如优先考虑其晋升、评优等；对于未能按照规定运用中医诊疗的继承人，责其继续学习，如仍不能独立运用中医诊疗，则取消其师承荣誉。以此来保证继承工作取得更好的成效，使中医临床得到进一步的升华和创新。

三、中医学术流派的传承发展

2013年7月国家中医药管理局在广州召开全国中医学术流派传承工作室建设项目启动会，成立国家中医药管理局中医学术流派传承推广基地及理事会。这些年来流派传承的发展，大家有目共睹，中医学术流派研究和传承工作更是令人振奋。2018年中华中医药学会学术流派传承分会成立，并举办了首届学术流派传承发展论坛，盛况空前。今天是中医药事业传承发展“天时地利人和”的最好时期，继承发展中医药是历史赋予学术流派传承分会的光荣使命，需要各流派引领者用心发力，弘扬传承流派学术，这是初心之所在。现拟从以下几个方面谈谈我的感想，以求共识，谋划发展。

（一）“一源多流”百脉传

中医药是我国原创的独特医药学体系，是历代名医先贤在长期与疾病做斗争的过程中，在中华传统文化背景下孕育、形成和发展起来的，并直接使用中华传统哲学的概念、理论和方法借以表达和反映人体生理和疾病的规律，是宝贵的中华文化财富，蕴含着丰富的哲学、医学、自然和社会科学的知识，在数千年的历史发展中不断丰富与完善，为中华民族的繁衍与繁荣保驾护航。

中医学术传承数千年，今天依然屹立在东方，在人民健康服务中发挥着重大作用，它之所以能够绵延久长，核心动力在于不断地传承。尤其中华人民共和国成立七十余年来，中医药有了长足发展。习近平总书记多次指出“中医药学是中国古代科学的瑰宝，也是打开中华文明宝库的钥匙”“切实把中医药这一祖先留给我们的宝贵财富继承好、发展好、利用好”。因此，中医药的首要任务是传承，而学术流派的产生与发展即是传承的具体体现，学术流派是中医学这个“一源”的时空具象，也是学术延传的必然要求。中医学的发展是历代名家在中医基本理论指导下，通过各自经验总结，上升为实效可验的学术观点，进而成为学术流派的指导思想，丰富和推动着中医学术的持续发展。

各医学流派的产生，如追其源，是在《黄帝内经》《神农本草经》《伤寒杂病论》等中医经典的熏陶下逐步形成的。随着历史的发展，各家针对人民健康的需求都以仁术思想探求经典，扩大思路，升华医理，以临床为抓手总结经验，从自己的专科角度，提出不同的学术观点，充分丰富了中医学的宝库。如东汉张仲景著《伤寒杂病论》，专门探讨伤寒杂病的诊疗规律，为中医学辨证论治奠定了基础，后学者由此而发，各展所长，逐步形成了枝繁叶茂的伤寒学派。

时至金元，文化的多源更加促进了中医学流派的发展，催化了流派的百家争鸣。刘完素、张从正、李杲、朱震亨为金元四大家，各自创立了学派，如“寒凉学派”“攻下学派”“补土学派”“滋阴学派”。而张元素、李杲、王好古、罗天益诸家师承授受，创立了系统的脏腑寒热虚实辨证体系，形成了易水学派。学派林立，有力推动了中医学的历史进程。到了明清时期，中医学派的争鸣更加显耀，由于自然环境、社会及疾病谱的转变，吴又可、叶天士、吴瑭等医家领悟经典，面对实际，创立温病学说，解决了中医热病的治疗。多流派的创立，使中医学内涵更为丰富，学术体系更加完整。

任何一门科学都是随着历史变迁而不断完善的，中医学的发展也是如此。历史证明，中医各流派的涌现是各家处于不同的地域，面临不同的社会需求，以“知彼之苦，若己有之”的大医精神，深研经典，扩大思路，破解难题，影响一方。明清时期的中医流派更是应时而出，展现出百花齐放的盛况，如新安、岭南、海派、巴蜀、金陵、陇中等流派都为中医宝库中的重要组成部分。今天各流派正按“三大作用”的指令要求，各施技艺做好健康服务，展示“一源多流”的作用。

（二）“根深叶茂”在临床

流派纷呈，各有千秋。各流派处于不同的地理位置，都需要顺应需求而施展技艺，解决患者的痛苦。今各流派能够一代代延传，其核心动力在于临床服务和疗效。各流派的传人都是践行者，深知临床疗效是硬道理，是传承发展的抓手，但随着时代的要求需要提高自我，在中西医学并存的今天能够更好地发挥自己的特色优势。回顾流派的历史，在推动中医学发展的过程中所发挥的作用已载入史册，在这里不一一表达我的感悟。不过借此主题让我略谈一下新安医学流派的学术贡献，并在此对其他流派的贡献表示敬仰！

大家都应知道新安医学流派，现虽具有地域性，但其学术影响绝不局限于本地，可以说是中医学中一个既古老又现代的综合性学术流派。它的璀璨在于上下800余年间涌现出800多位医家，编撰了800多部医著，可谓学术纷呈，学派林立，创下了许多中医之最，对整个中医药学的发展走向产生了深刻影响，为中医理论体系的构建和完善作出了举足轻重的历史性贡献。新安医家辈出，其中大多数都是临床大家，他们著书立说，著作都是指导临床之作，薪火相传，至今仍为临床所用。特别是我从事内科临床工作，更有深刻的感受，新安名家重视“治病求本”，强调病机辨析在诊疗中的关键作用。

回望新安内、妇、儿、外临床各科，惜昔日名著一方的休宁县舟山唐氏内科、西门桥儿科今已无传人；歙西蜀口曹氏外科、歙南上里殷氏内科、黟县碧山李氏内科虽有传人，但不外传；现在最有活力的是歙南张一帖内科、歙北新安王氏内科、歙西郑氏南园西园喉科、歙东黄源村-吴山铺伤科、歙北上丰程氏内科、绩溪胡氏内科、祁门胡氏伤科、屯溪程道南内妇儿科等，歙西潜口杨氏儿科传承人已成长为小儿免疫学领域的领军人物。领悟中医临床的重要性，多层次、多形式的培养模式是中医药传承发展的需要。新安如此，其他各流派想必都在谋划传承与发展，让特色更好地发挥作用，疗效更胜一筹，优势则得显示，这才是中医学的真正优势所在！

（三）“融会贯通”待后贤

中医有源有流有传承，其学说理论是一脉相承的，但在各自的医疗实践中又会产生不同的学术观点，在传承发展中又会形成不同的学术流派，所谓以一源而贯百脉，百脉在百家争鸣中不断推动中医学术的进步。流派发展的前提在传承，让其独特的学术和经验得到继续延传是时代的要求。今天国家中医药管理局和中华中医药学会在关注中医药事业传承发展的同时，也十分重视流派的传承。我们这辈人是时代见证人，亲眼看到党和国家对中医药事业的传承发展无比重视，特别是《中华人民共和国中医药法》的颁布，让中医药事业得到政策保护。今天从业者应当勤奋耕耘，勇于担当历史赋予的责任。

2019 年初《中国中医药报》连载了国医大师孙光荣教授的三篇文章，结合当前中医药工作实际，提出推动中医药振兴发展的三大攻坚战——传承、融合、创新，并深入阐述其旨、其理、其法。我们要清楚地看到，现在是中医药传承发展的最好时期，也是关键时期，从业领导者要少形式、做实事，一步一个脚印做好传承，如失时机将要受到历史的问责！

至于流派的传承，不存在师生分离的问题，问题指向是人才的选择和传者的思想，要祛除旧习，以宽广的胸怀去做传承的引领。按要求各学术流派应组织联合体，建立实验基地，这样既能做好各自的传承，又能互相交流，扩大知识面和影响力，让中医药传承发展后继有人，薪火相传。中医后继在传，而传在临床。历史证明中医药学延传千年而不衰，是临床在发力，我们从业者要紧跟时代需要，不负使命，认真去做理论与临床的连接工作，不断总结提高自我，创新发展就在其中。后学者要青出于蓝而胜于蓝，凝心聚力为传承发展奋勇前行，展望未来。

四、在校生如何学好中医

中医是一门实用科学，其主旨是以人为本，维护健康，其内涵包括了古代哲学和朴素的唯物辩证法，在疾病防治方面发挥着不可替代的作用，至今已传承数千年，兴而不衰。中医药是祖国文化的瑰宝，随着社会的发展和人们对健康的需求，更显示出其独特魅力。

作为中医学子，尤其是作为在校学生的你们，如何能真正掌握中医这门古老而又与时俱进的医学科学？“矢志中医，理术兼修”，我觉得自己有义务结合自身学医行医历程，跟大家谈一谈，希望在你们今后的学习过程中能有所帮助。

(一) 树立中医信念

首先是关于“树立中医信念”的问题，也就是要立志做一名真正的中医师。坚定的信念是一个人治学的精神动力，也是决心和行动的指令。你们填报高考志愿一定是经过深思熟虑的，今天在座的各位同学能选择并进入中医药大学学习，足以证明你们对中医是感兴趣的。但是学习中医的道路漫长而艰辛，也是一个终身的过程，不是仅仅凭着一时兴起就能走下去的，非有笃志者不可为。在中医学习与实践中，要牢固树立中医信念，不彷徨，不动摇，扎扎实实打好基础，唯此才能够在今后的临床中勇于用中医，敢于用中医，进而更加致力于专业技能上精益求精。

我校创办六十多年来，为社会输送了数以万计的中医人才，很多已经成长为行业精英，但也有不少学业未竟、中途易辙的同学，令人深为惋惜。对于接受院校教育的你们来说，首先就是要将兴趣转化为信念，中医信念的培育是多方面的，最直接的方式之一就是在理论学习的同时进行临证观摩，医患互动，多去临床见习，去领略中医的疗效，增强对中医的形象认识。就我自身而言，正是在幼年时期见祖父常常以几剂中药就为患者解除病痛，见识了中医疗效的神奇而立志要学好中医，为民众解除病痛。

无论将来你们是从事中医临床还是科学研究，都要本着坚定的中医信念，倘若没有坚定的中医信念，没有顽强的自立精神，没有刻苦钻研的毅力，没有高度的责任感，定是无法成为一名合格的中医的，更不要奢谈精诚大医了。作为中医人，要将自己的命运同中医的命运紧紧联系在一起，做铁杆中医，坚决捍卫中医。任何反对中医，玷污中医，甚至是取消中医的奇谈怪论，都无法让一个真正的中医人动摇。这是我从事中医六十余年所得的结论，与大家共勉。

（二）学中医学什么

中医历史延续数千年，药有千种，方有万则，中医书籍更可谓汗牛充栋，浩如烟海，穷尽一生也不一定能读完，所以作为在校数年的你们，“学什么”这个问题很重要。按照当前的教学计划，除了要学习中医各科课程，还要学习西医学科目，比如生理学、人体解剖学等，课业不可谓不重，如不努力，很难完成。

但在中医学习中重点要掌握什么？我觉得一个应当是中医学的基本理论，比如阴阳学说中的“对立制约”关系，五行学说中“生克制化”关系，脏象学说中的“知常达变”“司外揣内”“天人相应”的整体观，“三因制宜”的个体化，这些都是中医学的基本理论原则；另一个是中医临床“辨证论治”的诊疗思维，临床常用的辨证思维，如“八纲辨证”“六经辨证”“脏腑辨证”“卫气营血辨证”等。

在学习过程中，尤其重要的一点要跟大家提一提，那就是“走向”问题。因为你们在学习中医课程的同时，还要学习很多西医学知识，中西医都在运用各自的技能为病患解除痛苦，都是值得尊重的。但在学习当中，希望你们要好好学习中医，今后能够运用中医的思维与方法去治病救人，在此基础上，针对不同的疾病阶段，采用西药也是可取的。需要特别指出的，中西医结合是两者的有机整合、协调互补，而不是简单的中西医混合治疗、中西药夹杂使用，没有相互协同增效或减轻不良反应的双重用药，不仅增加了患者的经济负担，更显示不出中医的特色优势，如此下去将不中不西，这个问题在当前的中医临床上已凸显出来。

因为中西医分属两个不同的认知体系，西医注重微观分析，中医更倾向于宏观把握，虽然今天我们还做不到从理论上结合，但在临床实际中有机结合，提高疗效，并非行不通。回忆起20世纪70年代，安徽中医学院第一附属医院恢复设立之时，我在中医内科，与杨任民教授在一个治疗组，运用的就是中西医结合。接诊患者，首先根据病情讨论用中药还是西药，主次分明，比如对“大叶性肺炎(风温)”“急性肾炎(劳淋)”“脓毒败血症(疔毒内陷)”等存在高热症状的病患，都是取用中医辨证用药治疗，以西医输液营养支持，疗效确切。

你们毕业以后走向临床，既有较强的中医功底，又掌握着西医学知识，只要肯努力，分清主次，做到不偏离中医，一定能更好地服务患者，提高疗效。今天依我所说，我们中医药大学培养出来的学生，一定要有一身过硬的中医本领，能发挥中医的优势，能解决一些临床实际问题，这才是我们中医教育的成功。

(三) 学中医怎样学

学中医怎样学？清末名医戴星甫有“熟读王叔和，还要临证多”之言，用现代话说就是要“读好经典，做好临床”，也就是理论与临床相结合。

研读经典对于学习中医而言可谓一大捷径，大家公认的中医“四大经典”(《黄帝内经》《伤寒论》《金匮要略》《神农本草经》)必须认真研读，历代名家也多有著述，需泛读博览，厚积薄发，由博返约，这是读书成才的必然过程。学习经典首先要过“文字关”，打好古文基础对学习中医很重要，俗语说“秀才学医，笼中捉鸡”。因为经典都是用文言书写的，有些文字古奥晦涩，或是遵儒家之意，惯用春秋笔法，所以既要了解经典成书年代的文辞用法，又要通晓古代朴素的唯物辩证观哲学，于无字处用功。

读书的同时，又要注重思考，不应有口无心，泛泛而过，应谨守“学而不思则罔，思而不学则殆”之诫。如金元四大家中的朱震亨，清代乾隆时期的御医黄元御，二人在三十岁前都是专攻儒学，专心科举考试的，国学功底深厚，后来学医都是得心应手，成一代大家。由于古代医学典籍中，往往粗精并存，读“经典”要沉潜其间，仔细品味，去粗存精，透过文字表象，着重领会其精神实质，才能得其真知。但又要注意到经典的时代特性，不能完全用现代人的思维去苛求经典中直观朴素的描述，“读经典”，贵在学习古代医家的思维方式，做到不苛责古人，不死于句下。

同学们要多读书，读为所用，我归纳了“读、看、练、记”四字。“读”，就是埋头学习中医基础理论，站在理论的高端上；“看”，是随师应诊，学习老师的诊治经验，从实践中加深对中医理论的理解；“练”，是在中医典籍和老师的指导下，经过历练，不断地提高医术；“记”，是在实践中多写多记，对中医典籍的学习心得、师诲及临床成功经验一一记录，认真揣摩，心领神会，不断达到自我提高。上述“四字”读书法，是我在学习、临证中不断感悟出来的，可借鉴。

至于如何“做好临床”，我想从四个方面和同学们谈谈。

1. 博采众长，集思广益

中医有着数千年的历史，在漫长的历史进程中，许许多多的中医先贤们都在学习吸收他人的成功经验及理论，并不时思考总结临床中的失败教训，注重博采众长，取他人之长补己之短，所谓“转益多师是汝师”。这种求知精神是一种素质修养的表现，也是打好专业基础不可或缺的优良学风。何况医学是关乎生命、治病救人的高尚职业，必须具有活到老学到老的精神，也只有知识广博，不断提高思维能力，才能应对各种复杂疾病，解决病患痛苦，做到恪尽职守。

新安自古名医辈出，如明代吴崑，清代叶天士都是医学史册上著名人物。吴崑 15 岁学医，3 年技成，在师父的鼓励下，遍历三吴、江浙、荆襄、燕赵等地，师医道贤于己者，辗转拜师 70 多人，医学大进。叶天士从小熟读《黄帝内经》《难经》等古籍，对历代名家之书也旁搜博采，孜孜不倦，谦逊向贤，信守“三人行，则必有我师”的古训，只要比自己高明的医生，他都愿意行弟子礼拜之为师；从 12 岁到 18 岁，他先后拜过师的名医就有 17 人，后人称其“师门深广”。

2. 聚精会神，一丝不苟

做任何事情都要认认真真，集中精力去完成，切不可抱着应付的态度草率从事，更不能“蜻蜓点水”，浅尝辄止，不求深入。所以，要树立一种无私和执着的精神，这种精神简而言之就是要聚精会神，一丝不苟。以医而言，由于职业的要求，更要培养这种精神，在诊务中要细察病情，以患者至上，做到有问必答，让患者满意，服务到位。

3. 辨证思维，随机应变

辨证论治是中医的精髓，博大精深，富有深刻内涵，要掌握好它，必须具备扎实的基础和实践能力，以及敏捷的思维，方可随机应变，切中病机，把握好主次。同时还需要尊重现实，正确认识中医的特色优势，达到治病求效的目的。

4. 取方用药，以效为本

为医之本是治病救人，但诊病的过程最终的落脚点在于取方用药，而方药的取用又贵在圆法变通。把握分寸，抓住主要矛盾，权衡利弊，标本兼顾，有时“重拳出击”，有时“点到为止”，或“润物无声”，或“双管齐下”。尤其是药对之宜，生制之异，唯求增其效而纠其偏。所谓“圆法变通”，是有准则的圆法，也即是“万病不离其宗”。尽管病属疑难，只要善于抓住关键，“谨守病机，各司其属”，则四两之力可拨千斤，以获奇功。

所列四点，是我临床数十年归纳所得，今后同学们步入临床，只要踏踏实实做中医，会有更深体会。以唐代文学家韩愈《劝学诗》所言“读书患不多，思义患不明，患足已不学，既学患不行”与大家共勉。希望大家能够“多读，深思，虚心，躬行”，寄望你们能忠诚于中医事业，学好中医，做铁杆中医！

五、传承发展，勤证临床

中医是古文化的瑰宝，是一门独特的医学科学，千百年来为促进和保障人类健康发挥了不可或缺的作用。其完整的学说体系，是自周秦而下历代医学家从临床实践中不断总结升华而形成的，历经千年而不衰，依然在不断发展创新。中医更是一门应用科学，它的发展来源于实践，在实践和总结前人、继承古训基础上逐渐完善的。创新不能空穴来风，没有好的继承，发展就是空中楼阁，继承创新是当今振兴中医的关键所在。

（一）温故知新，与时俱进

理论来源于实践，实践基于理论，这是中医学发展的基础。因此，在实践中不断地加强温课，对提高临床疗效大有裨益。中医临床的依托，乃是阴阳五行、脏腑经络、四诊八纲、病因病机、治则治法等基本理论，而如何掌握和运用好，无疑需弄清各有关概念的内涵、外延及彼此间错综复杂关系，并通过临床实践不断地加以充实和提高，从而指导临床，开拓创新。但创新是需要在继承的基础上不断深化的。所谓深化，就是要认真读“经典”。因为“经典”是中医学的根基，正如没有根的树木，则何以能够枝繁叶茂。

今天我们强调学习中医经典，锻炼中医思维，此目的绝不仅仅只是为了继承，而是为了更好地发展。我们应该明确中医学确有其自身的理论体系，中医要按照自身固有的规律发展，不要丢失自己独有的思维方式。因此对其研究一定要在深刻把握中医学的内涵，保持其学术特点的基础上，实行自主发展。然而在发展中也应当看到大自然的变化，疾病本身也在变化之中，新的病种层出不穷，所以要使中医能够顺应发展，需要把现代科学有机地融进中医学中来，以便更好地促进自主发展。我相信通过如此这般地努力，中医是能再次焕发光彩的，并能更好地满足人民医疗保健需要的。

值得深思的是，就中医临床而言，如何把现代科学有机地融进中医，尚存在不少潜而未述的问题，其中最关键的就是在处治疾病中，往往单纯依赖于实验报告去处方用药，而没有很好地在为我所用上下功夫，这样当然会出现疗效不高，甚至把一些本来用中药可以治好的疾病也丢失掉，使中医接触的病种越来越少。因此发挥自身优势，保持特色，才能与时俱进，决不能在武装了自己的同时，反而捆绑了自己。

中医药特色是中医屹立世界之林的立足之本，失去了这个特色，就失去了生存的价值。其特色优势最根本的是“以人为本”，对疾病的处治，不只是盯着个体病灶的变化，而着眼于整体的情况，也就是从病位分析其病因，按照五脏六腑的生理特性及其相互之间的关系去进行辨证论治，以收到满意效果。如肺的生理特性喜宣通而恶壅塞，其为主司呼吸的清虚之脏，其位居最高，又为五脏六腑之华盖，而其生理平衡既依于本体功能的转化，又赖于脾、肾的滋养，一旦产生病理变化，不仅要从病位考虑，而且要着眼于脾、肾及肝脏的影响，从而针对性进行处治。然而在治法和用药上要注意翕辟，因为过于散有碍于翕，过于敛则有碍于辟，故在用药上又当注重非轻不举，药重则易过病所的治病之计。

具体案例在此不作列举，有望于悟。余认为只有重视临床，认真总结经验，积极进行理性思考，注重提炼规律性的东西，才能推动中医学术的进步。

（二）勤于实践，贵在心悟

实践的提高在于“悟”，而“悟”要有扎实的理论基础，才能悟出道理，指导实践。搞好中医继承正需要我们刻苦学习，用心体会，所谓“学而不思则罔，思而不学则殆”，把学到的知识积累起来，在实践中不断升华。

如我在临床接诊中来自扬州殷姓患者，她以种菜为业，经常接触农药，久则引起慢性中毒，主症为唇舌发麻，噎膈，味觉不敏，每餐只能进稀粥，睡眠欠稳，大便秘结，病延半载，形体渐次消瘦，肢软乏力。在当地查治，用镇静剂多日无效，由亲戚介绍来合肥。按症情分析，乃本因农药麻痹血络，腑络瘀滞，致使腑气不顺，影响味觉，当以兴奋，不宜镇静，若以镇静则麻痹更会加重，故用醒脾和胃以鼓舞胃气、调和脉络法，药取煨葛根、竹茹、远志、橘络、绿萼梅、杏桃仁、枳壳、蒲公英、建曲、谷芽、人中黄。连诊3周，药进20剂余，症状消失，眠食转佳，腑气通顺，体力恢复，随访数年，未见反弹，身体如常。此案可谓贵在辨证，巧于立法和取方用药。

又如一年逾七旬男性老人，曾有高血压病史，就诊时的前一年检查又发现延髓左侧占位，诊断为“神经源性肿瘤”，拟手术治疗，但因凝血机制障碍而不能手术，故欲求中药解决凝血障碍问题。视其形体丰满，舌质暗淡，口干少津，脉象细数。中医治病，何谓凝血、肿瘤？综合分析，此系由阴虚内热，血脉瘀滞所致。遂予以养阴清热、活血通脉法主之。经诊4次，药进月余，复查凝血系列指标，血浆凝血酶原活动度改善，渐达正常，为手术治疗提供了条件，后去上海手术获得成功。本例为手术创造条件，也正是我们中医辨证取胜的结果。在此以患者“施术摘瘤须调血，沪肥专家莫奈何，感谢名医徐经世，精诊细调得除疴”的诗句来证之。

随着时代的发展，疾病谱的变化，中医内科的阵地越来越窄，急症很少接触，只见一些慢性病，而在慢性疾病中，有功能性的，也有器质性的，有不少较为难治的，可谓疑难病。何为疑难病，过去把“风、痨、臌、膈”称为疑难病；国家中医药管理局曾在11个学科中，共列举疑难病322种；《国际疑难症检索表》列出297种，共14学科。可以说疑难病的判定不是以某一医者医术水平而定，正如《景岳全书》中有云“天下病，我能愈之，人亦能愈之，非难病也”，疑难病是中医界公认的、达成共识的那些辨治棘手的疾病。

余认为治杂病（证）均需“调节”。所谓“调节”，是使人体阴阳归于平衡，气血得到调和，纠偏救弊，并使其在新的基础上达到新的“阴平阳秘”，正所谓“谨察阴阳所在而调之，以平为期”“病者不平也，医者平其不平而已”。对于如何“调节”，我曾归纳为如下几点。

1. 诸虚不足，先调其中

慢性病多系内伤所致，病程迁延，常表现为多脏受累，诸虚俱现，虚多实少。面对众多矛盾如何处理，考虑应按照叶天士所云“上下交损，当治其中”之法，从脾胃入手以治虚损，即所谓“五脏皆虚，独治脾胃”。盖脾胃为后天之本，气血生化之源，五脏六腑皆禀气脾胃，脾胃一虚皆无生气。诸虚不足首先调理脾胃，中气得复，化源充盛，则诸虚久病常可迎刃而解。先辈言“治慢性病、疑难病若懂得培土法，常可峰回路转，得心应手”，此言然哉。

2. 久病多郁，理气释情

“久病”乃慢性病延缓不愈的描述，其易出现焦虑而情怀不畅，致使气机郁滞，发为忧郁。这在女性患者中较为多见。郁症有因病而郁和因郁而病者，两者病程虽属不同，但郁之皆以气郁为先，而后则酿成湿、痰、热、血、食等诸郁。《丹溪心法·六郁》中提出“气血冲和，万病不生，一有怫郁，诸病生焉，故人身诸病，多生于郁”，可见情志波动，失其常度，则气机郁滞，气郁日久不愈，由气及血，变化多端，可引起多种症状，诸如肝郁抑脾，耗伤心气，营血渐耗，心失所养，神失所藏，治当以解郁为主，并需配合心理疏导，此正符合现代医学“生理-心理-社会医学”模式。情志疗法在临床治疗中有着重要作用，为医者在以药疗病的同时再辅以心理疗法，常可收到事半功倍之效。

3. 轻药缓图，适其生机

因为久病慢性者元气卫虚，骨气受损，生机迟钝，饮食尚难运化，安能受重剂药物？故临床用药以轻药缓图，保全骨气为重，或一剂分日而服；或宁可再剂，不可重剂；或邪实之症，也主张“久病当以缓攻”。同时还应注意脾胃的生理特性而取方用药，方可达到“调节”的目的。特别值得一提的是，煎服法要严格掌握，如《金匮要略》载方二百余首，被后世尊为“方书之祖”。其组方配伍严谨精妙，还在每方后对药物炮制、煎煮、服法等都作了较为详细的论述，其中蕴含的科学性和实用性对临床有重要指导意义。

今就慢性杂病而言，多数患者不是脾胃疾病累及他脏，就是他脏疾病及之脾胃，而调治都要通过胃的受纳腐熟和脾的运化功能而被吸收转输，发挥作用，可见顾护脾胃是极为重要的。清代徐大椿在《医学源流论》中写道："煎药之法，最宜深讲，药之效与不效，全在乎此。"遵循古训，面对当今，主张药以轻剂，餐后服药，每服以 200ml 为度，日 2~3 次，以缓图治，使脾胃功能逐渐恢复，正气逐步充实，从而达到邪去正复的目的。

（三）扩展思路，有胆有识

中医治病，以"八纲"为准则，以"八法"为依据，以方药为手段，这是中医特色、优势之所在。今临床以杂病为多见，其病机病因复杂，在治病中往往需别开生面，超越常规，另辟蹊径——取以"兼备"及以反佐。而取方用药既要有方有守，又要圆活变通。如现代中医学家岳美中曾云："治急性病要有胆有识，治慢性病要有方有守。"信哉此言。如治外感高热，取以汤剂每日 2 剂，每日更方；而对于慢性疾病却惯守方，认为慢性病其来也渐，其去亦缓，治之非朝夕有效，只要辨证准确，拟定对证方药就需善于守方治疗，假以时日，积渐成功。切不可因患者求效心切，医生再无定见，数日更方，经月一变法，致沉疴难除，病无宁日；但守方并非一成不变，可在诊治中依症增减或更其制，即可应效。

如一多发性肝内胆管结石贾姓患者，29 年病程，先后 5 次手术，外地求医，医者束手无策，转来延余求中医药图治。诊视时患者全身深度黄疸，以养阴柔肝、清热利湿、活血化瘀之剂投之，守方持久，历经半年余，黄疸尽退，肝功能恢复，结石排尽，整体修复，可谓积渐成功在于守方。

然治急性病则不可拘泥于一日一剂，必须日夜连服，以达到扩张血容量之目的，要注意热药冷服、寒药热服的重要意义，这样方有望收功。如清代魏之琇治一例高热、头痛、吐泻、神昏之妇人，呼吸微促，四肢厥冷，脉若蛛丝，急服生脉散合理中汤，日夜进药而得效。又如清代王士雄治一吐泻妇女，已是四肢厥冷，冷汗溱溱，转筋戴眼，六脉皆伏的脏厥证，予四逆汤加吴茱萸、木瓜，煎成冷服，日夜连进3剂，危象皆退，调理而愈。当时既无化验条件又无输液措施，仅以中药汤剂能救垂危患者，实为今日临床之鉴。

随着科学发展，医用仪器设备日渐先进，疾病诊断的精准性不断提高，尤其急性病往往交由西医去诊治，中医很大程度上退出了急性病领域的诊治。其实，中医诊治急性病也有自己的一套方法，也有另一种精准的诊疗方式，只是还很难为更多的人所理解。我们中医只要摆好自己的位置，寻找突破口，对一些急性病仍然是可以用中药汤剂或丸剂而起到快捷效果，也是可以有所作为的。

我曾经先后接诊“恶性组织细胞增生症”和“骨髓增生异常综合征”，其主症均以高热多日不退，虽一为热厥，一为热毒内伏，投以“安宫牛黄丸”均达到热退症除，后再以汤剂调之而康复。此外，还以新加麻杏石甘汤治疗肺炎和用五味败毒饮解除败血症高热不退患者的痛苦。以上虽属个案，但可说明一个问题：中医只要有胆有识，敢于实践，还可在急性病领域中走出自己的路子。总之疾病之多，方药之广，如能应效，全在变通。

第二节　治学贵在格物致知

“格物致知”一语，源出儒家典籍《礼记·大学》。所谓“致知在格物，物格而后知至”，就是说做学问要推究事物的原理，方可获得正确认识。作为中医人，所格之物即是经典，要以经典深知人体、疾病、药物等诸多方面，做到勤求古训，融会新知。

一、《黄帝内经》解读及其临床应用

（一）解读经典，思维为要

《黄帝内经》所包罗的内容实在是太过丰富，要想解读它，必须有广

阔的视野，极高的视角，通古达今，博学广识，非一般的文字解释所能尽意。解读《黄帝内经》，需具备两大基本要素。

一要有深厚的古典文学功底，建立中医思维。因为中医是根植于中国传统文化的医学科学，与中国历史和哲学、自然、文化等息息相关。中医思维具有整体性、平衡性等特征，这些特征都与西医思维迥然不同，所以作为中医，首先要建立中医思维。培养中医思维，必须阅读古典医籍，不断从与古人的对话中，认清中医思维模式，才能在临床中游刃有余。

二是要有丰富的临床经验。带着问题联系实际去找经典之言，这样不仅可以提升自我能力，而且也能更好地理解经典的精髓。回顾历史，自仲景而下，历代先贤的经典之言和临床经验的积累，著书立说，无不是从不同角度对《黄帝内经》进行诠解，以指导临床。

在读经典方面，都有求实的要求，如《黄帝内经》的“阴阳”二字，乃为总纲，是天地万物之纲领，天人合一，人之形神都能以阴阳来说之。它高度概述了生命现象、病理变化、辨证依据、药物分类等内容。如《素问·阴阳应象大论》之“阳化气，阴成形”的理论，为中医认识生命与疾病提供了重要指导。该理论揭示了有形的脏腑形体结构与无形的气之间的辩证关系。为了深入理解这一理论，可参考张介宾的阐释，“阳动而散，故化气，阴静而凝，故成形”。另张介宾所创的“左归”“右归”，就是对“阴阳”的具体解释，提出“善补阳者，必于阴中求阳，则阳得阴助而生化无穷；善补阴者，必于阳中求阴，则阴得阳升而泉源不竭”。这都明确告诉我们从事临床者，有形物质的形成，是由无形之气决定的，人体出现积聚性疾病是由阳不化气、阴成形而不化所致，并为指导治疗提供了理论依据。当然，强调阴阳平衡，保持常态，这是中医立足的根本。

以上对阴阳的阐释告诉我们，解读经典，不管是大段落，还是简短的注语，都要联系临床实际，以验证经典的正确性，做到学以致用，古为今用。《黄帝内经》辞旨古奥，意蕴幽深，条目繁多，涉及面广，欲求实效，就得踏踏实实地从中探取真理以指导临床。在学习中，遵循《黄帝内经》

"知其要者,一言而终,不知其要,流散无穷"之言,就不会有误。切不可脱离临床,过度解读,再回到各说各话的老路,不结合临床实际,最终会"流散无穷"。

在这里,我就以"辨证思维,以平为期"为根据,以《素问·至真要大论》"谨守病机,各司其属,有者求之,无者求之,盛者责之,虚者责之,必先五胜,疏其血气,令其调达,而致和平"这句名言,来说明临床辨识病机的重要性。"谨守病机,各司其属"是病机十九条的纲领,即在治疗前必须审慎地把握病机的关键,进一步审察疾病的归属,鉴于在某些疾病证候中有症同因异或因同症异之别,所以要严格加以分析,探求它的病因,才能明确归属,而后采用恰当的治疗方案;"有者求之"是说对任何疾病所出现的症状,应当根据病机十九条的原则,找出病因,审察是否符合病机十九条的某条病因;"无者求之"是说若疾病出现的症状所属病机在"病机十九条"中没有符合的条文,则必须从其他方面去寻求;"盛者责之"即指在实证中有着不同的病因和症状,治疗各异,即使在同一治法中,仍需分清轻重缓急的不同;"虚者责之,必先五胜"是指对患者必须辨五脏五气盛衰,而五气的盛衰,是指风(春)、暑(夏)、湿(长夏)、燥(秋)、寒(冬),因自然界的气候有常有变,其变化最主要的是太过和不及,二者皆为反常之象,均能成为致病因素或影响疾病的进展。

若知人之病,先知人之常。何谓"人之常"?《素问·调经论》里明确指出"阴阳匀平,以充其形,九候若一,命曰平人"。此处所言"平人"即是人体的正常生理功能状态,是指人体五脏和谐,气血匀调,形体官窍俱得充养,四肢百骸无不畅达,正气存中,形乐志宁,安时处顺,百病不侵,此即人身富于生机的表现。医生当先知人身之常,方能知病变之所在,而辨证就是通过望、闻、问、切,四诊合参,采集患者信息,然后以中医阴阳五行为基本原理,以脏象学说为方法论,辨别出人体病变之所在,以及其表里、虚实、寒热之异,归纳出病变之"机",针对病机的不同立法处方,以达到祛病安身的目的。

病机之辨，具体而言即是辨病之“机微”“机关”与“机宜”。

辨“机微”，就是本着“有诸内者，必形于外”的原则，“司外揣内”，仔细分析四诊所得资料，尤其重视那些容易被忽略的变化，“见微知著”，从而得出正确判断。比如问诊，患者主诉口干时，还要细问口干是否喜饮，饮水喜温还是喜凉，饮水之后口干可否缓解，由此就可以直接分辨出是阴虚津亏还是湿浊阻滞；又如患者诉及腹泻时，又需细问便前腹痛与否，便下有无黏冻，便后腹痛可有缓解，从而辨别是肝郁脾虚之泻还是饮食不洁之泻。

辨“机关”，就是在面对采集到的各种繁杂症状时，要透过现象看本质，抓住其最主要的矛盾，集中力量解除关键，即所谓“擒贼先擒王”，从而达到“四两拨千斤”的效用。比如临床上经常有一些“抑郁症”患者，他们的主诉很多，如头痛头晕，眼干口苦，烦躁乏力，肢体酸痛，失眠纳差等，甚至全身从头到脚都不舒服，这个时候我们一定不能被那些症状所迷惑，而是要把握住“肝气郁结”这一最关键的病机，采用疏肝调肝的方药，肝气调畅则诸症自消。

辨“机宜”，一是辨别病情所处阶段或者病变部位的不同，随机应变，因势利导，如《素问·阴阳应象大论》中所言“故因其轻而扬之，因其重而减之，因其衰而彰之……其高者，因而越之；其下者，引而竭之”。辨时宜，要考虑到患者所处的时空环境，季节的更替、日夜的变化对病情的影响。

以上之辨，说起来容易，做起来不是那么简单，所以，为医者就是要在病机辨识上下功夫，这也是对良医的要求。

（二）为医务实，必求病机

中医诊病，首先是望、闻、问、切。“望以目察，闻以耳占，问以言审，切以指参，明斯诊道，识病根源，能合色脉，可以万全。”（《医宗金鉴·四诊心法要诀》）故称四诊为识病之道，明四诊则病机得明。病机当以《素问·至真要大论》文中的“病机十九条”为纲，就其文字而言，“十九条”字数尚不足三百，但其内容涵盖诸多方面，从疾病的不同症状和体征、不同的发病原因着眼，外以六淫之害，内以五脏所伤，归列诸病。

细审每句条文，均以"诸"字起首，以首条"诸风掉眩，皆属于肝"而言，在临床所遇见高血压、颈椎病、梅尼埃病等所引起的眩晕，虽立法取方用药有异，但均可从肝论治而收效；再如第六条"诸痛痒疮，皆属于心"，对天疱疮、口疮、唇风等体表疾病，以从心、肝、脾（火）论治，均收到满意效果。

不过对此，我又引用朱震亨的"有诸内必形诸外"和汪机《外科理例》"治外必本诸内"之言，两句都指明体表之病单纯以外治外的局限性。有些征象显于体表，通过审察体表的征象，可以得知脏腑内在病变，这也是中医诊断"司外揣内"方法的具体运用。也告诫我们，研习经典要融通条文，对应后贤所言，这样更有助于提高临床疗效。

比如，"唇风"是以口唇红肿、痛痒，日久破裂流水，或脱屑脱皮，或嘴唇不时嗬动为主要表现的口腔疾病，西医学所指慢性唇炎和继发感染性唇炎即属于此类。本病多由风热湿邪外侵，或脾胃湿热内蕴，上蒸口唇所致。湿邪未热化，一般走下，一旦热化就会上侵。

治疗本病，首先要考虑到中医脏腑官窍隶属关系，即"脾开窍于口，其华在唇"和"心开窍于舌"，唇舌相依，口唇之病，多从心脾着手。热积既久，必蕴而成毒。清心、泻脾、解毒为治疗本病之良法，方以景岳玉女煎合导赤散加减出入，其他如人中黄、青黛、蒲公英、玄参等清热解毒之品皆可参伍为用。如此施治，收效确切，绝非单纯药膏外搽可比。

再就"病机十九条"内涵而言，个人认为当以五"火"、四"热"而论，其"火""热"乃是依病理而言，是疾病在变化过程中身体功能亢进的一种表现，因此，但凡感受种种病邪，或七情所伤，或五志过极，都将会使五脏功能产生变动，如《黄帝内经》所言"心志为喜，肝志为怒，脾志为思，肺志为忧，肾志为恐"，五志过度都能化火，因之刘守真论病多责"火、热"，创"寒凉派"。这种病理之"火"，临床上又应区分"实火""虚火"，"实火"

又有“火邪”“邪火”“郁火”“火毒”等名;“虚火”则多由内伤渐次而致。若以“热”论之,外热以实,则有“风热”“暑热”“湿热”“燥热”之别,内热多虚,多因五脏阴虚而成,所谓“阴虚生内热”之意。对于因“火、热”而致诸疾,一旦气候骤变,酷热反常,则产生烈性致病物质,人若感受就可能发生疫病的流行,谓之“戾气”,因此,当注意热病的转化。

综观“病机十九条”,其文字虽然简要,但涉及疾病较多,包含了脏腑、六经、卫气营血诸多方面,具有执简驭繁之妙,是中医多科综合性纲目,是指导临床之指南,即使当今疾病谱发生变化,病机还是可寻到的,万变不离其宗。

(三) 取用格言,指导临床

“格”字是规格、标准之意,“格言”有其深刻的文学底蕴,它以一两个短语或文字就能指明问题,解决问题,是一般语句难以比拟的。今以中医经典来说,其中很多语句具有“格言”之意。如“病机十九条”就是格言典范,所以用“格言”来指导临床,可为辨证论治提供理论依据。今就本题,以《黄帝内经》格言结合病案来谈证治。

1. 诸风掉眩,皆属于肝——眩晕

所谓诸风之病皆属于肝,因肝为风木之脏,善行多变,病多居上。其性体阴而用阳,故阳之潜藏,风之宁谧,全赖肝脏平衡协调,条达濡养,使其刚劲之质得以柔和,一旦失调,风病兴起。今论眩晕,其病机概属于肝,但就其性质,当以虚实立论,虚则有阴阳气血之分,实则有痰瘀风火之辨。在临床上,往往以虚实互见、下虚上实为基本特征,而下虚不外气与血,上实不外风、痰、火;下虚是本,上实是标,故图本为主,辅以治标,是治疗本病的基本原则。

但要认识到,随着医学的发展,临床检测手段日益增多,从微观上将大大有助于我们疾病诊疗水平的提高。如检查提示椎-基底动脉供血不足的颈椎病所引起的眩晕,这不仅弥补了中医诊断手段的不足,而且对从脏腑、经络及周边器官关系分析病机提供了客观参数和辨证内容。针对病机，确立治疗五法：条达，柔平，和降，升清，荣养。

（1）郁结气逆宜条达：气郁致眩，乃肝失条达，气逆于上而致。治用加减逍遥，切中病机。

（2）肝风上扰重柔平：肝为风木之脏，一旦失调，内风易动，病见眩晕，方用天麻钩藤饮出入。

（3）痰浊蒙空取和降：湿困脾土致中阳不伸，再加忧烦扰肝，则厥阴气逆，风痰上扰，阻遏清阳之路，发为眩晕。治用半夏白术天麻汤合温胆汤出入，则病去体安。

（4）脾虚下陷用升清：脾为后天之本，水谷精微的运化，全赖于脾，脾运正常，阳升浊降，则安然无恙；若脾阳不振，转枢失权，则出现升降失调，逆转为眩。治用补中益气汤最为切题，方中升麻、柴胡并升二阳（阳明、少阳）之清气，使阳升则万物生，清阳升则阴浊降，全方合力而收效。

（5）气血两虚施养荣：气血两虚致因较多，多责于先天不足，后天失调，或久病不愈，或失血过多，耗伤气血，致使精髓失布，脑失所养，上下俱虚，发为眩晕。治用养荣（人参养荣汤），同补五脏，取下治上，以收全功。

以上五法，乃是个人在临床实践中归纳总结而得的一些不成熟的经验。但在证型中，对伴有椎-基底动脉供血不足的，在主治方中可选用代赭石、葛根、白芷等药，以取降逆升清、调和气血、扩荣经脉、平衡阴阳之用。此审证求因，药及病位，克邪制胜之功，正乃岐黄揆度之妙。

2. 阳络伤则血外溢——咯血

临床上经常遇到一些出血性疾病患者，病因不一，治法各异，有时难收确效，这时有必要从经典格言中寻求答案。如《灵枢·百病始生》曰："阳络伤则血外溢，血外溢则衄血；阴络伤则血内溢，血内溢则后血。"即可作为临床处治出血病的基本原则。此句原意是根据出血部位不同，分作内（下）外（上），出血部位在外部、在上部者，如咯血、衄血等证，宜从阳络受损来考虑；出血部位在内部、在下部者，如便血、血尿等证，首先从阴络受伤着手。我在临床上治疗咯血、咳血患者，一般就是遵从此句，常获良效。咳血患者，虽然其病位在肺，但有时单纯治肺，收效欠佳，需从肺、肝、肾三脏同时考量。

如我曾诊治一咳血患者，年逾五旬，形体丰满，素无特殊病史，无烟酒嗜好，唯数年来入冬则发咳嗽，后渐次出现咳痰带血，以早起为重，为此曾去省内外知名医院进行多方检查，结果提示为血管炎，西药消炎止血均无效。就诊时仍见晨起咯血，脉来弦滑，右大于左，舌质暗淡，苔薄滑。此系肝气横逆，木火刑金，阳络受损所致，治当以镇逆肝气、和络止血为先策。处方：北沙参 20g，杭麦冬 15g，竹茹 10g，丝瓜络 20g，干生地黄 12g，代赭石 12g，炒诃子 10g，芦根 20g，藕节炭 10g，鲜荷叶 1 张，飞青黛 3g，甘草 5g。药进一周，二诊仍见晨起呛咳难抑，咳痰量少，夹少量鲜红血丝，无胸闷胸痛情形，小溲色偏黄，脉略弦滑，左寸偏数，舌质暗淡，苔薄白。虑其有见心肾失交之征，前法增入“交泰丸”继服。处方：沙参 20g，杭麦冬 12g，北五味子 10g，竹茹 10g，代赭石 15g，仙鹤草 30g，炒诃子 10g，炒川黄连 5g，肉桂 1g，车前草 12g，藕节炭 20g，甘草 5g。三诊之时，咳嗽大减，痰血已弭，后随访未见覆辙。

至于“阴络伤则血内溢”，其出血多指前阴或者下肢皮下出现散在性紫癜，多为阴虚内热所致，但需明辨，宜借助实验室检查，辨明虚实，方可无误。

3. 头痛颠疾，下虚上实——头痛痛经并病

此句语出自《素问·五脏生成》，“头痛巅疾，下虚上实，过在足少阴、巨阳，甚则入肾”。临床以此为指导治疗顽固性头痛病，效验非常。头痛、痛经并病，是少女常见的一类内伤疾病。

今举一例，是一位年近 30 岁的已婚女性，反复发作偏侧头痛合并痛经，病史已有 10 年之久，曾多次做相关影像学检查，未见明显器质性病变，迭用中西药物对症处理，往往只能短时缓解，间断发作仍较频繁。每发头痛甚则泛泛欲呕，心悸难平，夜寐多梦，且多与痛经同时出现，其经

水色暗量少；痛作时，晨起口干，饮水不解。诊其脉象弦数，左脉略沉，舌红苔薄。

以六经辨之，按其头痛偏于一侧，当属少阳，而痛经则有责于厥阴肝经；以寒热来说，在上者为一派热象，在下为厥阴寒冷，经脉凝滞，不通则痛，证属肝胆同病。初以天麻钩藤饮合三物汤、独胜丸等方化裁为用，连进多剂，症状仍时轻时重。

鉴于本病属阴阳失衡，寒热交错，取方用药不得偏移。因为厥阴为阴尽阳生之脏，与少阳为表里，诚如《黄帝内经》所言“厥阴之上，风气治之……所谓本也。本之下，中之见也，见之下，气之标也。”由此可见，其病之进退，全在“中见之气”。

视其素禀阳旺，邪从阳化，如何图治，应须改弦，上以降阳和阴，下暖厥阴，方取半夏泻心汤合吴茱萸汤加味投之。方药：太子参 15g，姜半夏 12g，炒黄芩 10g，川黄连 5g，干姜 5g，杭麦冬 15g，吴茱萸 9g，川芎 12g，炒白芍 30g，细辛 6g，甘草 5g，玳瑁壳（可以考虑以水牛角代之）10g，石楠叶 15g。本方连进多剂（间断服用），头痛缓解，发作时间间隔延长，并能不药自减。后欲求嗣来诊，按其症情，拟用益母胜金丹加减，调理冲任，药进两个月，随之受孕待产。

至于头痛一症，是中医内科临床常见的病症之一，既可由原发的单一病因致病，也可附于许多急慢性疾病之中而发。对此中医早有认识，并积累了很多成功诊疗经验，用于指导临床。其论述早见于《素问·五脏生成》《素问·平人气象论》《素问·脏气法时论》和《灵枢·经脉》等。后世综述头为诸阳之会，太阳、阳明、少阳等手足经脉皆上会于头，五脏精血、六腑清阳之气亦上荣于头，故以此而分外淫、内伤，言及证候类型诸多，临床往往难以掌握，故有需追溯，再探病机。

余认为其因虽有外淫、内伤之别，但以“六经”定位识证当较为切题。欲明知其理，当考《伤寒论》，此书中对头痛仅提及太阳、少阳、阳明、厥阴四经，而未言太阴、少阴，故引思考，追溯其因主要是太阴、少阴两条经脉未上行于头面。后李杲深研仲景六经学说，始提出太阴、少阴头痛的论点，所谓“太阴头痛，必有痰……少阴头痛，为阳虚（昏厥）”，并提出“苍术、半夏、南星、麻黄、附子、细辛”的具体方药。

而后诸贤就李杲的太阴头痛专举于痰，意见非一。如《医宗必读》云：“痰厥头痛，太阴脉缓，清空膏去羌活、防风，加半夏、天麻。”从本方分析，说明湿热壅滞亦是太阴头痛之因。不过张介宾在《景岳全书》中表明，对太阴头痛“非见痰症不可”持否定态度，提出还有其他原因所致。然就太阴头痛的临床分析，其所产生的痰浊、湿热、气虚等病理变化均责之于脾。因脾为湿土，主司运化，为生痰之源，乃后天之本。其经脉虽不上行于头，但一旦被痰浊、湿热所困，或中气虚损，或脾胃不足，均可引起清阳不升，脑失所养，或气血流行不畅而导致头痛，因此这种头痛可称之为“太阴头痛”。

李杲从病因将头痛分为外感和内伤，并在《黄帝内经》和《伤寒论》对头痛证治的基础上，又补充了太阴和少阴头痛，这一分经用药的方法，对后世影响颇深。叶天士更注重临床，对头痛用药方面，指明阳虚浊邪阻塞、气血瘀痹而头痛者，用虫蚁搜逐血络，宣通阳气为主；对风火变动与暑风邪气上郁而头痛者，则用鲜荷叶、苦丁茶、蔓荆子、栀子等辛散轻清为主；又如厥阴风木上触而头痛者，则用滋肾柔肝为主等。可见其药随证转，值得效法。

综上所述，头痛之机，倡以“六经”论之，是可以有“机”可循的。如从病证结合考虑，对头痛可分急性和慢性两类，而范围涉及内、外、神经、官窍等各种疾病中，在内科常见有传染性和感染性发热疾病，并可见于高血压、颅内疾病、神经症等病中，如此联系临证，才能做到心知其意，更可彰显仲景“六经”头痛之机，提高临床疗效。

余认为头痛病症，外淫多见风寒、风热，以“六经”辨之，见于太阳、少阳二经，而阳明也有见之；若因内伤，则多及太阴、厥阴，其性则有寒有热、有虚有实，痰浊瘀阻、经络不仁等相互交错，其痛状则时作时止，时轻时重，特别是遇见顽固性头痛，施治起来往往需要左右筹谋，方可除此沉疴。前人对常见的太阳、少阳头痛和太阴、厥阴头痛的论述已十分翔实，但阳明头痛，临床虽不多遇，其证治亦有法可寻。

阳明居三阳之间，若受外邪，直受少见，多由太阳之邪不解而传之。其病因多热，循经上攻前额，故痛位在额；而本经归属于胃，胃为燥腑，易生燥热，途循两路，上行则头痛，热漫全身，入腑则易生燥热结便秘，症见日晡潮热、腹痛拒按。病在经，拟用白虎，入里便秘又当用大承气之类以清燥结、导热下行，则头痛得解。阳明腑实是本经病邪入里的特点，只得顺应图之，使其转为常态，但在用药上不得只顾攻下，应注意引经药物，按昔人经验，取用白芷较为切合，以辛温利窍与苦寒攻下并用，既可引药上达阳明经所，又可防止“承气”苦寒伤胃之弊，双管齐下，收效快速。

4. 脾胃者，仓廪之官，五味出焉——和脾藏营

这句格言出自《素问·灵兰秘典论》。脾胃者，乃“后天之本”，对这一认识的形成与脾的生理功能密切相关，就整体论之，脾与胃又是有内在联系的，两者不可分离，故称脾胃为仓廪之官；其功能又各司其职，胃主受纳，脾主运化，把纳入的食物和水液化生成人体所需要的水谷精微物质（“后天精气”），转输五脏六腑，供养全身。由此可知，精微物质是人自出生以后维持生命活动所需能量的主要来源，故说“脾胃为气血生化之源”。不过还要看到气血生化与肝的制化有关，乃为相克反佐之理，因肝属木，实为五脏生克的动力，故脾运化作用，又在于肝的制化。

如以阴阳论之，人体的每一脏都有阴阳两个方面，主司动静，以脾来说，脾阳当以健运，脾阴则以秘藏为贵。如《灵枢·本神》中的“脾藏营”，指明脾有贮藏营血的功能，“营血为阴”，“脾阴”之说自然而立，时至金元脾胃大家李杲《脾胃论》的问世，又详于脾阳而忽略脾阴。直至当今，论脾阳者多见，对脾阴的学术论说较少，致使临床研究出现偏离，即重脾阳、略脾阴。从临床而言，在脾阴虚的论治上，前人亦有独到见解，如缪希雍、吴澄、胡慎柔等医家曾总结出脾阴虚治疗以甘凉益阴、芳香甘平及

甘淡实脾之法。

关于脾阴虚证的成因及治疗，经多年临床，略有感悟，愿与大家分享。个人认为，脾阴不足证，不是脾本身所产生的，而是由肝肾阴虚和肺胃阳明燥热所致。前者因患者素体阴虚，或生活失于调摄，劳心竭虑，营谋强思，致伤于肝，郁而不达，日久而致肝肾阴虚，阴虚产生内热，伤及脾，耗伤津液，引起脾阴亏虚；后者由胃腑阳明燥热所致，因土为脾胃，又分阴阳，脾为阴，胃为阳，或肝气不舒，郁而化火，或嗜食肥甘厚腻，辛辣香燥，热积于脾，日久伤及脾胃，形成阳明燥热，消灼阴津，形成脾阴不足证。又肺主燥，肺经燥热，日久子伤及母，二燥相炽则成脾阴虚证。

治疗上首选二至丸、一贯煎以养益肝肾，滋阴条达；若见食欲不振，口干咽燥，舌红少苔等阳明燥热证者，加养阴益胃、清热润燥之品，如沙参、麦冬、生地黄、玉竹、石斛等。取方用药要注意滋而不腻，防止偏盛。针对病机，确立“滋而不腻，温而不燥，补而不滞”的用药法度，此之法用于临床，疗效彰显。

以上乃是本人学经典、做临床的一点感悟，在实践中深深认识到，中医阴阳五行，脏象经络，辨证论治，理法方药，是一套相当严密的理论体系，要学好用好，一定要坚定信念，持之以恒，非浅尝者可得。医生的成长离不开临证的磨炼，只有诊治的患者越多，经验才会越丰富；同时，医生的成长离不开反复地学习，要从行业动态中探索新的诊疗技术，从同行经验中总结纠正自己的错误，弥补自己的不足。

二、“和法”在中医临床上的运用

中医药学凝聚了深邃的哲学智慧，体现着中华文化的本质特征。中医药不仅是弘扬中华优秀传统文化的重要“抓手”，更可作为中华文化走出去的“生力军”，是中华文化“软实力”的重要支撑。发展中医药，保证人民享有安全、有效、方便的健康服务，满足人民群众的中医药健康需求，是我们的出发点和落脚点。

做好临床，是中医药发展的客观要求，而能否达到这一要求，关键在于中医从业者的自身努力，其重点在于从业者能否运用纯正的中医思维来进行疾病诊疗和遣方用药。临床疗效不佳，中医中药都有责任，但很大程度上来说，当前在临床上能运用中医思维诊治问题的中医越来越少，不少医生喜欢依着西医学的检验检查结果套用中药，看不到任何中医的理法，有的甚至就是堆砌出几十味饮片，这就是不运用中医思维的后果，其疗效肯定不会好到哪里去。

中医思维是什么？就是在中国哲学思维下，对以外感六淫、内伤七情、饮食劳倦等为主要内容的病因发病学；以脏腑经络、气血痰湿等为主要内容的病机辨证学；以整体调治、标本缓急、正治反治和八法为基本法则的治疗学等为核心的中医学理念进行思辨整合。"尚和"是中国哲学思维中重要的组成部分。故本题就如何在临床上运用"和"法，略谈拙见。

（一）"和"义简述

"和"本写作"咊"，据东汉许慎《说文解字》的解释，最早的含义为"声音相应，和谐地跟唱或伴奏"。更重要的是，"和"字为道家、儒家所赋予的含义，其指明为人处世、社会交往都要本着一个"和"字。人之修身，以"和"为先，待人接物要"和善""和易""和睦"等。尚"和"的思想，深深影响了中华民族的思维模式、价值取向和情感，在中华文明五千年的历史进程中，"和"文化对于维护社会稳定、增强民族凝聚力，起到了重要作用，可以说其用之广，意义之深，不可小视。

其用于医学，早在《灵枢·邪客》中即提到"和得"之词，说"经络大通，阴阳和得者也"。"和"是指导临床的一种大法，其有广义和狭义之别，广义指将机体调整到"和"的状态的各种方法，外延为中医的一切治法；狭义乃指调和肝胆少阳转枢之机。广义是由狭义产生，而狭义又出于广义，两者既有差异又有共同点，广义可指全局，但狭义只有具体的点，所以对治法要多方位、多角度去分析认识，方可得出正确的答案，立法治病。

（二）以“和”为法

中医治病之法，源于《黄帝内经》《伤寒论》，随着中医学理论的完善，对疾病认识的深入，其后历代医家皆有发展，时至清代新安医家程钟龄在他所著之《医学心悟》中总结出“医门八法”，即“汗、吐、下、和、温、清、消、补”，而谓之大法，正如他所说，“盖一法之中，八法备焉，八法之中，百法备焉”。后世医家由是推之，有清而和之，有温而和之，有消而和之，有补而和之，有攻而和之，有燥而和之，有兼而和之等。我曾粗检《中医方剂大辞典》，其中以“和”字为首字的药方约30首，而从药物组成看，有治表治里，治寒治热，治虚治实。纵观其中含义，皆在于“和”，以“和”为法方药多出。

病变虽多，而法归于一，由此我认为，“八法”之中的“和法”可盖全局，不管取八法中哪一法，最终的目的都是一个“和”字，所以“和”法是“中庸”之法，是调和疾病矛盾的抓手，凡脏腑气血之失调，皆可用和法以调之。可见“和法”在临床上运用之广，常用者如和解少阳，调和营卫，降阳和阴，潜阳和阴，调和肝脾，交通心肾，透达膜原等，都以“和法”为效。但在临证中要以常应变，才能参悟玄机，做到圆机活法，知一反三。

所以有人说中医是“调和医学”，中医所言的“调和”是有针对性的，漫曰和解，则不能尽其“和”之法，因为临床遇见的慢性损伤疾病，只得拟用调和的方法取方用药，而能否达到调和，关键在于开什么方，用什么药，以及药物的用量，这都是调和的具体要求和目的所在。认识问题要灵活思辨，中医临证思维在于灵活，所谓灵活就是要有扎实的理论基础和临证经验，两者结合方可得出正确结论，对“和法”的运用贵在辨识。

（三）“和法”运用

“和法”在治疗中成为大法，是从实践中逐步得来的，可说是一种普遍法则，以解决人体病理变化的矛盾，只要运用切题，即可取效，况且当今临床中虚实夹杂的沉疴顽疾较多，由情志不畅引起的疾病更为多见，故“和法”应用之广，真可谓是“立法求调和，用药畅轻灵”，体现了对生命的敬畏和珍视。但临床哪些疾病需要用和法治疗，识证又是关键，如何识证，须以“八纲”为依据，针对病因进行辨析，领用“和法”，以应其效。

1. 和解表里，通达内外

“表”“里”两字的含义，有浅有深，看待具体事物都是相关联的，即有表就有里，这是客观存在的。表里用于人体，则在外为表，在内为里，两者都负有预防的责任。以病辨之，即可得知病位的深浅和症情轻重。在表者多见于外感，而首犯于肺，因肺主皮毛，主司卫表，一旦受邪，症见恶寒，具体又当分表寒、表热、表虚、表实。表里相传，又为表里同病，当辨两者是俱寒、俱热，还是表寒里热、表热里寒；从虚实，又需辨表实里虚、表虚里实的病理表现。今见寒热，当以和解，通达内外，方用小柴胡汤，药以寒热并用，升降协调，具有宣通内外、和畅气机的作用。

如余曾治一张姓男孩，年方 16 岁，素有过敏性紫癜，以下肢皮下散在出血点为主，两年前曾来诊治转好。今值阳春，阳盛于外，突然外感，高热数日不解，去某家医院诊为外感，施以退热剂未效。当晚询问我住址，登门求治。视其身倦乏力，寒热以下午为重，汗出得解，口干，溲黄，舌苔薄黄，脉象弦数。析之为少阳不和，里虚伏热；治以和解宣通，养阴清热，方用小柴胡汤出入，两剂热退身安。方药：太子参 18g，柴胡 10g，黄芩 10g，嫩青蒿 15g，竹叶 10g，麦冬 12g，芦根 20g，干荷叶 10g，连翘 10g，桔梗 10g，甘草 5g。

又如，盛夏时节人们喜欢待在空调房间内，临床常见表寒里湿的证候，散寒不利于湿，利湿有碍散寒；或暑湿相兼证候，清暑则湿浊难化，化湿则暑热易盛，需以“和”法调之，方选藿香正气散加减为宜。本方也是和解之剂，药以藿香为君，其性味辛温，具有理气和中、辟秽止呕、调和表里的作用；配以紫苏、白芷、桔梗，更助散寒利膈，疏发表邪之力；陈皮、半夏以疏理气机，降逆和胃；方中苓、术、草以益脾扶正，使气机通畅，则邪逆自除。若暑湿为重，注意加减，暑重，加用两鲜（鲜竹叶、鲜荷叶）即可应效。本方实为寒湿、暑湿证的良方，不过临床只把它看作一般的成药取用，应引为思考。

2. 降阳和阴，消痞散结

降阳和阴，于“和法”更有深义。所用主方为仲景之“半夏泻心汤”，临床主症见有心下痞满，干呕欲吐，舌淡红，苔薄黄，脉弦数而重按无力等。按照八纲“阴阳”分析，为“阳不降、阴不升”，而致邪不外解、浊结不散的病理表现，病为“痞满”。取用半夏泻心以寒热并用，辛开苦降，益气和中，气得升降则痞满和解。所谓“欲通上下交阴阳，必和其中”，此言是也。

如治一妇人，年逾花甲，形体偏盛，既往血压、血糖均偏高，诊时主诉为胸闷，嗳气吞酸，口干不欲饮，双目不时流泪，而每晚入睡起卧时陡现肢体战栗，复睡消失，诊脉虚弦数，舌红苔腻。四诊合参，此系木郁热伏，寒热互结，格拒于中，胃失和降之征，取以半夏泻心汤加味。方药：太子参 15g，姜半夏 12g，炒黄连 3g，干姜 5g，黄芩 9g，柴胡 9g，石斛 15g，代赭石 12g，竹茹 10g，炒谷芽 25g，灯心草 2g，生甘草 5g。药进一周，诸症消除，生活如常，可见经方今用在于权变。

3. 潜阳和阴，以期其平

“潜阳”为针对阴虚阳亢的一种治法，富有“和”法的深层内涵。此法是针对肝肾功能失调，阴阳偏盛所致阳浮于上而出现头晕、头痛、耳鸣失聪、头颈多汗、自汗盗汗交作、心悸眠差且下肢欠温等症，以舌脉辨证，多见舌淡红而润，脉虚弦数，拟用桂枝加龙牡汤最为切题。本方为仲景为虚劳而设，具有和气血、调阴阳、镇惊安神、敛阴潜阳之用。

如曾治一余姓患者，劳累无度，近入寐时项部以上盗汗不已，脉证相参，以桂枝加龙牡汤加味，药进 3 剂，盗汗即止。方药：北沙参 20g，炒白芍 30g，煅龙牡各 20g，桂枝 6g，浮小麦 50g，碧桃干 30g，酸枣仁 25g，远志 10g，炒桑叶 15g，竹茹 10g，生甘草 5g。

再如治一王姓妇人，年近半百，前有支气管扩张咯血史，不时咯吐带血痰涎，体力倦怠，胃脘畏寒，足胫不温，颈后易出汗，食纳可，大便数日一行，干结，夜眠且安，舌质淡红，苔右半边剥脱，脉来弦细而缓。考之乃属阴虚内热、阳浮于上之征，拟用桂枝加龙牡加味以和之。方药：桂枝 6g，白芍 20g，煅龙骨、牡蛎各 20g，枳壳 15g，炒桑叶 10g，淮小麦 50g，竹茹 10g，酸枣仁 25g，麦冬 12g，干生地黄 12g，橘络 20g，甘草 5g。药进 10 剂，咯血渐止，体力恢复。方中未用一味止血专药，而症减血止，由此有感于中医方药之多，在于临床应用，经验积累，寻求规律。

4. 和煦肝木，调理脾胃

“健脾需理气，养胃用甘平，脾以升为健，胃得降则和”，这是调理脾胃的基本原则。然而，和煦肝木，又是理脾和胃的重要环节。因为肝胆和脾胃是有内在关系的，从五行生克来说，肝属木，脾属土，其生理变化既有克制又有制化的双向作用，所谓克制即是木旺乘土。

如“见肝之病，知肝传脾”，同时又为制化以促进脾的启发和生机，一旦失调，又会使胆胃不和，而出现胃气不降，则致嗳气、嘈杂、胃脘疼痛等诸多症状，不一而起。可见肝胆脾胃位居于中，人之生命供养赖于脾胃，而肝胆助之，如其失常，当以调之。

今大内科杂病多见肝郁脾虚、胃气不和的证候，以病机来说，有肝胆郁热，脾胃虚寒，或为肝气横逆，胃失和降等。从治疗而言，尽管有虚实寒热之不同，均可以“和法”统筹而概之，常用方药约有 15 首。如胃脘痛，属寒湿者，以良附丸、枳术丸、二陈汤；寒热夹杂者，以连理汤合丹参饮；虚寒者以香砂六君子汤；嘈杂吞酸者取温胆汤、左金丸（假左金，黄连与红豆蔻）、旋覆代赭汤出入；木贼土虚而泄者，用痛泻要方加味以扶土泻木；肝郁不达，气机不畅者，予以四逆散、小柴胡汤、芍药甘草汤之类；而对肝肾阴虚、气郁失疏，用一贯煎、二至丸等方，切合病机，随证加减。所取之方，在这里不作列举，有望诸君领悟，自我提高。

当前内科所见杂病多半由情志所致，而在演变过程中，情志变化使得病情更变化多端。在临证中要认识到治疗宜和、宜缓，故又要领悟昔人所称良医为“和”“缓”的深意。这是对少有经验和凭一时之意者的诫言。

三、“治未病”理念溯源与思考

当前医学模式的转化与民众健康观念的改变对医疗目的也产生了较大影响。“治未病”这一古老而前沿的理念，再次成为医疗保健的热点，说明了中医学的思维是先进和超前的。时值我国健康产业飞速发展的今天，“治未病”以其承载着几千年中华文化底蕴的理论及临床实践，渐已上升为健康产业的重要方向之一。新形势下开展“治未病”工作，是一项弘扬中医的社会系统工程，必须高起点谋划、高标准要求，构建中医特色预防保健服务体系，才能满足现代社会人们对健康的追求。

“治未病”是中医学的重要组成部分，是中医养生保健与疾病防治的主导思想，代表着健康产业的未来发展方向。“治未病”的理论体系与临床研究成果在实践中不断丰富和发展，对于提高中医药健康服务能力及中医药参与社会贡献度，具有深远的影响。希望医者能就“治未病”理论寻根探源，吹响时代号角，做好中医“治未病”的健康工程，努力增强全民健康意识及提高全民健康素质，推进我国健康产业快速良性发展。

（一）历史溯源

“治未病”作为中医学理论的重要组成部分，有着悠久的历史。《黄帝内经》中提及“治未病”一词的有三处。第一处，《素问·四气调神大论》曰：“圣人不治已病治未病，不治已乱治未乱。”说明养生中未病先防的重要性。第二处，《素问·刺热》曰：“肝热病者，左颊先赤；心热病者，颜先赤；脾热病者，鼻先赤；肺热病者，右颊先赤；肾热病者，颐先赤。病虽未发，见赤色者刺之，名曰治未病。”即医者要洞察秋毫，发现疾病的先兆症状，并在疾病伏而未发之时，四诊合参，采用针刺治疗，以防止疾病发作。第三处，《灵枢·逆顺》曰：“上工刺其未生者也；其次，刺其未盛也；其次，刺其已衰者也……故曰，上工治未病，不治已病。”后人将“上工刺其未生者”引为治未病，即未病先防，早期施治，救其萌芽。《黄帝内经》吸收《周易》及儒家、道家先进的养生和预防思想，明确提出“治未病”的概念，并完善“治未病”的理论体系。

张仲景在《金匮要略》中根据脏腑关系、五行相克的理论，提出了“见肝之病，知肝传脾，当先实脾”的观点，被历代医家奉为“治未病”圭臬。唐代孙思邈比较科学地将疾病分为三个层次(未病、欲病、已病)，于《备急千金要方》中写道“上医医未病之病，中医医欲病之病，下医医已病之病”，告诫后学者要“消未起之患，治未病之疾，医之于无事之前”。清代医家叶天士在《温热论》中指出“务在先安未受邪之地”。这些对“治未病”理论和实践的发展产生了深远影响。

（二）时代召唤

近年来，随着国家对“治未病”的理论及临床实践越来越重视，“治未病”的理念在人民群众中得到广泛传播，社会对“治未病”的认知度和认同性有明显的提升。加之西医学正经历着从生物医学模式向“生物-心理-社会”医学模式的转变，中医诊疗模式也在探索中前进。

“治未病”是中医防治疾病的最高境界，“治未病”的理论与时俱进，将服务内容向预防转变，以求有效、持久地指导中医的临床实践，发挥其无与伦比的“简、便、验、廉”的特色及优势。医院通过建立“治未病”科，开展“治未病”服务，发挥中医预防保健服务技术在养生保健、重大慢性疑难疾病的预防及早期干预上的优势，将疾病防治关口“前移”，使人们尽可能不得病、少得病、晚得病。

同时，形成医药大健康产业，不局限于治疗疾病，更多关注中医养生保健及预防疾病，更多地满足人民群众预防疾病、追求健康的现实需求。同时，中医“治未病”的深厚理论底蕴也符合我国医改中战略“下移”的卫生方针，符合时代的要求。

（三）定位在防

中医的“未病”指的不仅仅是西医学所讲的“亚健康”状态，同时包括尚未发生和尚未被认识的无自觉症状及体征的各种状态。“治未病”就是要做到未雨绸缪，未病养生，防微杜渐，防病于先，已病早治，已病防传。《备急千金要方》指出:“上医医未病之病,中医医欲病之病,下医医已病之病。”“未病”之“病”是指病已有,但处于未成未发的萌芽阶段。临床早期没有疾病症状,或表现不典型,作为上医就要洞察秋毫,识别危险因素,防治于初始,进行健康干预及体质调理,避免机体生理功能的失调,防病于未然。

《史记·扁鹊仓公列传》中所记载的扁鹊为齐桓侯诊病的故事中,扁鹊就是通过中医的望诊来预测疾病发生、发展,这是具有代表性的能够反映“治未病”理论的典型案例。《素问·疟论》曰:“夫疟之未发也,阴未并阳,阳未并阴,因而调之,真气得安,邪气乃亡。”指出疟疾的治疗,应在未发的时候,就进行适当的调理,则正气足而邪气消矣,故“治未病”当定位在防。

(四) 如何防病

我国地域辽阔,人口众多,尤其是改革开放以来,社会经济发展和人民生活水平出现了翻天覆地的变化,当前国家提出“没有全民健康,就没有全面小康”的建设理念,相信不久将会实现。所以“健康”与“小康”是内在关联的,而健康居于首位。如何求得健康,从广义来说是一项系统工程,全社会都要关注。中医作为一门传统医学,应用“治未病”思想,做好预防疾病工作。具体如下。

1. 法以阴阳,顺应天时

《素问·生气通天论》曰:“自古通天者生之本,本于阴阳……此寿命之本也。……阴平阳秘,精神乃治;阴阳离决,精气乃绝”。阴阳二者相互协调、相互制约、相互为用,保持阴阳相对的动态平衡,从而维持正常生命活动是最高标准。《管子·内业》说:“凡人之生也……和乃生,不和不生……论治在心,此以长寿。”“精气”是人体的精微物质,又是五脏六腑各种功能发挥的物质基础,精气充沛,生命力顽强,方可长寿。

《灵枢·岁露》曰:“人与天地相参也,与日月相应也。”指出天时的变化对人体有重要的影响。《素问·四气调神大论》曰:“夫四时阴阳者,万物之根本也，所以圣人春夏养阳，秋冬养阴，以从其根。”要求人们的生活、起居、精神活动等要顺应自然界阴阳消长的变化规律，春夏之时顺应自然生长之气，秋冬之时顺应自然收藏之气，防止六淫邪气侵袭，乃养生防病之精髓。在调整人体阴阳偏盛或偏衰时，应注意因人、因时、因地制宜，使其协调合和，恢复相对平衡。

2. 形神修养，自我心知

心神是人体生命活动的主宰，能统摄全身气血阴阳。“治未病”不仅关系形体的健康，更关注形与神俱，终其天年。《素问·灵兰秘典论》曰：“主明则下安，以此养生则寿，殁世不殆。……主不明则十二官危，以此养生则殃。”又《素问·上古天真论》言：“恬淡虚无，真气从之，精神内守，病安从来？是以志闲而少欲，心安而不惧，形劳而不倦。”“主明”即是心神清明，气血调和，阴阳平衡，精神情感调达，五脏六腑安康，一世无灾病。“不惧于物，德全不危”，使形神得到全面的修养，为预防疾病起到潜移默化的内在作用。人虽有喜、怒、忧、思、悲、恐、惊七种情志活动，但要作为一个掌舵者，驾驭好自己的心神，不使其不及或过之，将养心神作为自己健康的内在要素。

《灵枢·百病始生》曰：“喜怒不节则伤脏，脏伤则病起于阴也。”提示因生活节奏加快、工作压力增加等，导致突然或持续的忧思恼怒过度，情志内伤，均可使人体气机紊乱，脏腑气血阴阳失调而发病或加重病情。所以要做到“嗜欲不能劳其目，淫邪不能惑其心”，通过调节精神情志，使全身气机出入升降通畅，阴阳相济，气血津液相互协调、相互为用，从而维系人体五脏六腑生理功能相对平衡与统一，维护人体健康。

3. 居住适宜，环境为要

《素问·宝命全形论》曰：“天覆地载，万物悉备，莫贵于人，人以天地之气生，四时之法成。”说明人类是自然界的产物，在能动地适应自然环境中不断关注自身健康，从而预防疾病。今从居住环境来说，身居农村者多，而村落大小不一，其建房的坐落，按照地势大都为坐北朝南，面向阳光，易于得到新鲜空气，可起到预防疾病的目的，这正是“治未病”的客观要求。

随着社会经济的不断发展，国家非常重视人们居住的问题，城市住房可以说是美中有优，农村住房条件也得到大幅度改善，重视“三改”（改水、改灶、改厕），清理环境，杜绝病源。王士雄曰：“冬夏衣被过暖，皆能致病，而夏月为尤甚……亦勿过于贪凉，迎风沐浴，夜深露坐，雨至开窗，皆自弃其险，而招霍乱之来也，不可不戒。”提出为预防霍乱，除重视环境卫生之外，还应审慎起居，增强自身免疫力而防治疾病。

4. 饮食有调，注意偏盛

食物是机体生长发育必需的物质，是维持生命活动的不竭动力。《周易·颐卦·象辞上传》“君子以慎言语，节饮食”。强调饮食养生的重要性。孙思邈指出：“安身之本，必资于食……不知食宜者，不足以存生也……是故食能排邪而安脏腑……若能用食平，释情遣疾者，可谓良工。”孙氏根据五谷为养、五果为助、五畜为益、五菜为充的原则来补益精气，即饮食当以谷物为主食，以水果、肉类和蔬菜等为辅助，无病期间要调节饮食，有病则先用食疗，食疗不愈而后用药。在食疗养生方法上，提出五脏所宜食法、五脏不可食忌法、五味动病法、五脏病五味治疗等观点。如多食咸则脉凝泣而变色，即咸入胃中，其气走中焦，布散于诸脉，血行于脉中，与咸相得即血凝，易发生高血压、脑血管疾病等。《养生录》中提及养生“六宜”，即食宜早些、食宜暖些、食宜少些、食宜淡些、食宜缓些、食宜软些。这是对日常生活中调节饮食的建议。

《素问·生气通天论》指出：“味过于酸，肝气以津，脾气乃绝；味过于咸，大骨气劳，短肌，心气抑；味过于甘，心气喘满，色黑，肾气不衡；味过于苦，脾气不濡，胃气乃厚；味过于辛，筋脉沮弛，精神乃央。”借此可以引申为长期的饮食有所偏嗜偏废，会成为致病的高危因素，影响健康。

5. 运动有度，贵在坚持

《黄帝内经》强调要和于阴阳术数，主张用导引、按摩等方法来运动形体，促进健康。同时提倡动静结合，静能养神，动可养形，形神共养，健康长寿。葛洪言："导引疗未患之患，通不和之气，动之则百关气畅，闭之则三宫血凝。实养生之大律，祛疾之玄术矣。"指出运动可调脏腑、通经脉，不运动则气不行血，血脉瘀阻，变生诸疾。汉代名医华佗通过模仿禽兽（虎、鹿、熊、猿、鹤）的特点自创"五禽戏"，具有动中求静、刚柔相济、内外兼练的特性，能强身壮体，防病养生，是经典的古典保健养生操。以上中医传统功法注重强身健体以预防疾病的经验是难能可贵的，值得珍视。

《吕氏春秋·古乐》记载："昔陶唐氏之始，阴多滞伏而湛积，水道壅塞，不行其原，民气郁阏而滞著，筋骨瑟缩不达，故作为舞以宣导之。"古代人们多为阴邪所困，风寒湿阻滞筋骨关节，四肢拘挛，身重而痛，不得屈伸，通过练习舞蹈，活动肢体，舒展筋骨，调畅全身气血，通达经络，以动济静，祛除阴邪，增强体质，延年益寿，正所谓"流水不腐，户枢不蠹"。缺乏锻炼或过之，则如《素问·宣明五气》所言"久视伤血，久卧伤气，久坐伤肉，久立伤骨，久行伤筋"，变生他病。

总之，中医"治未病"起源于远古，雏形于《周易》，形成于《黄帝内经》，后被历代医家所重视而不断充实、发展和完善，趋于成熟。当代，为给人们提供更好的卫生保健服务，我们应当将疾病"关口前移""重心下沉"，对疾病的调控要定位在"防"，做到"法以阴阳，顺应天时""形神修养，自我心知""居住适宜，环境为要""饮食有调，注意偏盛""运动有度，贵在坚持"等。

中医"治未病"是一项功在当代、利在千秋的伟大事业，需要我们加以挖掘和研究，继承和创新，重新审视中医"治未病"的特色与优势，使特色更特，优势更优，推进中医药持续健康发展。中医"治未病"的理念与实践应顺应时代的召唤，重新焕发更璀璨的光辉。

四、"通"法之用实属"八法"论

盖"通"者"达"也。如《辞海》所云"通，贯通，由此端至彼端，中无阻隔”之意也。就机体言之，在生命活动中，阴阳平衡，气血调和，气机畅达是新陈代谢活动的基本保障，脏腑经络、气血阴阳各方面的功能失调均可导致异常“通”的症状。但不通的症状，当须明辨虚实，虚则以补为通，而实者以通之，即以通为用，以通治之，通可去滞，通可导滞，所以通之为法，在“八法”中富有新的内涵，可说更贴近时代，并有双重的含义。

中医治病提出“八法”是前人在长期医疗实践中通过辨证论治不断总结出来的。如追考历史，始于仲景在所著的《伤寒杂病论》中介绍了八法的内容，直至清代名医程钟龄在《医学心悟》中把汗、吐、下、和、温、清、消、补的八法又作了具体的诠释，这也把“通”法寓在此中。仲景对通因通用法的应用，真可谓用心周全，巧妙灵活，其所指“通因通用”不局限于下法，而汗、吐、和、温、清、消、补等法都包含着通法在内，这就说明了通法不应拘泥于下法，而只要人体表现异常通的现象，均可用通法治之。

如心血管疾病提出以养为通、以通为养、通养结合的原则，反映出医者的新悟，充分扩展了“通因通用”的应用范围。正如张从正“君子贵流不贵滞”，着重强调了气机通畅的重要性，对血脉疾病主张调气以和血、调血以和气的通法之用。心主血脉，通连周身，上连脑海，下交于肾，相系于肝，居于肺下，养赖于脾。然心为君主之官，主司神明，按其生理特性以通为养，而通又当温之，至于如何温而通之，需要明辨虚实寒热，从而达到通的目的。

如心阳不振和心气不足在症状表现上是有区别的，前者畏寒厥逆，脉现细弱，后者气短懒言，舌质暗淡，脉细弦涩等。取药一以附子，一以桂枝，以通而言则用桂枝最为切题，因桂枝性味辛温而不燥，色赤走络通脉，其与附子胜之一筹，故在临床遇有心脉瘀阻证，取之则应效。可见通法不仅六腑为用，而五脏病变针对不同情况以通取效的医案可不胜举。这无疑为通法扩大应用范围，展示了新的思路。

五、“冬令进补”论膏方

随着社会经济的快速发展和人民生活水平的日益提高，人们不再仅仅注重疾病的防治，对中医学中的养生保健知识也越来越重视，诸如“春夏养阳，秋冬养阴”“顺时养生”“冬病夏治”“冬令进补”之类。今就“冬令进补”和膏方处方的一些认识跟大家交流一下，并供参考。

（一）何谓“冬令进补”

“冬令进补”蕴含着深厚的中医文化，是我国几千年来防病强身的传统方法之一。中医讲求“天人合一”的整体观，按四季气候不同来进行顺应性调节，以摄生养命，祛病防疾。早在《素问·四气调神大论》即有“四时阴阳者，万物之根本也。所以圣人春夏养阳；秋冬养阴，以从其根，故与万物沉浮于生长之门，逆其根，则伐其本，坏其真矣”的记载。还指出春生、夏长、秋收、冬藏，是万物变化的总规律，养生者必须遵循这个规律，从而达到天人相应的境界，这样才能长生久视，尽终天年，反之则灾祸降临，疾病丛生。“冬令进补”正是遵循了这个自然规律，因此又有“冬藏于精，春不病温”的说法。

中医经典提出“冬至一阳生”，认为冬至是冬三月气候转变的分界线，在此阳气渐生、阴气始退之际进补，扶正固本，萌育元气，使营养物质最大限度地储存体内，闭藏之中蕴藏活泼生机，有助于体内阳气之升发，增强身体抵抗力，滋养五脏，亦可有效地预防疾病及开春的时行温病。在民间也有“今冬进补，明年打虎”“三九补一冬，来年无病痛”之说，可见冬令进补的目的是预防和修复疾病，其作用不可小觑。从“治未病”来说，“冬令进补”的健康意义更值得关注。

（二）膏方进补特点

“冬令进补”又可分为“食补”和“药补”，其中“药补”尤以膏方最为适宜。膏方俗称为“膏滋药”，以其剂型为名，属于中医丸、散、膏、丹、酒、露、汤、锭八种剂型之一。其制作工艺是将复方中药饮片反复煎熬，去渣滤清，取汁浓缩后，以胶或蜜等赋形剂调制而成的半流体状内服制剂，与普通的中医治疗方法相比，具有应用范围更广、吸收方便、便于携带等优势。

膏方在我国有着非常悠久的历史，早在西汉《五十二病方》中就有记载，东汉张仲景《金匮要略》记载的大乌头煎、猪膏发煎是内服膏剂的最早记载。宋朝膏逐渐代替煎，基本沿袭唐代风格，用途日趋广泛。明清时期膏方运用上至宫廷御用，下至民间滋补养生，有了更大的发展，如《寿世保元》中的“人参膏”“琼玉膏”等。

（三）膏方处方宜忌

膏方处方的开具，跟其他处方一样，也必须在中医理论的指导下，通过对服用者的辨证论治，这样开具的膏方处方才能达到强身健体、祛病延年的目的，而不仅仅是简单地罗列一些症状，写出一张处方就算了事。当然，这里也不是提倡要写洋洋大观的空头理论。

由于膏方需要长期服用，所以处方必须要做到中正平和，不偏不倚，采取双向调节的方法，而且要调补而不碍脾胃。总的来说，开具一张好的膏方处方需要注意以下几个原则：燮理阴阳，以平为期；诸法同施，顾护脾胃；量体选药，因人而异。

1. 燮理阴阳，以平为期

膏方的组方应以阴阳平衡为总则。人体始终处于动态稳定的内环境之中，它是通过阴阳的对立、互根互用、消长转化来实现的。《医贯砭·阴阳论》说：“阴阳又各互为其根，阳根于阴，阴根于阳，无阳则阴无以生，无阴则阳无以化。”一阴一阳，相为表里，一形一气，互佐生成。人的生命活动，是以阴阳为依据的，阴阳平衡，人则健康无恙，延年益寿。

人之所以生病，就是因为阴阳失去相对平衡，出现阴阳偏盛或阴阳偏衰，这也是人体衰老的根源。“形不足者，温之以气”“精不足者，补之以味”，利用药物的偏胜之性，恢复人体阴阳气血的动态平衡。还需熟知张介宾《景岳全书·新方八略引》所言：“善补阳者，必于阴中求阳，则阳得阴助而生化无穷；善补阴者，必于阳中求阴，则阴得阳升而泉源不竭。”从而最终求得“阴平阳秘，精神乃治”的目的。

2. 诸法同施，顾护脾胃

脾胃同居中焦，一脏一腑，互为表里，通连上下，为水火之机，升降金木之轴，实为人体气机升降出入运动之枢纽。脾为阴脏，藏而不泻，其性主升，为胃行津液，升清降浊，输布水谷精微，为气血生化之源，阳气升则水谷精微赖以上输；胃为阳腑，泻而不藏，其性主降，水谷之气得以下行，全赖胃腑下降之功。胃强脾健则水谷气盛，精足神旺，气机畅和，先天得养，后天得济。“脾胃者，五脏之宗也，四脏之气皆禀于脾，故四时皆以胃气为本。”“若脾胃一弱……虽滋肾而肾不生精，虽养心而心不生血，虽清肺而肺不生液。”可见，脾胃之气的盛衰情况，对于疾病的转归、人体体质的恢复有着极其重要的意义，正所谓“治脾胃以安五脏”。

脾胃为后天之本，气血生化之源，因此顾护脾胃对身体的调治尤有重要意义。故在膏滋药物的选配上，应尽量多选平和之药，不用或少用伤胃、败胃药物，在使用有碍脾胃之剂时均应参以和胃、护胃之品。总之，脾胃健运，方能彰显功效。在具体的处方遣药中，应注意立法上的双向考虑，以达到方药的平和而不偏颇，益养而不过位。以下将从寒热并用、升降平衡、通补结合、润燥适宜四个方面来谈如何做到顾护脾胃。

（1）寒热并用：寒热并用法，在八法中属温、清两法，又叫温清合法。寒与热，凉与温，药性截然相反。《素问·至真要大论》曰“寒者热之，热者寒之”，又强调“治寒以热，治热以寒”，这是中医的治疗原则。如治疗脾胃病时，病邪交阻于中焦，寒热错杂，若单用辛温芳香化湿则有助热化燥之弊，纯用苦寒清热又有助湿阻气之嫌，故须辛开苦降，寒热并用。《医碥》曰：“寒热并用者，因其人有寒热之邪夹杂于内，不得不用寒热夹杂之剂”。李时珍《本草纲目》曾盛赞寒热并用法，谓“此一冷一热，一阴一阳，寒因热用，热因寒用，君臣相佐，阴阳相济，最得制方之妙，所以有成功而无偏胜之害也”。

膏方配伍亦要顺应生理特性，适应病邪特点，据病情变化而并治寒热、平调阴阳。寒性药、热性药共同组方，其作用既相互制约，又相互促进。如临床所见呕逆、吐酸多为火热上冲所致，故假借左金之意，取红豆蔻散寒燥湿、醒脾和胃，佐黄连辛通苦降、抑制肝木，如是寒热相配，则呕逆、吐酸自止。对于肝胆有热、脾胃虚寒之患者，在论治上当以清肝利胆、温中和胃，取方用药需要紧扣病机，因为过于清则有碍脾胃，温燥失度又加重郁热，所以常取煨姜或桂枝 3～5g 即可达到温中和胃的目的。所取二药乃属温而不燥之品，非干姜、炮姜所能替代，药之炮制可谓极为重要，对疗效将起到潜移默化的作用，即使是当今疾病谱下，药物的演变，制作创新，仍需关注中药的传统制作，不得一概而抛。此之所言乃针对肝胆郁热、脾胃虚寒的证治取效之感，并非虚言。

（2）升降平衡：临证时必须重视中焦脾胃，调理中土时又应十分注重气机的升降，而且谨守升降相衡之“度”。也就是掌握“升”要升到什么程度，“降”要降到什么位置，才可使之平衡，保持常态。此升降之“度”的衡量标准只能是临床疾病症状缓解的程度，譬如胃气上逆，嗳气频频之症，如药后症减，说明降已到位；又如头昏乏力，血压值低，拟用升举之法而得解，说明升已应效，均须以疗效作标准。

处方时升降药物的使用，如提升之柴胡、枳壳，降气之旋覆花、代赭石等。为使脾升胃降的功能协调，升降药物常配对使用，如葛根配代赭石，取葛根醒脾和胃、除烦止呕，配代赭石重镇降逆，两者一升一降，和胃安中。用葛根时必煨之，如《本经逢原》有云“葛根轻浮，生用则升阳生津，熟（煨）用鼓舞胃气”，且用量可至 25～50g。今以药对来说，配伍得当，对于虚实互见、寒热夹杂的疑难杂症，常可到应手之效。

（3）通补结合：膏滋药以补为主，即《黄帝内经》“虚者补之”“劳者温之”“损者益之”之谓，但用药要恰到好处，宁取循序渐进，而不可峻补太过，不要求速成，大剂猛进。膏方内多含补益气血阴阳的药物，其性黏腻难化，若纯补峻补，会妨气碍血，留邪内闭，于健康无益，故配方用药必须动静结合，才能补而不滞。

如生脉散可益气生津、敛阴止汗，但人参性味甘温，若属阴虚有热者，常以沙参代之。微苦补阴，甘则补阳，沙参味甘微苦，厥阴本经之药，又为脾经气分药。方中沙参既可补气，又抑麦冬、五味子之滋，三者相伍既气阴两补，又无过偏之害。

总之，补而不滞，滋而不腻，以气血流通、脾胃健运、阴阳平衡为度。膏滋药除用于补虚，也可应用于一些慢性病、虚实夹杂者，但此时用祛邪之品，当慎重，攻邪“衰其大半即止”。在膏方中配以轻灵流通之药，不仅可以避免因过度补益致中焦窒塞、脾胃迟钝之弊，而且能协同诸药起到补益疗效。具体用法有如下两种。

1）疏肝理气：常用绿萼梅、佛手、延胡索、木蝴蝶、香橼皮等，由于这些理气药，凉而不寒，温而不燥，适宜在膏方中调配以久服，故临床所喜用。

2）和胃通降：常用鸡内金、陈皮、香谷芽、炒麦芽、檀香等。如鸡内金一药，“对肝脾两经最合，健脾和胃，消滞而不伤正气”；檀香“则香而不燥，拌炒谷麦芽为最佳之开胃药之一”等。两者又相辅相成，相得益彰。临床常选用滋阴降火之大补阴丸、滋补肝肾之二至丸，二者皆为清上补下的代表方。

（4）润燥适宜：在阴阳五行学说中，脾胃属土，脾为阴土，胃为阳土，脾喜燥恶湿，胃喜润恶燥。脾为阴脏，体阴而用阳，阳气易不足，然脾阴得阳气温煦始能运化无穷，故脾阳当健；胃为阳腑，体阳而用阴，津液易不足，但胃阳得阴津滋润方可受纳不断，故胃阴当润。正如《临证指南医案》所云：“太阴湿土，得阳始运，阳明燥土，得阴自安。”脾喜燥恶湿，用药忌柔用刚；胃喜润恶燥，用药忌刚用柔。因此在脾胃的调治过程中，对温燥及寒润药物的使用，慎重有加，以防出现胃燥津伤或湿困脾阳之弊端。

即使出现胃阴不足或脾阳不振之证，亦应牢牢把握脾胃之生理特性，以刚柔相宜、燥湿相济为原则，掌握寒温、燥湿之度。如白术与白芍相伍，健脾阳而不燥胃津；有胃阴不足之象，以怀山药、香扁豆健脾和胃，免白术之燥性，使用山药能滋养脾胃之阴，加以石斛、沙参润养胃阴；见湿困脾胃之时，加用苍术、佩兰温燥以祛湿。

3. 量体选药，因人而异

膏方适合人群较为广泛，其用药多，服药时间较长，且每人的体质类型和疾病情况不同，不宜用成方膏方。秦伯未在《膏方大全》中指出："膏方并非单纯之补剂，乃包含救偏祛病之义。"其用药不仅重视补气、补血、滋阴、壮阳、益精、生津，还需注意其体内之所偏，详察病情，谨守病机，分气血，辨寒热，知开阖，分缓急，别脏腑。遣方用药注重扶正不留邪，祛邪不伤正，补勿过偏，循序渐进，否则易致阴阳气血失衡，诱发或加重病情。

（1）常人膏方进补：于常人来讲，据年龄的大小，年老者脏器衰弱、气血不足、运行迟缓，宜在补益气血的同时增加行气活血之品。但应注意老年人元气已衰，用攻之法，及病即止，不可猛攻伤正，损伤元气；中年人脏气始衰，又多于七情劳逸所伤，用药宜补泻并行；小儿为稚阴稚阳之体，调养宜用甘淡之品。据男女性别之异，女子以肝为用，常伤于情志，故用药常以疏肝理气解郁之品。

（2）患者膏方进补：于病者来说，气虚者以补气为主，重在健脾益气，常用药物为生黄芪、炒白术、茯苓、当归、陈皮、杭白芍、桂枝、麦冬、五味子、防风、炙甘草等；血虚者以补血为主，重在补脾益肝肾，常用药物为怀山药、熟地黄、阿胶等；阴虚者以养阴为主，重在滋养肝肾，常用药物为枸杞子、杭菊花、生地黄、怀山药、山茱萸、炒丹皮、泽泻、石斛等；阳虚者以温阳为主，重在温补肾阳，常用药物为肉桂、补骨脂、菟丝子、仙灵脾、鹿角胶等；痰湿者以化痰为主，重在健脾利湿，常用药物为党参、清半夏、扁豆、砂仁、莱菔子、苏子等；湿热者则以分消湿热、清泻伏火为原则，常用药物为藿香、栀子、石膏、龙胆草、茵陈、大黄等；气郁者宜疏肝解郁、安神定志，常用药物为淮小麦、炙甘草、柴胡、枳壳、制香附、绿萼梅、合欢皮、酸枣仁、佛手、延胡索、川楝子等；瘀血者当以活血化瘀、疏通经络为原则，常用药物分上、中、下，在上取以丹参、川芎、三七、地龙为宜，在中当用五灵脂、䗪虫，在下拟用桃仁、红花、三棱、莪术、乳香、没药、赤芍、水蛭、益母草等，而三七、川芎、丹参等用于上、中、下皆宜，特别是三七在治活血中更有他药不能替代的作用。

还应注意先天禀赋、后天调养等，均需仔细辨证后一人一方、量体用药，这样膏方的针对性强，疗效才能得以充分发挥。

膏方之制定，遵循辨证论治法度，具备理、法、方、药之程序，具有补中寓治、治中寓补、补治结合之特点，不仅养生，亦能治病。因膏方服用时间长，医者必须深思熟虑，立法力求平稳，不能有偏差。偶有疏忽，与病情不合，不能竟剂而废，医生与病家皆遭损失。故开一般处方易，而膏方之制订难。

中医膏方的传统特色，还充分反映在文学和书法上。如打开历代著名医家所著的临证医著，不难看出膏方的书写非常严谨，从认证到立法处方用药都紧紧扣住首末，一丝不苟。好的膏方处方，不仅是一个医案，实际上也是一件艺术品，甚至可说是中医文学书法的展示。从自身而言，今天虽然不能做到这一点，但是作为一个中医应该努力提高医案文字的书写，这是职业的要求，希望广大中青年中医，在追求提高诊治水平中也应该在这方面加以努力，达到职业的完美。

第三节　临床重在求真务实

一、中西并重，融合互补

党的十九大提出“坚持中西医并重，传承发展中医药事业”，明确要把中西医摆在同等位置，互为发展，为健康中国服务。我国医学的发展实践有中有西，这是国情所定的，也是自然科学发展的自我形成和内在规律，这种形成和融合的结果是有利于满足人们健康需求的。我们知道西医学进入我国仅两百多年的历史，但其发展是非常迅速的。在我国，某些领域的技术和研究甚至超过西方，西医在与中医药并行中进行有机融合，做到取长补短，相互渗透，发挥了非常好的互补作用。

但从另一角度去看，中医药发展虽有几千年的历史，中医药技术传承、研究、创新等方面的发展却相对落后于时代，这种原因既有外界的影响，也有本身的问题，我觉得关键还在于内因。中医药有五千年的历史，是中华民族传统文化的瑰宝，它的传承发展长期处在基层，加之受小农经济思想的束缚，视野偏于狭隘，虽有历代先贤著书立说，但医生技术参差不齐，难以得到广泛传播。况且，在清末民初时期，民族虚无主义抬头，认为中医药是伪科学，甚至有人恶意提出要废除中医的言论，可想那时中医的处境是何等艰难。

华夏儿女数亿人几千年的生老病死是靠什么维系的？中医药一直发挥着其独特的作用，在中华民族繁衍发展中做出了特有的贡献。历史上不乏有识者看到中医药从理论到临床实践无不展示出其科学性与实践魅力，如毛泽东早在 1913 年在《讲堂录》笔记中就写道："医道中西，各有所长。中言气脉，西言实验，然言气脉者，理太微妙，常人难识，故常失之虚。言实验者，求专质而气则离矣，故常失其本，则二者又各有所偏矣。"言短意深，辩证、科学地表明了中医的科学性和深刻哲理，这给了民族虚无主义者一个有力反击。黑暗已经过去，光明早已到来。下面我想就中西医如何并重、融合互补谈几点粗浅的感受。

（一）取长补短，坚定中医信念

新中国成立七十多年来，中西医在取长补短中相互发展，特别是习近平总书记对中医药工作作出的一系列指示和批示，为中医药事业振兴发展指明了方向，也深刻阐述了在新的历史时期下"怎么看中医药，怎么定位中医药，怎么发展中医药，如何保障中医药发展"，把中医药传承发展讲到位。健康中国的战略决策需要中医药发力，而推动中西医融合发展又是关键一环。我们中医药工作者必须坚定信念，加倍努力，切实把中医药这一祖先留给我们的宝贵财富继承好、发展好、发挥好。

我想我们必须从科学角度再认知一下中医学的特点，我认为中医药理论的本质就是开放包容、海纳百川，能够主动吸纳、消化、融合当代先进的人文科学、自然科学的理论和方法而谋求自身发展。历代典籍和先贤经验表明，中医执业者历来都要有较高的知识素养，这是中医药学的根基。所以，今天对传承是有双重要求的，多年来国家中医药管理局按照中央决策要求积极施政，把中医药人才培养放在首位，采取两手抓，一手抓院校教育，一手抓师承传授，并对师承进行多层次多形式的指导，以解决中医药传承发展的短板。

只有找准缺口，认真去抓，一抓到底，才能抓出成效，如失时机，将会出现学科后继乏人。这可能是我的多虑，望后人去见证。中医人才的培养需注重延续性，特别是临床家的培养，非短时所能成，除跟师学习，还要靠自身努力，更重要的是要有信念，有坚定的信念方可有成。只有不忘初心、牢记使命，联系自己实际，在学习和工作中找差距，用心解决自己的不足，才能传承发展好中医药事业。

（二）认识自我，找准中医定位

西学中和中西医结合举措在新中国成立初期就已提出，数十年过去了，“结合”得如何？融合得如何？需要我们认真总结一下成效。我身居其中，既看到成果，又看到中医药自身的诸多问题。

一是中医辨证思维囿于西医学检查诊断标准，甚至有的中医临床专业人员依赖西医学的检查、检验、超声、病理等报告，先入为主，对号归类于是中医的什么证、什么病，没有中医的辨证思维。然后开出中医处方，下次复诊前再化验、检查，以检查报告指标的变化来判断中医辨证施治的成效。不坚守自己原有的辨证论治核心理论，开出的方药没有君、臣、佐、使的中医药原味，一张处方二十多味，甚至三十多味，看不出主攻方向，抓不住主要矛盾，头痛医头，脚痛医脚，试图一张处方解决病患所述的所有症状，没有阴阳五行、相生相克的分析，缺乏中医病因病机的判断。稍有中医知识者也会质疑，中医是讲究配伍的，这不是中西医结合，更谈不上融合互补。

二是中医人自身的不自信。不可否认，西医学站在生命基础科学的基础上，从人的基因、细胞、生理、病理的角度去认识疾病，从微观的层面去观察、检查、治疗疾病，给予精准手术，靶向性治疗，生命支持辅助，对人类的生命健康做出了巨大的贡献。但尺有所短、寸有所长，我们不能因此而心怀自卑、自愧技不如人而丢弃中医药，或是挂羊头卖狗肉。之所以出现这种现象，我认为还是对中医药自身定位不准，不清楚如何发挥其优势和独特作用，缺乏艰苦、朴实的临床实践，没有临床疗效何来的自信，说到底还是专业思想不牢固，对中医西医融合定位不清的表现。

三是少数中医人自恃清高，夜郎自大，认为中医“包打天下”。比如面对肿瘤患者，中西医协同应该说非常必要，西医化疗，我们得扶正；西医杀肿瘤，你也要去杀癌细胞，只会适得其反。其实也是对中医辨证施治核心理论认识不清、把握不住的表现。

（三）做好“结合”和“融合”的大文章

正确理解、把握“中西结合，融合互补”非常重要。从字意来说，“结合”是结聚、合作在一起而形成一个共同体，团结起来做好事情。至于现时提出的“融合”，从“融”字的含义来说，“融”有调和、融洽之意，对两种不同的事物进行相互渗透，取长补短，融会贯通，使之得到更好的发展。国医大师孙光荣教授在《中国中医药报》2019 年 5 月 9 日、10 日、13 日 3 版连续发表《传承、融合、创新是发展中医药事业的三大攻坚战》三篇文章，深入阐述中医药其旨、其理、其法，并从医学、技术、跨界、文化等四个方面对“中西医融合互补”展开讨论。其发声是深刻领会习近平总书记关于发展中医药的重要论述，牢牢把握了新时代、新要求，其用心之苦应为共鸣。应该说中西医融合是时代赋予医者的使命。

中西医结合，我认为不是简单的“1+1 ＝ 2”或表象上的“你中有我、我中有你”，更不是中医院有一整套西医检查手段、手术和治疗方法，也非综合性医院设有中医科那么简单。中西医结合治疗的对象是患者，是因病结合、对症融合。

1. 辨证诊断上坚持两个思维

即“借西守中”思维和“衷中参西”的思维。应该积极地借助西医学的检验检查等手段发现、认识疾病。通过西医学手段甄别其有无器质性改变，是否可以选择手术等医学手段进行治疗，是否存在需要生命支持辅助手段进行挽救等。如此，在适当的时期、适合的阶段，遵循中医的辨证思维，分析判断患者的阴阳虚实，给予针对性的方药调理，支持、辅助西医共同取得临床佳效。特别是对于一些慢性疾病，如肿瘤手术、放化疗等恢复期患者，中医药作用是无法替代的。

在辨证上，中西医是有差异的，中医是以宏观和形象思维用“四诊”（望、闻、问、切）去辨识处理，剖析“八纲”（寒、热、虚、实、表、里、阴、阳）和五脏六腑四肢百骸的生理关系等，都是中医思维核心体。思维需要用心学习和领悟，这是学习中医的首要。中医临床辨证论治，就是中医处理人体疾病信息所采用科学方法，辨证有严密的逻辑，论治有严格的规定，不是可以任意施为的。再就“证”而言，有三个基本要素，即病位、病因、病性，如此也需要去领悟。

2. 施治处理上坚持“宜中则中，宜西则西”和中西互补

中医药讲究“三因制宜”——因人制宜、因地制宜、因时制宜，辨证施治。“三因”体现了一切从实际出发，具体问题具体分析，强调既要注重事物的普遍性和共性，又要研究事物特殊性和特性，从而能够对症下药，取得奇效。

比如2020年初暴发的新冠疫情，中西医结合就展示了强大的力量。但这种互补结合是有讲究的，疫情初期适宜采用中医药来预防；对于轻症和转阴恢复期的患者要按照中医辨证施治的原则给予辅助、扶正、增强机体的正气，提高抗病能力；至于重症、危重症时期，则必须宜中则中、先西后中，对症辅助生命支持，度过危重期，保证生命体征逐步转入平

稳阶段，然后根据个体情况结合“四诊”，辨证施策，恢复机体功能，达到康复。

再如很多肿瘤患者，早中期有机会手术，应尽可能做根治性手术，即便没有手术机会，也要采取有效化疗手段积极控制肿瘤细胞的发展。西医治疗疗程结束当可辅以中医药以扶助正气，减轻放化疗等的副作用，增强机体的抵抗能力。

3. 创新发展上坚持“百花齐放，借西促中”

中医药的创新发展不仅是要在守正基础上针对自身的理论、临床实践、理法方药及药材的培育、加工炮制、制剂研发、古方新用等方面，更重要的还在于积极借助和利用微观角度下有效成分的检测、提取等先进科学技术手段和方法来不断发现中医药新效能、新用途，不断研发出包括给药途径在内的一系列中医药创新成果。如屠呦呦从中医典籍《肘后备急方》中得到青蒿素提取的灵感，将青蒿素应用于疟疾治疗，挽救了数百万人的生命。

中西医结合，中西医并重，是医学发展的必然趋势，两种医学取长补短、优势互补，共同提高我们在疾病预防和治疗中的能力，更好地为健康中国贡献中医力量，更好地创造具有中国特色的医学新体系。

二、读祖父医案偶识

先祖父恕甫公悬壶巢、合两地，凡数十年，医技精湛，医德高尚，深受当地百姓尊崇。今祖父已辞世近六十年，而我亦年届九旬，人年愈老，思亲愈切。每于诊余之时翻阅祖父所遗手墨，昔年侍诊聆授诸情景即重浮眼前，思念之情油然而生。祖父是我医学启蒙之良师，更是我为人立世之楷模。二十年前我曾选祖父验案百例，辑成《徐恕甫医案》一书，置之案头，常读常新，于祖父医术医德修养，更有深层体悟。

祖父初尚“不为良相，当为良医”之言为座右铭，矢志习医，一心苦力搜求，探及医学之奥，对仲景《伤寒论》着力尤多。他认为《伤寒论》之397法，113方，出入加减，皆示人随机应变。所以然者，为医当灵活变通，不泥于古，提出“学古”要守其常，达其变，师古而不泥，注重博采众长，不拘一说。

祖父在临证时，细考病机，详审脉理，外而四肢百骸，内而三焦脏腑，逐一推想，一病有一病之机，一病有一病之理。其受病之因，发病之源，受在何经，患在何部，分析清楚，按法施治。对选用方药，则提出既不执方，亦不离方。不执方，因病有异同，不能一律治之；不离方，药虽变更，亦不能离乎方法之外。此为祖父善学前人之心得。

凡病因于寒者，祖父治宗《伤寒论》之法；因于温者，法从温病学说，或兼助阳益气，或佐阴生津，而始终立于祛邪。处治湿温病时，常引清末陈光淞言“湿温病，所感之气最杂，湿多热多，治法迥异，化热化燥，清变无定，清热太过，留湿困脾，养阴不当，反成蒙蔽，见证施治，用药最难”，多权衡湿与热孰轻孰重，用药十分得体。

又古方今用，在于运筹。其治妊娠冷哮，投用小青龙汤，一剂病解。方中姜、桂、细辛等均系妊娠所忌，既有孕，仍遣之，这正是深领“有故无殒也”之意所取。在研讨肺痨（肺结核）时，不循古人常法，依据肺之生理特性，提出了一补肺体、二宣肺气、三和肺络、四理劳伤、五调营卫、六填空洞的诊治六法，为本病的中医药治疗，开辟了新的思路，亦是匠心独运。

其图治杂病，密切结合临床实践，更侧重调理脾胃，尚前人“五脏不足调于胃”之旨。他主张调理脾胃应遵循“峻平缓急，随证分治；同病异治，异病同治；纠偏制弊，矫枉过正”的三条原则。内伤脾胃有轻重缓急之别，而调理方药又有辛甘燥润之分。应用调理脾胃治法时，宜紧扣其证，随证予以峻补或平补，急投或缓图。

如医案中脾胃虚寒一例，所述病情已有数年之久，治宜理中丸剂以缓图治，连进 3 料，诸证消除，恢复正常。可见方药虽统一，而制作有异，则收效有缓急之分。医者均知理中丸出自《伤寒论》，“假之以燃釜薪而腾阳气”，是温补脾胃之要方。理中加附子，更增腾阳之力；但蜜泛成丸，则其存猛而挫其锐。以此调补久病伤脾阳、阳虚生内寒的证候，功到自然成，欲速反不达。

大量验案中，究其变化规律，可发现始终贯穿着同病异治、异病同治的辨证观点。如案中一位宿恙胃病，近趋加重，呕吐频频，不能饮食，处于奄奄一息状态，脉右沉细，左虚弦。欲安中，必制木。仿附子理中合戊己丸之意，改为汤剂投之。药用熟附片、淡干姜、草果仁、吴茱萸、炒川黄连、炒白芍、广木香、烧焦红枣、生姜汁、老灶心土和水煎药。1剂吐止，3剂能进米泔汤，后继进3剂，可食稠粥。再投附子理中丸2料，渐趋康复。

若与前例相较，可谓同中有异，异中有同。其病情同脾胃，均为虚寒。前例病势缓而病机单纯，故以附子理中制丸缓图；本例病势既急，病机又杂，土已虚，木乃乘，故以附子理中入煎急投，并增左金辛开苦降，白芍、姜、枣柔肝条达，从而为调理脾胃治法展现了多方面意义。不仅可随证治以峻、平、缓、急，且可治本顾标，同病异治。

遇见咳喘，以虚实分证，从脾论治，案中有载，虚在脾、实在肺，脾虚失运，滋生痰湿，上渍于肺，气失宣展，酿致咳喘。经云"脾为生痰之源，肺为贮痰之器"，义即如此。方选六君子汤合旋覆代赭汤出入，理脾化痰，降气平喘，补中寓攻，标本同治。足见祖父应用调理脾胃治法，指征广迈，有根有据，并往往以一法使异病得以同治。

所谓纠偏制弊，是针对脾胃生理特性而确立的法则。因为脾恶湿，胃恶燥，健脾太过易碍胃，养胃不慎将困脾。所以祖父在调理脾胃时，既以药偏调病偏，又谨防药偏太过，矫枉过正。如在医案中对中焦虚寒证，为避免辛燥过位，有耗胃阴，常以木瓜、白芍、乌梅酸甘化阴之品，力制其燥，从而达到脾升胃降，转归正常。在调理脾胃方面，祖父用药多经深思远虑，决不滥用温燥，可谓良苦。

祖父用药轻灵，又善遣反佐之药。医案所录百余方，除外用或制膏、丸方外，没有一味药的剂量逾越15g，甚至于有一首药方的每味药都在

3g 以内，而且每方的药味不超 14 味，用药组方量轻剂小。即使见神昏壮热，病重势急，却以银翘之辈收显效。用热性药，屡选肉桂、附子之属，但用作汤剂却不超过 6g，疗效都十分显著。其用药味少量轻的风格，尤可启迪于后学。前人说“医不传之秘在用量”，确是经验之谈。在临床上，即使辨证用方无误，但如果处方中药味用量太轻、太重或配合失当，必然会影响疗效。除辨证明确外，在很大程度上取决于处方用药、剂量配伍。

又中医治病能否取效，绝非一方一药所能及，在临床上虽有“八法”可循，但遇有疑难奇疾，若取常法往往无济于事，必须另辟蹊径，而取“兼备”及以反佐，用和平轻剂以起重症，则是治疗方法中的高超境界了。所谓“反佐”一法，其源出《黄帝内经》，诸如“热因热用”，“寒因寒用”，“通因通用”，“塞因塞用”，上病取下，下病取上，左病治右，右病治左，欲升先降，欲降先升等等，都是反佐法的具体应用规律。反佐实是反治的发展，名异实同，是一种更具艺术性的配伍用药方法。

祖父学术精博，临证时察细析疑，一丝不苟，对于疾病的认识，不但了解现在症状，又顾及过去症状，且预测未来症状及其转归，因此在立法、选方、用药时，就能做到主次分明，既击中本质，又顾及现象。

如案中介绍一张姓幼儿，平素其家溺爱，每天予煮鸡蛋 2 只，天长日久，腹渐隆起，不思饮食，某日突然口禁暴厥，气息紧迫，二便不通，两目突出，四肢逆冷，六脉若有若无，已濒危境。证属食厥，因饮食失调，食停肠胃，久伤脾阳，滋生内寒，气滞食结，致使上焦不通，下脘不畅，真阳欲脱，阴阳格拒。此非下夺不可逆转，故以三物备急丸急下内结之宿食，以白通汤力挽欲绝之阳气，又反佐以咸寒苦降之童尿，藉以解除药证格拒，使诸药各有所矢，取以汤、丸并进(热药凉服)，迭进 2 次，腹中辘辘有声，连泻恶臭粪便若干，腹胀顿除，气息瞬转平缓，脉回肢温，由危转安，化险为夷。反佐药之遣用若此者，在医案中屡见不鲜，为其临床经验中一重要特点。

祖父虽已离世近半个世纪，而每读其医案犹似在身旁提点。所录验案，无一不闪耀着他老人家视患者之病如己受的大医情怀，临证用思的严谨巧妙和遣药处方的机圆法活，对后学影响颇深。有鉴于此，余将奋力对其尚存多卷未刊验案详加整理，以飨杏林，普惠大众，冀祖父九泉含笑。

三、注意缺陷多动障碍中医证治

注意缺陷多动障碍，又称儿童多动症、脑功能轻微失调，是一种儿童常见行为异常性疾病。本文拟从中医角度对其发病原因及防治问题略谈拙见。

儿童多动症的发生确实从不同程度影响儿童的健康成长，在 20 世纪 60 年代国外就兴起对本病的研究，而在我国的研究实践中，中医药治疗本病亦显示出独特优势，但随着时间的推移和发病率的增高，其发病的病机病因和防治问题已引起医学界的高度关注。笔者认为今天研究的起点，首先还应着眼于本病病机病因的研究。

（一）致因分析

从中医学理来看，其致因有三。

1. 先天不足

所谓先天是人身生命之本元，而先天之本在肾，故有肾主先天之说。然就小儿生长发育过程来说，从胎儿到儿童期历经十多年的时间，在这个过程中其形体和生理功能是有几次从量变到质变的飞跃。这个飞跃尚处于“稚阴稚阳”未臻成熟之际，因此历代医家把这种现象称为“脏腑娇嫩，形体未充”。胎儿在未分娩时，其营养全赖于母体，若母体稍有差异则直接影响胎儿的发育，特别因病用药不当，处理不慎，造成的后患更难预料。而人之禀赋强弱对后天发育将会带来重要的影响，因为肾主藏精髓，与肝同源，所谓肝属乙木，肾属癸水，精血相生，内寄相火，源于命门，相互为济，保持平衡，同供心脑，增长智力，一旦失衡，则产生病理变化，可见肾在胎儿生长发育过程中是起着极为重要的作用。

然而多动症也是其变化的一种特异性综合征。多动症固然临床症状多端，但是仍以“动”为特征的一种病理表现。中医理论认为，无风不动，风由肝所致，因肝为风木之脏，而小儿更易动肝风，《丹溪心法》的小儿“肝常有余”之说确信其然。动之为肝，肝肾同源，肝之受病，水不涵木，又可不言喻。然动之于内则上扰于心，故出现一些理智性的病理体征，至此如失调治，有可能造成多脏器功能失调的疾病，这可说是多动症因素之一。

2. 后天失调

小儿生长发育赖于脾胃运化，故称脾为后天之本。脾胃位居中州，为生化之源，濡灌五脏六腑，四肢百骸，其属一阴一阳，主司升降及水谷输运、运转、吸收精微，排出糟粕的作用。如《脾胃论》中说人之清浊之气，皆从脾胃而出，清阳出上窍，浊阴出下窍，一升一降，其之受纳运化，为各脏腑器官组织的生长和机能活动提供物质基础，故有五脏六腑枢纽之称。

今小儿病为多动，就脾胃而言，正由于饮食营养受纳过于偏盛或不及，而造成运化不良，抑制正常吸收，致使肝木横恣，侵侮脾土，阻碍运化，影响代谢，形成木旺土虚，肝风侮土，脾虚胃强，善饥偏食，运化不良，冲动任性，易于急怒等诸多表现。所以注意饮食调节，营养适度，保护脾胃，至关重要。此为多动症因素之二。

3. 教育失衡

从教育角度来说，儿童教育有学龄前和学龄期两个阶段，也是启蒙和基础文化教育的过程。他们在 3~7 岁时，一般身高体重的增长较 3 岁以前减慢，但四肢增长较快，肌肉发育逐渐增强，活泼好动，求知欲强，对新鲜事物兴趣倍增，理解和模仿能力强，语言逐渐丰富，并具有不少抽象概念(如数字、时间等)，因此托幼机构必须积极做好教育，从小培养良好的品德和开展适应幼儿特点的文体活动；7 岁以上学龄儿童的教育，既是基础教育阶段，也是综合素质教育的起点。

随着人类的进步和社会发展的要求，我国城市乃至农村独生子女居于多数，他们在家庭中享有二辈甚至三辈人的宠爱已经达到最高点，其性格有的过于孤僻，比较任性，稍不顺从则容易急怒，久而久之，内动相火，扰乱内环境，使功能失调而引发一种病理反应，病为多动。

（二）治疗方法

根据多动症的致因，其治疗是多方面的，既要以药调之，又要注意饮食调节，并要进行性格的引导。一般性多动表现，主张不宜用药，因为“小儿为纯阳之体，易虚易实，药一过分，变幻百端”，所以对用药要持慎重态度。今就证因分析，认为本病临床表现虽然不一，但概括起来可归属于心、肝、脾、肾四脏功能失调而引起的行为异常性疾病。然四脏之病的核心位置在肝，故治当着眼于肝，以和煦肝木，燮理阴阳。关于选方用药，此处只略介绍一二，望携手研究，不断总结，提供更多更好的方法，为多动症患儿带来福音。病析如此，可见有虚有实，本虚标实，虚实交织之象，因此具体治疗拟用内服外治，以求收效快捷。

1．内治法

方一：太子参、白术、茯神、山药、白芍、枸杞子、巴戟、石斛、远志、磁石、甘草等。本方药组具有补益气血，强壮下元，燮理阴阳，平衡内环境，益智补脑，增强抵抗力之功，可用于体虚多病的虚弱型患儿。

方二：白术、白芍、陈皮、防风、钩藤、远志、夜交藤、乌梅、磁石、竹茹、琥珀等。方以“痛泻要方”加味组成，故名为“新加痛泻要方”，此具有泻肝健脾、镇静息风的作用，用于治疗多动症的实证颇为切题，针对性较强，经临床验证，可谓是一个有效方剂。

2．外贴法

脐贴宁：琥珀、代赭石、磁石、冰片。药以4味，共研细末，药用纱布装入，每晚入睡时贴脐，外用纱布装束固定，次日早起取下，晚上再用不更，以10天为1个疗程。

本方药组为镇静定志剂，通过脐穴的渗透，而起到内病外治的作用。

因为脐眼连通五脏六腑、四肢百骸，是内病外治的最好穴位，特别对儿童疾病取用此法更为有利，故常取之，有益无损，效寓其中。

儿童多动症是一种功能失调的疾病，但由于各个儿童个体生长发育的差异和生活环境的不同，疾病与症状表现的程度有轻有重，严重者往往失去理智，出现暴戾多动、注意力涣散、学习困难，甚至导致少年犯罪，这不仅影响自身成长，也影响社会。其之危害给我们医学界带来题外的思考，深感小儿多动症不是单纯用药治疗，而更需要从教育着手。这种教育是素质的深化，要达到预期目的，必须做到学生、家长、学校三点一线，老师和家长要配合默契，共同指导，促使孩子健康成长。

抓好孩子教育，老师固然是一个方面，更重要的是家长。父母对孩子的教育要相持一致，否则往往会使他们的思想出现偏差，时间一长则容易使纯真秉性产生变化，“任性”成为通病。所以父母在孩子面前要举止一致，宠爱有道，做自己孩子最好的老师。纵观如此，对孩子的身心教育，只要家长、学校老师以及全社会都来关注，相信孩子一定能够健康成长，儿童多动症是完全可以得到防治的。

四、高血压病中医证治

高血压是内科的常见病，其发病原因，至今尚未完全清楚。按其临床表现的头痛、眩晕、心悸、失眠、心烦易怒等一般常见主症，中医辨证认为多由肝肾功能障碍，阴阳失去平衡，属上实下虚、虚实夹杂、痰浊内蕴、瘀血阻络、风阳上扰之征。严重者，可突发危急证候。纵观病因病机，可归纳为实证、虚证、虚实夹杂证。临床常规治疗应着眼于整体调节，标本兼施。现就证型的证治略介绍一二。

(一) 实证辨治

1. 辨证

本证型初起偏于肝火上炎，痰浊上蒙，内风掉眩等。临床见有头痛、眩晕、目赤、口苦、舌红苔黄、心烦、便秘、脉象弦数等症。治宜清泻肝火，化痰清空。

2. 方药

(1) 天麻钩藤饮加减：以天麻、钩藤、石决明平肝息风，镇逆浮阳；用栀子、党参清肝泻火；配杜仲、牛膝引药归经，补益肝肾；益母草则活血调经，扩张血管，量大(30g 以上)具有降压作用；夜交藤宁心安神，使君主得宁，则诸症俱平。

(2) 菊草饮(作茶饮)：取野菊花性味苦寒，清肝泻火，辅以石决明，君臣相助，加强泻火之力，以达到降压之目的。本方为简便之剂，适用于肝火上炎引起的高血压，临床以头痛、头晕、目赤、苔黄、便秘、舌红、脉弦数为主要指征，用之即可。

(3) 楂泽丸：由生山楂、泽泻、夏枯草、菊花、决明子、荷叶、大麦芽等药组成。本方适用于风痰上扰、清窍受蒙的证型，临床以头痛眩晕、胸满胁胀、舌红苔腻、脉弦为主要表现。类比西医诊为高血压、高脂血症者。此证主要为脾运不良，痰浊中阻，受肝所乘，郁化为热，风痰并起，上扰清空所致，故取山楂、麦芽、泽泻消食化痰，转运脾机，淡渗利湿，分清降浊，据现代药理分析，山楂、泽泻具有降低血脂作用；夏枯草、菊花、决明子为清肝泻热要药；荷叶芳香化浊，醒脾和胃；大麦芽性味甘凉，降热消食，全方合力切中病机。

(二) 虚证辨治

1. 辨证

本证以肝肾阴虚、气血两亏为多见。临床表现主要为头晕头痛，动则加剧，劳累即发，神疲气短，舌淡苔少，脉沉细或细弦。治用滋养肝肾、补益气血之剂。

2. 方药

(1) 杞菊地黄丸加减：本方适用于肝肾阴虚，水亏火旺，阴虚则阳亢的病证，具有滋养肝肾、壮水制火的作用，应用于高血压而见头晕目眩，耳鸣耳聋，腰膝酸软，潮热盗汗，舌红少苔，脉细数等。

（2）龟鹿二仙丹：由龟板、鹿角、人参、枸杞子等药组成。本方补养肝肾、益气养血，为气血双补、阴阳兼顾的方剂。适用于头目眩晕，腰膝酸软，神倦乏力等，属肝肾亏虚、下元不足之证。方中独取龟鹿二味血肉有情之品以填下元，补益精髓。盖气为血之母，补血必先益气，枸杞子以柔养肝肾，人参则大补元气，双向调节。全方合成，对肝肾不足、气血两虚的高血压病将会产生远期疗效，为老年下元亏虚的最佳之剂。

（三）虚实夹杂证辨治

1. 辨证

以肝肾阴虚、阳亢血瘀的上实下虚为主要表现。治以滋养肝肾，潜阳通络，调节虚实，平衡阴阳。

2. 方药

（1）三甲加味剂：由龟板、鳖甲、牡蛎、龙骨、珍珠母、石决明、枸杞子、覆盆子、菟丝子、桑椹子、女贞子、山药、泽泻、生地黄、丹参、山楂、怀牛膝等药组成，运用此方，确有潜阳育阴、活血通络、调节五脏的功效。主治肝阳上亢、脉络瘀阻的证型。临床运用基本指征为眩晕耳鸣，心悸胸闷，腰膝酸痛，手麻或颤抖，舌红苔少，脉细弦。

（2）复方三七胶囊：以三七、丹参、山楂、珍珠、绿豆、何首乌等药组成。本方主治肾虚火旺，下虚上盛。方用三七散瘀通络、止血活血与滋补强壮的双重作用，据研究证实，其还具有抗疲劳、耐缺氧、抗衰老、降血糖和提高免疫功能等方面的作用，在一定范围内与人参通用；取丹参、山楂协同活血消积之力；珍珠、绿豆以养肝定惊，清热解毒，平泻二火；配用何首乌以补益肝肾，填补精髓，从而达到补中有泻、泻中有补的目的。全方合力正切中本虚标实之机。

总之，高血压病，如以中药整体调节，协同治疗，要辨证求因，审因而治，方药中肯，贵在坚持，即可起到远期效果。

五、“安宫牛黄丸”临证新用

“安宫牛黄丸”出于《温病条辨》，是治疗温热病热入心包而出现神昏谵语或昏聩不语的厥证之代表成方。今就临床所接触难奇病，拟需急投其剂，以挽危象之病例，介绍一二。

（一）不明低热

潘某，男，75岁，1999年10月8日初诊。高龄老人，平素形体尚可，无特殊病史。于1999年春夏之际，渐次出现低热不退，前后住几家省级医院，经多方位的检查，未得出明确结论，只得对症施用各种广谱抗生素，病情终未见好转。后于上海住院检查，排除了占位性病变，低热原因不明，遂来我院门诊求治。视其舌苔厚腻，质偏深红，询问饮食少进，大便尚通，小便偏黄，神志尚可，自感困倦，诊脉滑数。

综合脉症，此为湿邪热化，蕴热于内，阻滞中焦，热久伤阴所致，证属湿热证。按卫气营血、三焦辨证，身热未入营，但因湿热蕴久产生内毒。若除其热，非一般之剂所能奏效，湿邪最为缠绵，况且老人低热多日，阴伤已见，单纯化湿有伤于阴，而偏于滋阴又有碍湿化，所以借取安宫牛黄丸之功，既清热解毒，又芳香化浊。仅服2丸，即舌苔消退，热解病除，饮食渐增，恢复如常。

（二）精神分裂症

王某，女，35岁，住肥东县施口，1980年3月10日初诊。始因情绪不遂，遇事易急躁，后又因外界刺激而动肝气，上扰于心，郁热内炽，而突发狂躁，烦乱不安，神志逆乱，失其理志，持刀妄行。本应送往精神病院治疗，因家属不愿而作罢，后经介绍来我院求治。

视其两目怒视，面红目赤，有时狂乱无知，逾垣上屋，骂詈叫号，不避亲疏，毁物伤人，气力逾常，不食不眠。望其舌质红绛，诊脉弦数。证由情志抑郁，恼怒惊恐，肝火上炎，心火暴强所致。正如先贤所说"凡狂病多因于火，此或以谋为失志，或以思虑郁结，屈无所泄，以致肝胆气逆"。治虽有多方，但要急挽其势，安宫牛黄丸尤为恰当，故予投之。连进数丸，则肝火清平，心神转安。后加心理调节，渐次正常，未见反复。

（三）抑郁症

周右，27岁，住江苏常州。1998年3月15日初诊。始因与同事争吵，情受委屈，精神不遂，头痛眠差，饮食少进，日久症情加重，时而忧郁恼怒，出现悲哭症状，诊脉细弦，舌苔薄滑，质偏淡红。证属中医郁证，先拟清化郁热、安镇心神之剂，连诊数次，症状好转，但郁热未除。治须主于开郁，直达病位，拟用安宫牛黄丸为宜。故在汤剂中加用安宫牛黄丸4丸，每服半丸，日进1次。连服数日，情绪转好，恢复正常工作，门诊随访年余未再发作。

安宫牛黄丸为治疗热厥证病势重笃的高效成方，可力挽其势，化险为夷。近代临床用其急治流行性脑膜炎、流行性乙型脑炎、败血症、中毒性痢疾、肝性昏迷、尿毒症、脑血管意外等急性流行性和内源性的热毒病证。

本方药物组成非常精练，全方以12味药组成，剂量大小亦较为严谨，具有醒脑开窍、清热解毒、芳香开郁、透邪外达之功。然就其药理分析，其功效并有通行经络、解痉止痛之力。可见本方不仅局限于治疗厥证，又可广泛用于临床其他疑难的功能性和实质性病证。例如方中多半为清肝泻热和醒脑开窍之品，而巧用麝香、冰片以取走而不守之力，以协同诸药，共达病所，合奏全功。

今就本文所列举的例证，取用一个成方，治疗几种不同的疾病，而收到同样的效果，显然关键在于辨证。以上3例，归纳起来均属内伤，为郁热性疾病，一属湿热，二为狂证，三属郁证，其病名虽为不同，而病因病机皆有责于肝。案例2、案例3所出现的体征，实由情志所伤，致使肝失条达，抑郁生火，上扰于心，二火相搏，神志受扰，而出现恼怒惊恐、扰郁不安等证情；案例1虽属湿热，病在脾胃，但也由土虚木侮，肝郁化火，湿邪热化，产生内热，然取安宫牛黄丸意在芳香化浊、清热解毒，用之应效，功在变通。

可见“郁”之为病，在临床上颇为常见，正如元代王履所云“凡病之起，多由于郁”。郁证尽管表现不一，各有差异，但“郁”之产生在肝，肝主条达，主司疏泄，一旦失其所常，则出现忧郁；郁之为热，上扰于心，或及其他，则诸症蜂起。所以治郁当先从肝，使肝气条达，他疾随之则和。

附录　国医大师徐经世年谱

1933年1月：出生于安徽省肥东湖滨徐骆村（祖籍巢湖市黄麓镇军徐村）。

1938年：父亲因病去世。

1944年：母亲因病离世。双亲相继辞世后，由祖父母抚育成人。

1939年—1949年：进入所居附近的“朝霞学堂”读书学习。

1950年—1951年：在家自学求知。

1952年1月—1956年9月：正式师从祖父徐恕甫先生（全国著名中医学大家）学习中医，走上学医之路。

1956年10月：由组织推荐进入安徽省中医进修学校（安徽中医药大学前身）学习，结业留校继续学习并参与安徽中医学院筹建工作。

1959年10月—1961年1月：安徽中医学院党团办公室负责共青团工作。

1961年2月—1973年2月：安徽中医学院附属医院内科住院医师兼临床教学秘书。1965年5月—7月，由安徽省卫生厅抽调去黄山疗养院做保健医生，后回院继续担任住院医师，并坚持每周两次门诊。

1974年3月—1976年：安徽中医学院附属医院恢复重建，担任内科住院医师和科秘书。

1976年—1978年：负责组建安徽中医药研究所，后因改革机构撤并，研究所建设终止。

1979 年—1982 年初:任安徽中医学院第一附属医院医务科主任。

1982 年—1984 年末:任安徽中医学院第一附属医院副院长。

1985 年:由安徽中医学院第一附属医院调任安徽中医学院组建成人教育培训部并担任主任。

1985 年—1987 年 6 月:开办函授班,有 200 多名学员;并办 2 个脱产学习的大专班,学期 3 年。其中一个班 60 名学员是为宁夏回族自治区代培,这个班结业后,学员成为宁夏的中医骨干力量。在近 3 年的教学中,除组织专职老师,自己也按教学计划到函授站讲课,积极努力做好成教工作。

1987 年 7 月—1994 年 10 月:服从组织安排回调安徽中医学院第一附属医院任主任医师、代理院长、党委书记。

1994 年 11 月:退居二线,专心从事中医内科临床工作,并在门诊组建老中医门诊,让学院和附院有影响的老中医发挥余热,为患者服务,门庭若市,一号难求。

1995 年—1997 年:在做好门诊的同时接受第二批全国老中医药专家学术经验继承工作指导老师的任务。

1997 年 12 月:获首届“安徽省名中医”荣誉称号。

2000 年 10 月:祖父徐恕甫被选入“全国百年百名中医临床家”,为其整理临床经验,由中国中医药出版社出版发行。

2000 年—2003 年:安徽中医学院第一附属医院在新居之处(琥珀山庄琥珀潭村)开设门诊,为患者服务。

2003 年 4 月:接受第三批全国老中医药专家学术经验继承工作指导老师的任务,同年 12 月获安徽省科技进步奖三等奖。

2004 年:堂兄徐经方先生(美籍华人)多次回国,为堂兄操办助学活动,在巢湖市一中、安徽大学、安徽中医学院设立奖学金,设立后每年暑假由各校进行评选发奖。同年 10 月徐经世获安徽省“归侨侨眷先进个人”。

2006 年 10 月:获中华中医药学会“中医药传承特别贡献奖”。

2007 年 10 月:获安徽省“省委保健委保健管理先进个人”;同年 11 月又获得“全国老中医药专家学术经验继承优秀指导老师”的称号。

2008 年 7 月:接受第四批全国老中医药专家学术经验继承工作指导老师的任务。

2008 年—2011 年:在每周 4 个半天门诊的同时对自己多年临床经验进行整理,撰写《徐经世内科临证精华》一书,由安徽科学技术出版社出版发行。

2012 年 9 月:接受师带徒任务,学期 3 年;同年 11 月、12 月荣获安徽省“全省卫生系统创先争优先进个人”和“全国中医药系统创先争优先进个人”荣誉称号。

2013 年 10 月:第二部著作《杏林拾穗:徐经世临证经验集粹》由中国中医药出版社出版;同年 11 月担任第一批全国中医药传承博士后合作导师,为期 3 年的带教,通过双方努力,圆满完成指定的学习任务,所指导学生获得优秀学员称号。

2014 年 3 月:获安徽省首届“国医名师”荣誉称号,同年 9 月获第二届“国医大师”荣誉称号。

2015 年:获全国中医药系统创先争优活动先进个人;同年 11 月获“安徽省政府津贴”。

2016 年:获安徽省“五一劳动奖章”及安徽省“双十佳”医护工作者。

2017 年:获首届“中国好医生”荣誉称号;同年又承担第六批全国老中医药专家学术经验继承工作指导老师的工作,并担任全国第四批临床优秀人才指导老师。

2018 年:在做好院内门诊的同时不时受邀参加院外的学术讲座活动。

2019 年 6 月:为全国中医临床特色技术传承骨干人才培训第一期

研修班授课。

2020 年:获中国中医科学院学部委员荣誉称号;同年 12 月,所撰《国医大师徐经世医论医案撷菁》一书由人民卫生出版社出版。

2020 年—2023 年:坚守医院门诊,承担第七批全国老中医药专家学术经验继承工作指导老师的工作,积极参与团队抗击新冠疫情。

2023 年:受聘为第五批全国中医临床优秀人才研修授课专家;同年 12 月接受安徽省中医药管理局的中医药高级人才培养计划的带教任务,立足传承,努力担当。

参考文献

[1] 柯琴. 伤寒附翼[M]. 刻本. 1706(清康熙四十五年丙戌).

[2] 王维德. 外科证治全生集[M]. 北京:人民卫生出版社,1956.

[3] 邹澍. 本经疏证[M]. 上海:上海科学技术出版社,1957.

[4] 张锡纯. 医学衷中参西录[M]. 2 版. 石家庄:河北人民出版社,1957.

[5] 魏之琇. 续名医类案[M]. 北京:人民卫生出版社,1957.

[6] 兰茂. 滇南本草[M]. 昆明:云南人民出版社,1959.

[7] 姚止庵. 素问经注节解[M]. 北京:人民卫生出版社,1963.

[8] 柯琴. 伤寒来苏集[M]. 上海:上海科学技术出版社,1986.

[9] 汪绂. 医林纂要探源[M]. 合肥:安徽科学技术出版社,1993.

[10] 彭怀仁. 中医方剂大辞典(第十册)[M]. 北京:人民卫生出版社,1997.

[11] 国家中医药管理局. 中华本草[M]. 上海:上海科学技术出版社,1998.

[12] 徐经世. 徐恕甫[M]. 北京:中国中医药出版社,2001.

[13] 张仲景. 金匮要略[M]. 北京:人民卫生出版社,2005.

[14] 王孟英. 温热经纬[M]. 北京:人民卫生出版社,2005.

[15] 倪朱谟. 本草汇言[M]. 上海:上海科学技术出版社,2005.

[16] 黄元御. 四圣心源[M]. 北京:中国中医药出版社,2009.

[17] 徐经世. 徐经世内科临证精华[M]. 合肥:安徽科学技术出版社,2011.

[18] 叶天士. 叶天士医学全书[M]. 太原:山西科学技术出版社,2012.

[19] 黄帝内经素问[M]. 北京:人民卫生出版社,2012.

[20] 徐经世. 杏林拾穗:徐经世临证经验集粹[M]. 北京:中国中医药出版社,2013.

[21] 任继学. 任继学医学全书[M]. 北京:中国医药科技出版社,2014.

[22] 贾所学. 药品化义[M]. 北京:中国中医药出版社,2015.

[23] 赵其光. 本草求原[M]. 广州:广东科技出版社,2016.

[24] 张国梁,陶永. 国医大师徐经世[M]. 北京:中国医药科技出版社,2016.
[25] 周宜轩,李泽庚. 安徽国医名师临证精粹[M]. 合肥:安徽科学技术出版社,2017.
[26] 汪元. 杂病求实:国医大师徐经世“从中调治”临证实录[M]. 合肥:安徽科学技术出版社,2019.
[27] 朱橚. 救荒本草[M]. 苏州:苏州大学出版社,2019.
[28] 徐经世. 国医大师徐经世医论医案撷菁[M]. 北京:人民卫生出版社,2020.
[29] 柳宝诒. 柳选四家医案[M]. 北京:中国医药科技出版社,2020.
[30] 朱丹溪. 朱丹溪医学全书[M]. 太原:山西科学技术出版社,2020.
[31] 许浚. 东医宝鉴[M]. 北京:华龄出版社,2020.
[32] 吴鞠通. 温病条辨[M]. 广州:广东科技出版社,2022.
[33] 马燕冬. “肝体阴用阳”说考辨[J]. 北京中医药大学学报,2006(3):155-157.
[34] 陶永,张国梁,侯浩彬,等. 徐经世“内科杂证从郁论治”初探[J]. 中医药临床杂志,2008(5):433-434.
[35] 张国梁,丰广宁,陶永,等. 消化复宁汤对肝郁脾虚大鼠胃泌素、胃动素和胃肠运动功能的影响[J]. 安徽中医学院学报,2009,28(3):35-38.
[36] 徐经世,郑勇飞,张国梁,等. “肝胆郁热,脾胃虚寒”病机理论发微[J]. 中医药临床杂志,2012,24(9):820-823.
[37] 郑勇飞,张国梁,徐经世. 徐经世治疗胃脘痛证治五法[J]. 江苏中医药,2013,45(9):27-29.
[38] 郑勇飞,陶永,张国梁,等. 徐经世对“阴常不足”理论的临床发挥[J]. 辽宁中医杂志,2013,40(7):1461-1463.
[39] 叶瑜,莫志红,莫智旭,等. 浅论“脾体阴而用阳”[J]. 中国中医基础医学杂志,2014,20(3):289.
[40] 张国梁,李艳,张莉,等. 消化复宁汤治疗肝郁脾虚型慢性萎缩性胃炎的临床观察[J]. 辽宁中医杂志,2015,42(5):981-983.
[41] 李艳,赵进东,张莉,等. 名老中医徐经世从肝论治围绝经期综合征经验探析[J]. 辽宁中医杂志,2015,42(2):258-260.
[42] 汪元,徐经世,李永攀. 徐经世临证活用痛泻要方经验举隅[J]. 光明中医,2016,31(2):192-194.
[43] 徐经世,李艳,赵进东,等. 中医治未病理念的理论溯源与实践思考[J]. 中医杂志,2016,57(16):1351-1354.

[44] 何流,钱会南. 从哲学体用观探讨“肝体阴用阳”的含义[J]. 环球中医药, 2016,9(10):1273-1274.

[45] 汪元,徐经世,张国梁,等. 基于数据挖掘技术的徐经世临证用药规律研究[J]. 中国中西医结合杂志,2016,36(11):1388-1391.

[46] 何流,钱会南. 五脏体用探析[J]. 辽宁中医杂志,2016,43(2):284-285.

[47] 高志平,荣瑞芬. “阴平阳秘”阐析[J]. 中华中医药杂志,2017,32(7): 2975-2977.

[48] 李亚伟,曹云松,王敏. 从五脏体用观谈中医临床脏腑之补泻[J]. 环球中医药,2017,10(12):1472-1474.

[49] 高加齐,李永攀,张莉,等. 跟师国医大师徐经世运用“和法”治疗内科杂病心得[J]. 中医药临床杂志,2017,29(10):1603-1606.

[50] 李艳,赵进东,忻凌,等. 基于数据挖掘分析徐经世教授诊治肝郁脾虚型胃脘痛用药规律[J]. 中医杂志,2017,58(15):1288-1292.

[51] 汪元,徐经世,李永攀. 国医大师徐经世“三十二字”调肝法浅析[J]. 中华中医药杂志,2018,33(6):2395-2397.

[52] 徐升,徐经世. 国医大师徐经世治疗肺癌学术经验[J]. 山东中医杂志,2018, 37(4):319-321.

[53] 刘文平,王庆其. 体用范畴及其在中医学领域的渗透[J]. 中华中医药杂志, 2018,33(5):1695-1698.

[54] 姚鹏宇,程广清. “肾体阴用阳”理论探析[J]. 中医药导报,2019,25(23):1-4.

[55] 李永乐,翟双庆. 从体用关系分析《黄帝内经》中五脏理论的框架结构[J]. 中医杂志,2019,60(12):1001-1003.

[56] 姚鹏宇,陶汉华. “心体阴而用阳”理论探析[J]. 环球中医药,2019,12(4): 527-532.

[57] 王舒憬,王昌俊. 试论五脏皆体阴而用阳[J]. 陕西中医,2019,40(5): 655-657.

[58] 姚鹏宇. “体用理论”探析及中医学应用[J]. 中医典籍与文化,2020(1): 185-210.

[59] 李丹丹,王艳昕,徐经世,等. 国医大师徐经世肝脾同治巧解情志病[J]. 中国民族民间医药,2020,29(4):83-85.

[60] 周灏,侯勇,王化猛,等. 徐经世防治新型冠状病毒肺炎思路探析[J]. 安徽中医药大学学报,2020,39(3):1-3.

[61] 刘红星. 试论体用学说对中医学的影响[J]. 中国民间疗法,2020,28(8):14-16.

[62] 李凯,李秘. 从肝体阴用阳解析《伤寒论》厥阴病篇[J]. 河南中医,2020,40(2):163-166.

[63] 张进军,刘怀珍,张莉,等. 国医大师徐经世"假左金"理论探析[J]. 陕西中医药大学学报,2020,43(4):43-44.

[64] 高尚轸,李平平,李耀辉. 从《临证指南医案》探究叶天士治肝特色[J]. 中西医结合肝病杂志,2021,31(5):455-456.

[65] 赵洋洋,李彬. "体用-阴阳"方法论及其在中医理论中的应用[J]. 医学与哲学,2021,42(9):37-41.

[66] 张景景,张进军,金虹,等. "调肝"法论治痤疮经验探析[J]. 成都中医药大学学报,2021,44(1):58-61.

[67] 刘文平,夏梦幻,王晔,等. 从体用观解析五脏"以藏为本、以通为用"[J]. 中国中医基础医学杂志,2021,27(7):1052-1055.

[68] 张进军,张士福,华元元,等. 易思维在国医大师徐经世辨证思维中的应用举隅[J]. 实用中医内科杂志,2021,35(6):14-16.

[69] 郭娟,王化猛,徐怀彦,等. 国医大师徐经世"双叶茶饮"对新冠肺炎防治的临床价值及治未病理念在抗疫中的作用探析[J]. 亚太传统医药. 2021,17(4):188-190.

[70] 陈际连,徐经世. 徐经世治疗糖尿病经验[J]. 湖南中医杂志,2021,37(3):40-41.

[71] 张进军,韩津煜,张国梁. 徐经世国医大师论治肝胆病学术思想访谈录[J]. 中西医结合肝病杂志,2022,32(2):97-100.

[72] 张国梁,赵进东,李艳,等. 徐经世国医大师论治肝胆病理论的构建与实践[J]. 中西医结合肝病杂志,2022,32(2):101-105.

[73] 周灏,刘丽丽,施美,等. 徐经世国医大师扶正祛邪治疗肝癌经验总结[J]. 中西医结合肝病杂志,2022,32(2):106-109.

[74] 张进军,张莉,张士福,等. 基于数据挖掘探讨徐经世膏方调治不寐病的用药规律[J]. 中国中医基础医学杂志,2022,28(3):458-462.

[75] 张士福,张进军,张桂芳,等. 张进军活用"调肝三十二字法"论治甲状腺结节[J]. 中医药临床杂志,2022,34(12):2293-2297.

[76] 郝宇,贺娟.《黄帝内经》"精神"体用关系辨析[J]. 中华中医药杂志,2022,

37(11):6330-6333.
[77] 陈睿超. 朱子《太极解义》中的“体用”观念[J]. 哲学研究,2022(2):67-76.
[78] 侯宗楠,薛茸丹,王爱娟,等. 从“体用”角度对通调带脉经气的理论初探[J]. 环球中医药,2022,15(10):1880-1883.
[79] 郭锦晨,黄辉,王居义,等. 徐经世临证运用竹茹经验[J]. 中医杂志,2023,64(18):1853-1856.
[80] 郭锦晨,黄辉,薛露,等. 徐经世临证运用绿萼梅经验[J]. 中医杂志,2023,64(5):443-447.
[81] 李艳,赵进东,张国梁,等. 郁证的理论溯源及国医大师徐经世治郁思路[J]. 中华中医药杂志,2023,38(11):5284-5289.
[82] 李艳,赵进东,周灏,等. 国医大师徐经世浅析肾系病证治重补泻[J]. 时珍国医国药,2023,34(10):2517-2520.
[83] 蔡泳源,李雪莹,李梦然,等. 基于“心阴阳体用”理论探讨肥厚型心肌病的病机和治疗[J]. 环球中医药,2023,16(12):2483-2488.
[84] 吴思琪,任建勋,李亚琴,等. 基于“肝体阴用阳”探讨女性玫瑰痤疮的病机和治法[J]. 环球中医药,2023,16(12):2516-2519.
[85] 粟胜勇,张熙,覃美相,等. 基于阴阳体用关系试述针灸治疗抑郁失眠共病的临床思路[J]. 世界中医药,2023,18(17):2519-2523.
[86] 刘沁. “本体之体”与“体质之体”:朱熹体用论的辩证思想[J]. 孔子研究,2023(2):135-145.
[87] 赵金刚. 实理与体用:朱子体用观再思[J]. 北京大学学报(哲学社会科学版),2023,60(2):24-31.
[88] 李曌华. 刍论《素问》“七篇大论”中的古代哲学“体用”意识[J]. 中华中医药杂志,2023,38(3):1291-1294.
[89] 孙宇洁,施卫兵,黄辉. 国医大师徐经世以消化复宁汤治疗慢性胆囊炎经验[J]. 时珍国医国药,2024,35(13):3054-3057.
[90] 张馨儿,陈思琪,黄美霞,等. 基于数据挖掘分析徐经世治疗脾胃肝胆病的组方用药规律[J]. 右江民族医学院学报,2024,46(5):773-779.
[91] 石小雨,储全根,黄辉,等. 徐经世从伏邪论治发热经验[J]. 中医杂志,2024,65(24):2539-2543.
[92] 闫可可,张鑫,李崇慧. 国医大师徐经世运用“扶正祛邪法”治疗宫颈癌经验[J]. 中医药临床杂志,2024,36(1):49-52.

[93] 黄辉,郭锦晨,梅博扬. 徐经世“五脏辨治以肝为纲”说探析[N]. 中医中医药报,2024-3-20(4).
[94] 王承祥,吕雅璇,孟鹏,等. 从“肝体阴而用阳”理论辨治急性肝损伤探析[J]. 中国中医急症,2024,33(8):1369-1372.
[95] 耿晓萱,郑佳连,卢秉久. 基于“肝体阴用阳”与脂肪酸代谢的联系辨治代谢相关脂肪性肝病[J]. 时珍国医国药,2024,35(5):1190-1192.
[96] 刘博文,李晓斌,马贵萍,等. 胡世平教授基于“肝体阴而用阳”理论探讨肝癌治疗思路[J]. 中西医结合肝病杂志,2024,34(4):348-350.
[97] 李梦洁,黄辉. 国医大师徐经世运用补中益气汤加减之验案6则[J]. 中华中医药杂志. 2025,40(3):1184-1187.